# Young's Cartoon of Osteology

PACIFIC BOOKS

# 머/리/말

'골(骨)학' ...으.... 말만 들어도 골(?) 아픈 학문입니다.

뼈를 다루는 학문이라해서 뼈 골(骨)자를 쓰는 이 학문은 의학의 길을 가는 사람이라면 누구나 반드시 한번은 넘어야하는 산입니다.

그리고 의학을 공부하는 학생들이 처음으로 접하게 되는 전공과목과 관련된 학문으로 골학을 배우고 나면 조금은 자신이 한걸음 정도 의학을 길을 가는 의학도가 된 듯은 기분좋은 느낌이 들게 하는 학문이기도 합니다.

대개 골학은 의대에서 본과 선배들이 예과 후배들에게 가르치는 방식으로 처음 접하고 배우게 되며 본과에 올라가서는 골학에 대한 기본적인 학습 후에 바로 그보다 몇십배가 넘는 해부학을 배우게 되므로 본과전에 선배들의 내리 사랑으로 접하여 학습하게 되는 학문입니다.

처음에는 어렵다는 느낌이 많이 듭니다. 이유는 모든 단어들이 생소하기 때문입니다. 하지만 누구든지 본과에 가서 '해부학' 이라는 훨씬 더 큰 범위의 학문을 배우다 보면 그 단어들이 정말 기초단어로써 반복되어 보게 되어 자연스럽게 익혀지는 학문이 또한 골학이랍니다.

의과 대학에서는 기본적으로 고등학교 동문이나 동아리 등을 통해서 선배가 후배에게 'oral' ( '구강의' 이란 뜻이지만 본과에서는 말로해주는 강의란 뜻으로 통용됩니다.)을 해주는 형식으로 배우게 되며 본과 때부터는 교수님들께서 일단 사전에 '골학' 을 배우고 왔다는 전제하에 간단히 골학을 배우고 바로 '해부학' 강의에 들어가게 되므로 골학은 어쩌면 완전히 공식적으로 배우지는 않지만 필수적인 학문이라 할 수 있습니다.

인체를 배우기에 앞서 그 골격을 배우는 것은 매우 중요한 일입니다. 뭐든지 할 때 기초, 뼈대가 중요하다 하듯이 엄청나게 복잡한 인체를 배우는데 있어 우리의 뼈는 중요한 위치를 차지한답니다. 뼈 이름을 알게 되면 이 곳에 붙는 힘줄이나 부위의 근육, 지나는 혈관, 신경 등의 이름들도 뼈에 관련되어 명명되어 있기 때문에 쉽게 이해와 암기가 가능하여 해부학을 공부하는데 많은 도움이 될 것입니다. 그리고 우리 장기 등의 위치 파악이나 뇌를 위시한 신경들의 주행 등을 이해하는 데도 많은 도움이 될 것입니다.

이 만화책은 병원에서 실제로 쓰는 영문 단어를 중심으로 제작되었으며 고신의대 부산 혜광-삼성 동문회의 매뉴얼을 중심으로 만들어졌습니다. 그리고 고신의대 매뉴얼 외에 부산 지역 의과대학 매뉴얼들을 참조하여 중요하거나 필요한 부분을 선별, 첨가 하였습니다.

먼저 삽화를 배치하고 다음에 카툰, 마지막에는 매뉴얼 순서로 편집하였습니다.

삽화는 CIBA collection, Sobotta, Moore, Grant, Thieme 등의 해부학 서적을 참조하여 그렸으며 각 chapter 시작 전에는 배울 파트에 대해 한 페이지로 요약한 프리노트 요약 페이지를 두었습니다.

한 가지 알아두실 점은 이 책은 매뉴얼을 중심으로 한 책이 아니며 만화를 main으로 제작된 책이므로 매뉴얼은 보시는 분들께서 정리하는 차원에서 이용하시라고 참조용으로 첨부했습니다. 매뉴얼을 보시다 보면 만화에서 언급되지 않거나 설명되지 않은 부분도 나오는데 이해하기 어려운 부분이 나올수도 있지만 그런 부분은 신경쓰지 마시고 skip(뛰어넘기) 하시면 되겠습니다. 좀 깊이있고 세밀한 부분으로 골학에 대해 배우는 차원에서는 크게 중요하지 않기 때문입니다.

만화이지만 공부하는 학문을 다룬 내용이므로 보통 만화 처럼 스트레스를 풀 수 있다기 보다는 오히려 스트레스를 받고 머리가 아프고 열이 날 수 도 있음을 미리 양해드립니다.

본 골학만화책을 제작하면서 최대한 학문적 사실과 객관적인 내용에 충실한 만화가 되도록 최선을 다했으며 또한 가능하면 쉽게 풀어 설명하는데 중점을 두었습니다.

본 작가(?)는 특성상 그림에 함축적인 표현이 많이 나옵니다. 보시다 보면 왜 이 그림이 나왔는지, 이러한 설정을 하여 표현했는지 정말 이해가 안가는 컷도 등장할 것입니다. 하지만 계속 보시다 보면 크게 웃거나 어이없는 웃음을 지으시게 될 것입니다. 이러한 저의 만화 스타일을 염두에 두고 보시면 이해하는데 많은 도움이 되시리라 생각합니다. 한컷한컷 또 한 장면장면 다 연관이 있답니다.

한가지 부탁드리고 싶은 것은 이 만화가 학습을 위한 만화이고 또한 본 작가에게 함축적 표현 성향이 있기 때문에 가능한 천천히 음미하시면서 봐 주셨으면 하는 것입니다. 왜냐면 이 만화를 통해서 최대한 많은 것을 이해하시어 골학에 관심이 있으시고 공부하시는 여러분들에게 조금이나마 도움이 되었으면 하는 바램이 있기 때문입니다.

많이 부족하고 모자란 한명의 의사로서 한 학문을 다룬다는 것이 너무나 경솔하고 성급한 행동임을 잘 알고 있습니다. 그러기에 본 작가는 더욱 겸허하고 선배 의학도를 섬기는 자세로 이 위대한 골학이라는 학문에 임함에 있어서 한컷 한컷 만화를 그렸습니다.

그리고 수십차례의 교정과 탈고 작업을 거쳤습니다. 그래도 많이 부분이 부족할 것임을 잘 압니다.

이 골학책은 2002년 첫발간이후 보충, 수정 작업을 거쳐 7년만에 나온 2nd Edition 골학 만화책입니다. 계속해서 3판, 4판으로 upgrade 시켜 나갈 것임을 약속드립니다.

부족한 점이 많습니다. 이에 대해 많은 질의와 질타를 부탁드리겠습니다.

아무쪼록 이 책을 통해서 단 한명이라도 의학이라는 학문을 흥미를 가지고 즐길 수 있는 분이 생긴다면 저로서는 더할 나위없이 감사하고 보람된 일이 될 것입니다.

아무쪼록 즐겁고 유익한 골학 여행이 되시기를 바랍니다.

감사합니다.

고신대학교 복음병원
**정형외과학교실**
전공의 **최 영**

# CONTENTS

# Young's Cartoon of Osteology

# The Bony Skeleton

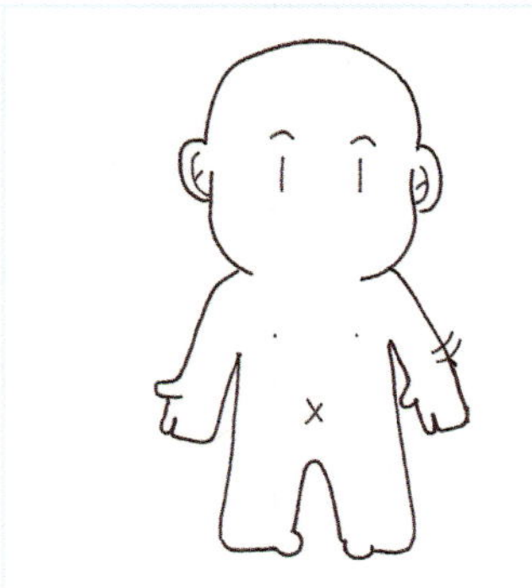

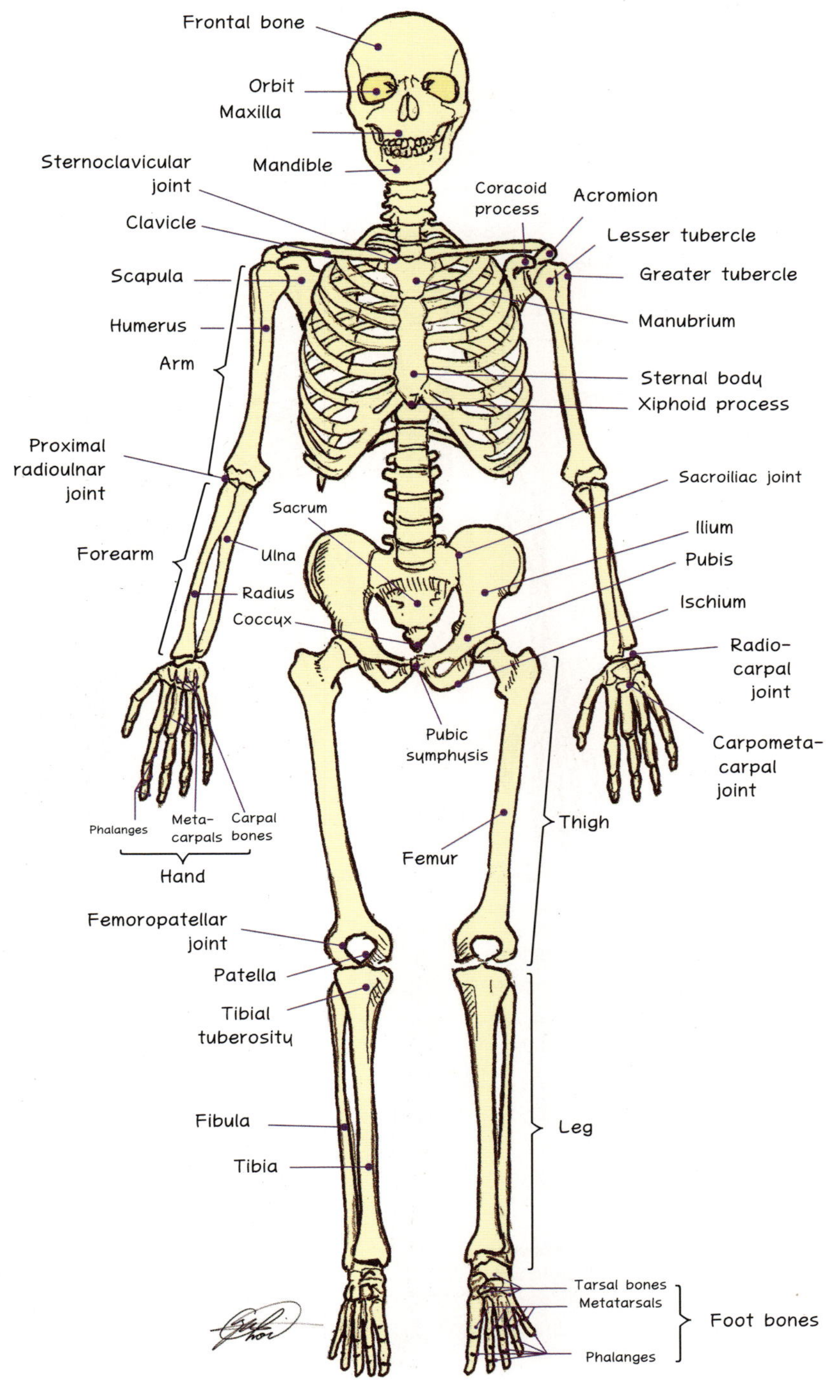


**Human skeleton Anterior view**
**인체 전체 골격 (앞면)**

# The Bony Skeleton

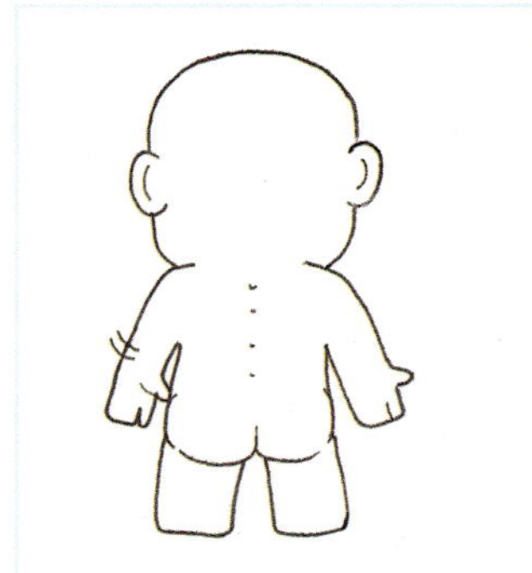

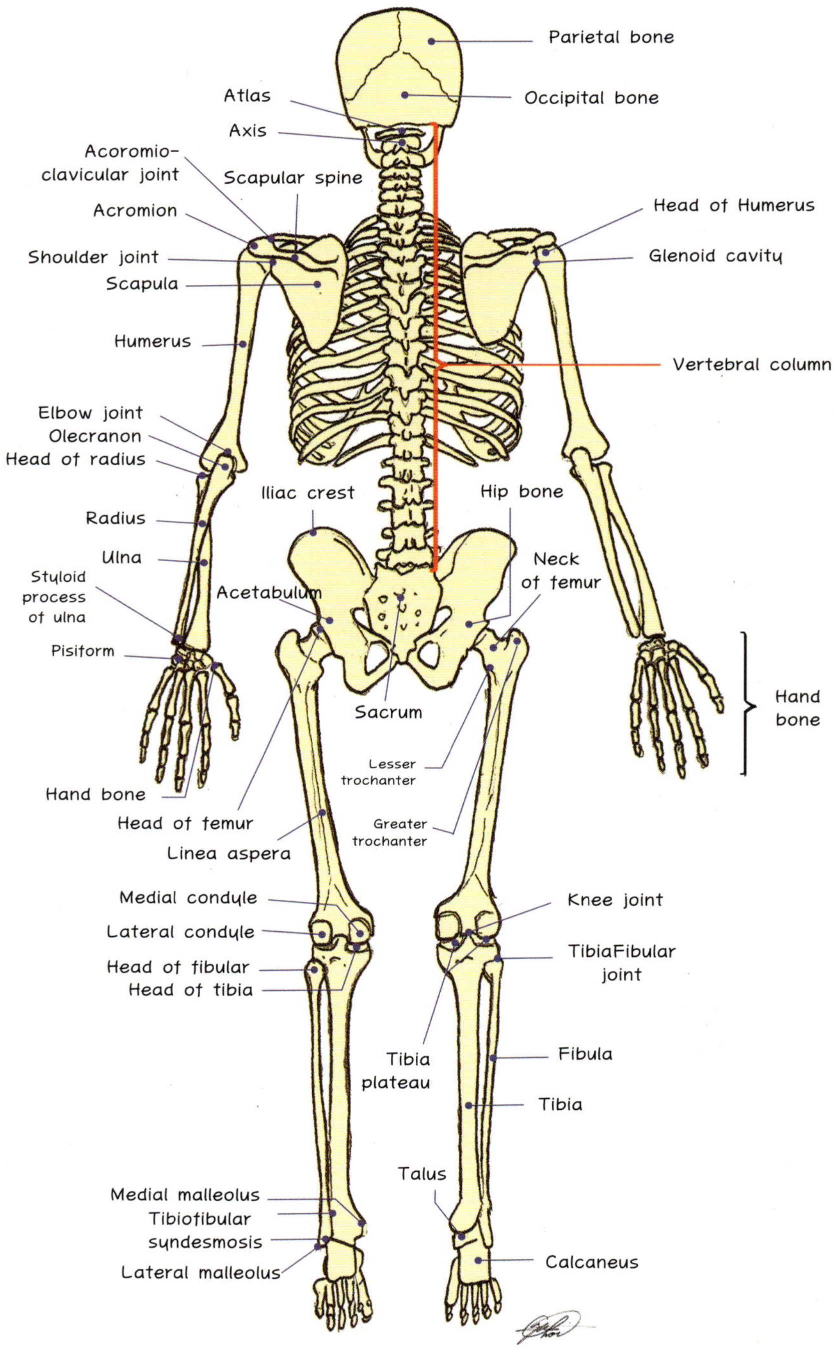


**Human skeleton Postverior view**
**인체 전체 골격 (뒷면)**

Axial Skeletone

vertebra skull sternum rib hyoid

골학의 첫관문 입니다. 화이팅~♪

나.. 벌테브라...

general form
- 척추(脊椎)
- 등뼈
- 척추가 모여모여 : 척주 (spinal column) = vertebral column

헤헤 브라...

ㅋㅋ 브라...군

# Vertebra

[벌테브라?] [vəːrtəbrə]

pl. 복수 ; vertebrae [vəːrtəbriː]

종류.

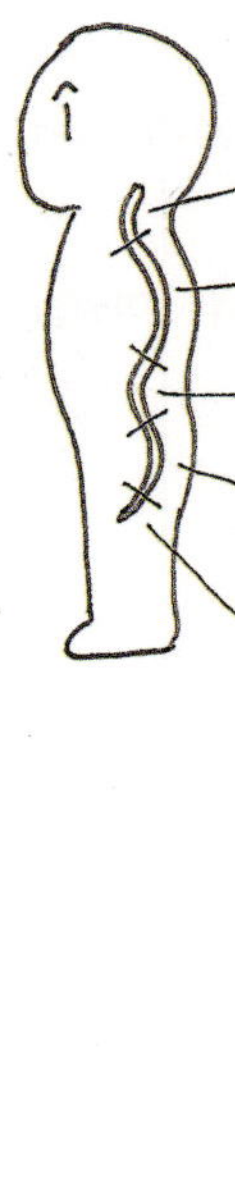

- Cervical vertebrae : 경추
- Thoracic " : 흉추
- Lumbar " : 요추
- Sacral " : 천추
- Coccygeal " : 미추

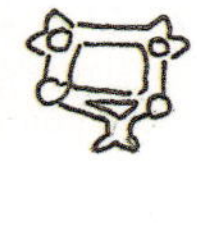

- 가장 小
- Transverse foramen
- Spine : 짧고 두갈래

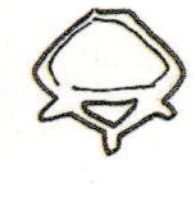

- 가장 多
- 전형적인 모양
- costal facet

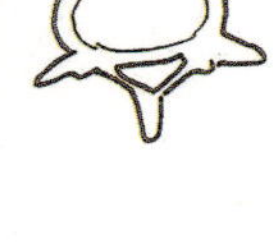

- 가장 大, 튼튼
- mammillary process
- accessory process

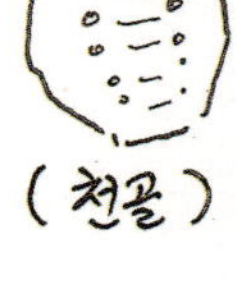

(천골)

- 5개의 천추가 결합됨
- Sacral hiatus
- " foramen
- 남녀 차이 있음.

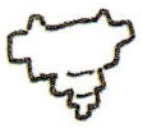

- 3~5개 미추 결합됨.
- ...

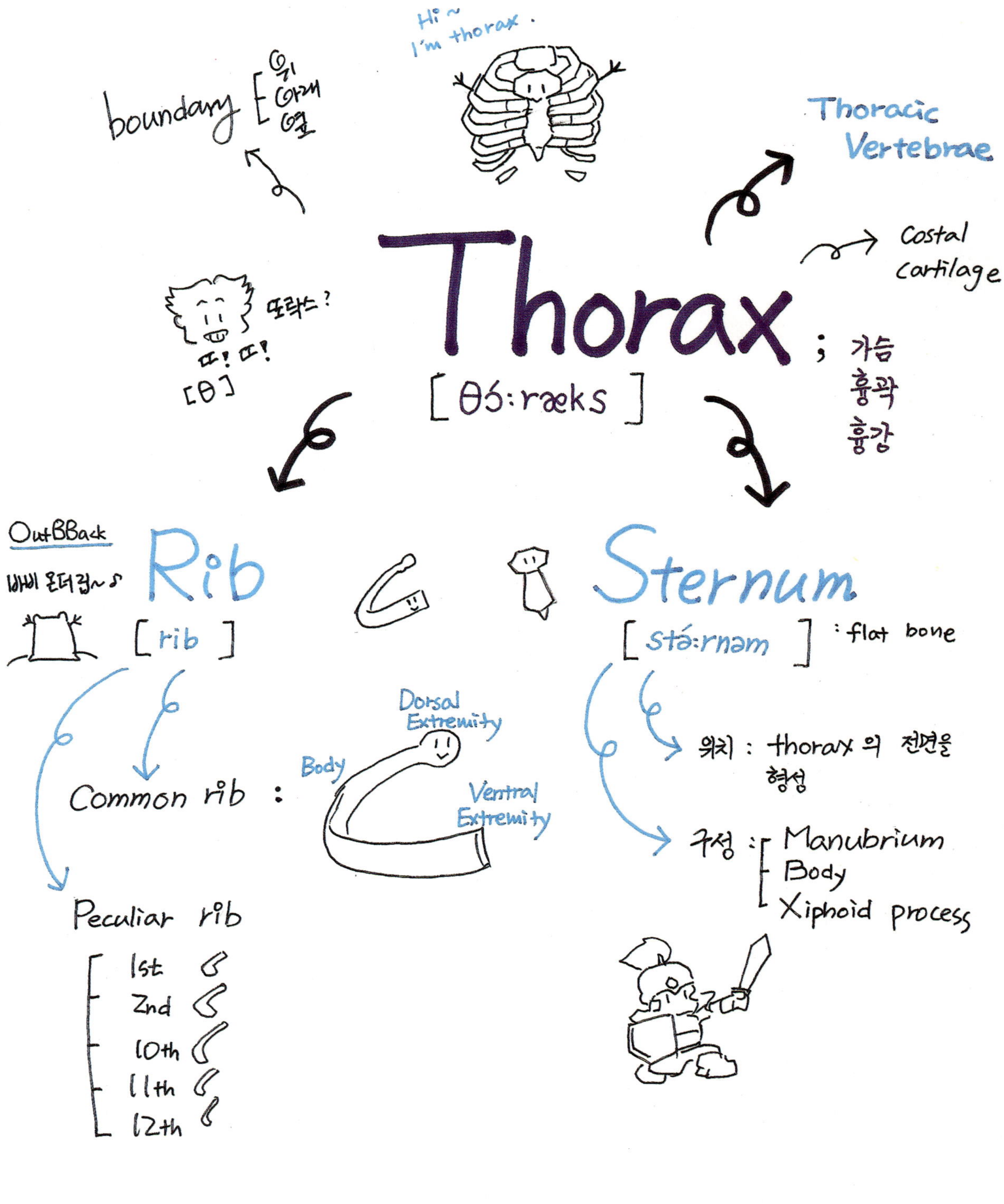
Hi ~ I'm thorax .
boundary [ 위 아래 옆
Thoracic Vertebrae
Costal cartilage
또락스?
뜨! 뜨!
[θ]
Thorax
[θɔ́:ræks]
; 가슴 흉곽 흉강
OutBBack
빠삐 온더립~♪
Rib
[rib]
Sternum
[stə́:rnəm]
: flat bone
Dorsal Extremity
Body
Ventral Extremity
Common rib :
위치 : thorax의 전면을 형성
구성 : Manubrium
Body
Xiphoid process
Peculiar rib
1st
2nd
10th
11th
12th

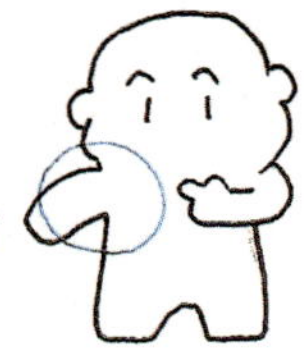

# Shoulder Girdle : 팔이음 상지대

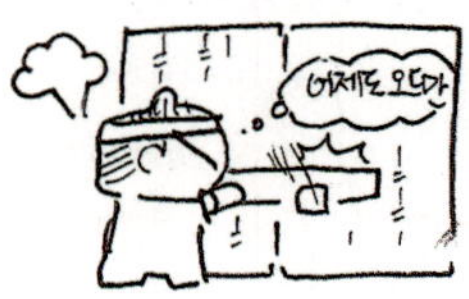


## Clavicle

[ klǽvikəl ] : 빗장뼈 쇄골

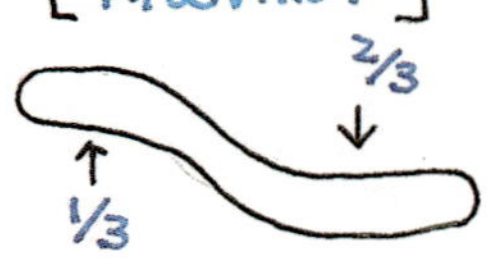


자연분만시 아기들 가장 잘 부러지는 뼈.

구성
- sternal extremity
- body
- acromial extremity

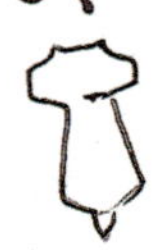


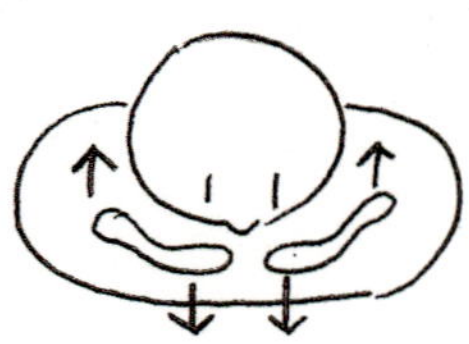



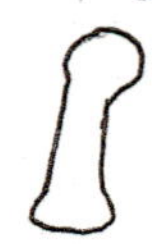


## Scapula [skǽpjələ]

: 어깨뼈, 견갑골

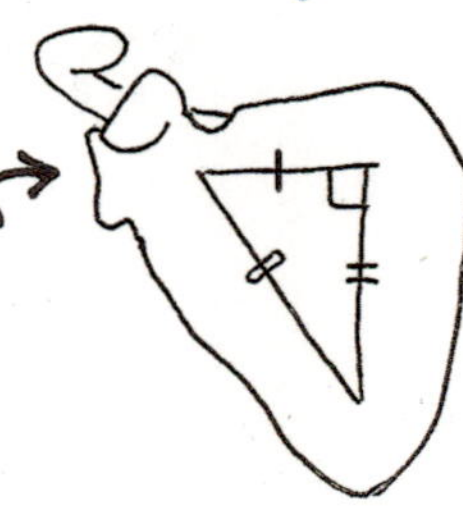

3 border, 2 surface, 3 angle

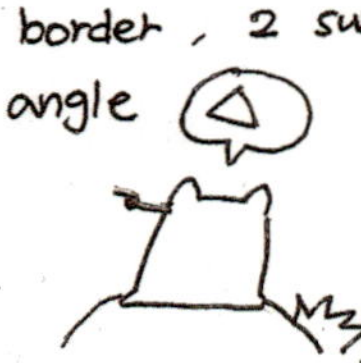

위치 : thorax 뒤

2nd rib ~ 7th rib 사이.

# Free Upper Limb **Osteology Map**

## Humerus

[ hjú:mərəs ]

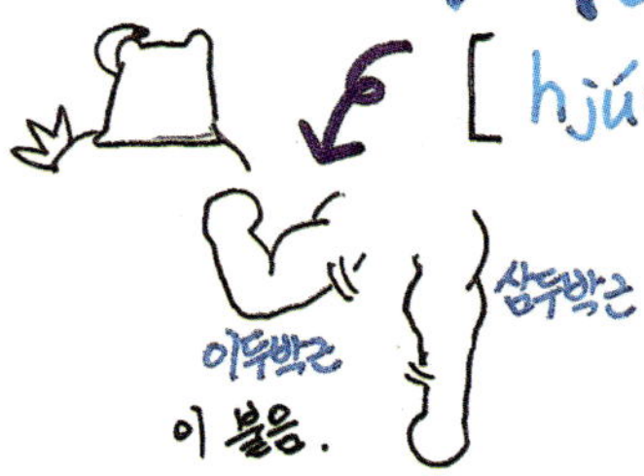


구성
- Proximal extremity
- Body
- Distal extremity

혈압재는 부위임:

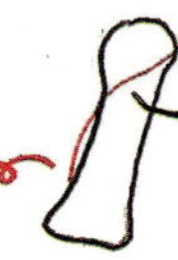


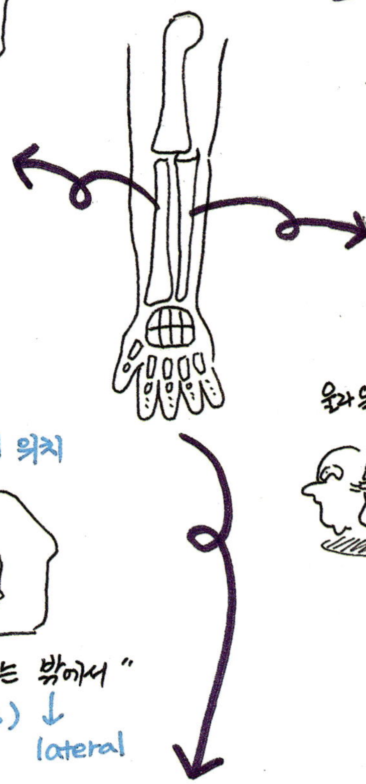

## Radius

[ réidiəs ]

: 노뼈, 요골

- Proximal
- Body
- Distal → * Head 위치

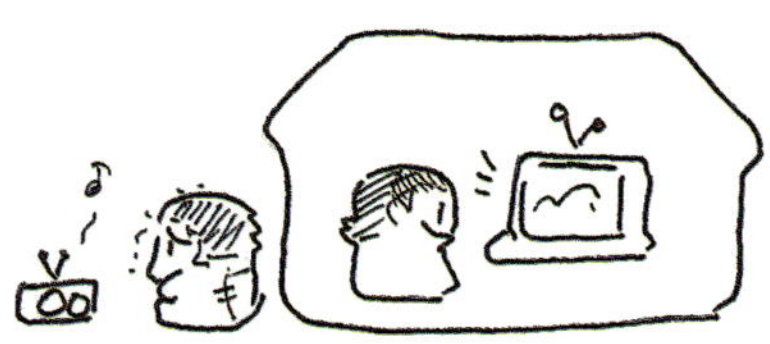

" TV는 안에서 Radio는 밖에서 "
(Tibia) ↓ medial (Radius) ↓ lateral

## Ulna

: 자뼈, 척골

[ ʌ́lnə ]

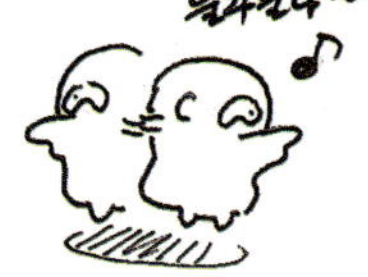


- Proximal
- Body
- Distal

## Hand Bone

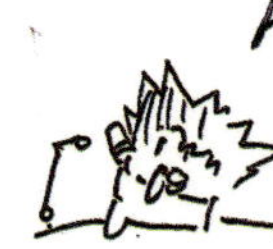


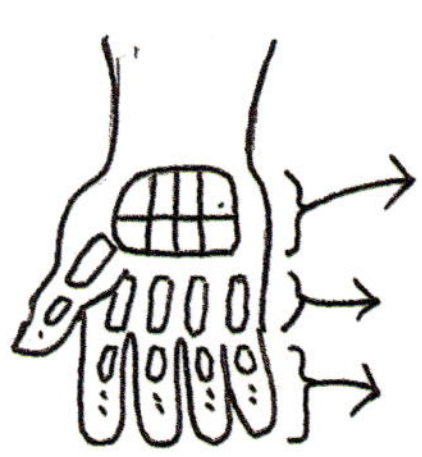

[ palm view ]

→ Carpal bone : 손목뼈 (8개)
→ metacarpal bone : 손허리뼈 (5개)
→ phalanx
- Proximal (14개)
- middle → 엄지는 middle 없음.
- distal

# Free Lower Limb Osteology Map

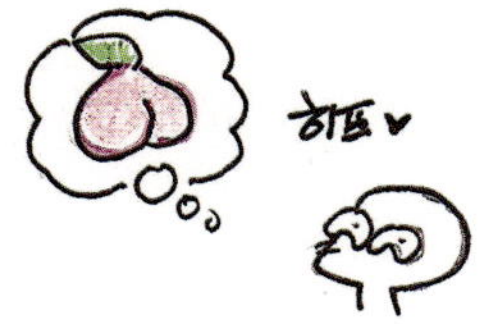
히프♥

Pelvis 의 한구성물 [ Hip bone / Sacrum ]

**Acetabulum**
볼기뼈 절구
: 중심으로 3 부분으로 나뉨.

## Hip Bone
[ hip ]

Hip Bone : Ilium : 엉덩뼈, 장골
Ischium : 궁둥뼈, 좌골
Pubis : 두덩뼈, 치골

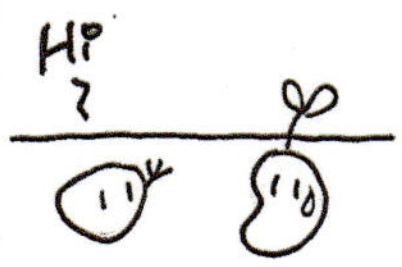
Hi~

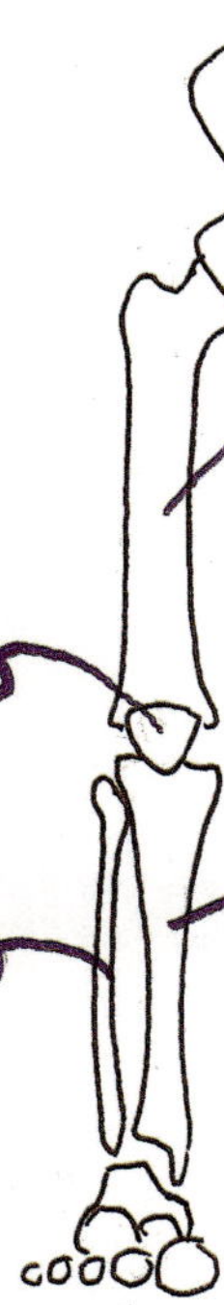

## Femur
: 대퇴골, 넙적다리뼈
[ fí:mər ]

- proximal
- body
- distal

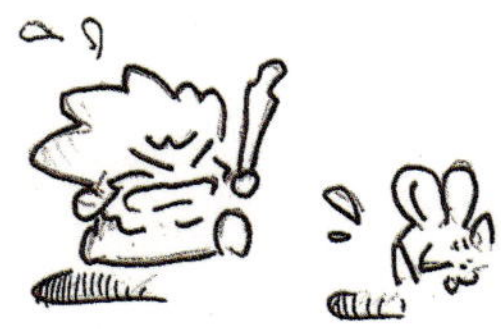

## Patella
: 슬개골, 종지뼈
[ pətélə ]

Sesamoid bone
: 종자골. (씨앗모양)

## Tibia
: 경골, 정강이뼈
[ tíbiə ]

- Proximal
- body
- distal

## Fibula
: 비골, 종아리뼈
[ fíbjulə ]

- proximal
- body
- distal

* bone 이식용으로 많이 쓰임.

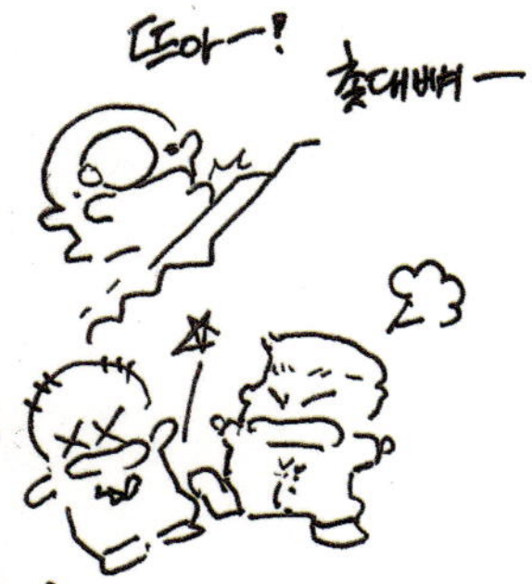
또아—!
촛대뼈—
아고.

## Foot Bone

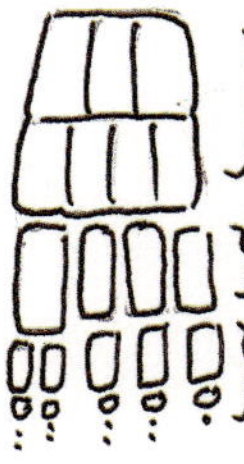

tarsal bone : 족근골, 발목뼈 (7개)

metatarsal bone : 중족골, 발허리뼈 (5개)

Phalanx : 지골, 발가락뼈 (14개)

- base
- body → 엄지는 body 없음.
- head

# Young's Cartoon of Osteology

# Bone 의 기본적인 구조

## The Gross Structure of a long bone

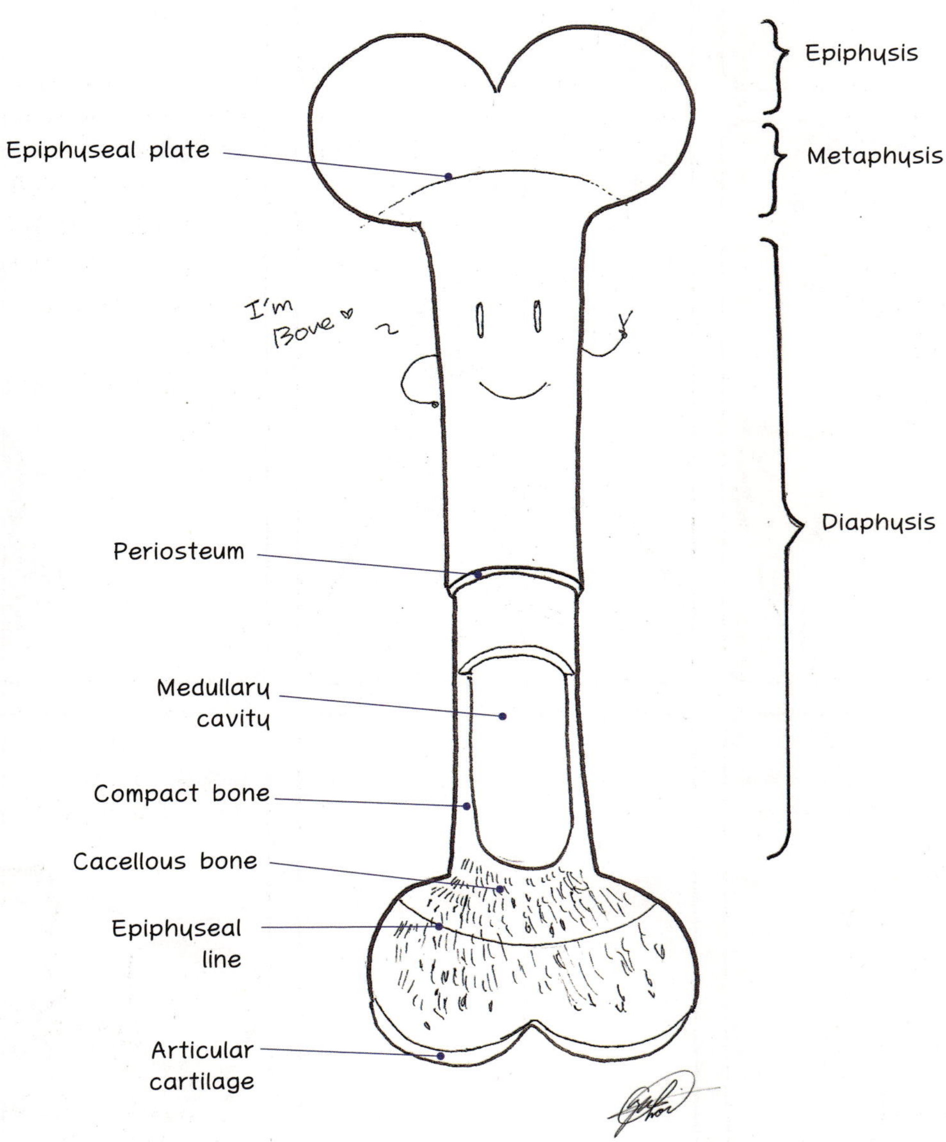

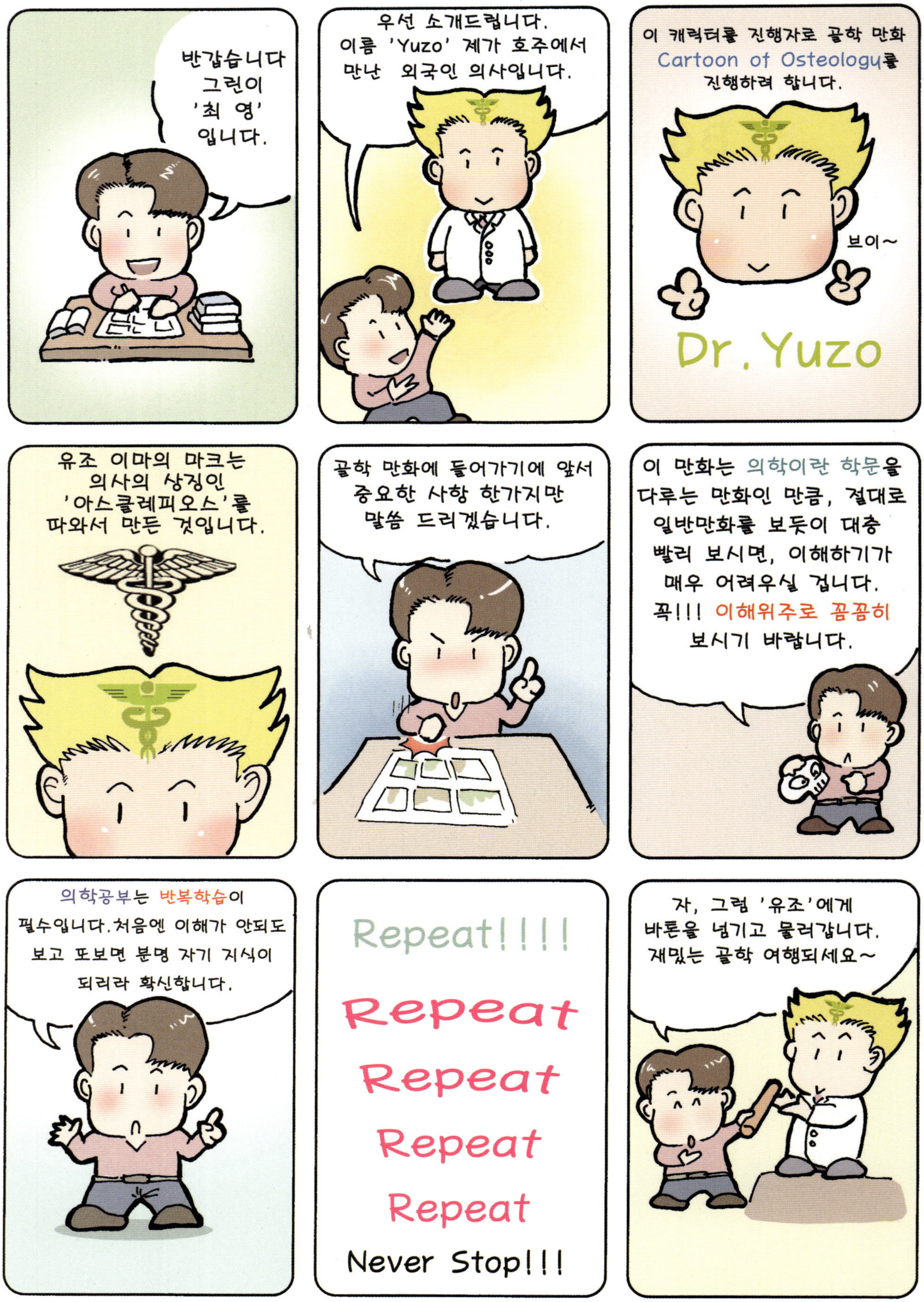
반갑습니다
그린이
'최 영'
입니다.
우선 소개드립니다.
이름 'Yuzo' 제가 호주에서
만난 외국인 의사입니다.
이 캐릭터를 진행자로 골학 만화
Cartoon of Osteology를
진행하려 합니다.
브이~
Dr. Yuzo
유조 이마의 마크는
의사의 상징인
'아스클레피오스'를
따와서 만든 것입니다.
골학 만화에 들어가기에 앞서
중요한 사항 한가지만
말씀 드리겠습니다.
이 만화는 의학이란 학문을
다루는 만화인 만큼, 절대로
일반만화를 보듯이 대충
빨리 보시면, 이해하기가
매우 어려우실 겁니다.
꼭!!! 이해위주로 꼼꼼히
보시기 바랍니다.
의학공부는 반복학습이
필수입니다. 처음엔 이해가 안되도
보고 또보면 분명 자기 지식이
되리라 확신합니다.
Repeat!!!!
Repeat
Repeat
Repeat
Repeat
Never Stop!!!
자, 그럼 '유조'에게
바톤을 넘기고 물러갑니다.
재밌는 골학 여행되세요~

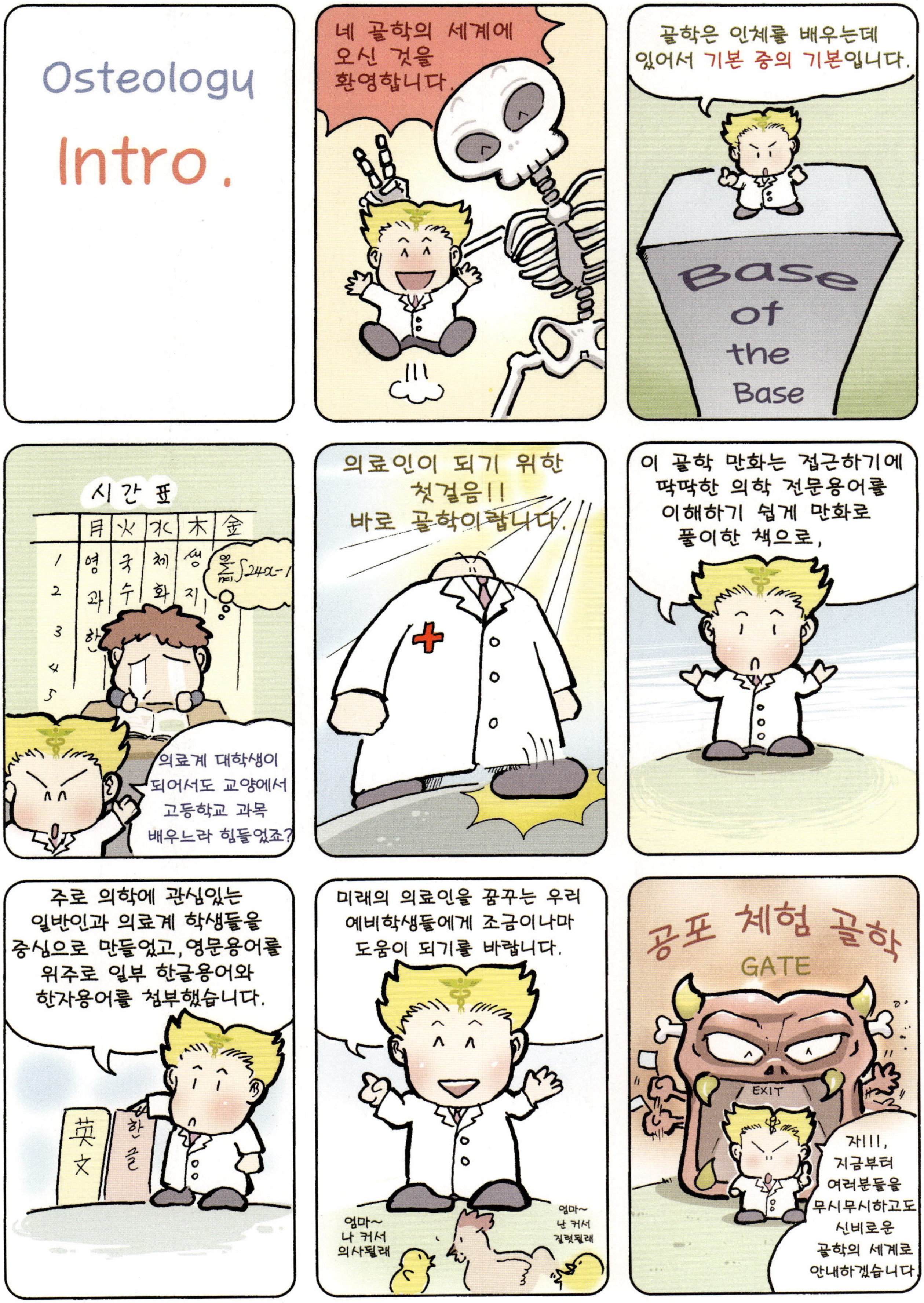
Osteology
Intro.
네 골학의 세계에 오신 것을 환영합니다.
골학은 인체를 배우는데 있어서 기본 중의 기본입니다.
Base of the Base
시간표
月 火 水 木 金
1 영 국 체 생
2 과 수 화 지
3 한
4
5
의료계 대학생이 되어서도 교양에서 고등학교 과목 배우느라 힘들었죠?
의료인이 되기 위한 첫걸음!! 바로 골학이랍니다.
이 골학 만화는 접근하기에 딱딱한 의학 전문용어를 이해하기 쉽게 만화로 풀이한 책으로,
주로 의학에 관심있는 일반인과 의료계 학생들을 중심으로 만들었고, 영문용어를 위주로 일부 한글용어와 한자용어를 첨부했습니다.
英文
한글
미래의 의료인을 꿈꾸는 우리 예비학생들에게 조금이나마 도움이 되기를 바랍니다.
엄마~ 나 커서 의사될래
엄마~ 난 커서 질렀될래
공포 체험 골학
GATE
EXIT
자!!!, 지금부터 여러분들을 무시무시하고도 신비로운 골학의 세계로 안내하겠습니다.

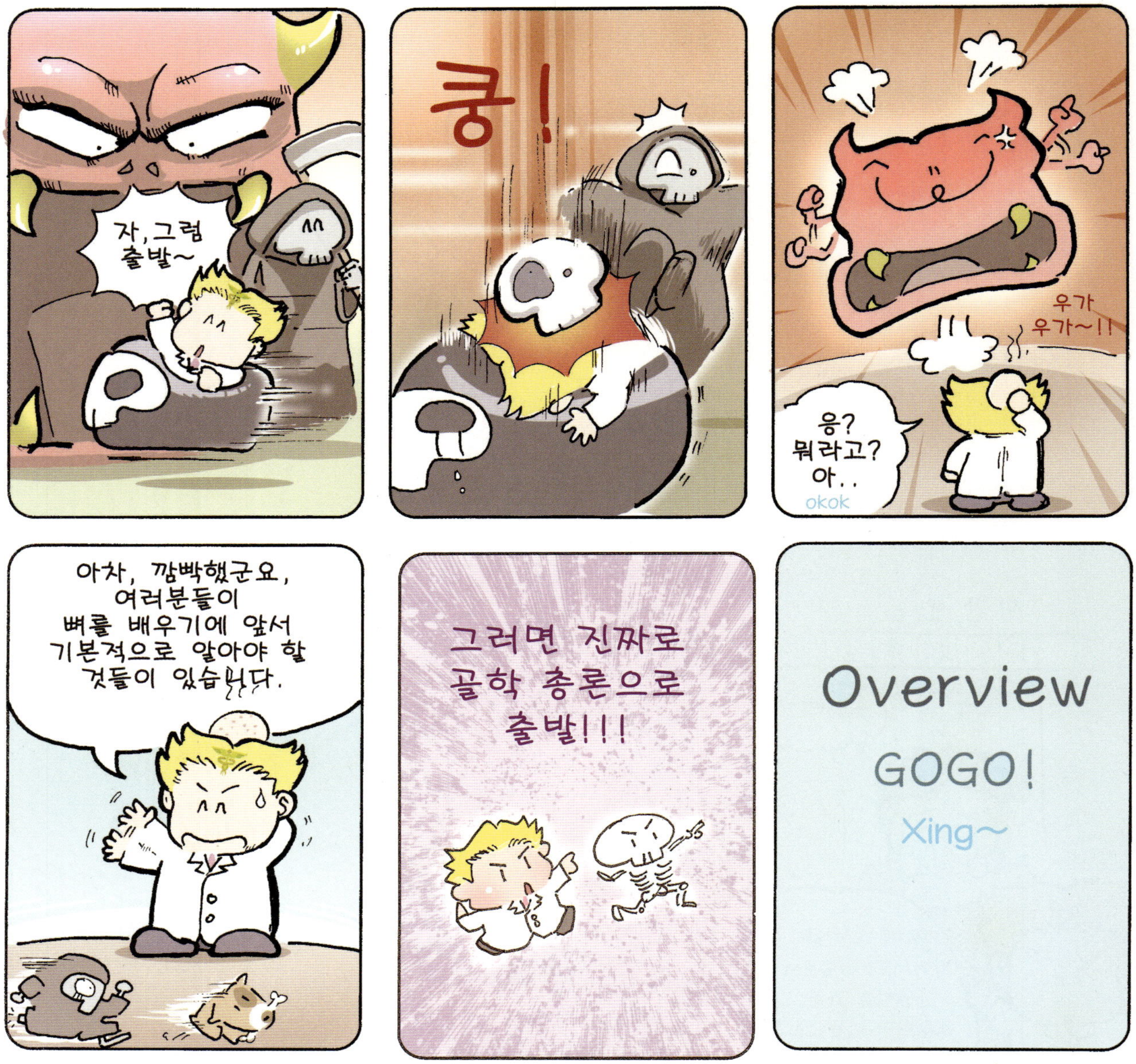
자, 그럼
출발~
쿵!
우가
우가~!!
응?
뭐라고?
아..
okok
아차, 깜빡했군요,
여러분들이
뼈를 배우기에 앞서
기본적으로 알아야 할
것들이 있습니다.
그러면 진짜로
골학 총론으로
출발!!!
Overview
GOGO!
Xing~

young's Osteology

# Overview

Part I.
Direction (방향)
Part II.
FORMs (모양)
Part III.
Nomina (용어)
Part IV.
Plane (면, 평면)
Part V.
Terms of Comparision (비교)
Part VI.
Section of body (인체 단면)
Part VII.
Terms of Movement (운동, 움직임)

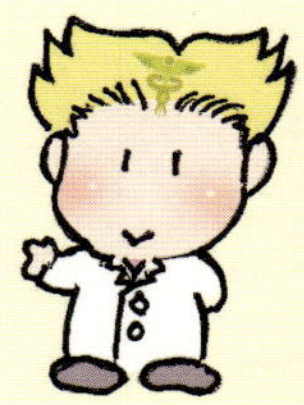

Function of Bone
(뼈의 기능)

Bone Marrow (골수)

Skeleton(골격)의 구분

Anatomical Position
(해부학적 자세)

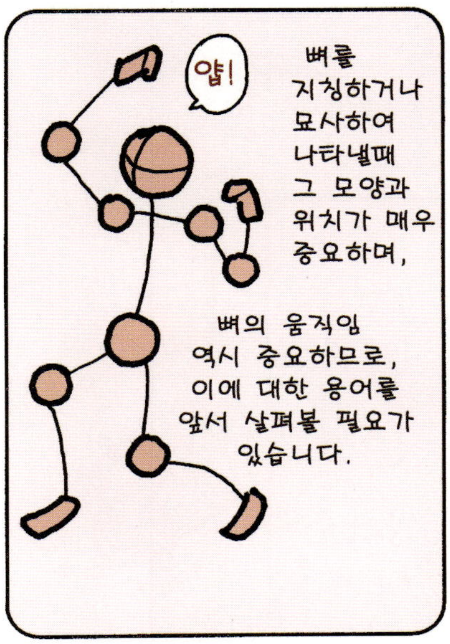


## Part I.

## Direction (방향)

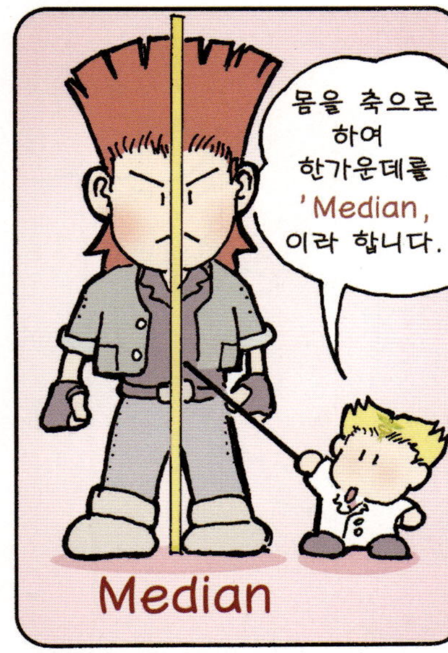

몸을 축으로 하여 한가운데를 'Median,이라 합니다.
Median


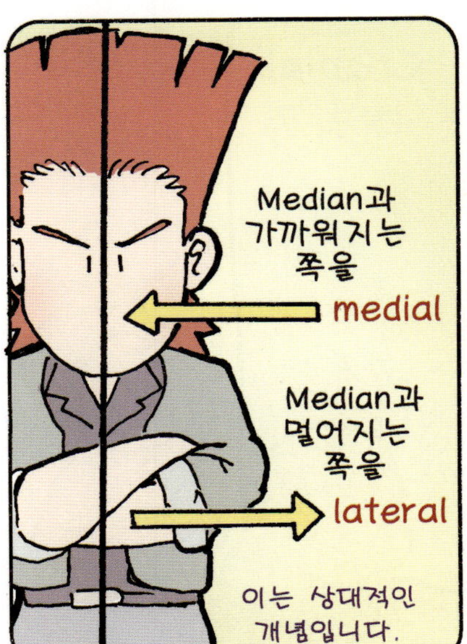


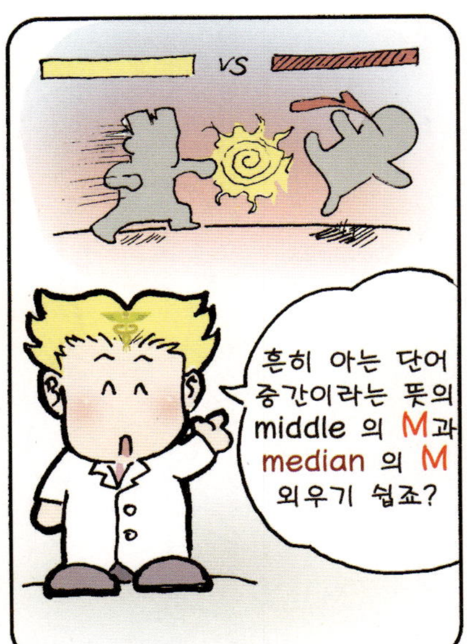

VS
흔히 아는 단어 중간이라는 뜻의 middle 의 M과 median 의 M 외우기 쉽죠?


## Median

medi/o,
medial, med
: middle, 가운데(쪽)
안(쪽)

later/o, lateral
: to tne side
바깥(쪽)

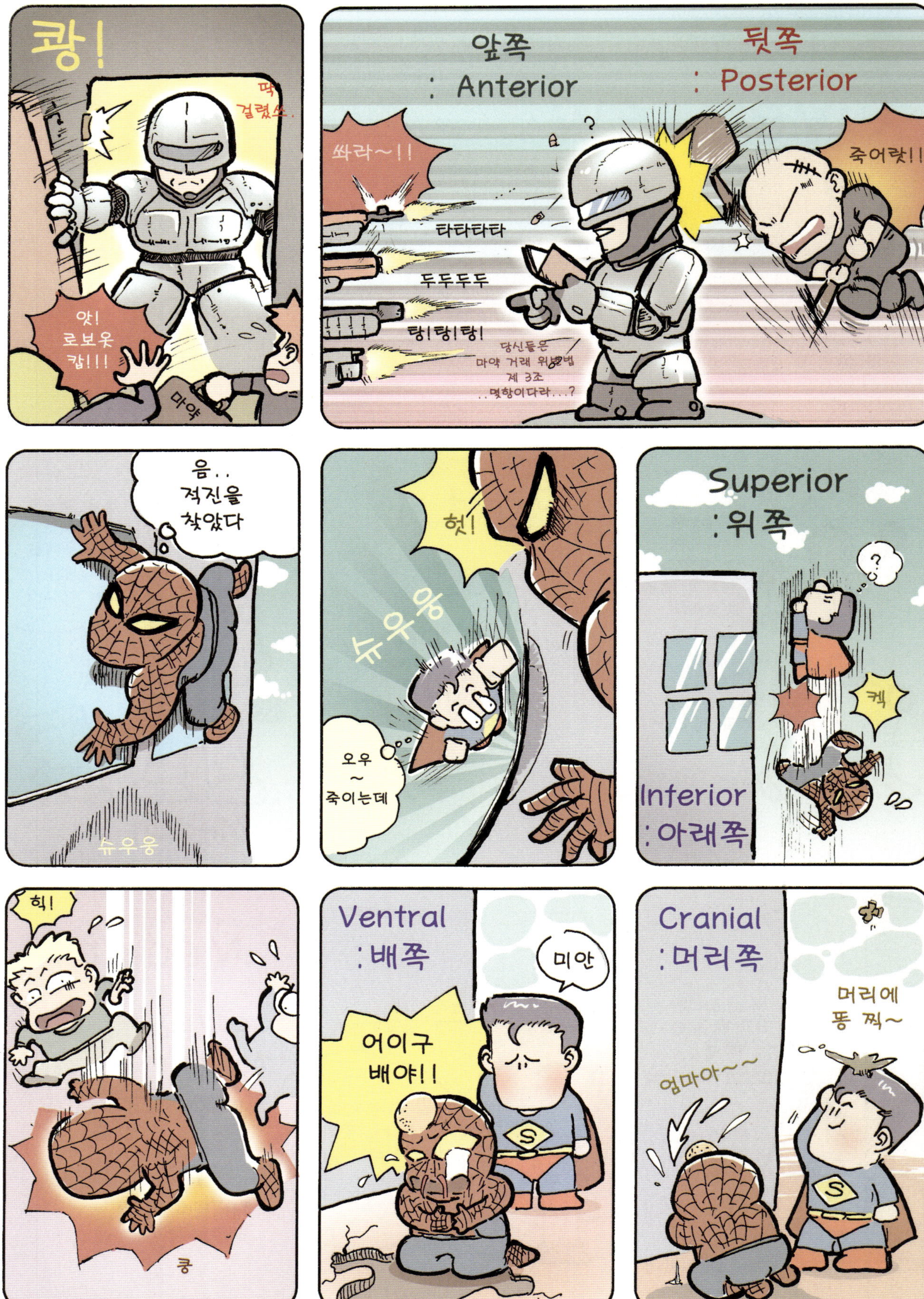

쾅!
딱 걸렸스.
앗! 로보웃 캅!!!
마약
앞쪽
: Anterior
뒷쪽
: Posterior
쏴라~!!
타타타타
두두두두
탕!탕!탕!
당신들은 마약 거래 위반법 제 3조 ..몇항이다라...?
죽어랏!!
음.. 적진을 찾았다
슈우웅
헛!
슈우웅
오우 ~ 죽이는데
Superior
:위쪽
켁
Interior
:아래쪽
헉!
쿵
Ventral
:배쪽
미안
어이구 배야!!
Cranial
:머리쪽
머리에 똥 찍~
엄마야~~

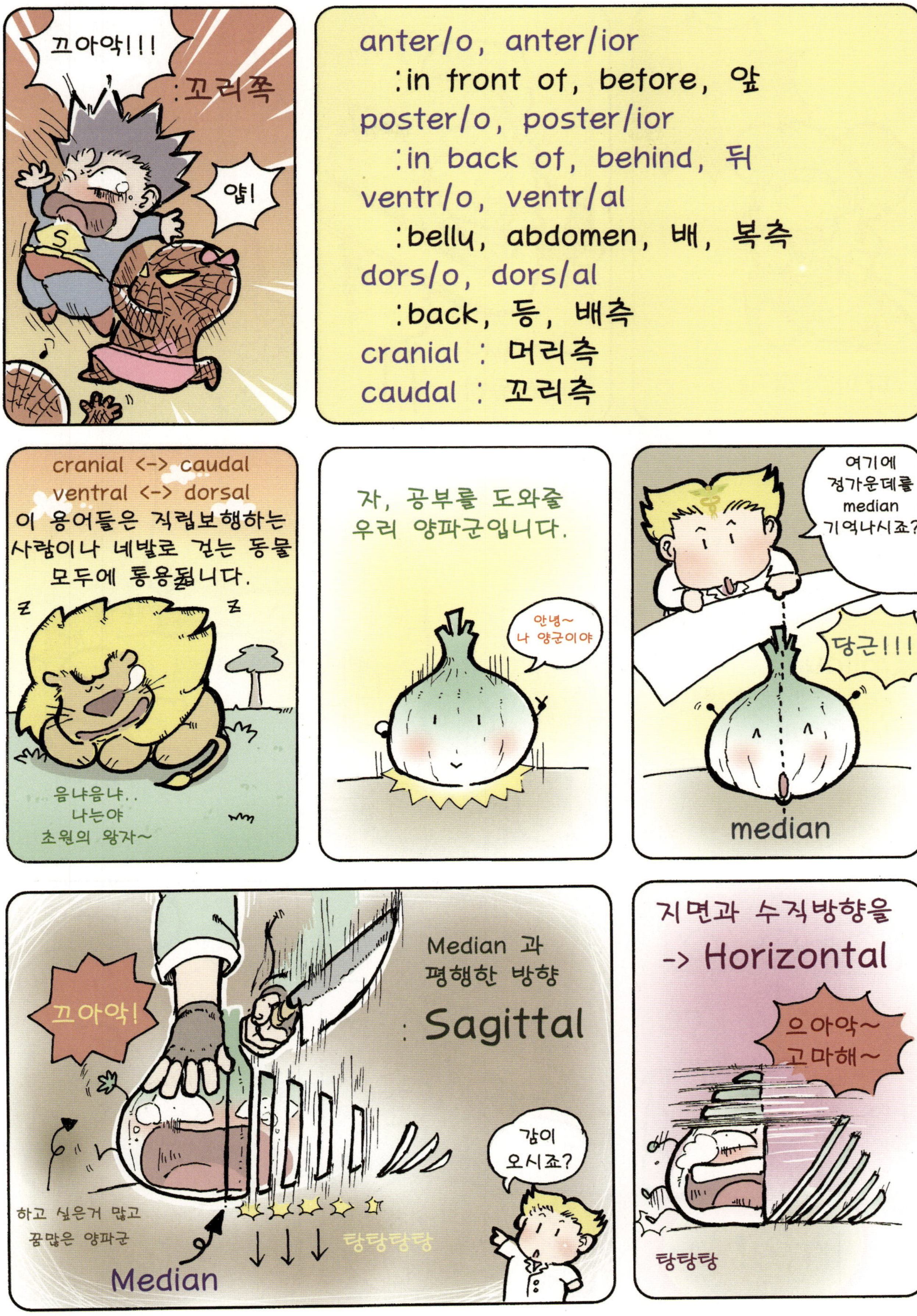
끄아악!!!
:꼬리쪽
얍!
anter/o, anter/ior
:in front of, before, 앞
poster/o, poster/ior
:in back of, behind, 뒤
ventr/o, ventr/al
:belly, abdomen, 배, 복측
dors/o, dors/al
:back, 등, 배측
cranial : 머리측
caudal : 꼬리측
cranial <-> caudal
ventral <-> dorsal
이 용어들은 직립보행하는 사람이나 네발로 걷는 동물 모두에 통용됩니다.
음냐음냐..
나는야
초원의 왕자~
자, 공부를 도와줄 우리 양파군입니다.
안녕~
나 양군이야
여기에 정가운데를 median 기억나시죠?
당근!!!
median
끄아악!
Median 과 평행한 방향
: Sagittal
하고 싶은거 많고 꿈많은 양파군
Median
탕탕탕탕
감이 오시죠?
지면과 수직방향을
-> Horizontal
으아악~
고마해~
탕탕탕

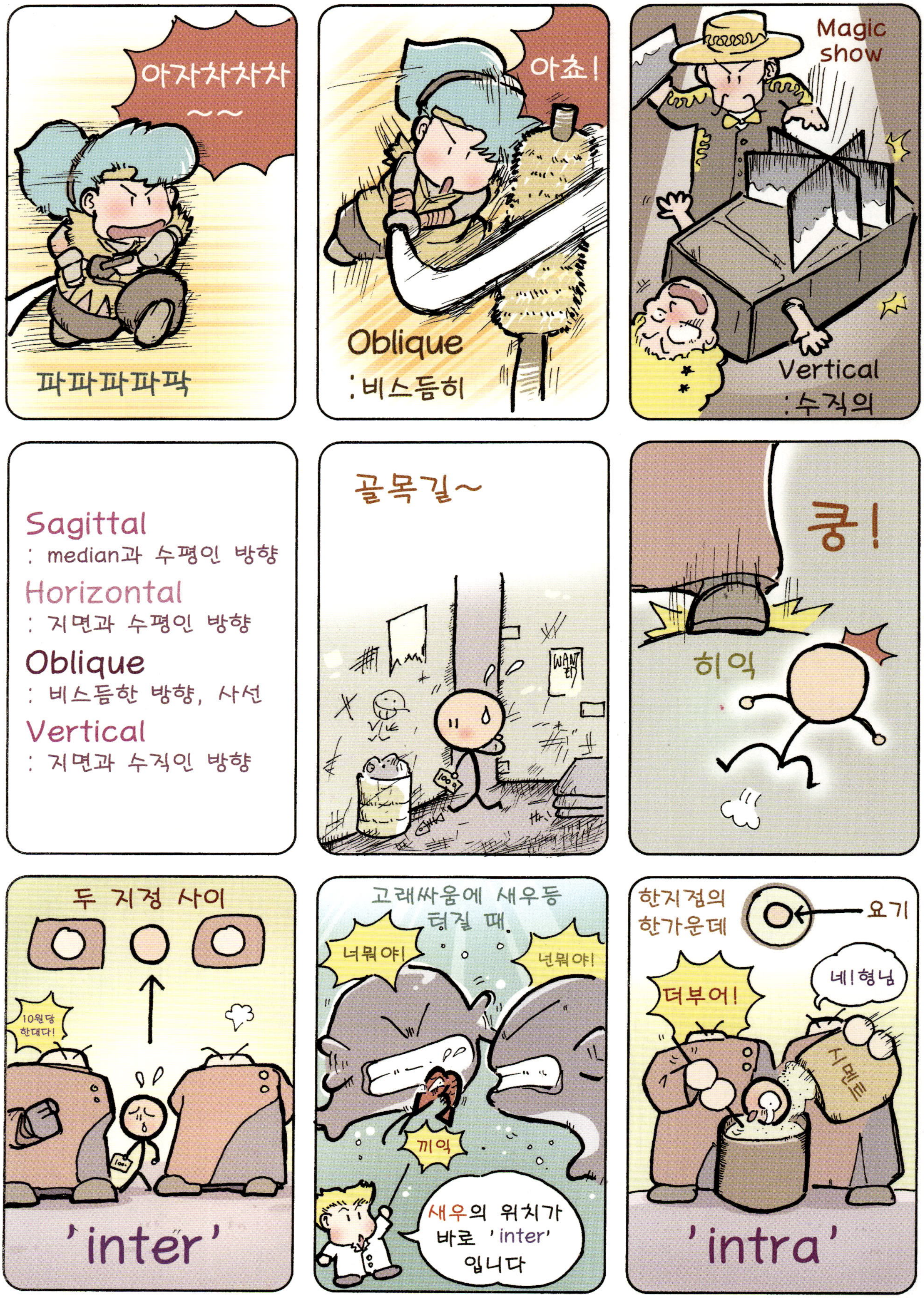
아자차차차
~~
파파파파팍
아쵸!
Oblique
:비스듬히
Magic show
Vertical
:수직의
Sagittal
: median과 수평인 방향
Horizontal
: 지면과 수평인 방향
Oblique
: 비스듬한 방향, 사선
Vertical
: 지면과 수직인 방향
골목길~
쿵!
히익
두 지정 사이
10원당 한대다!
'inter'
고래싸움에 새우등 터질 때
너뭐야!
넌뭐야!
끼익
새우의 위치가 바로 'inter' 입니다
한지점의 한가운데
요기
더부어!
네!형님
시멘트
'intra'

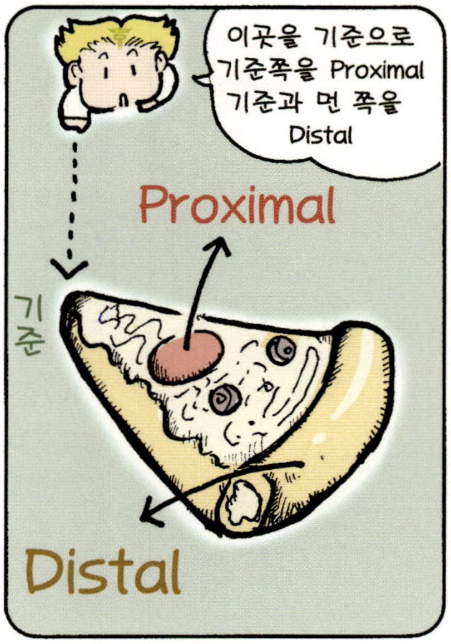


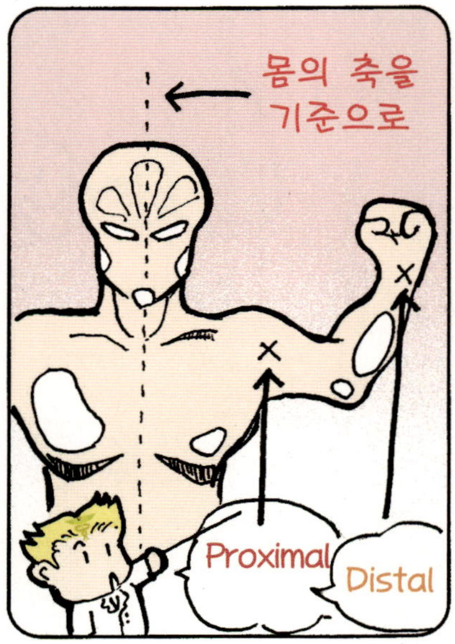


**Proximal**
: 가장 가까운,
인접하는(proximate),
기부(基部)의,
몸 중심에 가까운

**Distal**
원위(遠位)[말단]의.
원심(遠心)의.

# 많이 쓰이는 단어입니다.
잘 기억해 둡시다.

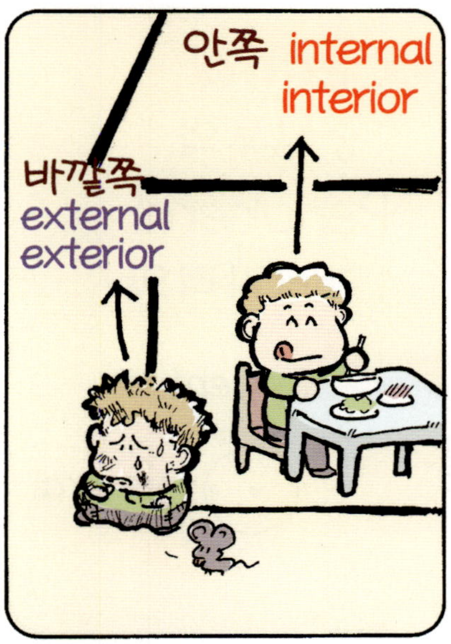
안쪽 internal
interior
바깥쪽
external
exterior

**inter/o, interior, internal**
:inner, into, 안(쪽)
**exter/o, exter/ior, external, extra**
:outer, out of,
밖(쪽)

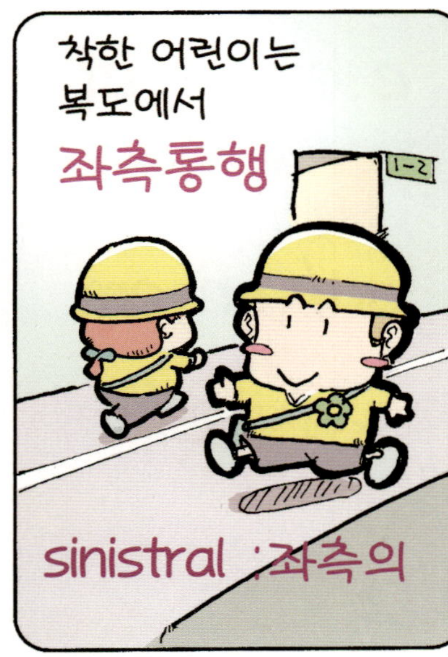
착한 어린이는
복도에서
좌측통행
1-2
sinistral :좌측의

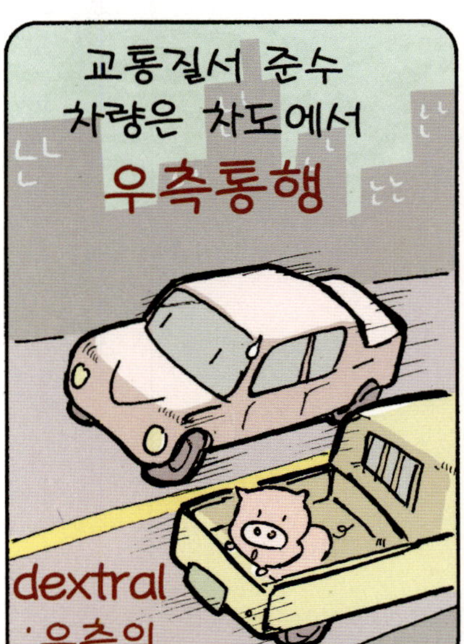
교통질서 준수
차량은 차도에서
우측통행
dextral
:우측의

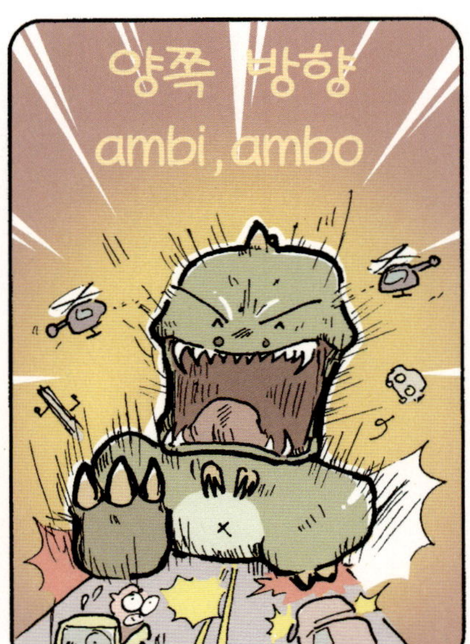
양쪽 방향
ambi, ambo

**sinistr/o, sinister**
:left, 좌측
**dextr/o, dexter**
:right, 우측
**ambi/, amb/o**
**amphi**
: both, doubly,
양측의

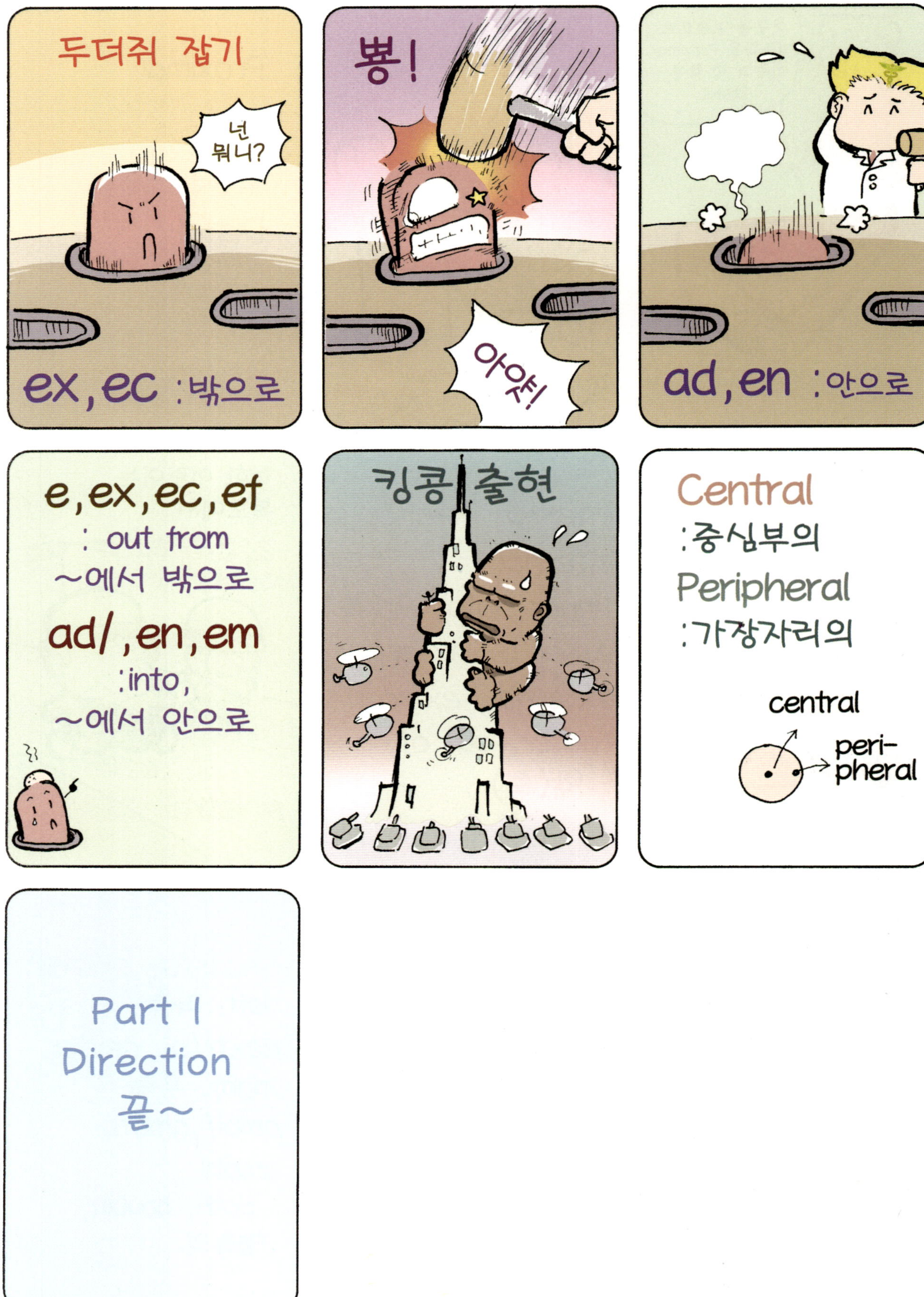
두더쥐 잡기
넌 뭐니?
ex, ec :밖으로
뽕!
아얏!
ad, en :안으로
e, ex, ec, ef
: out from
~에서 밖으로
ad/, en, em
:into,
~에서 안으로
킹콩 출현
Central
:중심부의
Peripheral
:가장자리의
central
peri-
pheral
Part I
Direction
끝~

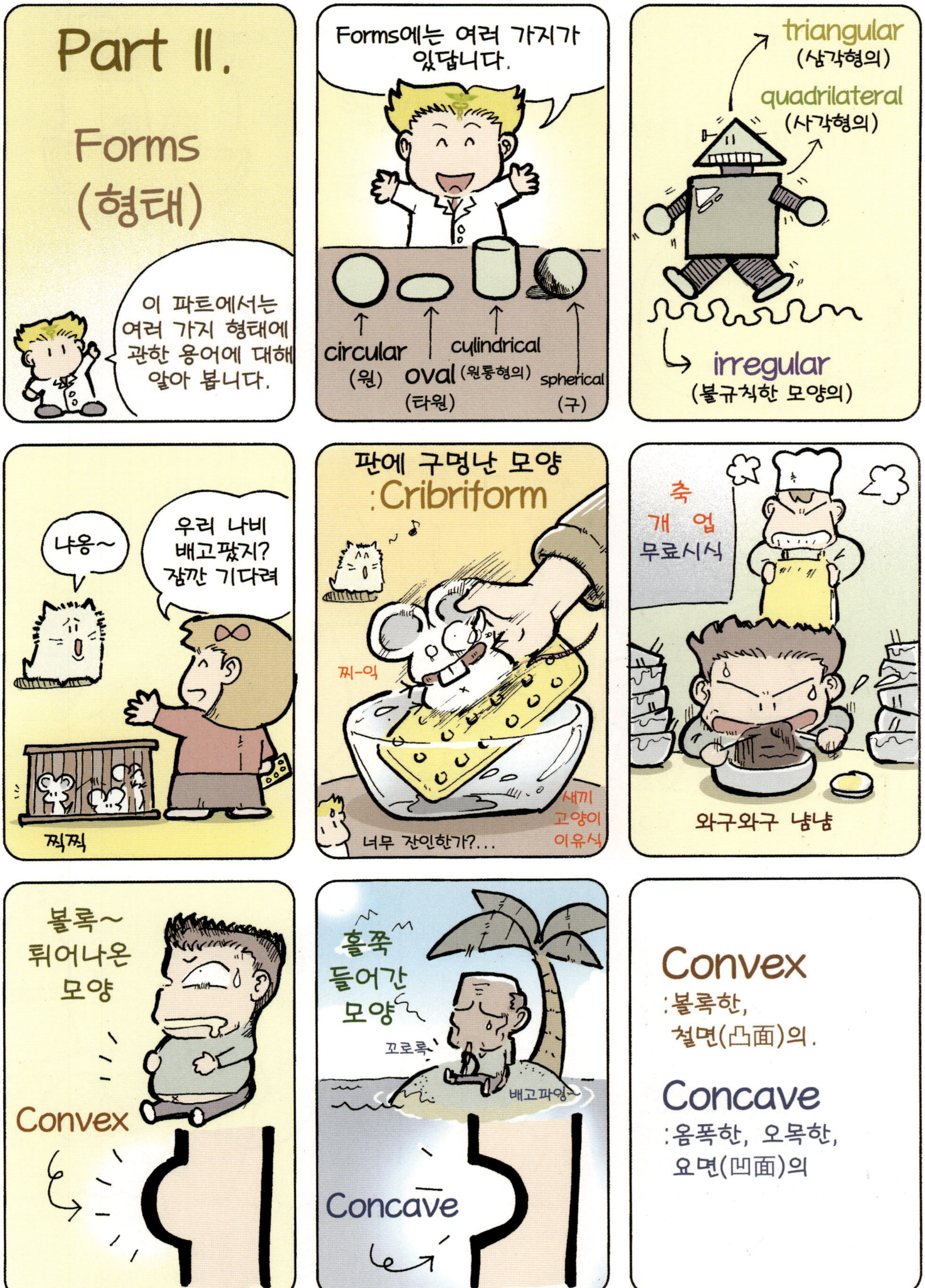
Part II.
Forms
(형태)
이 파트에서는 여러 가지 형태에 관한 용어에 대해 알아 봅니다.
Forms에는 여러 가지가 있답니다.
circular
(원)
oval
(타원)
culindrical
(원통형의)
spherical
(구)
triangular
(삼각형의)
quadrilateral
(사각형의)
irregular
(불규칙한 모양의)
냐옹~
우리 나비 배고팠지? 잠깐 기다려
찍찍
판에 구멍난 모양
:Cribriform
찌-익
새끼 고양이 이유식
너무 잔인한가?...
축
개 업
무료시식
와구와구 냠냠
볼록~
튀어나온
모양
Convex
홀쭉
들어간
모양
꼬로록
배고파잉~
Concave
Convex
:볼록한,
철면(凸面)의.
Concave
:움폭한, 오목한,
요면(凹面)의

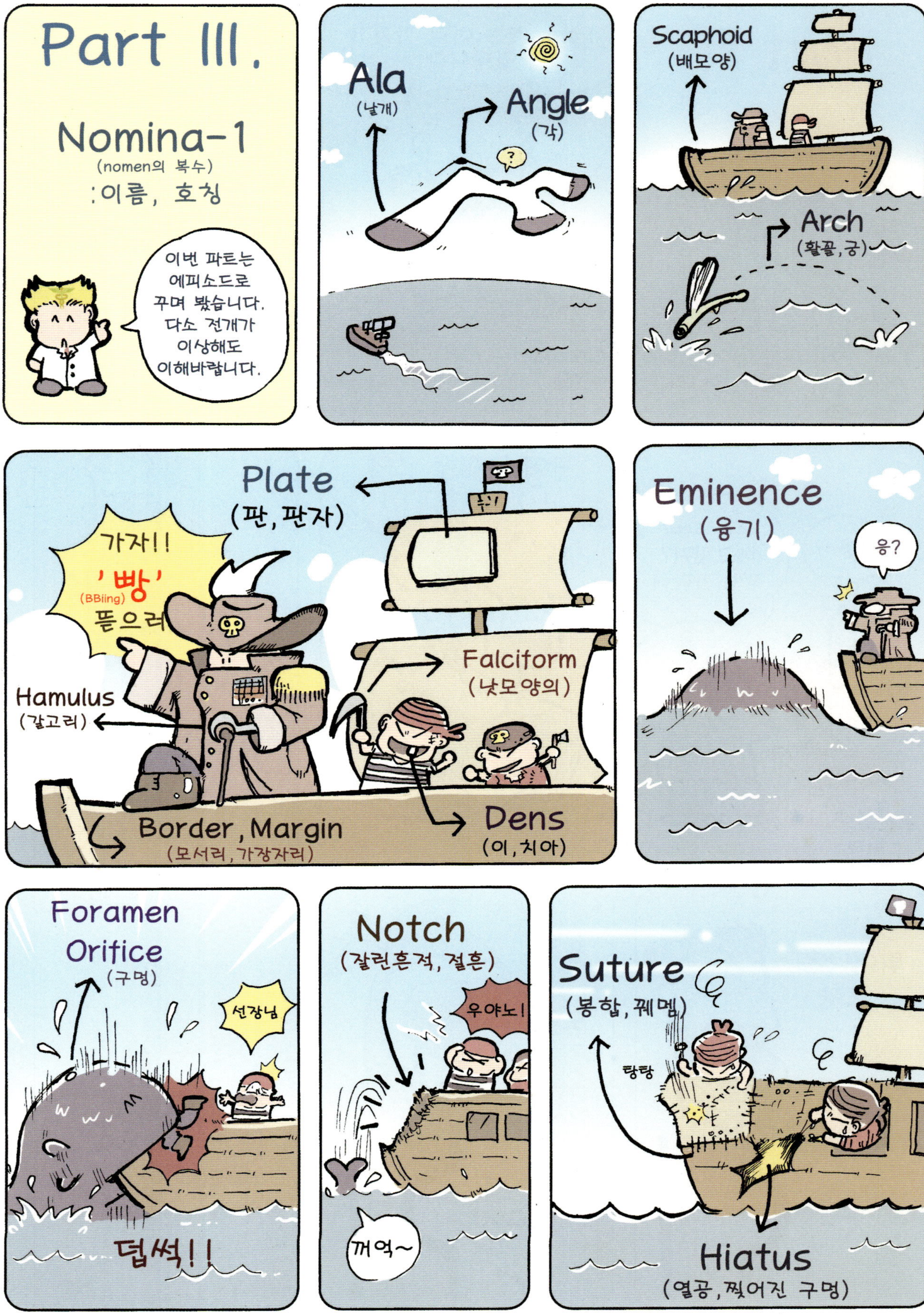

Part III.
Nomina-1
(nomen의 복수)
:이름, 호칭
이번 파트는 에피소드로 꾸며 봤습니다. 다소 전개가 이상해도 이해바랍니다.
Ala
(날개)
Angle
(각)
?
Scaphoid
(배모양)
Arch
(활꼴, 궁)
Plate
(판, 판자)
가자!! '빵' (BBiing) 뜯으러
Hamulus
(갈고리)
Falciform
(낫모양의)
Border, Margin
(모서리, 가장자리)
Dens
(이, 치아)
Eminence
(융기)
응?
Foramen
Orifice
(구멍)
선장님
덥썩!!
Notch
(잘린흔적, 절흔)
우야노!
꺼억~
Suture
(봉합, 꿰멤)
탕탕
Hiatus
(열공, 찢어진 구멍)

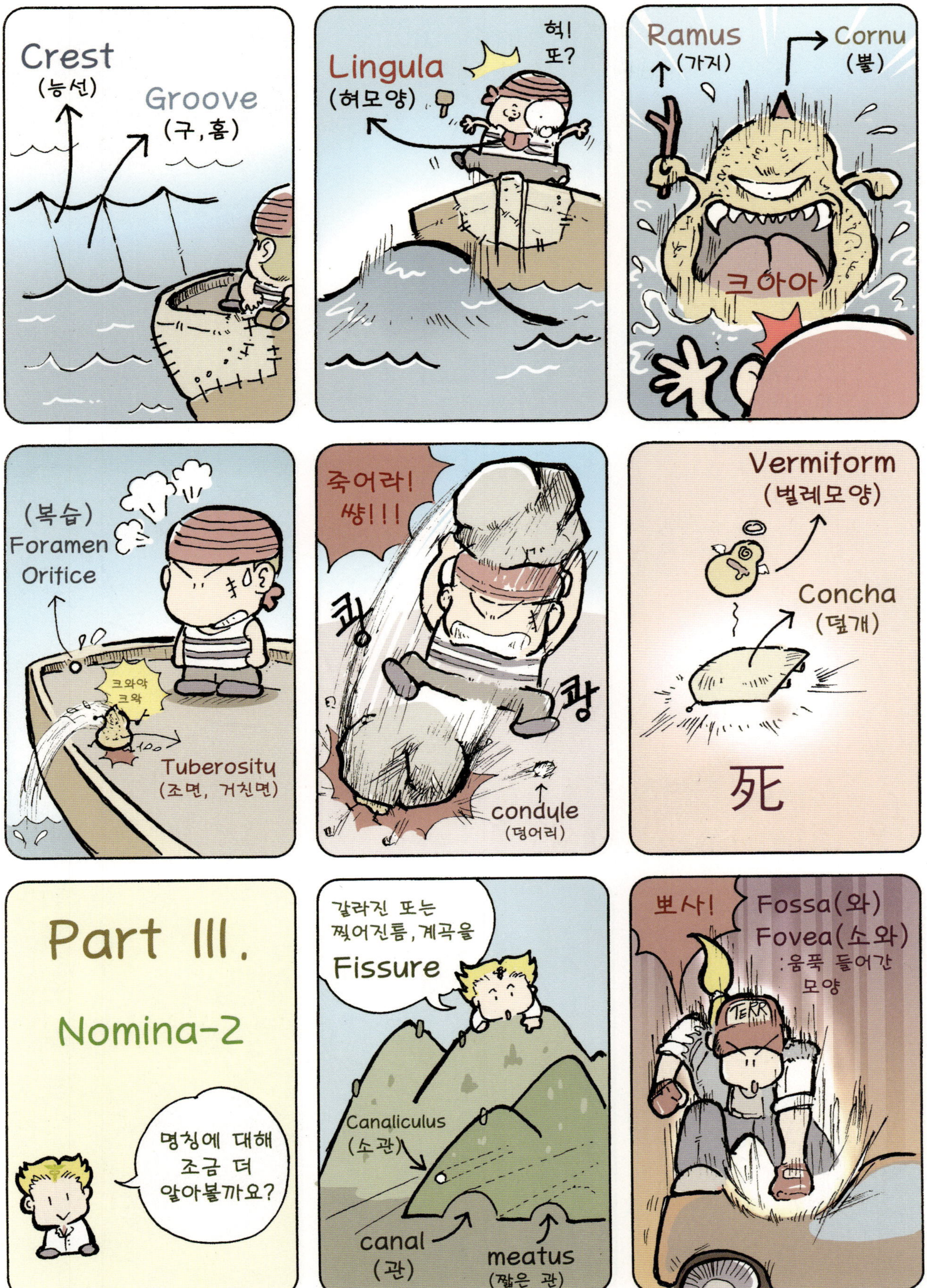
Crest
(능선)
Groove
(구, 홈)
헉!
또?
Lingula
(혀모양)
Ramus
(가지)
Cornu
(뿔)
크아아
(복습)
Foramen
Orifice
크와악
크왁
Tuberosity
(조면, 거친면)
죽어라!
쌍!!!
쾅
쾅
condyle
(덩어리)
Vermiform
(벌레모양)
Concha
(덮개)
死
Part III.
Nomina-2
명칭에 대해
조금 더
알아볼까요?
갈라진 또는
찢어진틈, 계곡을
Fissure
Canaliculus
(소관)
canal
(관)
meatus
(짧은 관)
뽀사!
Fossa(와)
Fovea(소와)
:움푹 들어간
모양
TERR

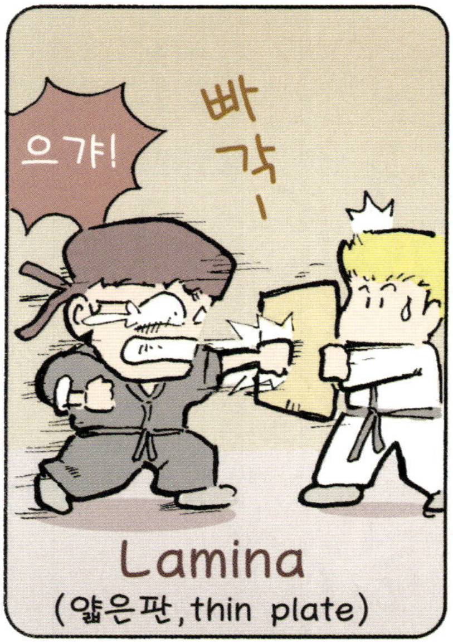

으갸!
빠각-
Lamina
(얇은판, thin plate)


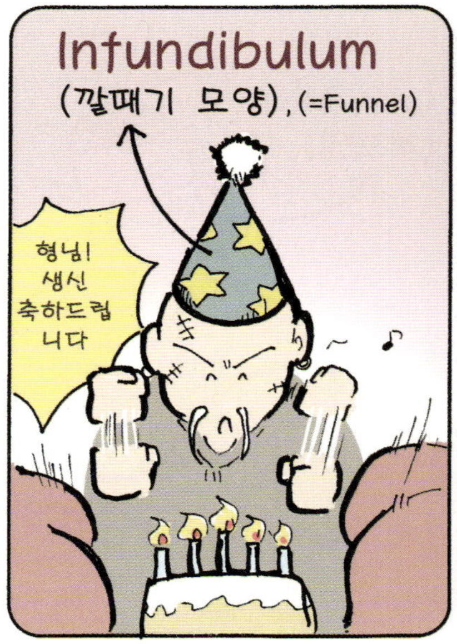

Infundibulum
(깔때기 모양), (=Funnel)
형님! 생신 축하드립니다


Canaliculus
Canal
Meatus
Fossa
Fovea
Lamina
Infundibulum

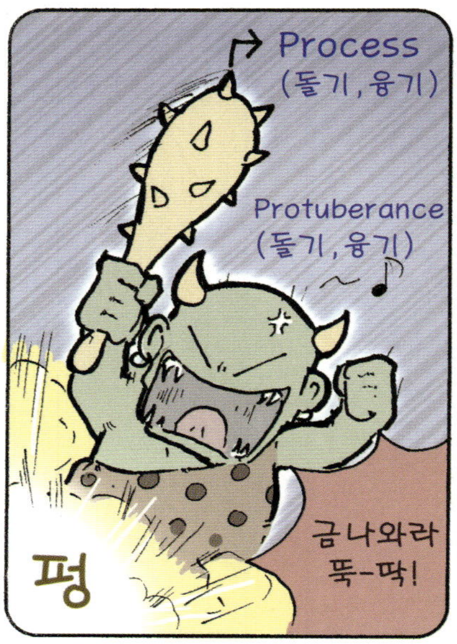

Process
(돌기, 융기)
Protuberance
(돌기, 융기)
금나와라 뚝-딱!
펑


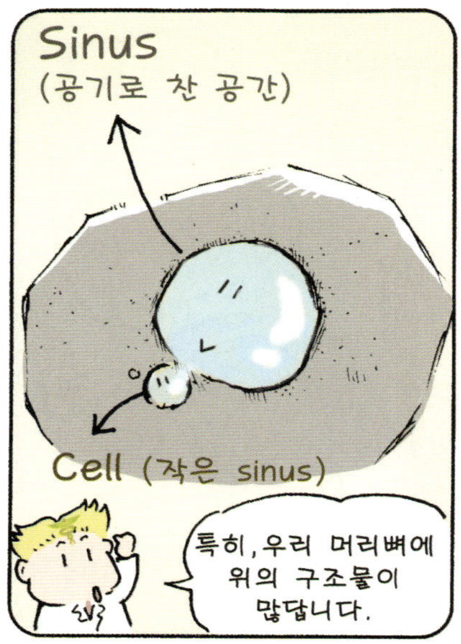


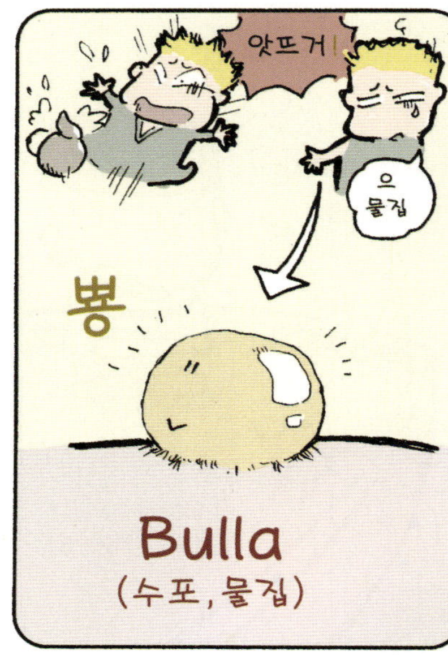

앗뜨거!
으 물집
뽕
Bulla
(수포, 물집)


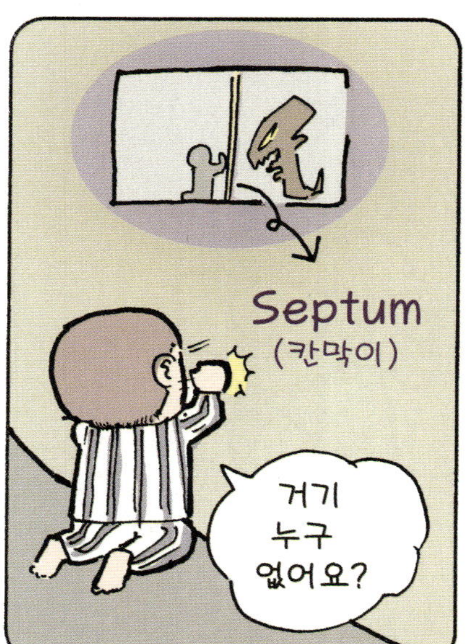

Septum
(칸막이)
거기 누구 없어요?


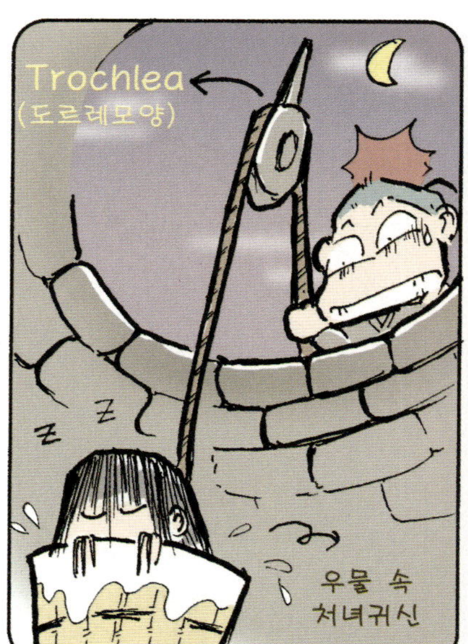

Trochlea
(도르레모양)
우물 속 처녀귀신


Process
Protuberance
Sinus
Bulla
Septum
Trochlear

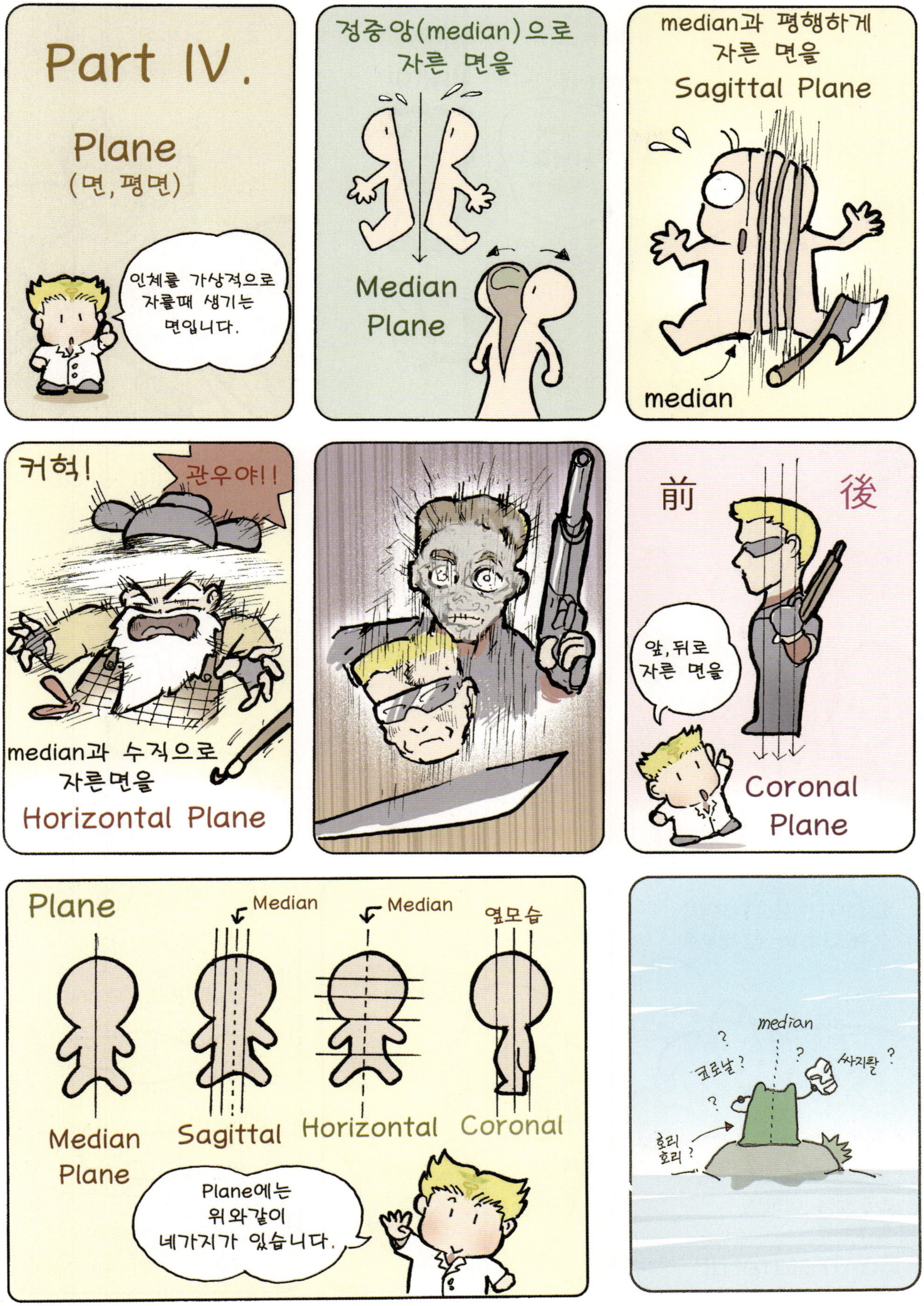
Part IV.
Plane
(면, 평면)
인체를 가상적으로 자를때 생기는 면입니다.
정중앙(median)으로 자른 면을
Median Plane
median과 평행하게 자른 면을
Sagittal Plane
median
커헉!
관우야!!
median과 수직으로 자른면을
Horizontal Plane
前
後
앞, 뒤로 자른 면을
Coronal Plane
Plane
Median
Median
옆모습
Median Plane
Sagittal
Horizontal
Coronal
Plane에는 위와같이 네가지가 있습니다.
median
코로날?
싸지탈?
호리 호리?

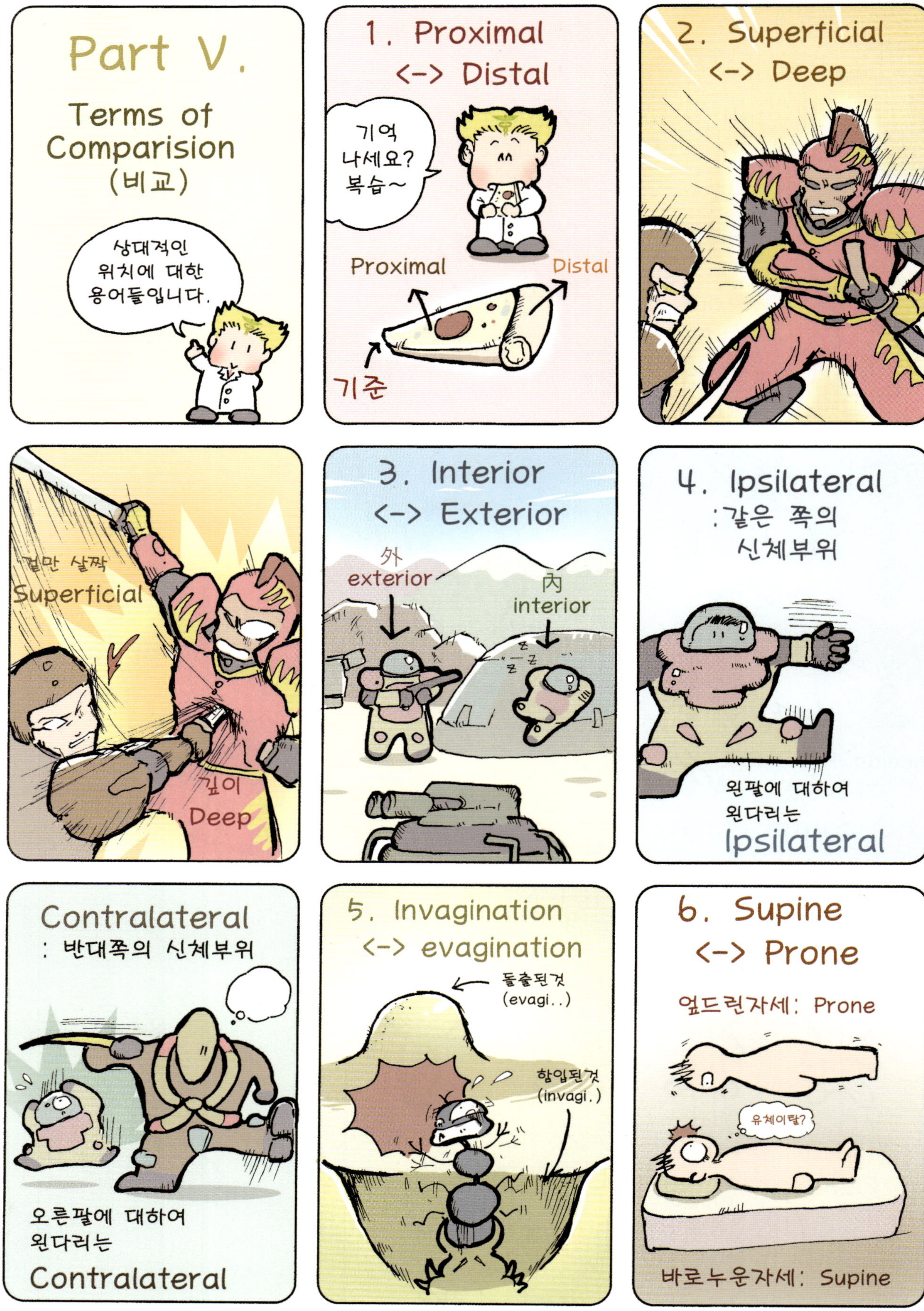

Part V.
Terms of Comparision (비교)
상대적인 위치에 대한 용어들입니다.
1. Proximal <-> Distal
기억 나세요? 복습~
Proximal
Distal
기준
2. Superficial <-> Deep
겉만 살짝
Superficial
깊이
Deep
3. Interior <-> Exterior
外
exterior
內
interior
4. Ipsilateral
:같은 쪽의 신체부위
왼팔에 대하여 왼다리는
Ipsilateral
Contralateral
: 반대쪽의 신체부위
오른팔에 대하여 왼다리는
Contralateral
5. Invagination <-> evagination
돌출된것 (evagi..)
함입된것 (invagi.)
6. Supine <-> Prone
엎드린자세: Prone
유체이탈?
바로누운자세: Supine

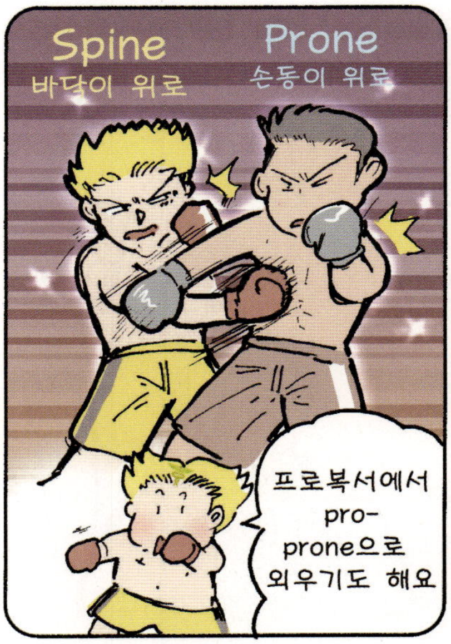
Spine
바닥이 위로
Prone
손등이 위로
프로복서에서 pro-prone으로 외우기도 해요

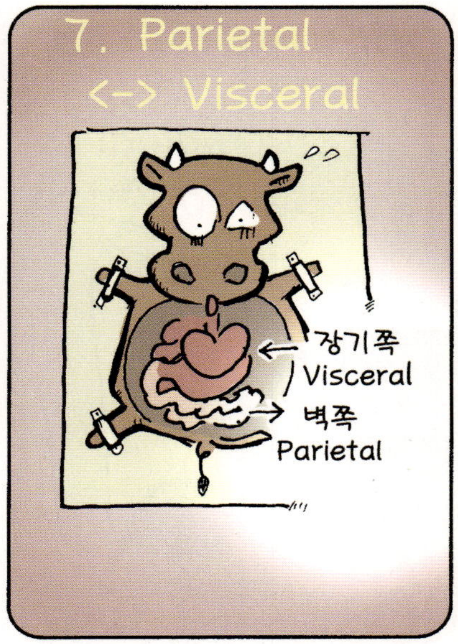


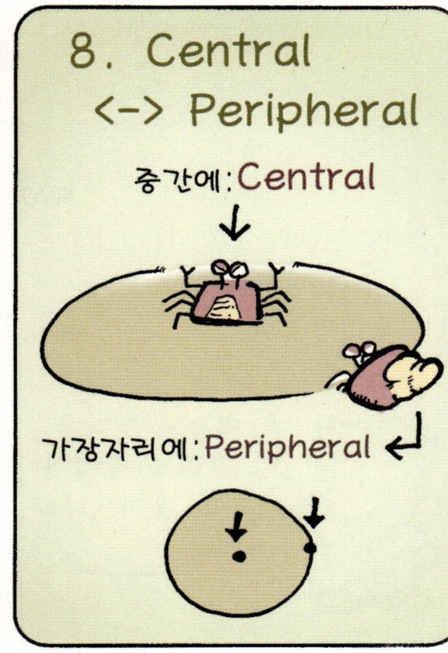


1. Proximal <-> Distal
2. Superficial <-> Deep
3. Interior <-> Exterior
4. Ipsilateral <-> Contralateral
5. Invagination <-> Evagination
6. Supine <-> Prone
7. Visceral <-> Parietal
8. Central <-> Peripheral

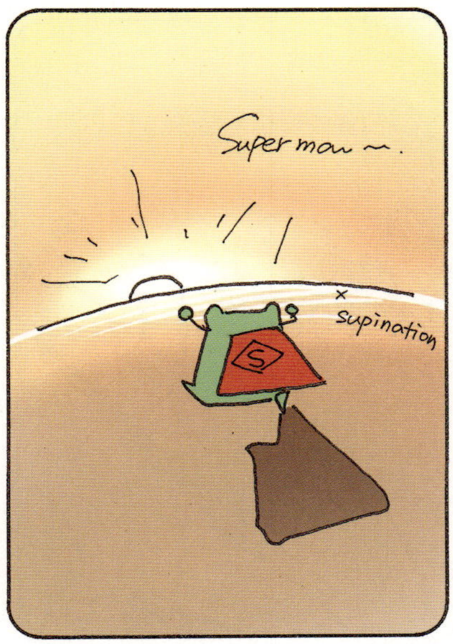
Superman~.
supination

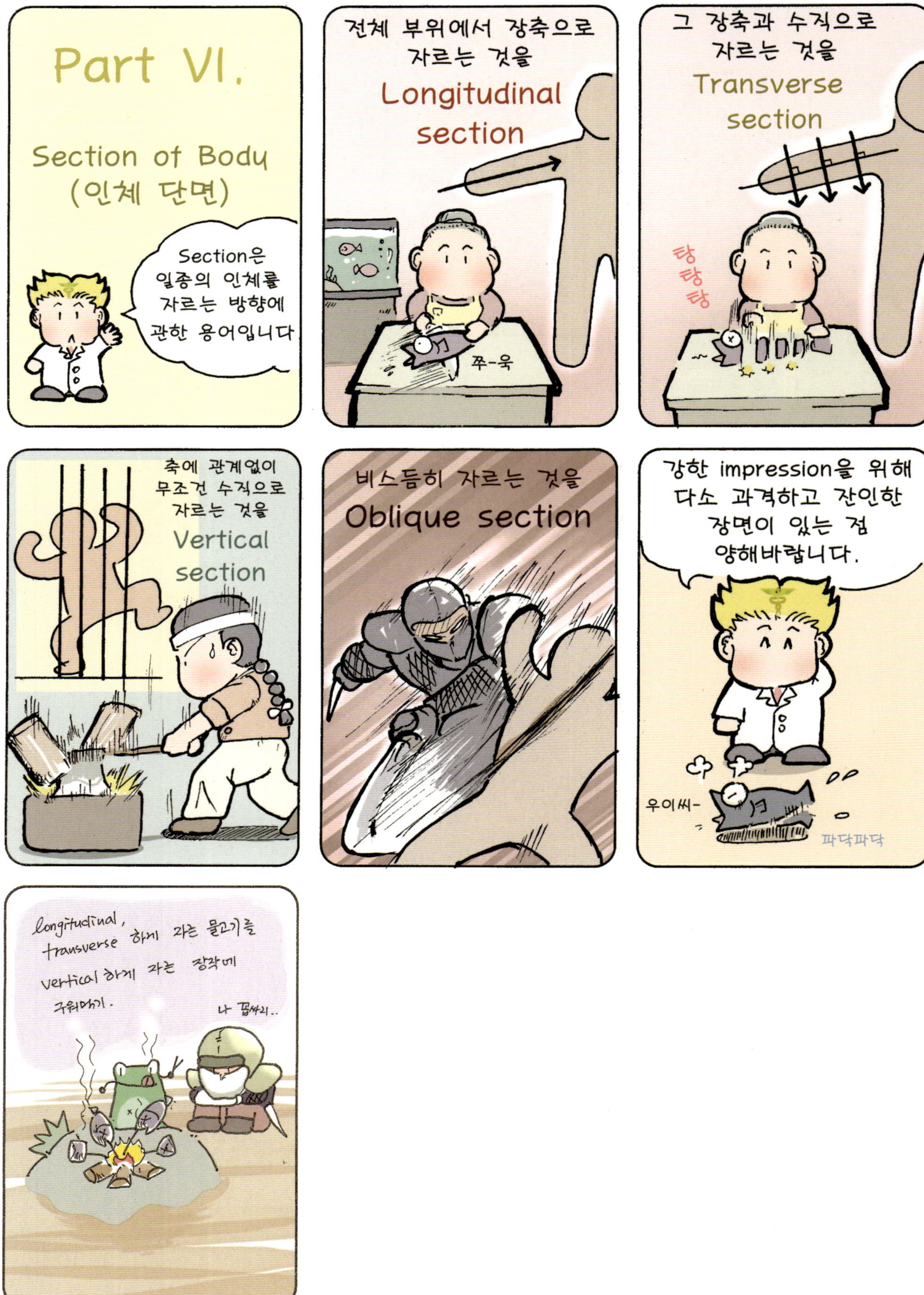
Part VI.
Section of Body
(인체 단면)
Section은 일종의 인체를 자르는 방향에 관한 용어입니다
전체 부위에서 장축으로 자르는 것을
Longitudinal section
쭈-욱
그 장축과 수직으로 자르는 것을
Transverse section
탕 탕 탕
축에 관계없이 무조건 수직으로 자르는 것을
Vertical section
비스듬히 자르는 것을
Oblique section
강한 impression을 위해 다소 과격하고 잔인한 장면이 있는 점 양해바랍니다.
우이씨-
파닥파닥
longitudinal, transverse 하게 자른 물고기를 vertical 하게 자른 장작에 구워먹기.
나 꼽싸리..

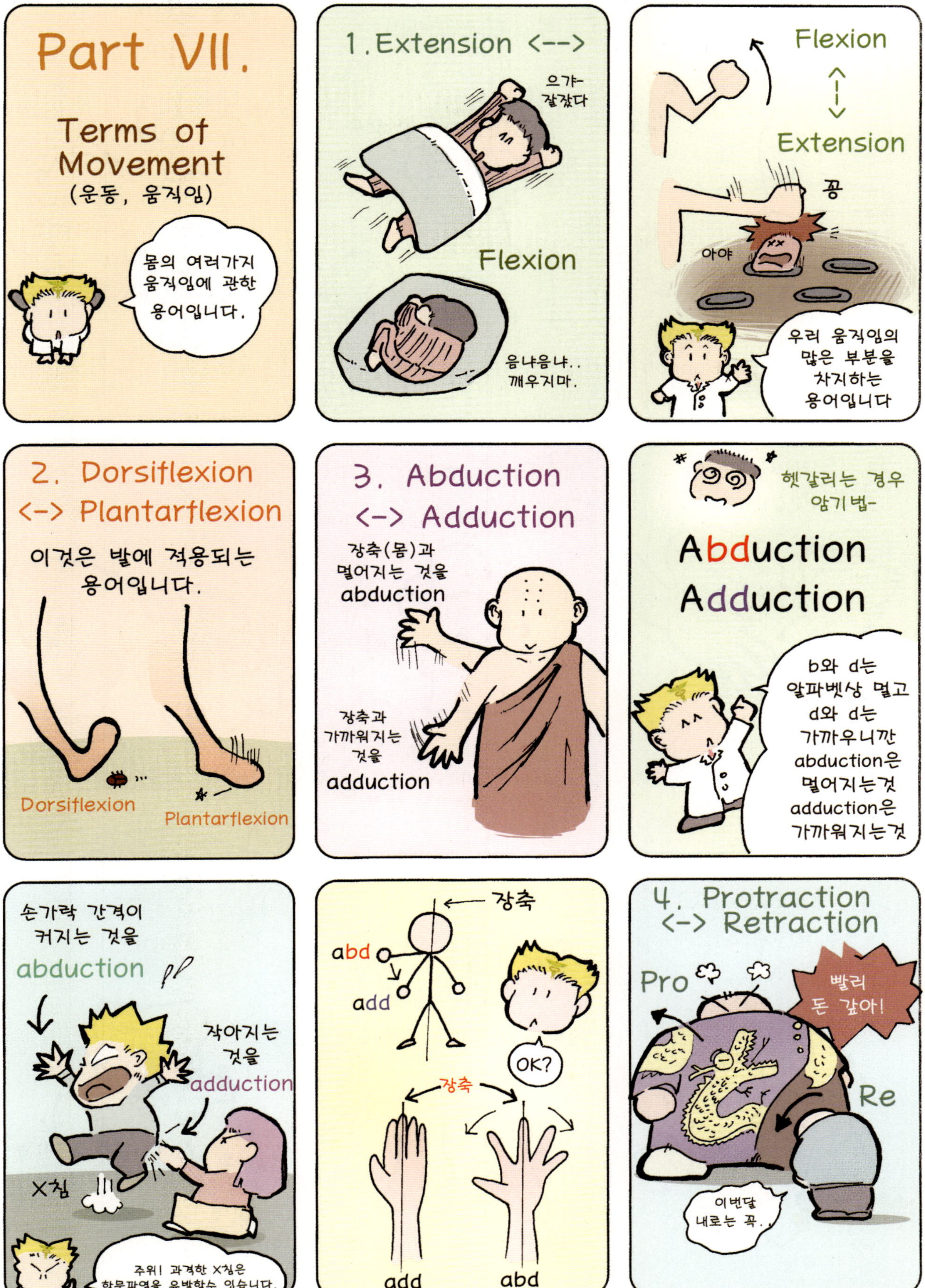
Part VII.
Terms of Movement
(운동, 움직임)
몸의 여러가지 움직임에 관한 용어입니다.
1. Extension <-->
으갸- 잘잤다
Flexion
음냐음냐.. 깨우지마.
Flexion
Extension
꽁
아야
우리 움직임의 많은 부분을 차지하는 용어입니다
2. Dorsiflexion <-> Plantarflexion
이것은 발에 적용되는 용어입니다.
Dorsiflexion
Plantarflexion
3. Abduction <-> Adduction
장축(몸)과 멀어지는 것을 abduction
장축과 가까워지는 것을 adduction
헷갈리는 경우 암기법-
Abduction
Adduction
b와 d는 알파벳상 멀고 d와 d는 가까우니깐 abduction은 멀어지는것 adduction은 가까워지는것
손가락 간격이 커지는 것을 abduction
작아지는 것을 adduction
X침
주위! 과격한 X침은 항문파열을 유발할수 있습니다.
장축
abd
add
OK?
장축
add
abd
4. Protraction <-> Retraction
Pro
빨리 돈 갚아!
Re
이번달 내로는 꼭..

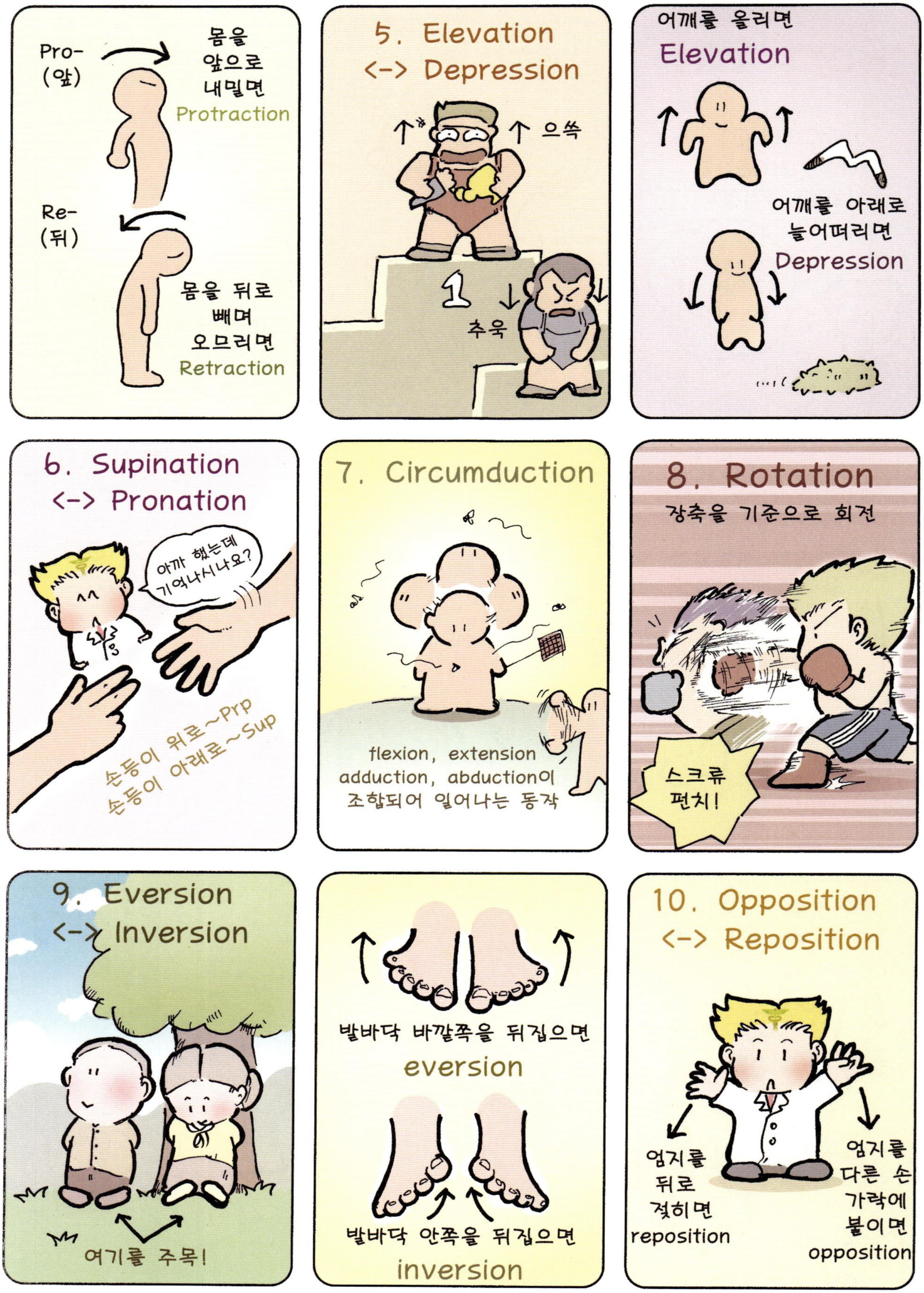
Pro-
(앞)
몸을
앞으로
내밀면
Protraction
Re-
(뒤)
몸을 뒤로
빼며
오므리면
Retraction
5. Elevation
<-> Depression
으쓱
1
추욱
어깨를 올리면
Elevation
어깨를 아래로
늘어뜨리면
Depression
6. Supination
<-> Pronation
아까 했는데
기억나시나요?
손등이 위로~Prp
손등이 아래로~Sup
7. Circumduction
flexion, extension
adduction, abduction이
조합되어 일어나는 동작
8. Rotation
장축을 기준으로 회전
스크류
펀치!
9. Eversion
<-> Inversion
여기를 주목!
발바닥 바깥쪽을 뒤집으면
eversion
발바닥 안쪽을 뒤집으면
inversion
10. Opposition
<-> Reposition
엄지를
뒤로
젖히면
reposition
엄지를
다른 손
가락에
붙이면
opposition

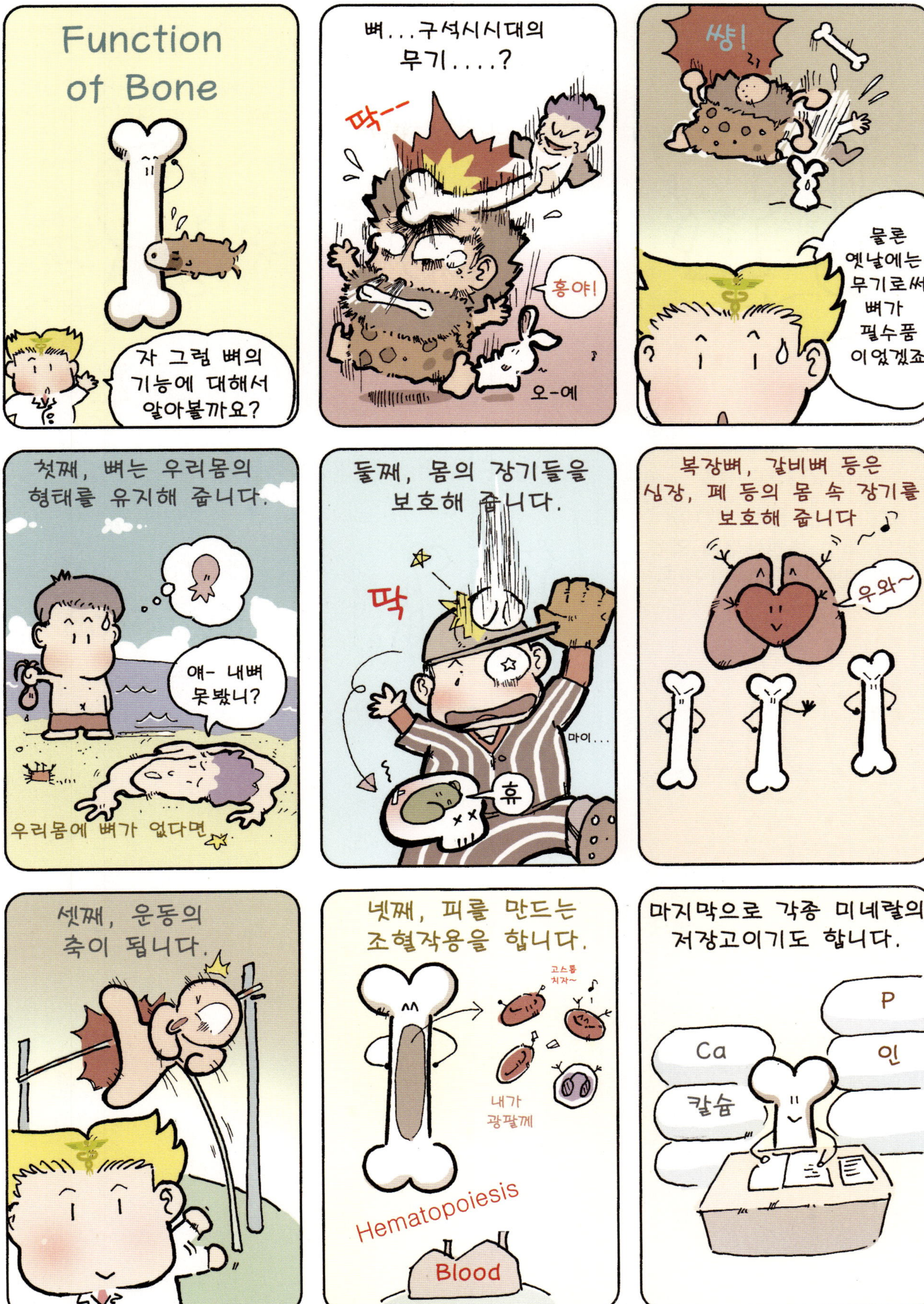
Function of Bone
자 그럼 뼈의 기능에 대해서 알아볼까요?
뼈...구석시시대의 무기....?
딱--
훙야!
오-예
쌍!
물론 옛날에는 무기로써 뼈가 필수품이었겠죠
첫째, 뼈는 우리몸의 형태를 유지해 줍니다.
얘- 내뼈 못봤니?
우리몸에 뼈가 없다면
둘째, 몸의 장기들을 보호해 줍니다.
딱
마이...
휴
복장뼈, 갈비뼈 등은 심장, 폐 등의 몸 속 장기를 보호해 줍니다
우와~
셋째, 운동의 축이 됩니다.
넷째, 피를 만드는 조혈작용을 합니다.
내가 광팔께
Hematopoiesis
Blood
마지막으로 각종 미네랄의 저장고이기도 합니다.
Ca
칼슘
P
인

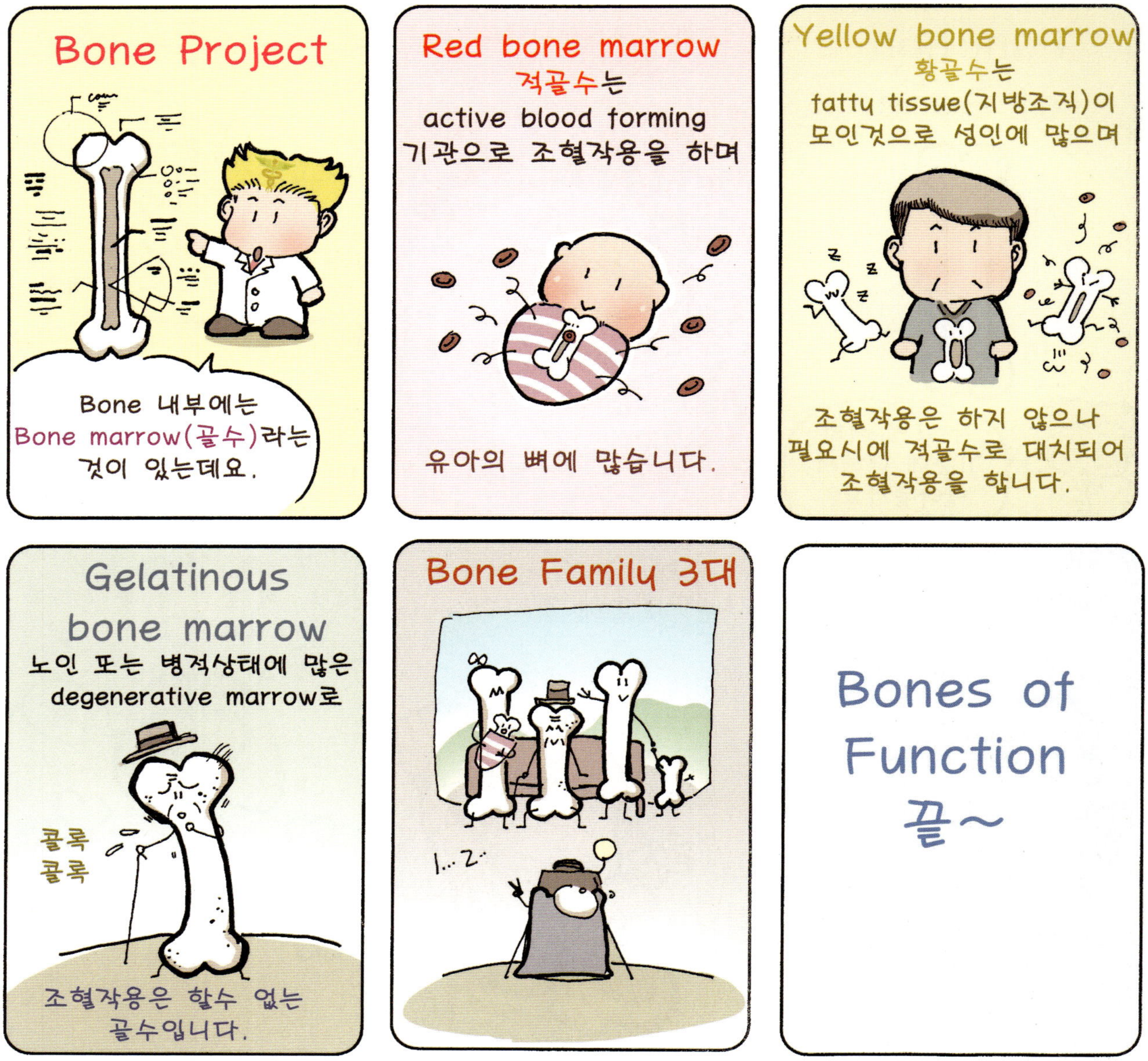
Bone Project
Bone 내부에는
Bone marrow(골수)라는
것이 있는데요.
Red bone marrow
적골수는
active blood forming
기관으로 조혈작용을 하며
유아의 뼈에 많습니다.
Yellow bone marrow
황골수는
fatty tissue(지방조직)이
모인것으로 성인에 많으며
조혈작용은 하지 않으나
필요시에 적골수로 대치되어
조혈작용을 합니다.
Gelatinous
bone marrow
노인 또는 병적상태에 많은
degenerative marrow로
콜록
콜록
조혈작용은 할수 없는
골수입니다.
Bone Family 3대
1... 2..
Bones of
Function
끝~

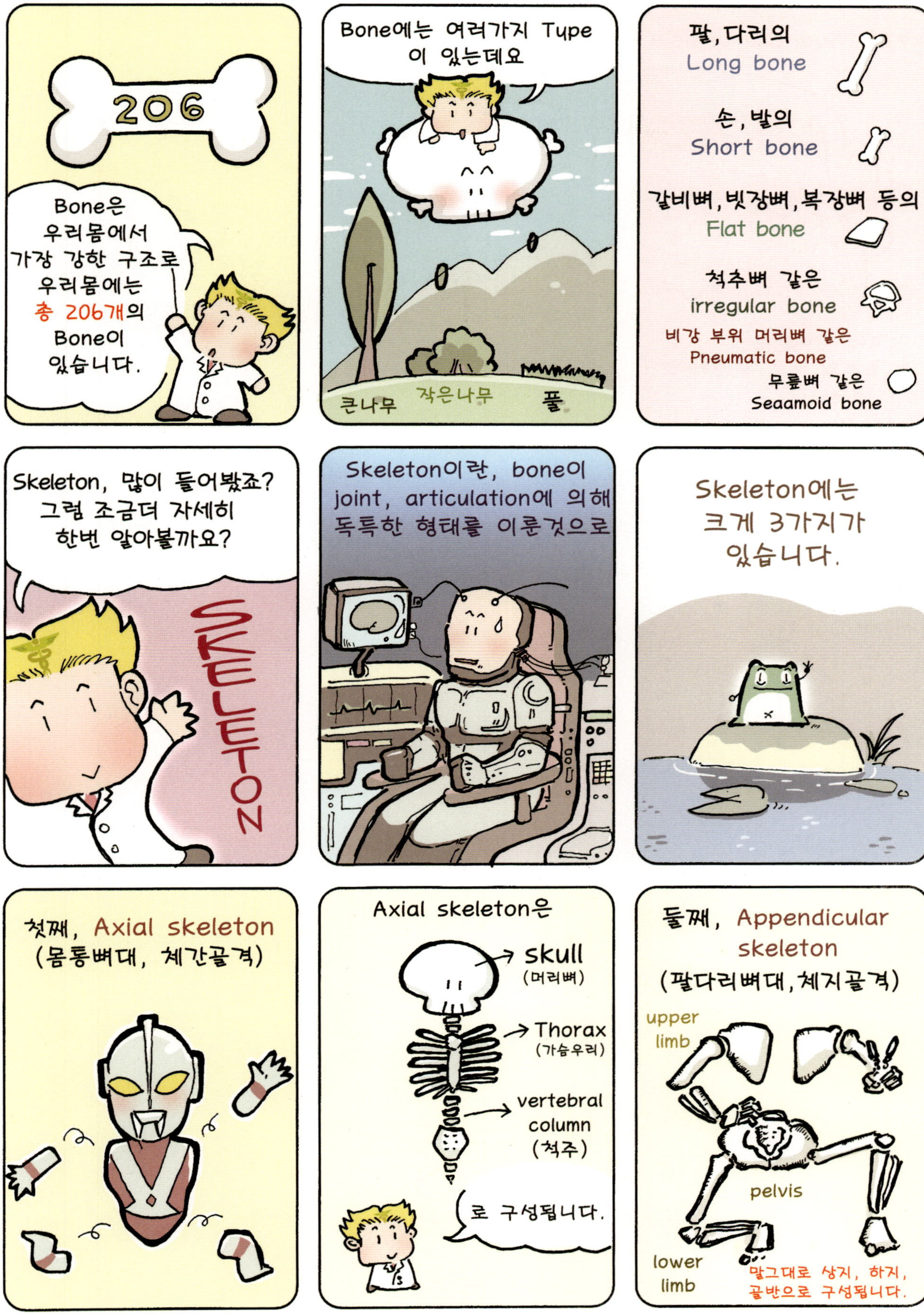
206
Bone은 우리몸에서 가장 강한 구조로 우리몸에는 총 206개의 Bone이 있습니다.
Bone에는 여러가지 Tupe 이 있는데요
큰나무
작은나무
풀
팔, 다리의
Long bone
손, 발의
Short bone
갈비뼈, 빗장뼈, 복장뼈 등의
Flat bone
척추뼈 같은
irregular bone
비강 부위 머리뼈 같은
Pneumatic bone
무릎뼈 같은
Seaamoid bone
Skeleton, 많이 들어봤죠? 그럼 조금더 자세히 한번 알아볼까요?
SKELETON
Skeleton이란, bone이 joint, articulation에 의해 독특한 형태를 이룬것으로
Skeleton에는 크게 3가지가 있습니다.
첫째, Axial skeleton (몸통뼈대, 체간골격)
Axial skeleton은
skull
(머리뼈)
Thorax
(가슴우리)
vertebral column
(척주)
로 구성됩니다.
둘째, Appendicular skeleton (팔다리뼈대, 체지골격)
upper limb
pelvis
lower limb
말그대로 상지, 하지, 골반으로 구성됩니다.

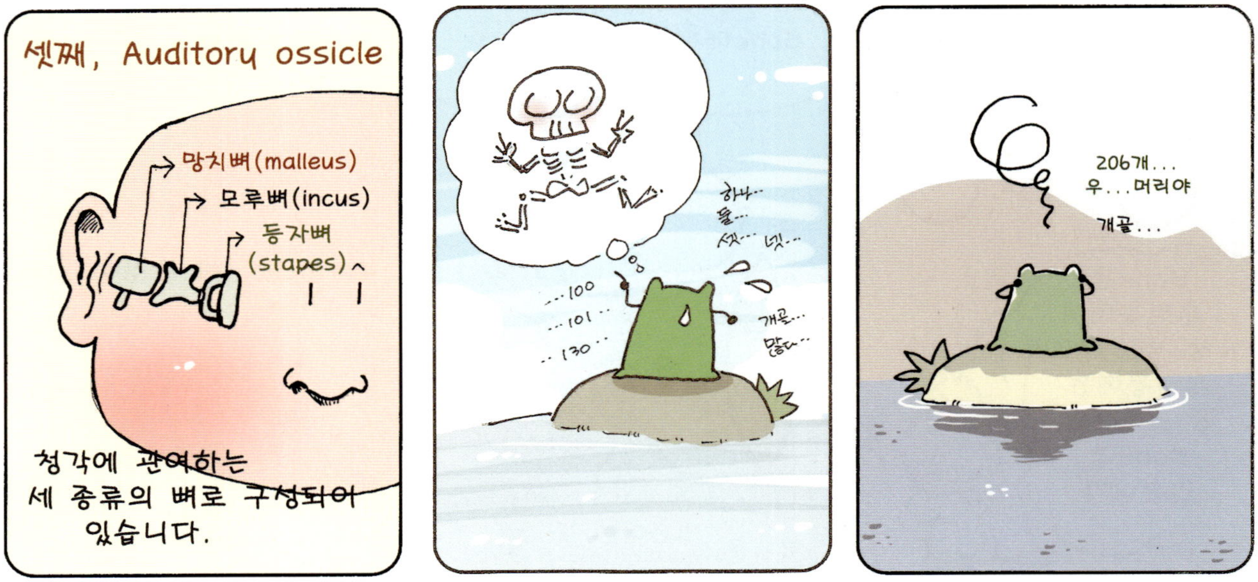
셋째, Auditory ossicle
망치뼈(malleus)
모루뼈(incus)
등자뼈
(stapes)
청각에 관여하는
세 종류의 뼈로 구성되어
있습니다.
하나…
둘…
셋… 넷…
…100
…101…
‥130‥
개골…
많다…
206개...
우...머리야
개골...

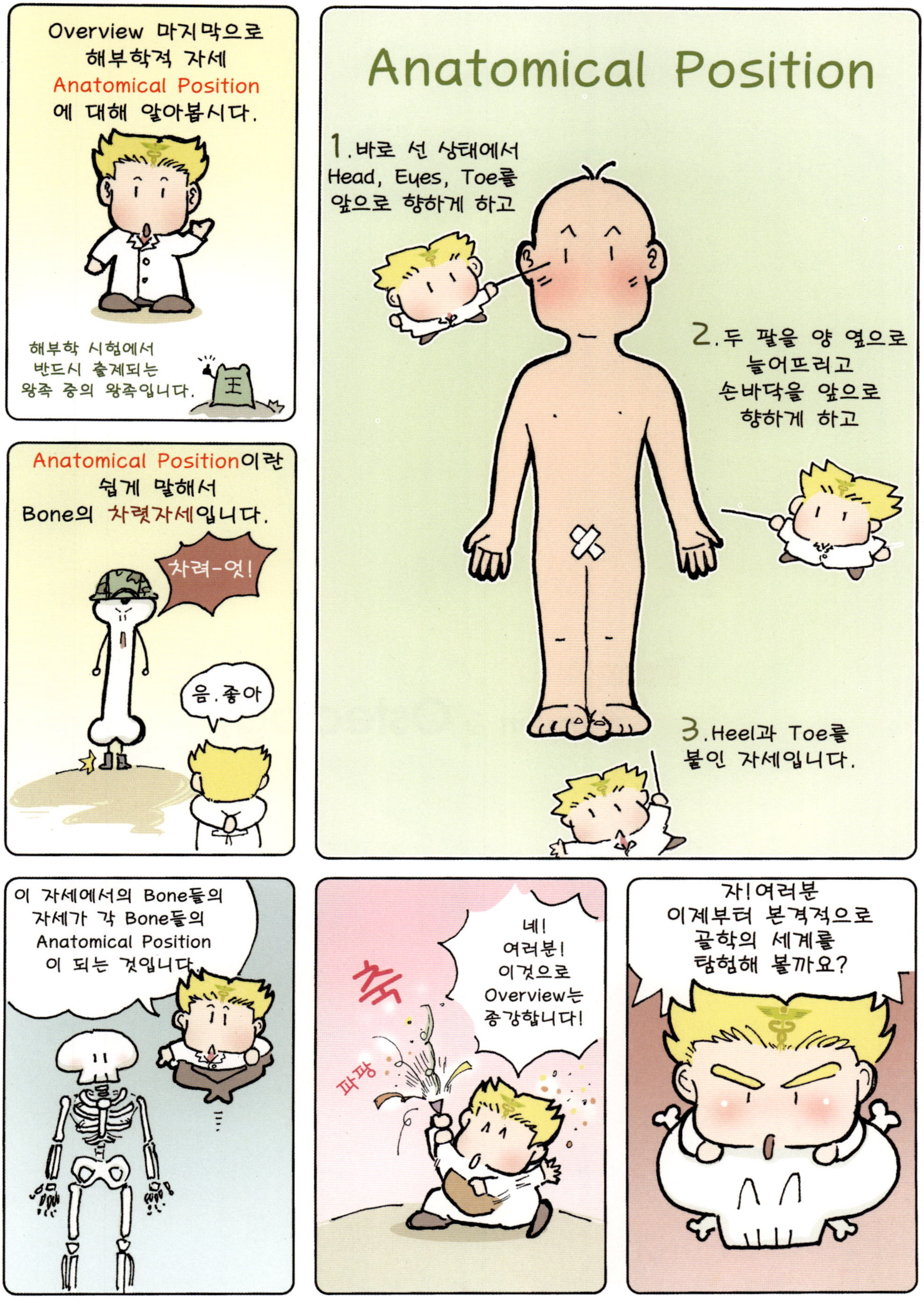
Overview 마지막으로
해부학적 자세
Anatomical Position
에 대해 알아봅시다.
해부학 시험에서
반드시 출제되는
왕족 중의 왕족입니다.
王
Anatomical Position
1.바로 선 상태에서
Head, Eyes, Toe를
앞으로 향하게 하고
2.두 팔을 양 옆으로
늘어뜨리고
손바닥을 앞으로
향하게 하고
3.Heel과 Toe를
붙인 자세입니다.
Anatomical Position이란
쉽게 말해서
Bone의 차렷자세입니다.
차려-엇!
음.좋아
이 자세에서의 Bone들의
자세가 각 Bone들의
Anatomical Position
이 되는 것입니다.
네!
여러분!
이것으로
Overview는
종강합니다!
쭉
파팡
자!여러분
이제부터 본격적으로
골학의 세계를
탐험해 볼까요?

# Young's Cartoon of Osteology

# Vertebrae

(vertebra의 복수형)

1. Verterbae Preview
2. Vertebra의 General form
3. Vertebra의 Anatomical Position
4. Cervical Vertebrae
5. Thracic Vertebrae
6. Lumbar Vertebrae
7. Sacral Vertebrae
8. Coccygeal Vertebrae

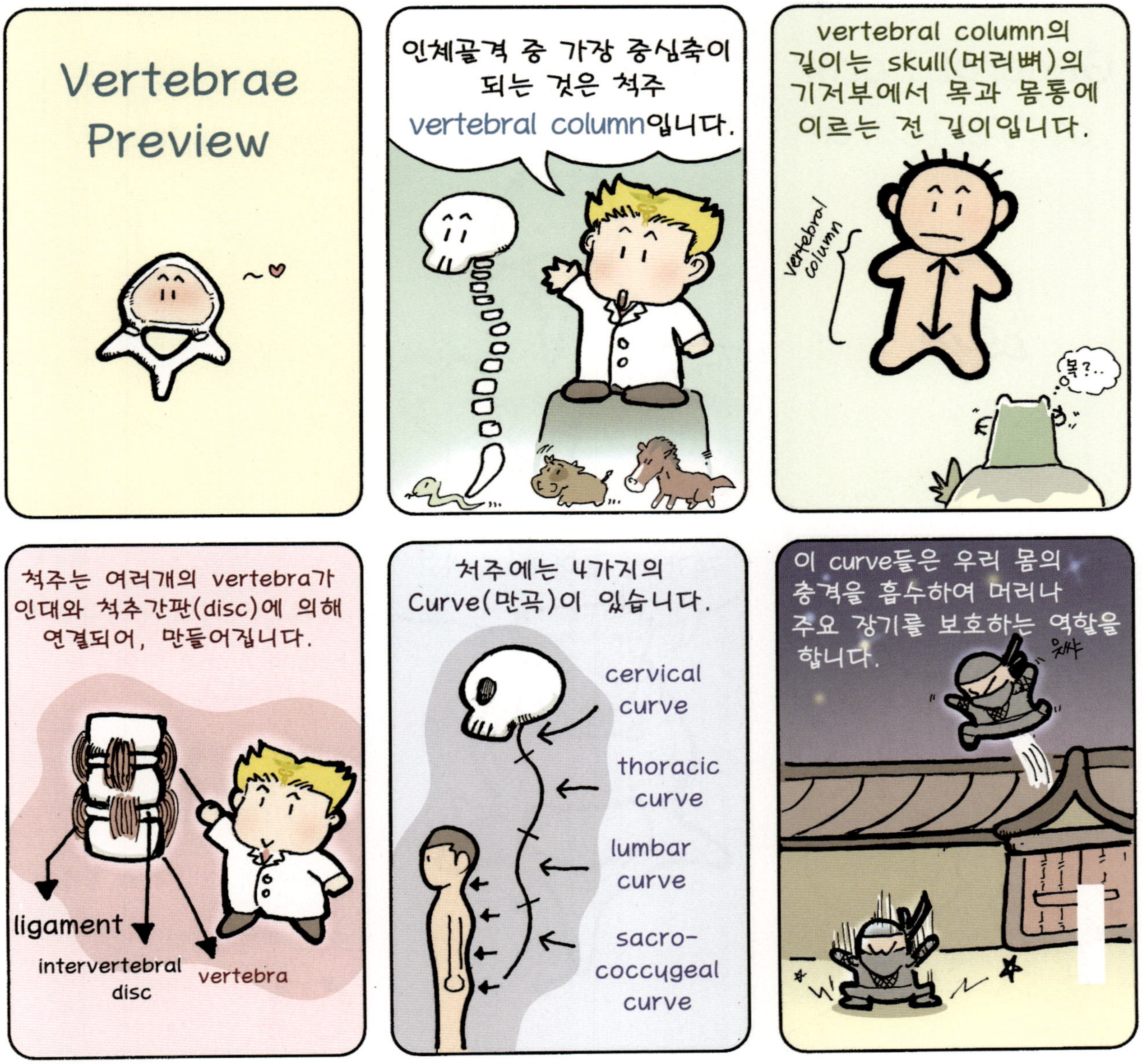
Vertebrae Preview
인체골격 중 가장 중심축이
되는 것은 척주
vertebral column입니다.
vertebral column의
길이는 skull(머리뼈)의
기저부에서 목과 몸통에
이르는 전 길이입니다.
Vertebral column
목?..
척주는 여러개의 vertebra가
인대와 척추간판(disc)에 의해
연결되어, 만들어집니다.
ligament
intervertebral disc
vertebra
처주에는 4가지의
Curve(만곡)이 있습니다.
cervical curve
thoracic curve
lumbar curve
sacro-coccygeal curve
이 curve들은 우리 몸의
충격을 흡수하여 머리나
주요 장기를 보호하는 역할을
합니다.

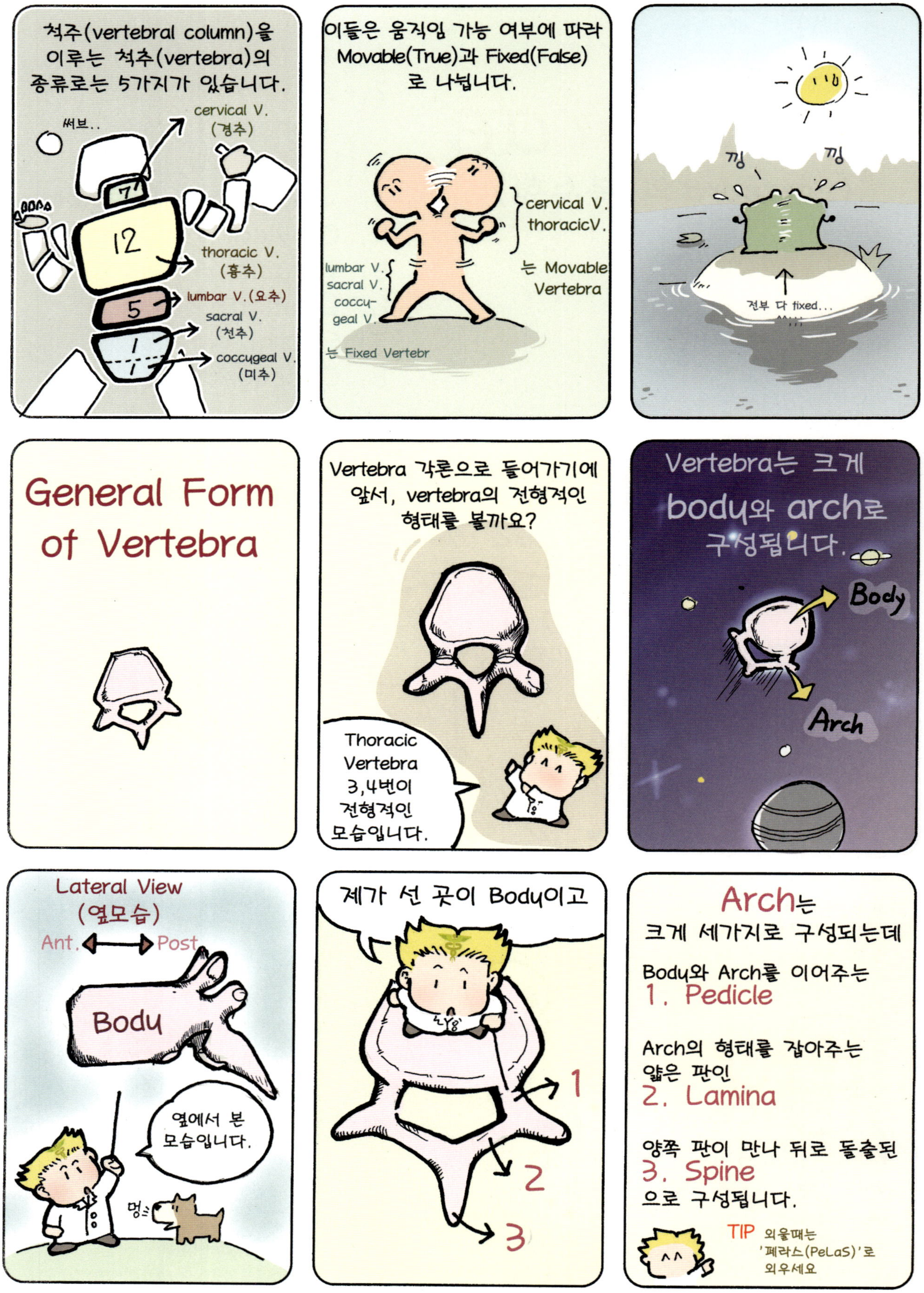

척주(vertebral column)을
이루는 척추(vertebra)의
종류로는 5가지가 있습니다.
써브..
cervical V.
(경추)
7
12
thoracic V.
(흉추)
5
lumbar V.(요추)
sacral V.
(천추)
1
coccygeal V.
(미추)
이들은 움직임 가능 여부에 따라
Movable(True)과 Fixed(False)
로 나뉩니다.
cervical V.
thoracicV.
는 Movable
Vertebra
lumbar V.
sacral V.
coccy-
geal V.
는 Fixed Vertebr
낑
낑
전부 다 fixed...
General Form
of Vertebra
Vertebra 각론으로 들어가기에
앞서, vertebra의 전형적인
형태를 볼까요?
Thoracic
Vertebra
3,4번이
전형적인
모습입니다.
Vertebra는 크게
body와 arch로
구성됩니다.
Body
Arch
Lateral View
(옆모습)
Ant.
Post.
Body
옆에서 본
모습입니다.
멍
제가 선 곳이 Body이고
1
2
3
Arch는
크게 세가지로 구성되는데
Body와 Arch를 이어주는
1. Pedicle
Arch의 형태를 잡아주는
얇은 판인
2. Lamina
양쪽 판이 만나 뒤로 돌출된
3. Spine
으로 구성됩니다.
TIP 외울때는
'페라스(PeLaS)'로
외우세요

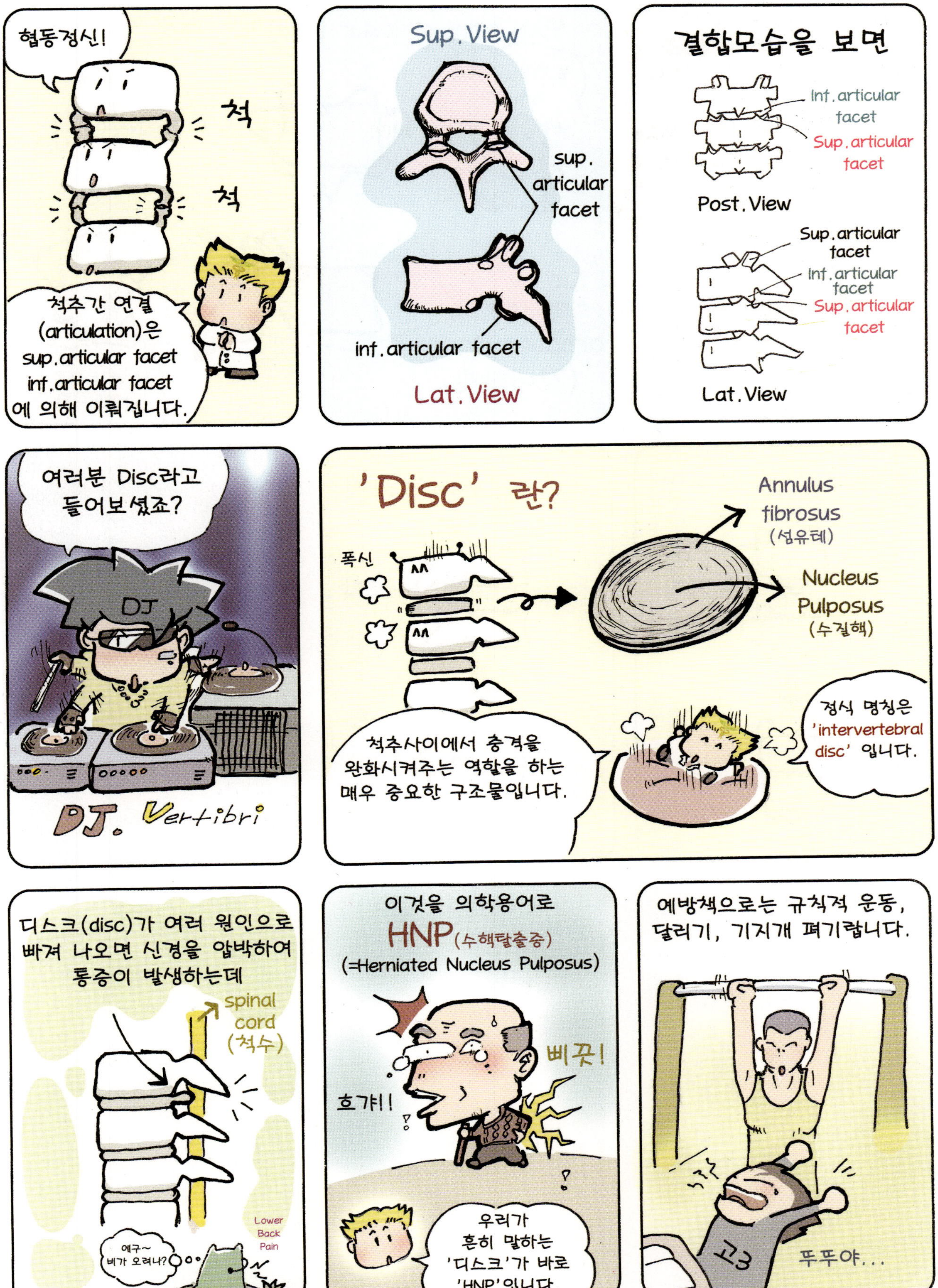
협동정신!
척
척
척추간 연결 (articulation)은 sup.articular facet inf.articular facet 에 의해 이뤄집니다.
Sup.View
sup. articular facet
inf.articular facet
Lat.View
결합모습을 보면
Inf.articular facet
Sup.articular facet
Post.View
Sup.articular facet
Inf.articular facet
Sup.articular facet
Lat.View
여러분 Disc라고 들어보셨죠?
DJ
DJ. Vertibri
'Disc' 란?
폭신
Annulus fibrosus (섬유테)
Nucleus Pulposus (수질핵)
척추사이에서 충격을 완화시켜주는 역할을 하는 매우 중요한 구조물입니다.
정식 명칭은 'intervertebral disc' 입니다.
디스크(disc)가 여러 원인으로 빠져 나오면 신경을 압박하여 통증이 발생하는데
spinal cord (척수)
Lower Back Pain
에구~ 비가 오려나?
이것을 의학용어로 HNP(수핵탈출증) (=Herniated Nucleus Pulposus)
삐끗!
호개!!
우리가 흔히 말하는 '디스크'가 바로 'HNP'입니다.
예방책으로는 규칙적 운동, 달리기, 기지개 펴기랍니다.
고3
푸푸야...

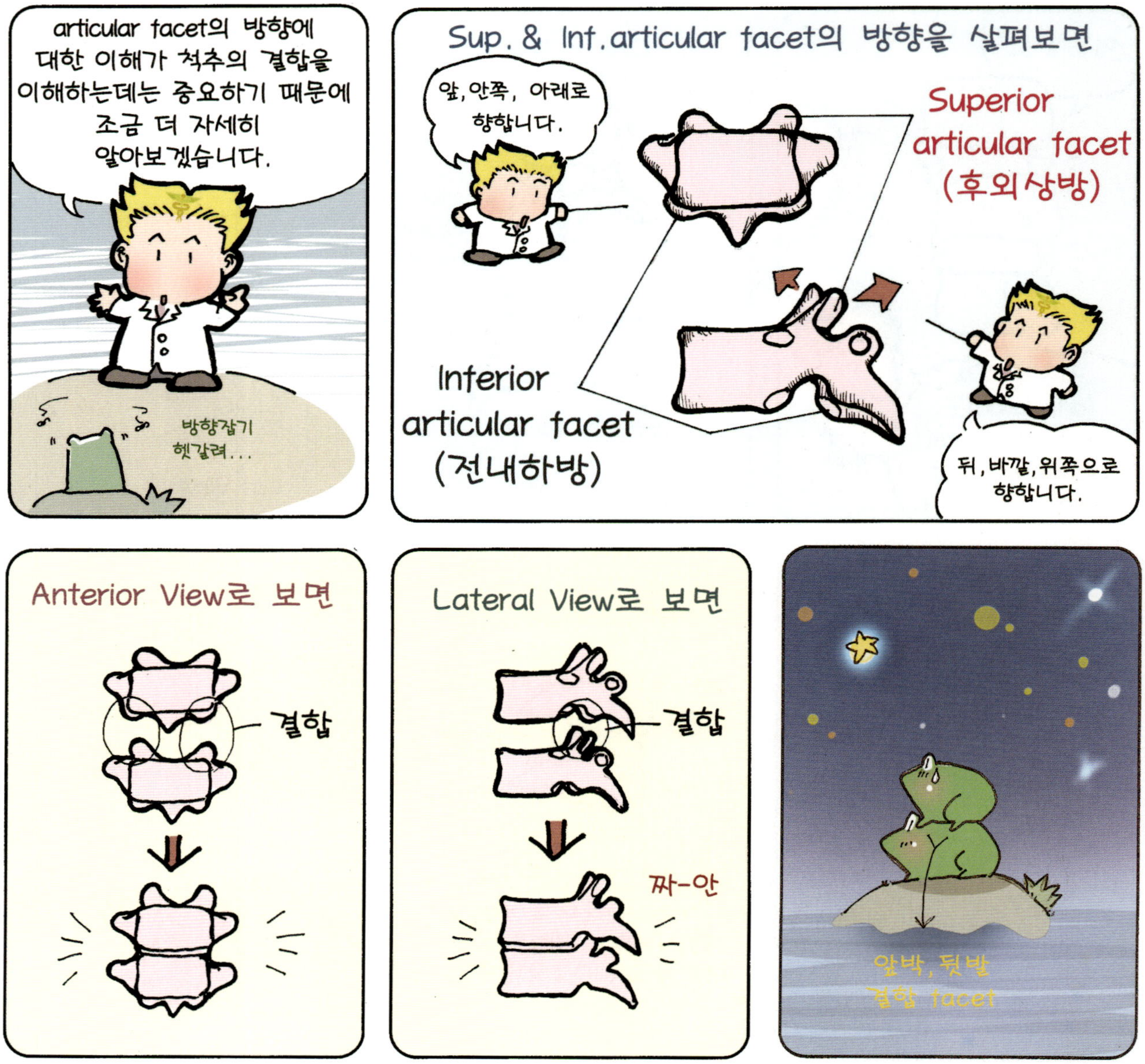
articular facet의 방향에
대한 이해가 척추의 결합을
이해하는데는 중요하기 때문에
조금 더 자세히
알아보겠습니다.
방향잡기
헷갈려...
Sup. & Inf. articular facet의 방향을 살펴보면
앞, 안쪽, 아래로
향합니다.
Superior
articular facet
(후외상방)
Inferior
articular facet
(전내하방)
뒤, 바깥, 위쪽으로
향합니다.
Anterior View로 보면
결합
Lateral View로 보면
결합
짜-안
앞박, 뒷발
결합 facet

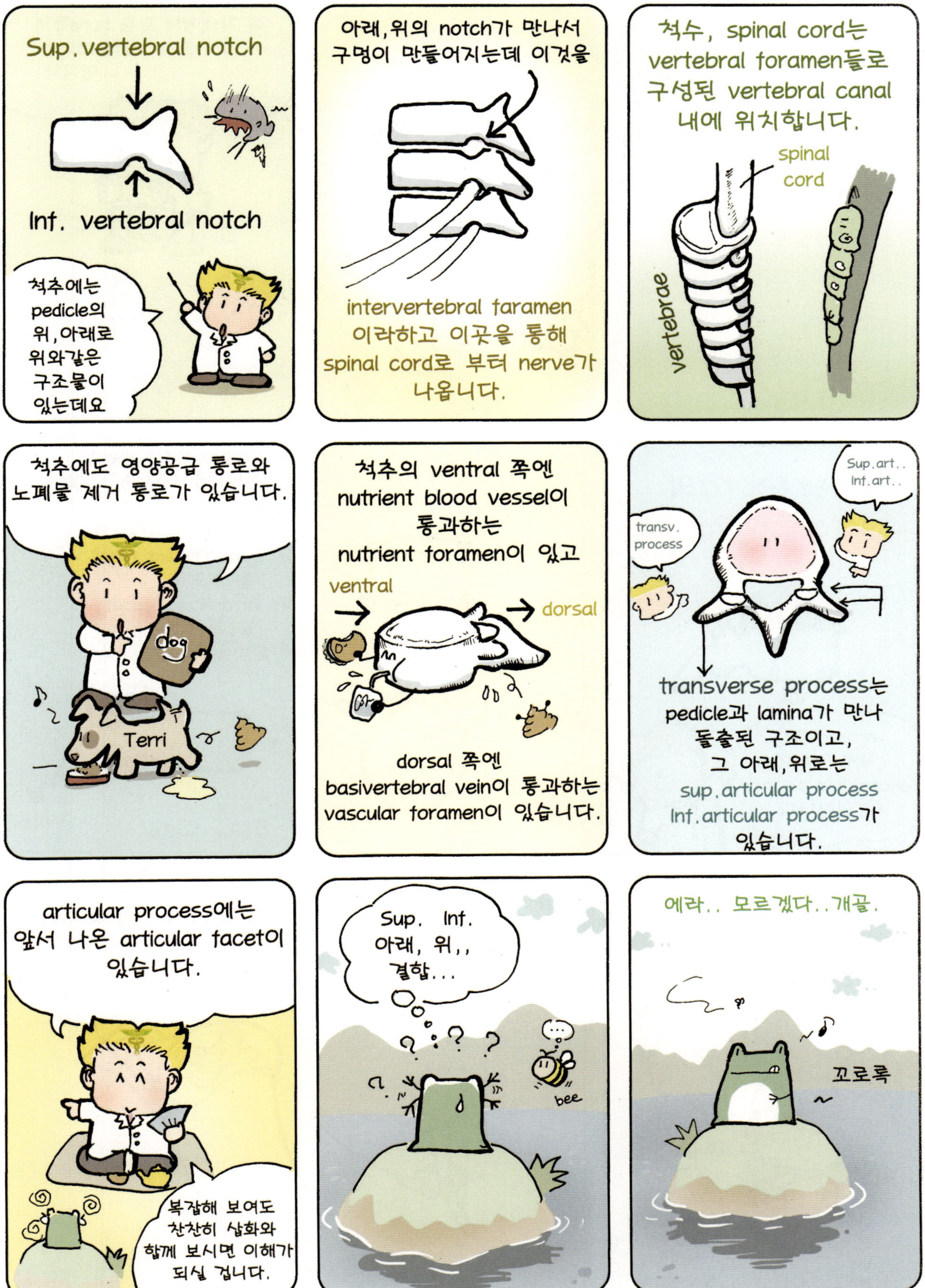
Sup.vertebral notch
Inf. vertebral notch
척추에는 pedicle의 위,아래로 위와같은 구조물이 있는데요
아래,위의 notch가 만나서 구멍이 만들어지는데 이것을
intervertebral faramen 이라하고 이곳을 통해 spinal cord로 부터 nerve가 나옵니다.
척수, spinal cord는 vertebral foramen들로 구성된 vertebral canal 내에 위치합니다.
spinal cord
vertebrae
척추에도 영양공급 통로와 노폐물 제거 통로가 있습니다.
dog
Terri
척추의 ventral 쪽엔 nutrient blood vessel이 통과하는 nutrient foramen이 있고
ventral
dorsal
dorsal 쪽엔 basivertebral vein이 통과하는 vascular foramen이 있습니다.
Sup.art.. Inf.art..
transv. process
transverse process는 pedicle과 lamina가 만나 돌출된 구조이고, 그 아래,위로는 sup.articular process Inf.articular process가 있습니다.
articular process에는 앞서 나온 articular facet이 있습니다.
복잡해 보여도 찬찬히 삽화와 함께 보시면 이해가 되실 겁니다.
Sup. Inf. 아래, 위,, 결합...
bee
에라.. 모르겠다..개골.
꼬로록

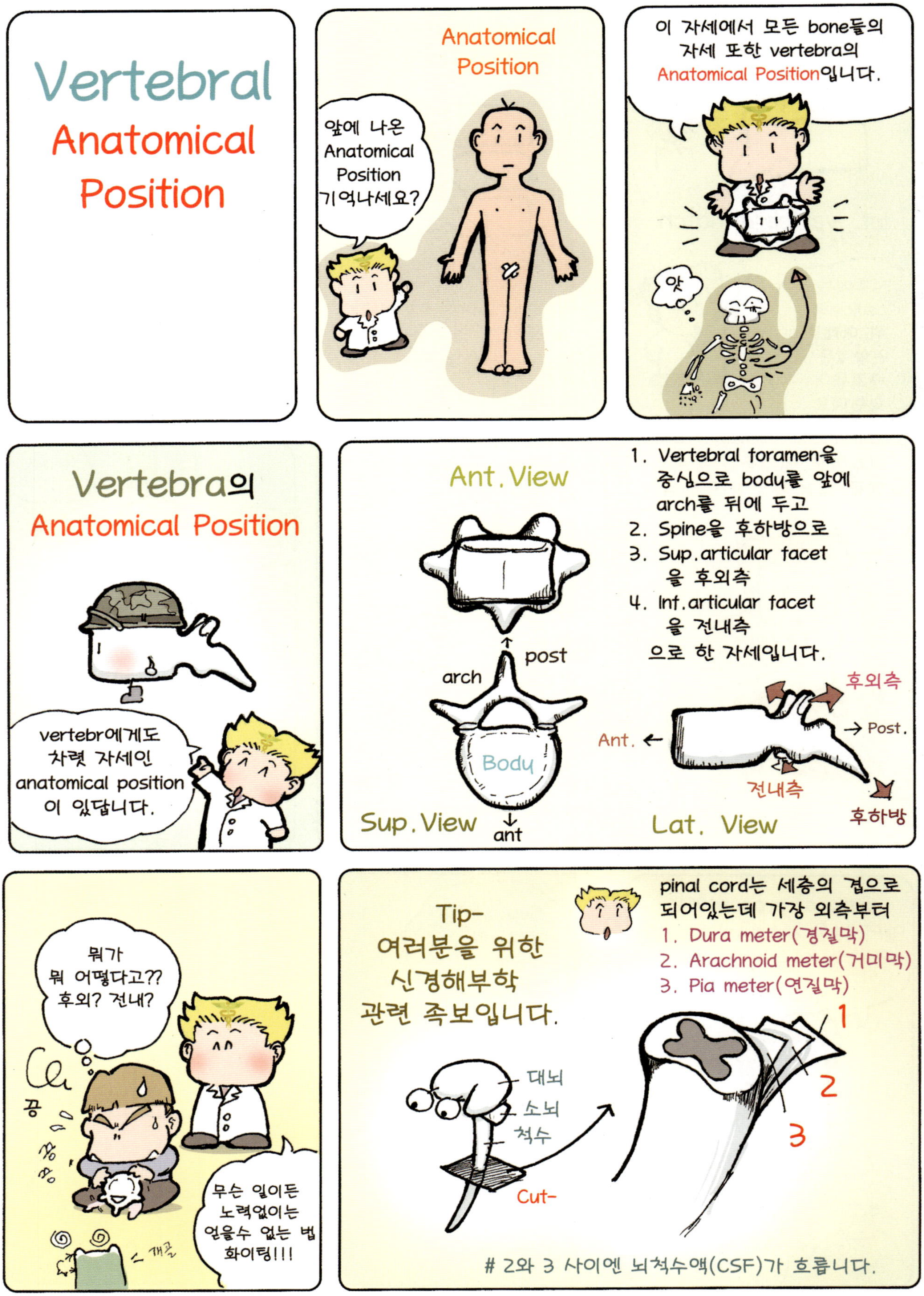
Vertebral
Anatomical
Position
Anatomical
Position
앞에 나온 Anatomical Position 기억나세요?
이 자세에서 모든 bone들의 자세 또한 vertebra의 Anatomical Position입니다.
얏
Vertebra의
Anatomical Position
vertebr에게도 차렷 자세인 anatomical position이 있답니다.
Ant. View
1. Vertebral foramen을 중심으로 body를 앞에 arch를 뒤에 두고
2. Spine을 후하방으로
3. Sup. articular facet을 후외측
4. Inf. articular facet을 전내측
으로 한 자세입니다.
post
arch
Body
ant
Sup. View
후외측
Ant.
Post.
전내측
후하방
Lat. View
뭐가 뭐 어떻다고?? 후외? 전내?
끙
무슨 일이든 노력없이는 얻을수 없는 법 화이팅!!!
깨골
Tip-
여러분을 위한
신경해부학
관련 족보입니다.
pinal cord는 세층의 겹으로 되어있는데 가장 외측부터
1. Dura meter(경질막)
2. Arachnoid meter(거미막)
3. Pia meter(연질막)
대뇌
소뇌
척수
Cut-
1
2
3
# 2와 3 사이엔 뇌척수액(CSF)가 흐릅니다.

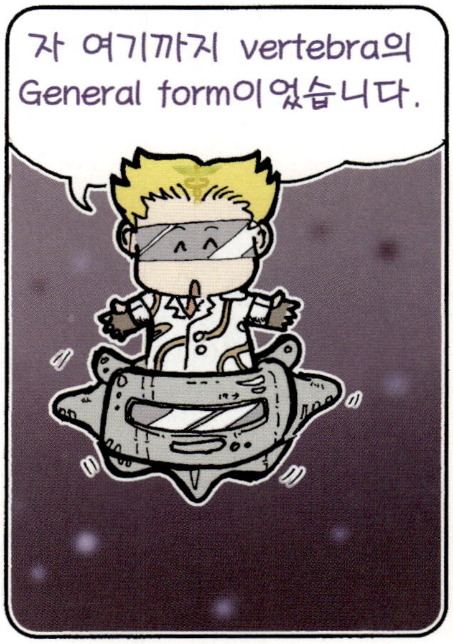
자 여기까지 vertebra의
General form이었습니다.

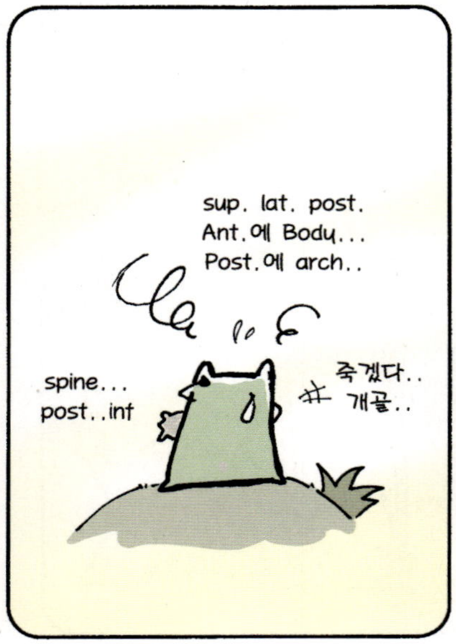
sup. lat. post.
Ant.에 Body...
Post.에 arch..
spine...
post..inf
죽겠다..
개골..

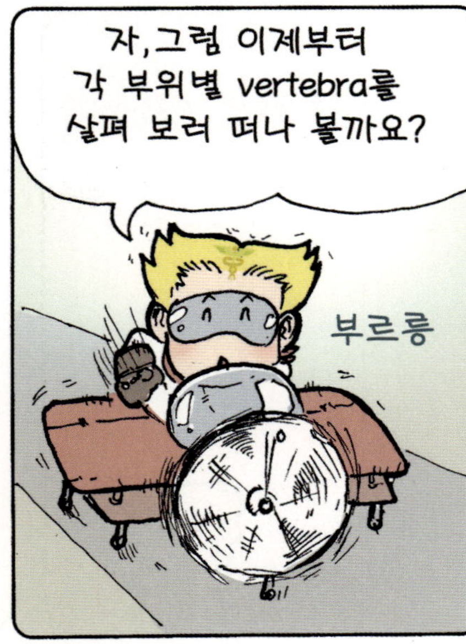
자,그럼 이제부터
각 부위별 vertebra를
살펴 보러 떠나 볼까요?
부르릉

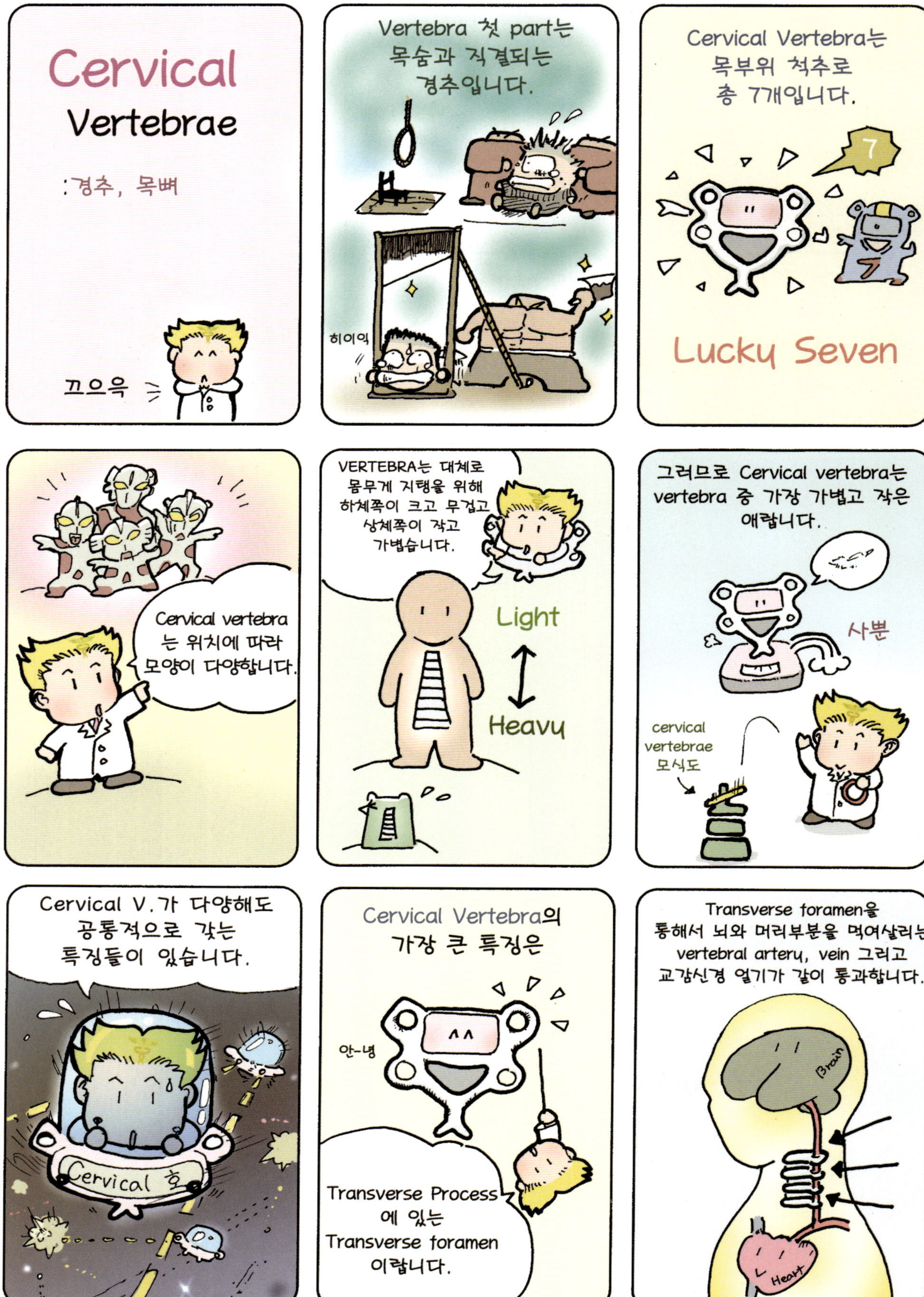
Cervical
Vertebrae
:경추, 목뼈
끄으윽
Vertebra 첫 part는 목숨과 직결되는 경추입니다.
히이익
Cervical Vertebra는 목부위 척추로 총 7개입니다.
7
Lucky Seven
Cervical vertebra 는 위치에 따라 모양이 다양합니다.
VERTEBRA는 대체로 몸무게 지탱을 위해 하체쪽이 크고 무겁고 상체쪽이 작고 가볍습니다.
Light
Heavy
그러므로 Cervical vertebra는 vertebra 중 가장 가볍고 작은 애랍니다.
사뿐
cervical vertebrae 모식도
Cervical V.가 다양해도 공통적으로 갖는 특징들이 있습니다.
Cervical 호
Cervical Vertebra의 가장 큰 특징은
안~녕
Transverse Process에 있는 Transverse foramen 이랍니다.
Transverse foramen을 통해서 뇌와 머리부분을 먹여살리는 vertebral artery, vein 그리고 교감신경 열기가 같이 통과합니다.
Brain
Heart

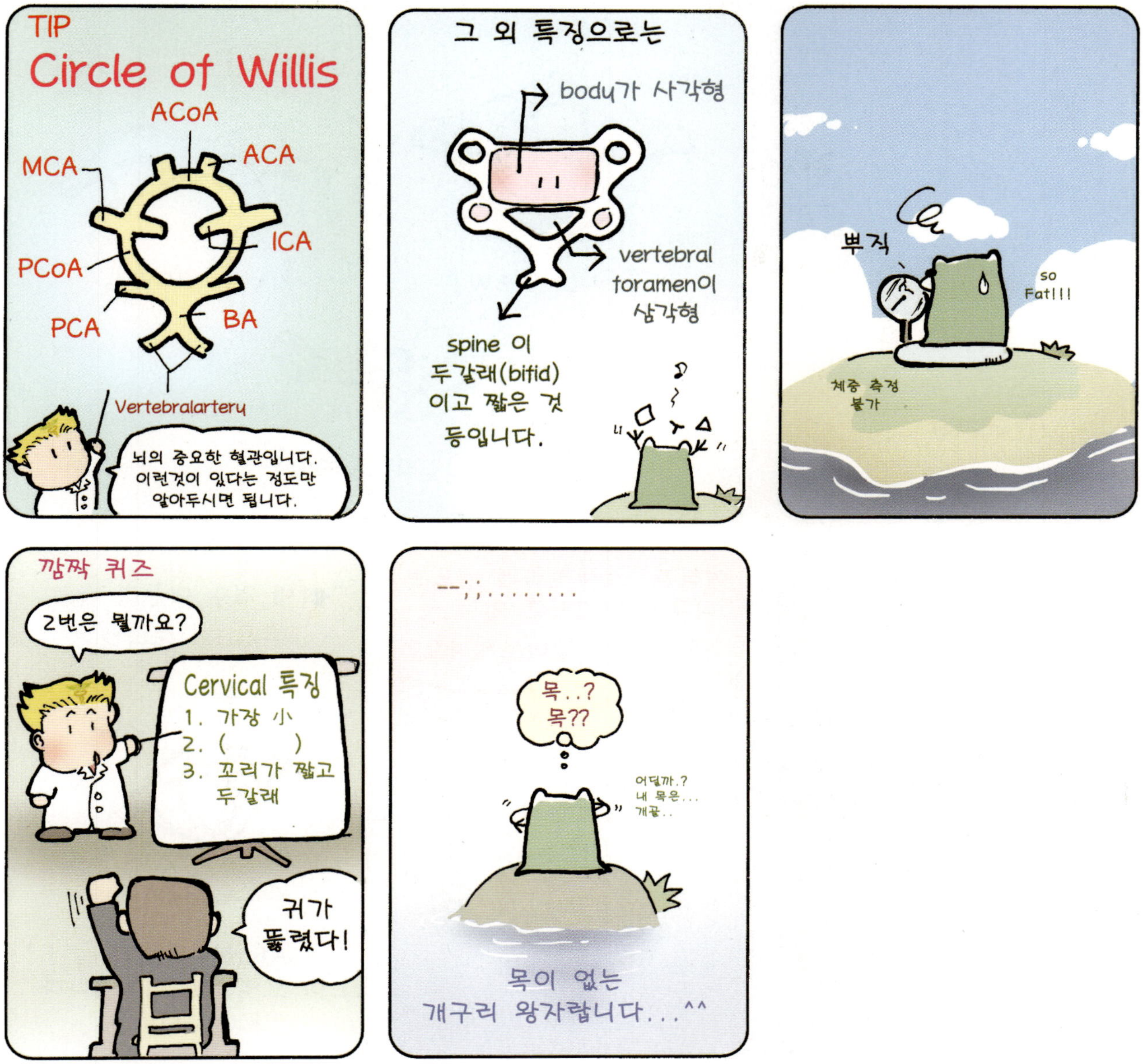
TIP
Circle of Willis
ACoA
MCA
ACA
ICA
PCoA
PCA
BA
Vertebralartery
뇌의 중요한 혈관입니다. 이런것이 있다는 정도만 알아두시면 됩니다.
그 외 특징으로는
body가 사각형
vertebral foramen이 삼각형
spine 이 두갈래(bifid) 이고 짧은 것 등입니다.
뿌직
so Fat!!!
체중 측정 불가
깜짝 퀴즈
2번은 뭘까요?
Cervical 특징
1. 가장 小
2. ( )
3. 꼬리가 짧고 두갈래
귀가 뚫렸다!
--;;........
목..? 목??
어딜까.? 내 목은... 개굴..
목이 없는 개구리 왕자랍니다...^^

# Atlas

: 1st
Cervical
Vertebra
: 환추(環椎)
: 고리뼈

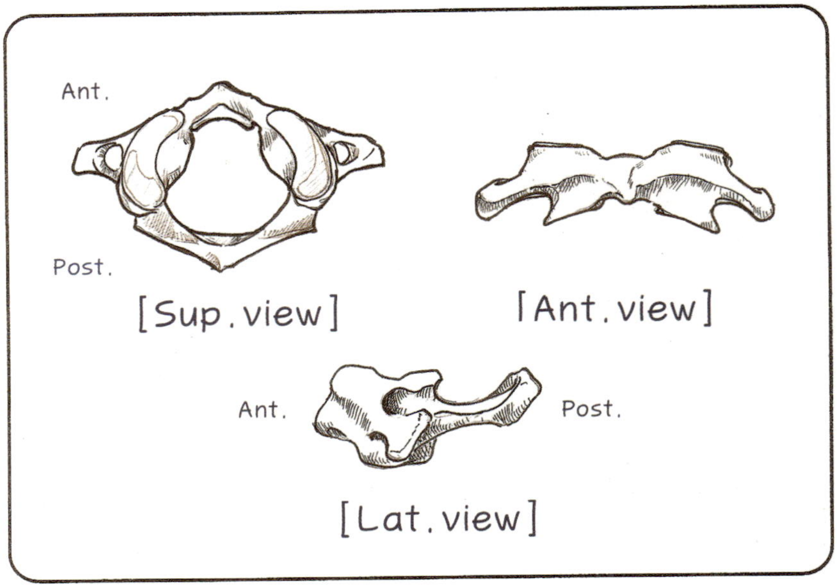

Ant.
Post.
[Sup. view]
[Ant. view]
Ant.
Post.
[Lat. view]

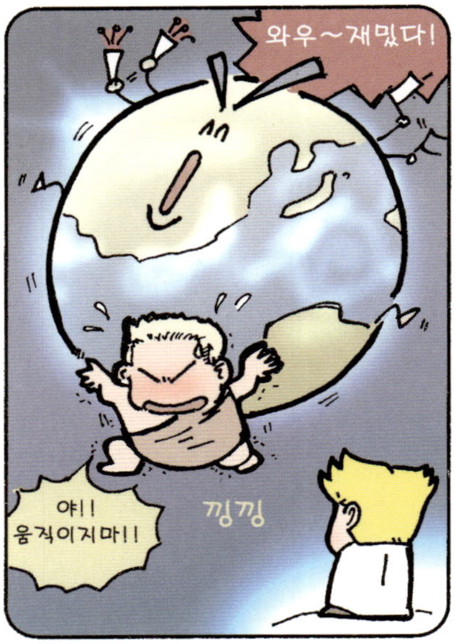

와우~재밌다!
야!! 움직이지마!!
낑낑

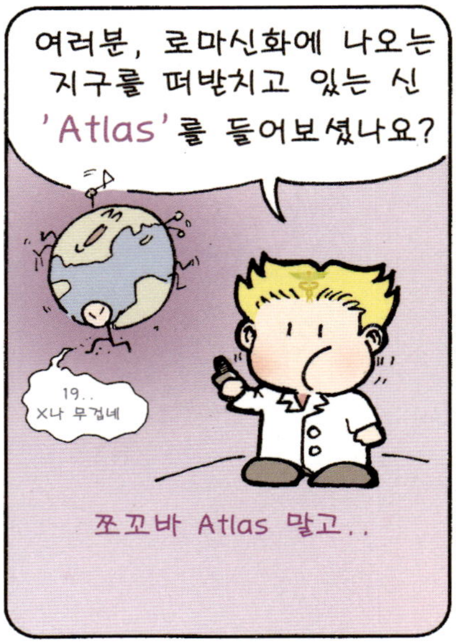

여러분, 로마신화에 나오는 지구를 떠받치고 있는 신 'Atlas'를 들어보셨나요?
19.. X나 무겁네
쪼꼬바 Atlas 말고..

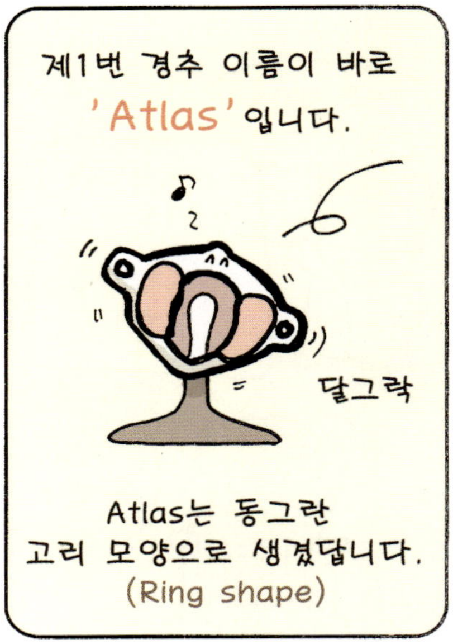

제1번 경추 이름이 바로 'Atlas'입니다.
달그락
Atlas는 동그란 고리 모양으로 생겼답니다.
(Ring shape)

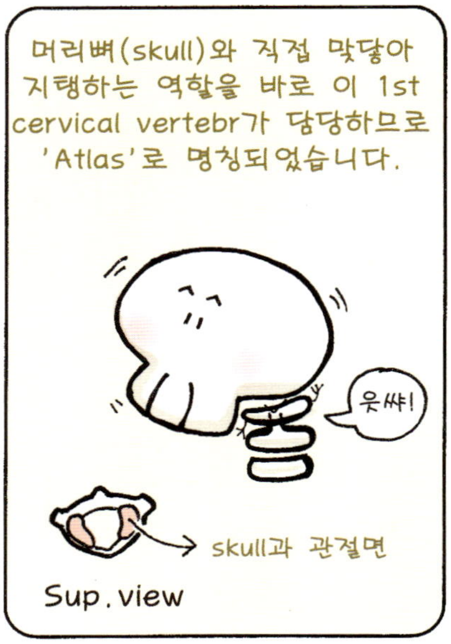

머리뼈(skull)와 직접 맞닿아 지탱하는 역할을 바로 이 1st cervical vertebr가 담당하므로 'Atlas'로 명칭되었습니다.
웃쌰!
skull과 관절면
Sup. view

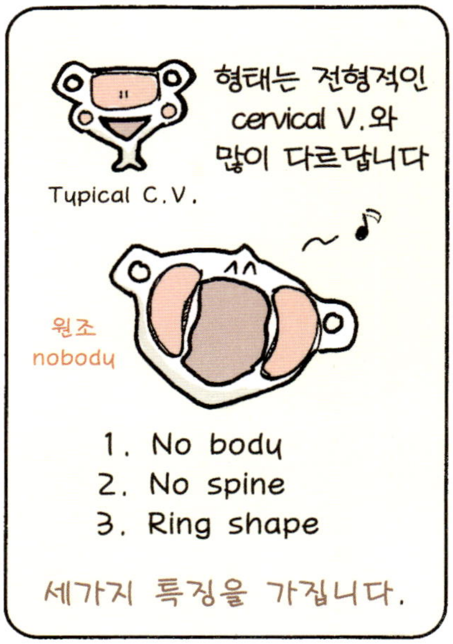

형태는 전형적인 cervical V.와 많이 다르답니다
Typical C.V.
원조 nobody
1. No body
2. No spine
3. Ring shape
세가지 특징을 가집니다.

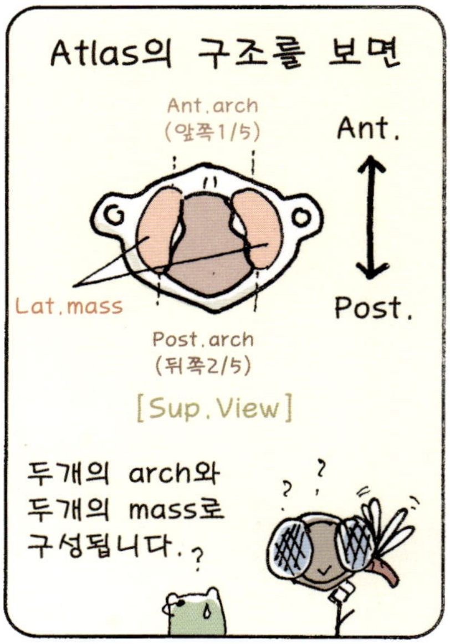

Atlas의 구조를 보면
Ant. arch (앞쪽1/5)
Ant.
Lat. mass
Post.
Post. arch (뒤쪽2/5)
[Sup. View]
두개의 arch와 두개의 mass로 구성됩니다.?

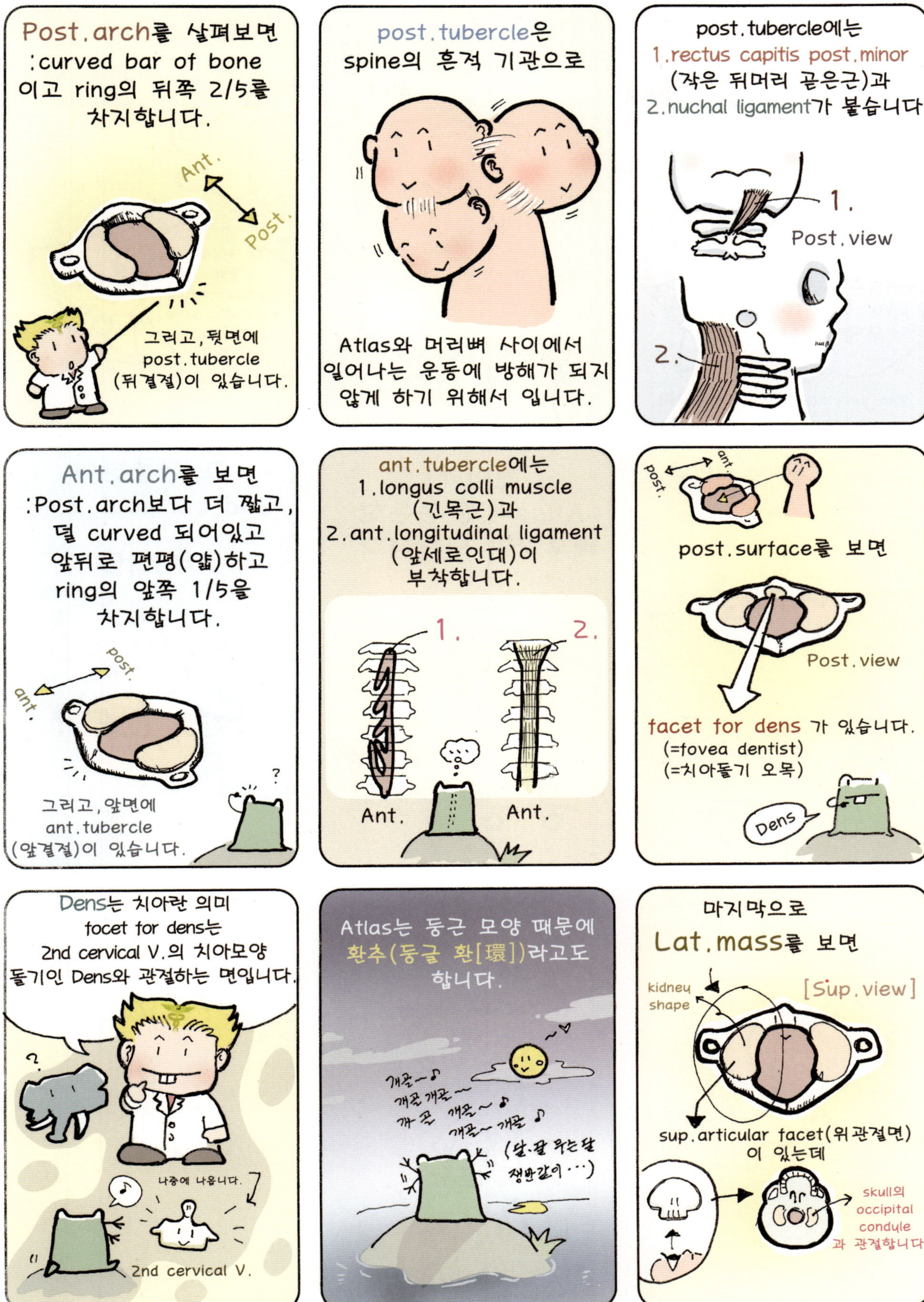

Post.arch를 살펴보면
:curved bar of bone
이고 ring의 뒤쪽 2/5를
차지합니다.
Ant.
Post.
그리고, 뒷면에
post.tubercle
(뒤결절)이 있습니다.
post.tubercle은
spine의 흔적 기관으로
Atlas와 머리뼈 사이에서
일어나는 운동에 방해가 되지
않게 하기 위해서 입니다.
post.tubercle에는
1.rectus capitis post.minor
(작은 뒤머리 곧은근)과
2.nuchal ligament가 붙습니다.
1.
Post.view
2.
Ant.arch를 보면
:Post.arch보다 더 짧고,
덜 curved 되어있고
앞뒤로 편평(얇)하고
ring의 앞쪽 1/5을
차지합니다.
post.
ant.
그리고, 앞면에
ant.tubercle
(앞결절)이 있습니다.
?
ant.tubercle에는
1.longus colli muscle
(긴목근)과
2.ant.longitudinal ligament
(앞세로인대)이
부착합니다.
1.
2.
Ant.
Ant.
post.
ant.
post.surface를 보면
Post.view
facet for dens 가 있습니다.
(=fovea dentist)
(=치아돌기 오목)
Dens
Dens는 치아란 의미
facet for dens는
2nd cervical V.의 치아모양
돌기인 Dens와 관절하는 면입니다.
?
나중에 나옵니다.
2nd cervical V.
Atlas는 둥근 모양 때문에
환추(둥글 환[環])라고도
합니다.
개굴~♪
개굴 개굴~~
개 굴 개굴~♪
개굴~ 개굴 ♪
(달, 잘 뜨는 달
쟁반같이···)
마지막으로
Lat.mass를 보면
kidney shape
[Sup.view]
sup.articular facet(위관절면)
이 있는데
skull의
occipital
condyle
과 관절합니다.

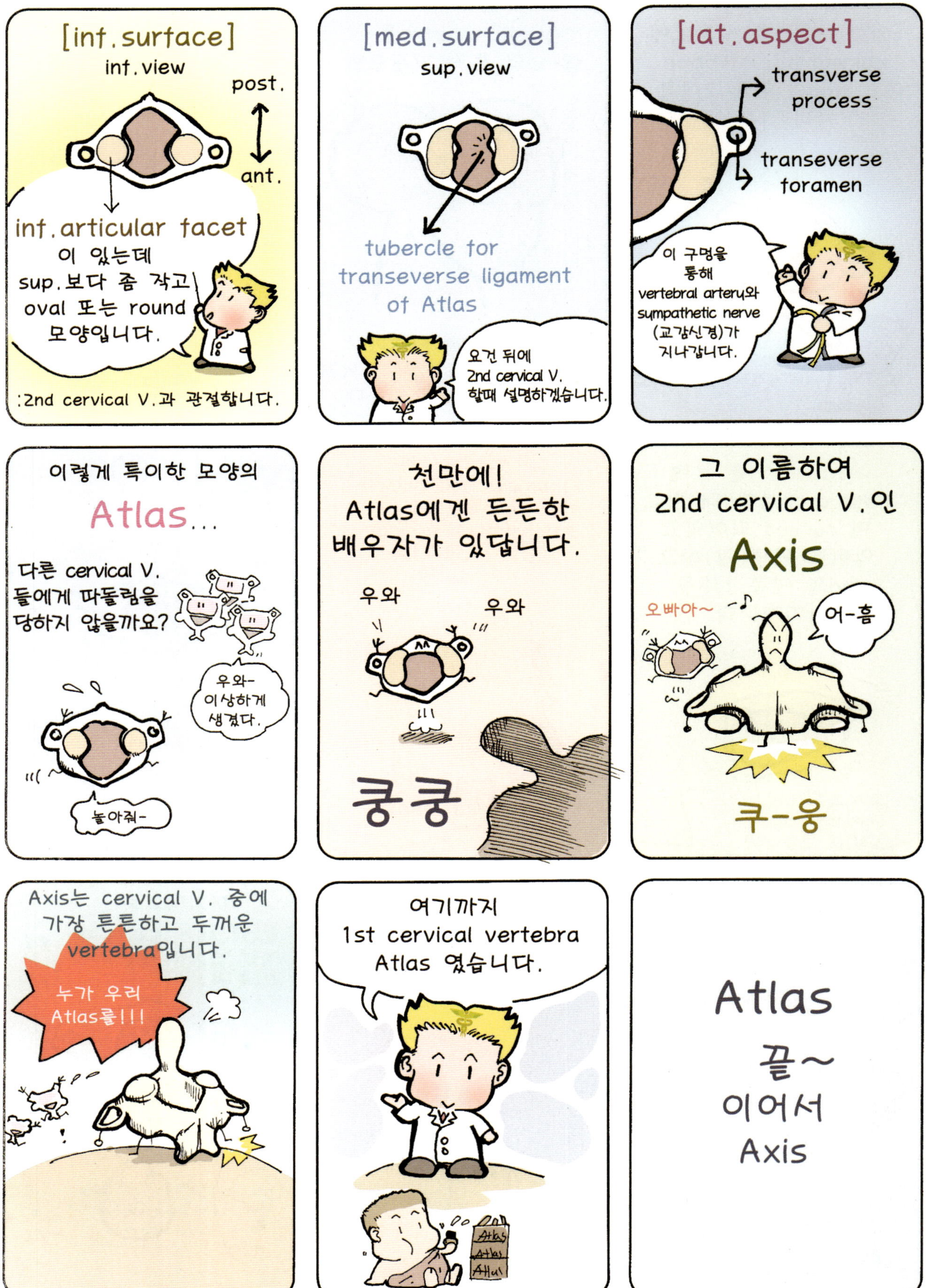

[inf.surface]
inf.view
post.
ant.
inf.articular facet 이 있는데 sup.보다 좀 작고 oval 또는 round 모양입니다.
:2nd cervical V.과 관절합니다.
[med.surface]
sup.view
tubercle for transeverse ligament of Atlas
요건 뒤에 2nd cervical V. 할때 설명하겠습니다.
[lat.aspect]
transverse process
transeverse foramen
이 구멍을 통해 vertebral artery와 sympathetic nerve (교감신경)가 지나갑니다.
이렇게 특이한 모양의
Atlas...
다른 cervical V.들에게 따돌림을 당하지 않을까요?
우와- 이상하게 생겼다.
놀아줘-
천만에! Atlas에겐 든든한 배우자가 있답니다.
우와
우와
쿵쿵
그 이름하여 2nd cervical V.인
Axis
오빠야~
어-흠
쿠-웅
Axis는 cervical V. 중에 가장 튼튼하고 두꺼운 vertebra입니다.
누가 우리 Atlas를!!!
여기까지 1st cervical vertebra Atlas 였습니다.
Atlas
Atlas 끝~
이어서 Axis

# Axis

: 2nd Cervical Vertebra

: 축추(軸椎)

: 돌기뼈

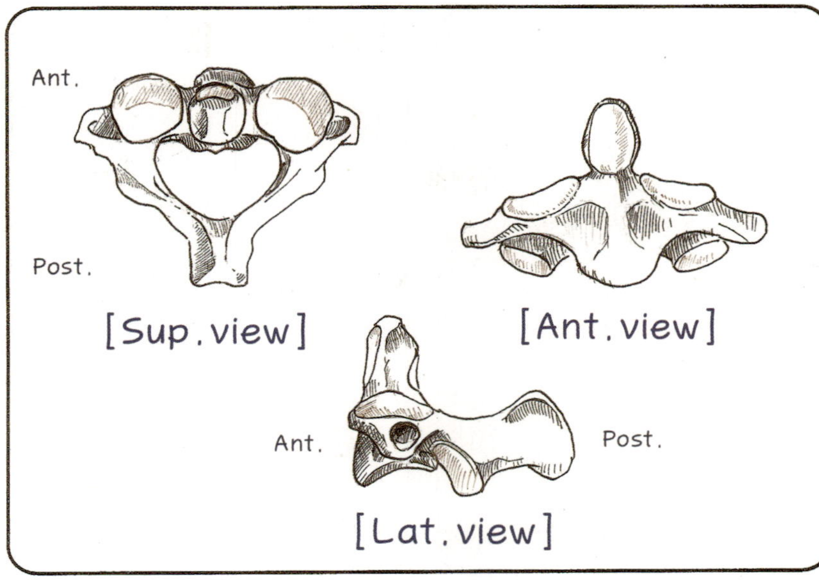

Ant.
Post.
[Sup. view]
[Ant. view]
Ant.
Post.
[Lat. view]

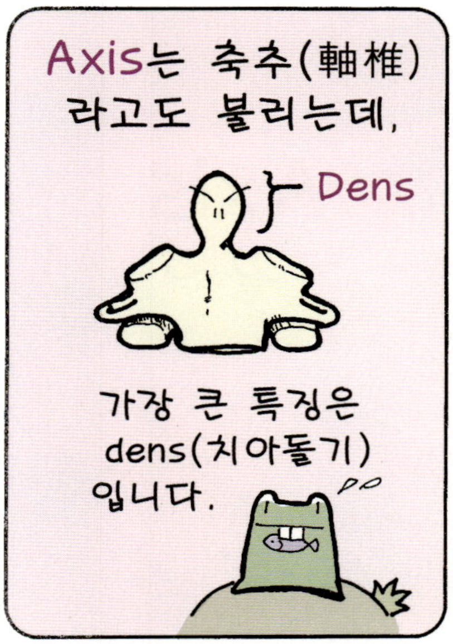

Axis는 축추(軸椎)라고도 불리는데,
Dens
가장 큰 특징은 dens(치아돌기)입니다.

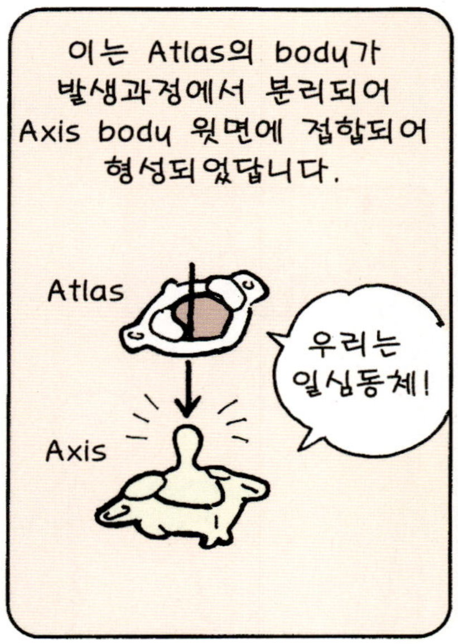

이는 Atlas의 body가 발생과정에서 분리되어 Axis body 윗면에 접합되어 형성되었답니다.
Atlas
Axis
우리는 일심동체!

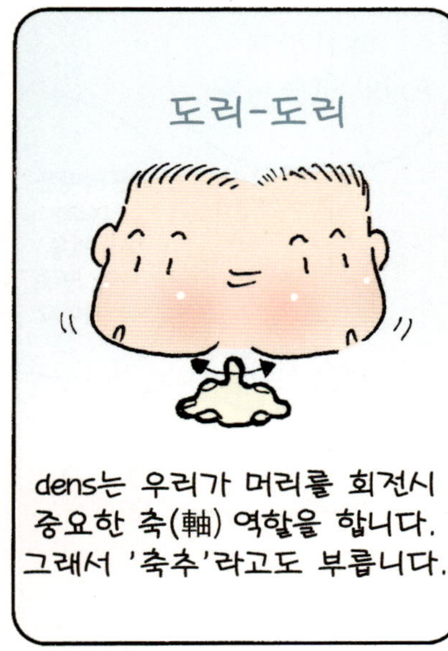

도리-도리
dens는 우리가 머리를 회전시 중요한 축(軸) 역할을 합니다. 그래서 '축추'라고도 부릅니다.

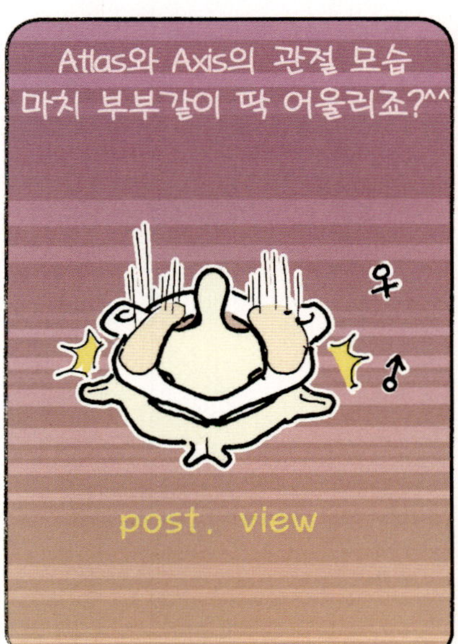

Atlas와 Axis의 관절 모습
마치 부부같이 딱 어울리죠?^^
post. view

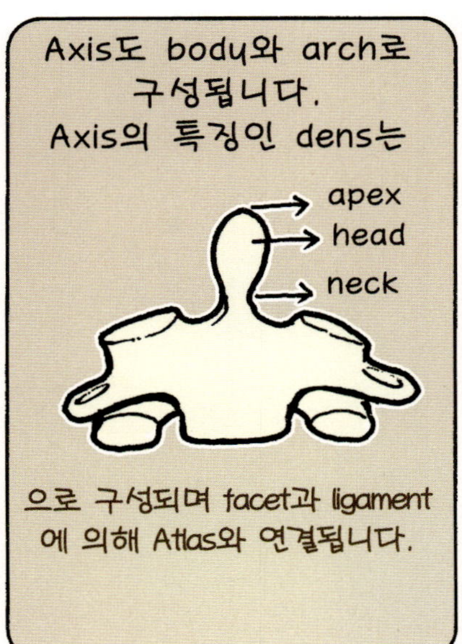

Axis도 body와 arch로 구성됩니다.
Axis의 특징인 dens는
apex
head
neck
으로 구성되며 facet과 ligament에 의해 Atlas와 연결됩니다.

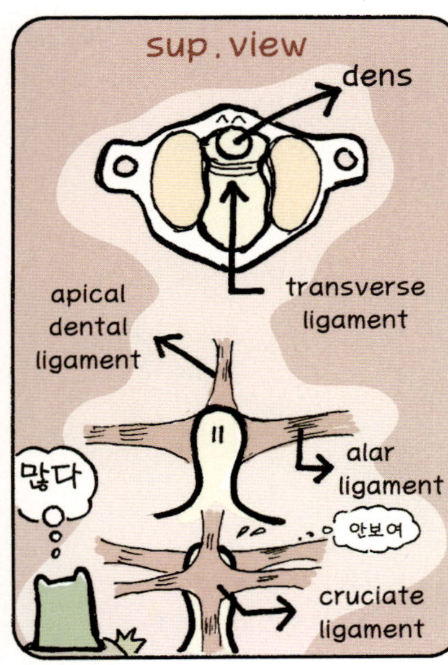

sup. view
dens
transverse ligament
apical dental ligament
alar ligament
많다
안보여
cruciate ligament

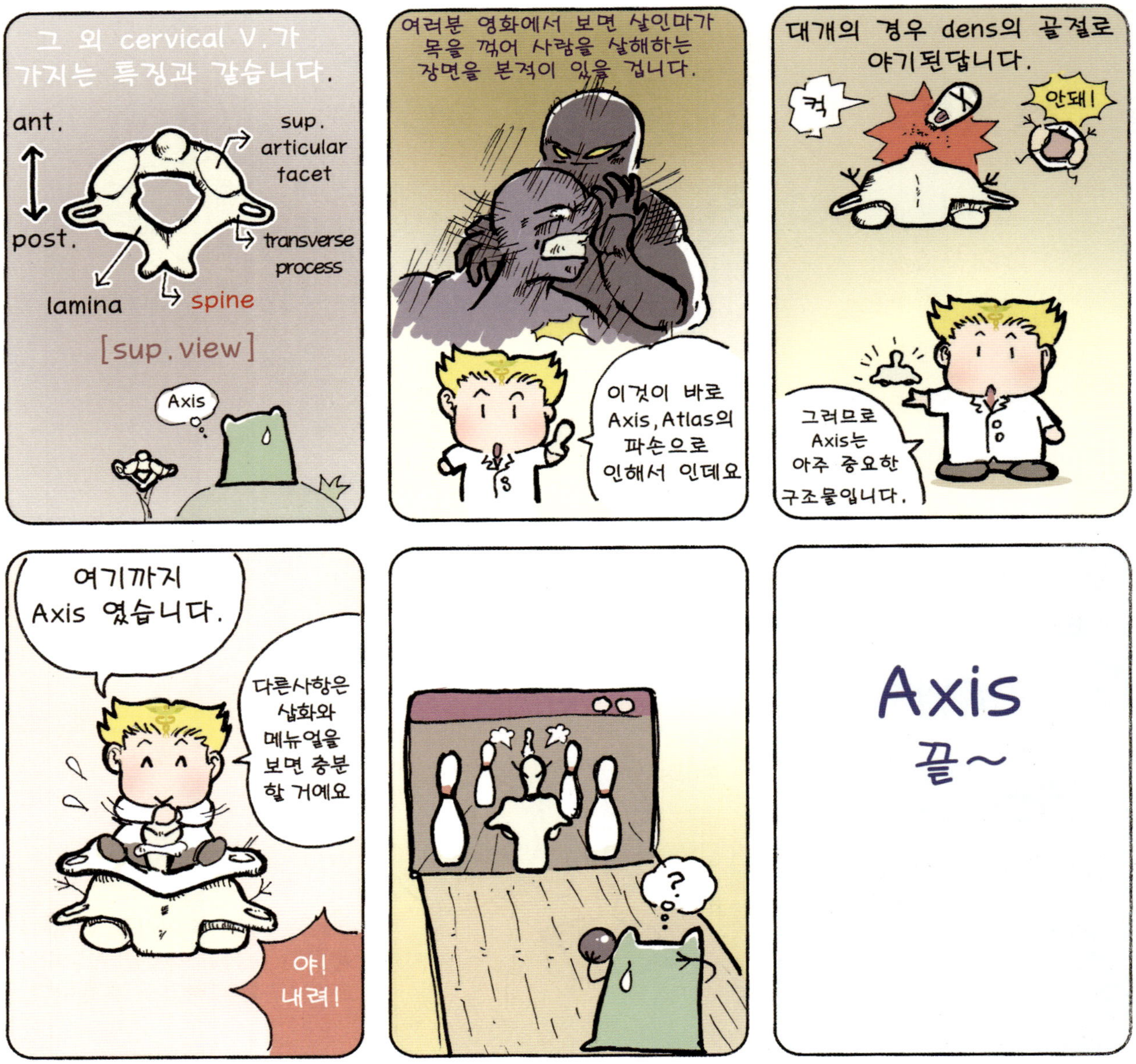
그 외 cervical V.가 가지는 특징과 같습니다.
ant.
post.
sup. articular facet
transverse process
lamina
spine
[sup. view]
Axis
여러분 영화에서 보면 살인마가 목을 꺾어 사람을 살해하는 장면을 본적이 있을 겁니다.
이것이 바로 Axis, Atlas의 파손으로 인해서 인데요
대개의 경우 dens의 골절로 야기된답니다.
컥
안돼!
그러므로 Axis는 아주 중요한 구조물입니다.
여기까지 Axis 였습니다.
다른사항은 삽화와 메뉴얼을 보면 충분할 거예요
야! 내려!
?
Axis
끝~

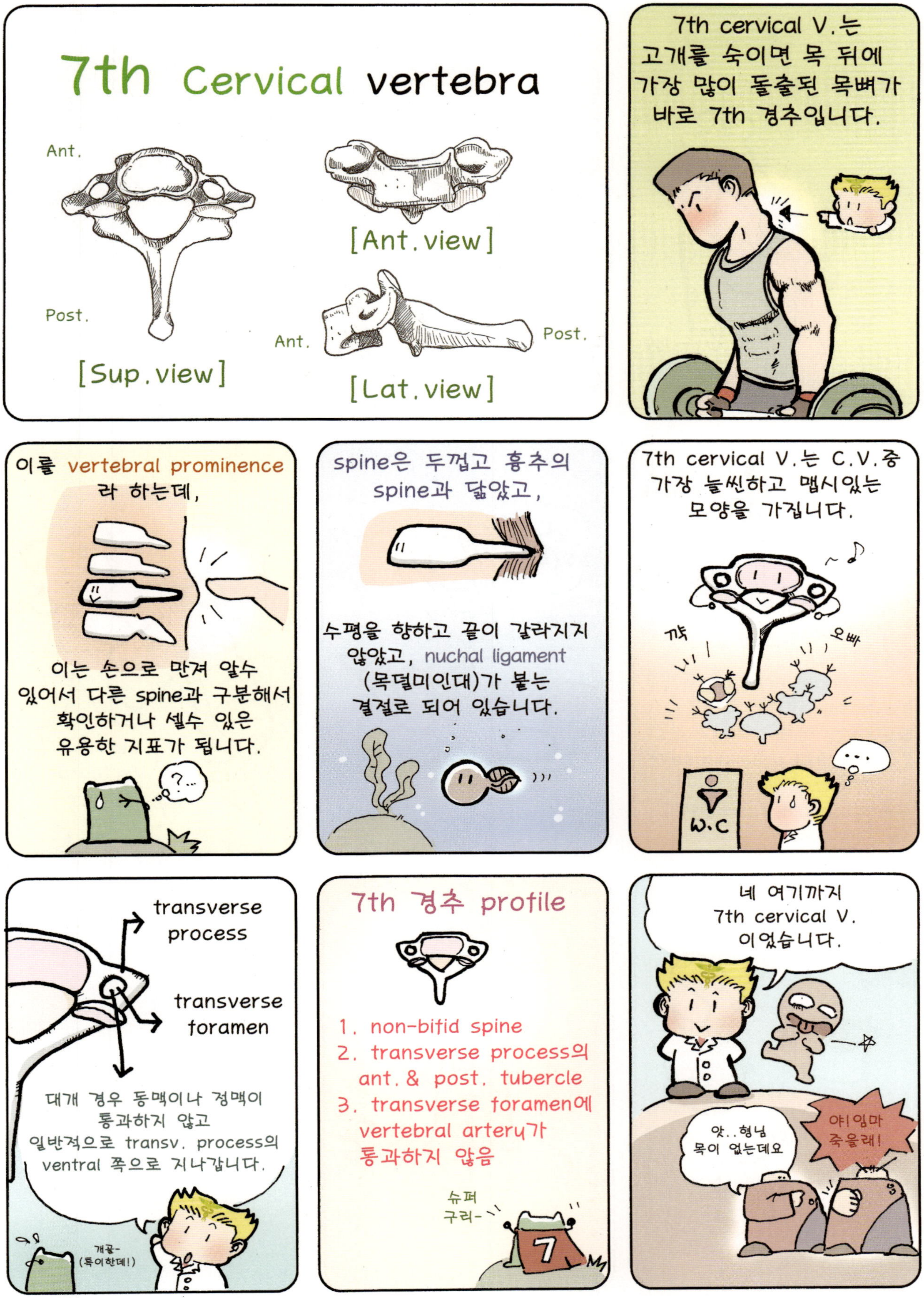
7th Cervical vertebra
Ant.
Post.
[Sup.view]
[Ant.view]
Ant.
Post.
[Lat.view]
7th cervical V.는
고개를 숙이면 목 뒤에
가장 많이 돌출된 목뼈가
바로 7th 경추입니다.
이를 vertebral prominence
라 하는데,
이는 손으로 만져 알수
있어서 다른 spine과 구분해서
확인하거나 셀수 있은
유용한 지표가 됩니다.
spine은 두껍고 흉추의
spine과 닮았고,
수평을 향하고 끝이 갈라지지
않았고, nuchal ligament
(목덜미인대)가 붙는
결절로 되어 있습니다.
7th cervical V.는 C.V.중
가장 늘씬하고 맵시있는
모양을 가집니다.
꺄
오빠
W.C
transverse
process
transverse
foramen
대개 경우 동맥이나 정맥이
통과하지 않고
일반적으로 transv. process의
ventral 쪽으로 지나갑니다.
개골-
(특이한데!)
7th 경추 profile
1. non-bifid spine
2. transverse process의
ant. & post. tubercle
3. transverse foramen에
vertebral artery가
통과하지 않음
슈퍼
구리-
7
네 여기까지
7th cervical V.
이었습니다.
앗..형님
목이 없는데요
야!임마
죽을래!

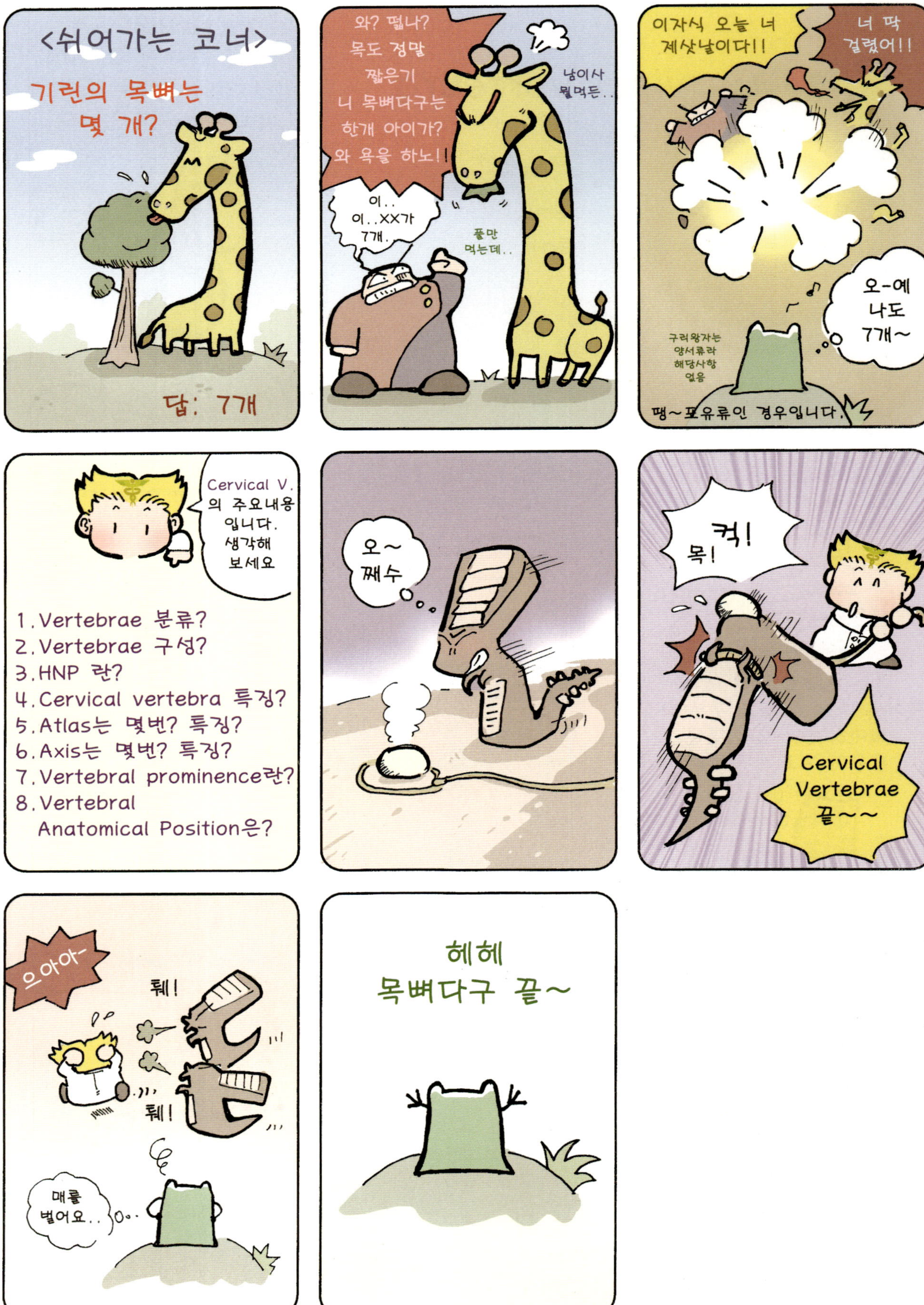

<쉬어가는 코너>
기린의 목뼈는 몇 개?
답: 7개
와? 떫나? 목도 정말 짧은기 니 목뼈다구는 한개 아이가? 와 욕을 하노!!
남이사 뭘먹든..
이.. 이..XX가 7개.
풀만 먹는데..
이자식 오늘 너 제삿날이다!!
너 딱 걸렸어!!
오-예 나도 7개~
구러왕자는 양서류라 해당사항 없음
땡~포유류인 경우입니다.
Cervical V.의 주요내용 입니다. 생각해 보세요
1. Vertebrae 분류?
2. Vertebrae 구성?
3. HNP 란?
4. Cervical vertebra 특징?
5. Atlas는 몇번? 특징?
6. Axis는 몇번? 특징?
7. Vertebral prominence란?
8. Vertebral Anatomical Position은?
오~ 쩨수
목! 컥!
Cervical Vertebrae 끝~~
으아아-
퉤!
퉤!
매를 벌어요..
헤헤 목뼈다구 끝~

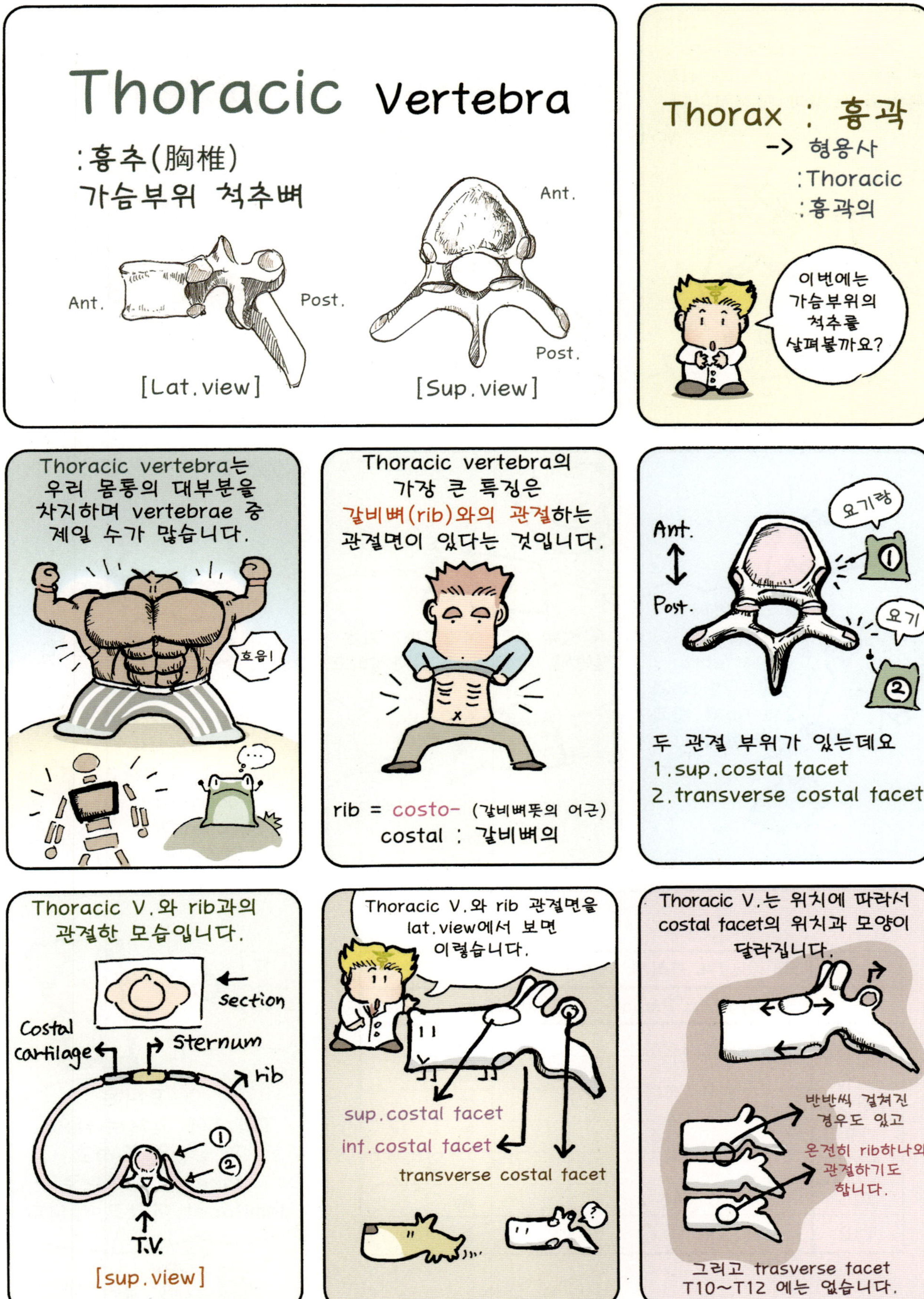
Thoracic Vertebra
:흉추(胸椎)
가슴부위 척추뼈
Ant.
Post.
[Lat. view]
Ant.
Post.
[Sup. view]
Thorax : 흉곽
-> 형용사
:Thoracic
:흉곽의
이번에는 가슴부위의 척추를 살펴볼까요?
Thoracic vertebra는 우리 몸통의 대부분을 차지하며 vertebrae 중 제일 수가 많습니다.
흐읍!
Thoracic vertebra의 가장 큰 특징은 갈비뼈(rib)와의 관절하는 관절면이 있다는 것입니다.
rib = costo- (갈비뼈뜻의 어근)
costal : 갈비뼈의
Ant.
Post.
요기랑
①
요기
②
두 관절 부위가 있는데요
1. sup. costal facet
2. transverse costal facet
Thoracic V.와 rib과의 관절한 모습입니다.
section
Costal cartilage
Sternum
rib
①
②
T.V.
[sup. view]
Thoracic V.와 rib 관절면을 lat. view에서 보면 이렇습니다.
sup. costal facet
inf. costal facet
transverse costal facet
Thoracic V.는 위치에 따라서 costal facet의 위치과 모양이 달라집니다.
반반씩 걸쳐진 경우도 있고
온전히 rib하나와 관절하기도 합니다.
그리고 trasverse facet T10~T12 에는 없습니다.

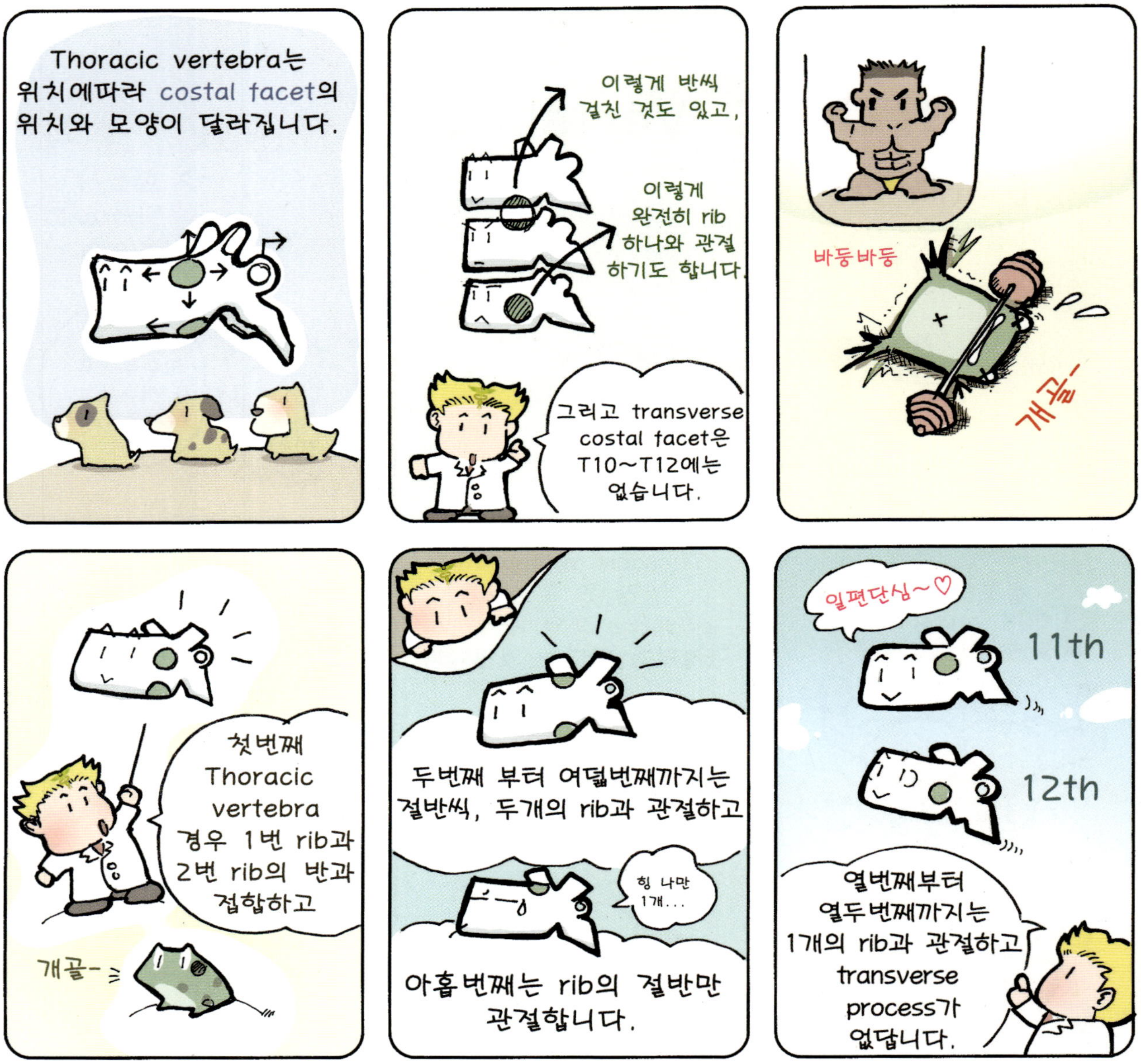

Thoracic vertebra는 위치에따라 costal facet의 위치와 모양이 달라집니다.
이렇게 반씩 걸친 것도 있고,
이렇게 완전히 rib 하나와 관절 하기도 합니다.
그리고 transverse costal facet은 T10~T12에는 없습니다.
바둥바둥
개굴-
첫번째 Thoracic vertebra 경우 1번 rib과 2번 rib의 반과 접합하고
개굴-
두번째 부터 여덟번째까지는 절반씩, 두개의 rib과 관절하고
힝 나만 1개...
아홉번째는 rib의 절반만 관절합니다.
일편단심~♡
11th
12th
열번째부터 열두번째까지는 1개의 rib과 관절하고 transverse process가 없답니다.


| | rib head와 관절면 위치 | | rib tubercle과 관절면 |
|---|---|---|---|
| | Body | Pedicle | Transverse process |
| T1 | ○ | | 有 |
| T2 | ○ | | 有 |
| T3-T8 | ○ | | 有 |
| T9 | ○ | | 有 |
| T10 | ○ | | 有 or 無 |
| T11 | | ○ | 無 |
| T12 | | ○ no rib | 無 |

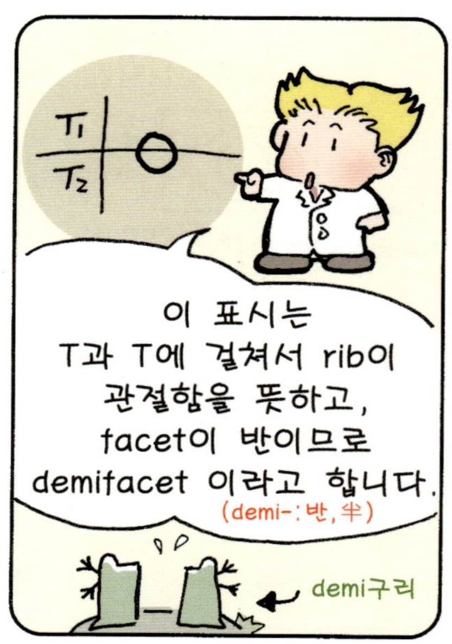

T1
T2
이 표시는 T과 T에 걸쳐서 rib이 관절함을 뜻하고, facet이 반이므로 demifacet 이라고 합니다.
(demi-: 반, 半)
demi구리

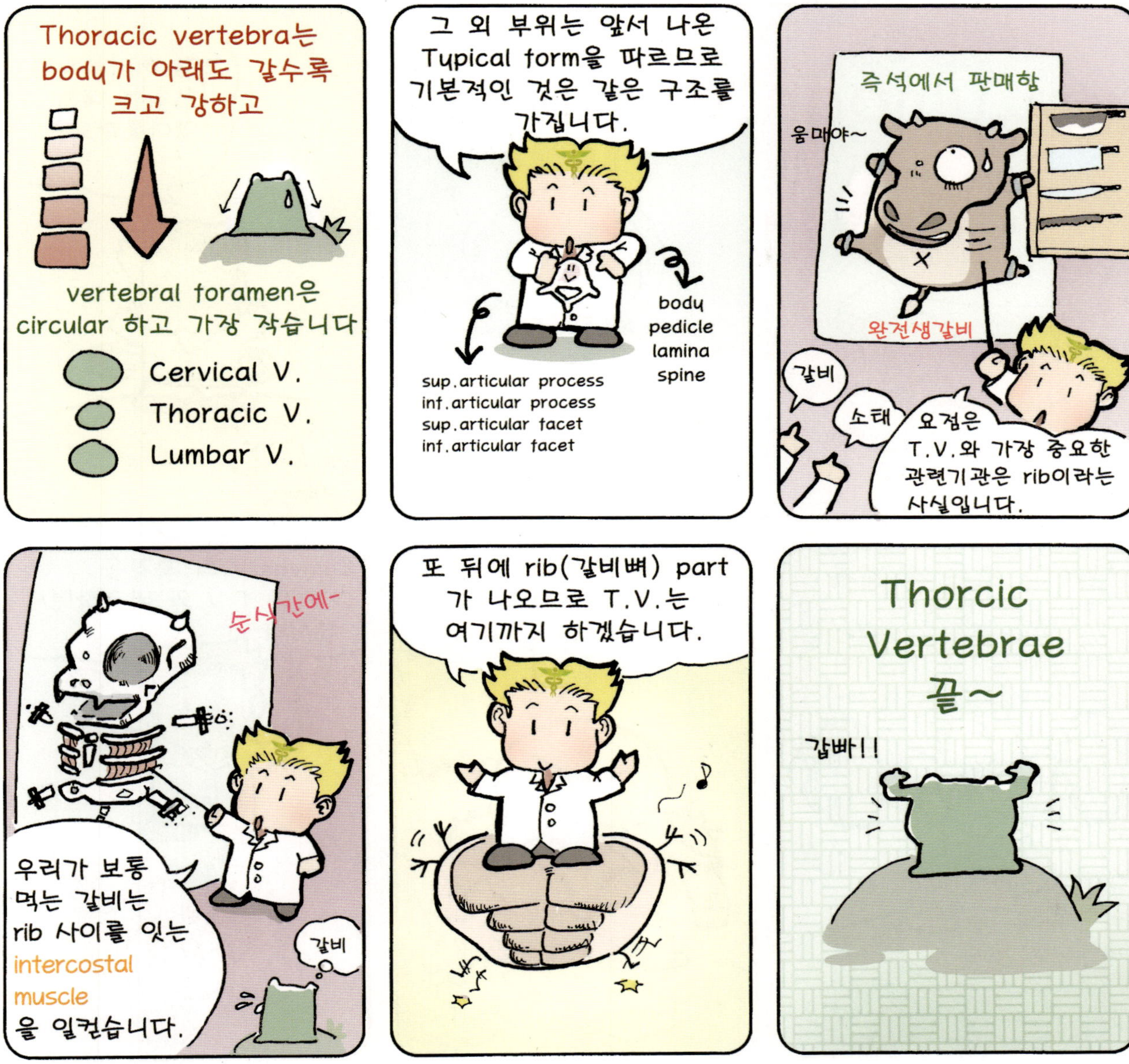
Thoracic vertebra는
body가 아래도 갈수록
크고 강하고
vertebral foramen은
circular 하고 가장 작습니다
Cervical V.
Thoracic V.
Lumbar V.
그 외 부위는 앞서 나온 Typical form을 따르므로 기본적인 것은 같은 구조를 가집니다.
body
pedicle
lamina
spine
sup. articular process
inf. articular process
sup. articular facet
inf. articular facet
즉석에서 판매함
움메야~
완전생갈비
갈비
소태
요점은 T.V.와 가장 중요한 관련기관은 rib이라는 사실입니다.
순식간에-
우리가 보통 먹는 갈비는 rib 사이를 잇는 intercostal muscle 을 일컫습니다.
갈비
또 뒤에 rib(갈비뼈) part 가 나오므로 T.V.는 여기까지 하겠습니다.
Thorcic
Vertebrae
끝~
갑빠!!

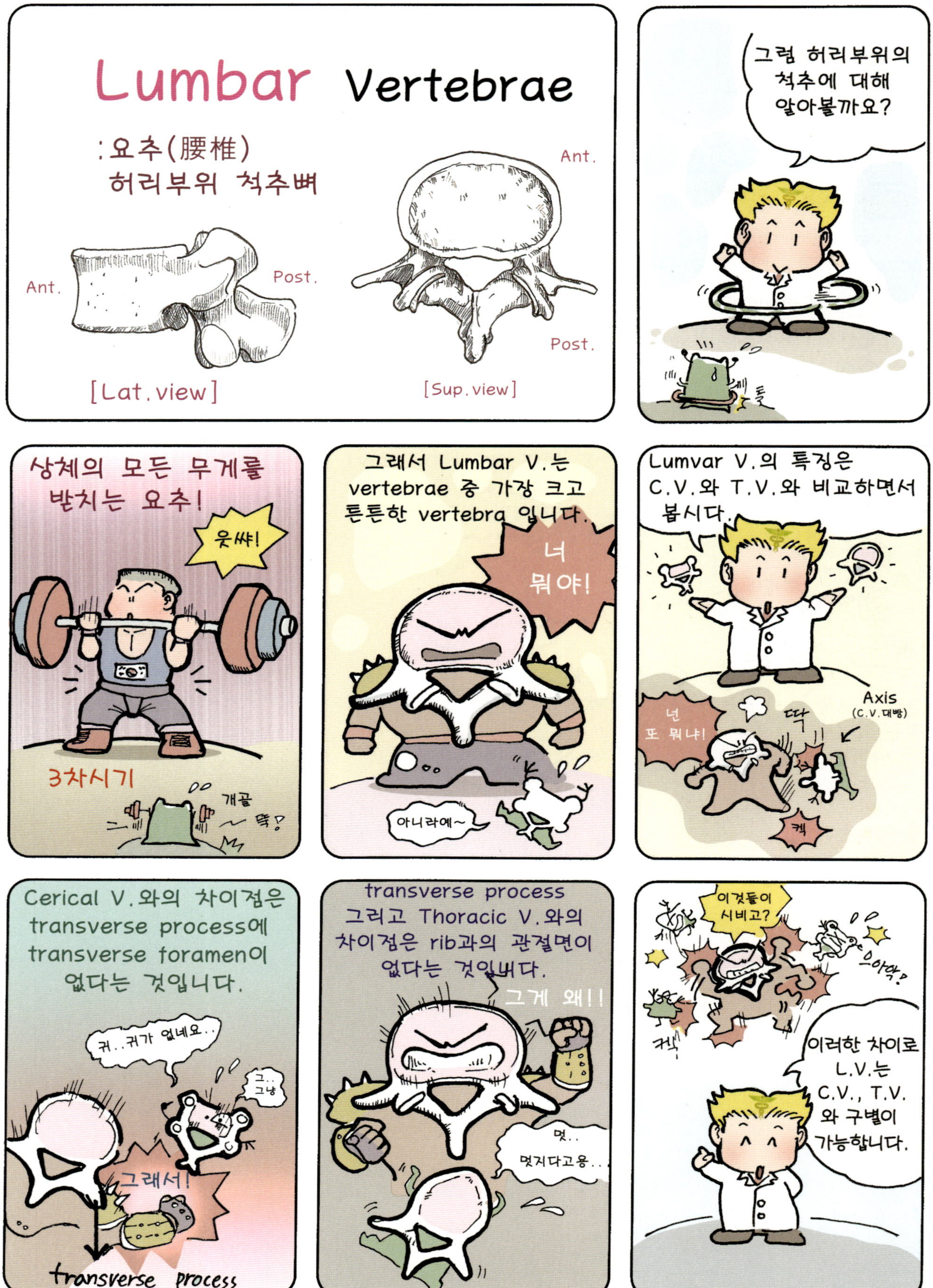
Lumbar Vertebrae
:요추(腰椎)
허리부위 척추뼈
Ant.
Post.
[Lat.view]
Ant.
Post.
[Sup.view]
그럼 허리부위의 척추에 대해 알아볼까요?
툭
상체의 모든 무게를 받치는 요추!
읏쌰!
3차시기
개골
뚝?
그래서 Lumbar V.는 vertebrae 중 가장 크고 튼튼한 vertebra 입니다.
너 뭐야!
아니라예~
Lumvar V.의 특징은 C.V.와 T.V.와 비교하면서 봅시다.
넌 또 뭐냐!
딱
Axis (C.V.대빵)
퀙
Cerical V.와의 차이점은 transverse process에 transverse foramen이 없다는 것입니다.
귀..귀가 없네요..
그..그냥
그래서!
transverse process
transverse process 그리고 Thoracic V.와의 차이점은 rib과의 관절면이 없다는 것입니다.
그게 왜!!
멋..멋지다고용..
이것들이 시비고?
으아악?
커억
이러한 차이로 L.V.는 C.V., T.V.와 구별이 가능합니다.

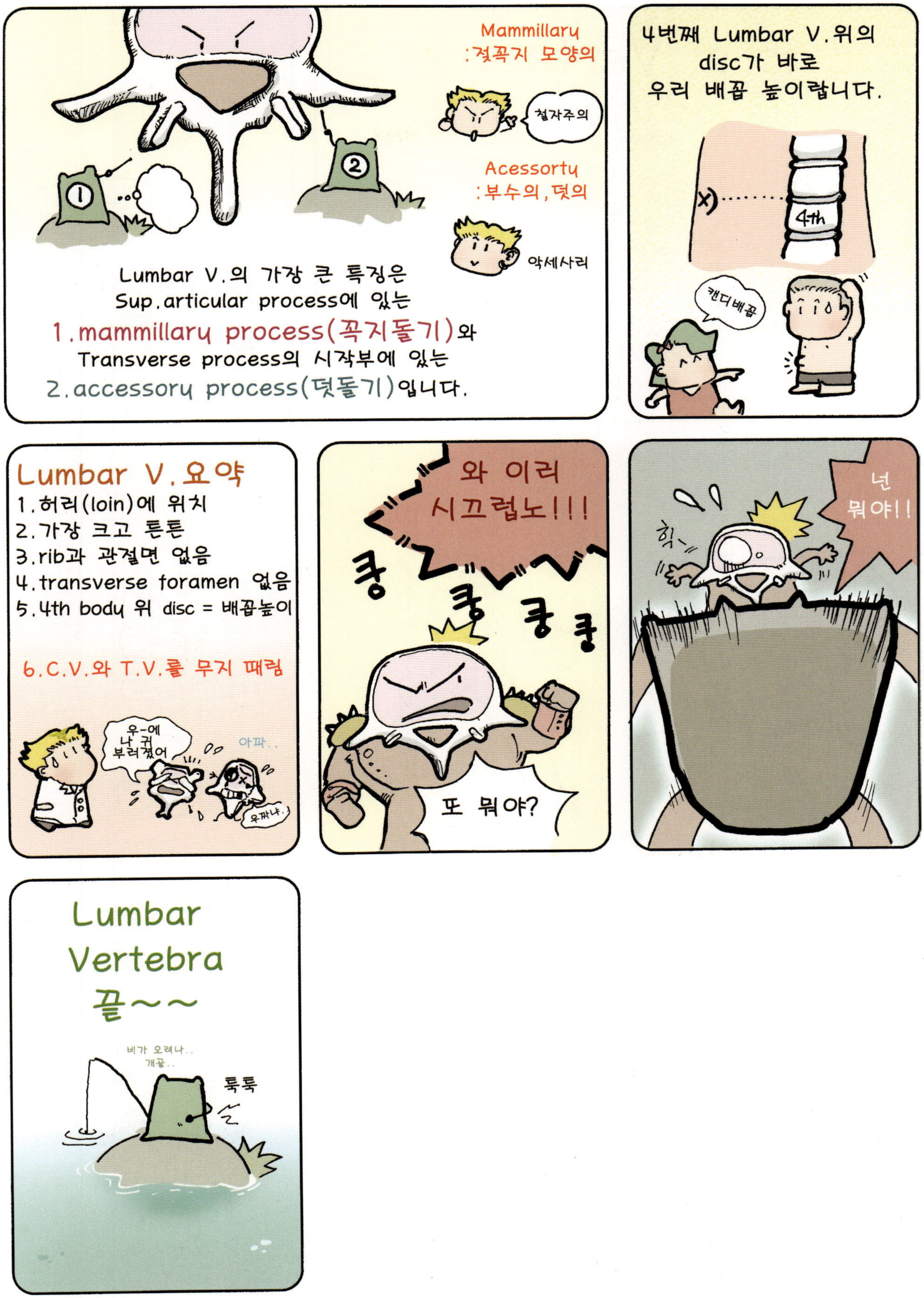
Mammillary
:젖꼭지 모양의
철자주의
Acessorty
:부수의,덧의
악세사리
①
②
Lumbar V.의 가장 큰 특징은
Sup.articular process에 있는
1.mammillary process(꼭지돌기)와
Transverse process의 시작부에 있는
2.accessory process(덧돌기)입니다.
4번째 Lumbar V.위의
disc가 바로
우리 배꼽 높이랍니다.
4th
캔디배꼽
Lumbar V.요약
1.허리(loin)에 위치
2.가장 크고 튼튼
3.rib과 관절면 없음
4.transverse foramen 없음
5.4th body 위 disc = 배꼽높이
6.C.V.와 T.V.를 무지 때림
우-에 나 귀 부러졌어
아파..
우짜냐..
와 이리 시끄럽노!!!
쿵
쿵
쿵
쿵
또 뭐야?
헉~
넌 뭐야!!
Lumbar Vertebra 끝~~
비가 오려나.. 개꿈..
톡톡

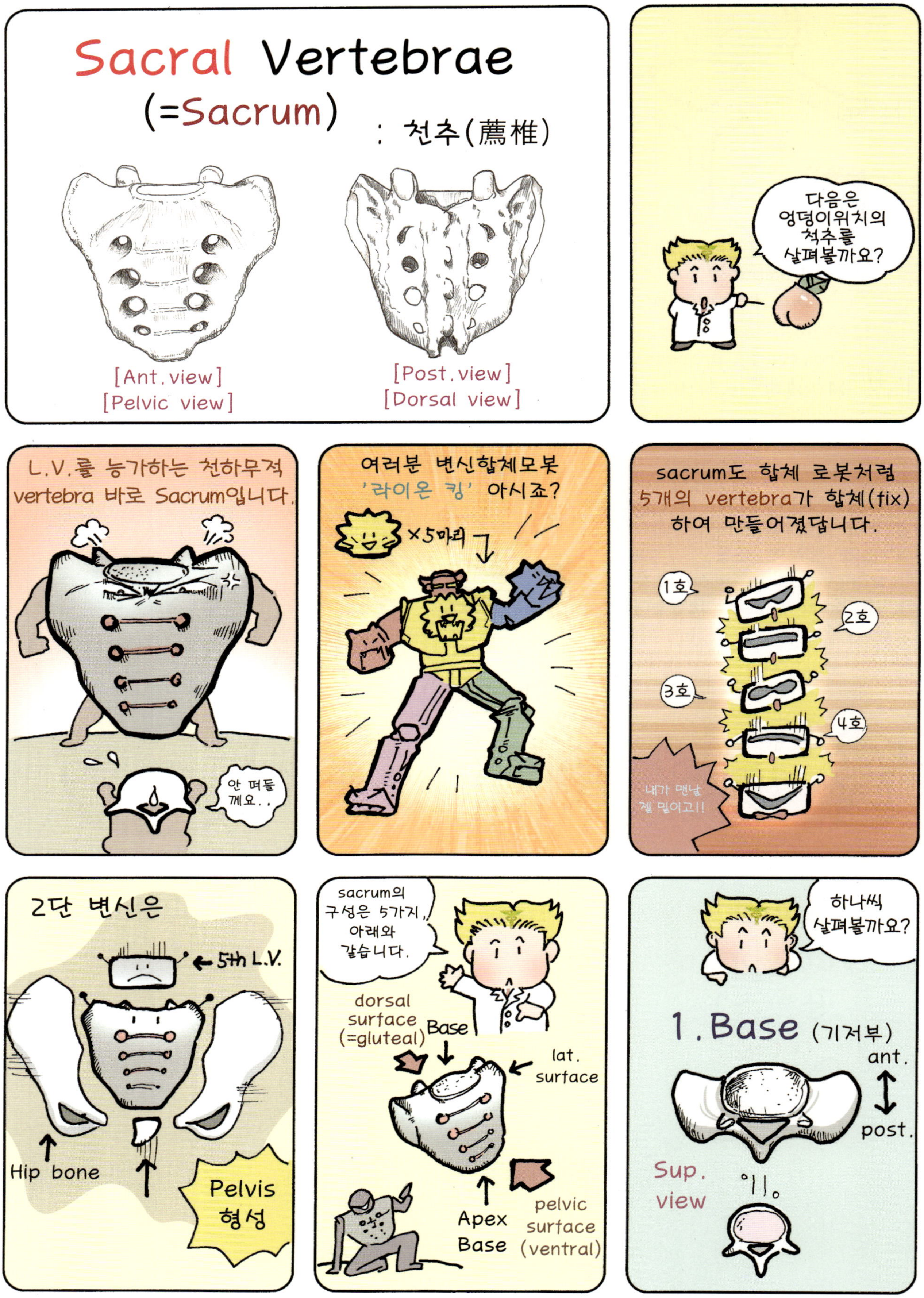

Sacral Vertebrae
(=Sacrum)
: 천추(薦椎)
[Ant. view]
[Pelvic view]
[Post. view]
[Dorsal view]
다음은 엉덩이위치의 척추를 살펴볼까요?
L.V.를 능가하는 천하무적 vertebra 바로 Sacrum입니다.
안 떠들께요..
여러분 변신합체모봇 '라이온 킹' 아시죠?
×5마리
sacrum도 합체 로봇처럼 5개의 vertebra가 합체(fix)하여 만들어졌답니다.
1호
2호
3호
4호
내가 맨날 젤 밑이고!!
2단 변신은
5th L.V.
Hip bone
Pelvis 형성
sacrum의 구성은 5가지, 아래와 같습니다.
dorsal surface (=gluteal)
Base
lat. surface
Apex Base
pelvic surface (ventral)
하나씩 살펴볼까요?
1. Base (기저부)
ant.
post.
Sup. view

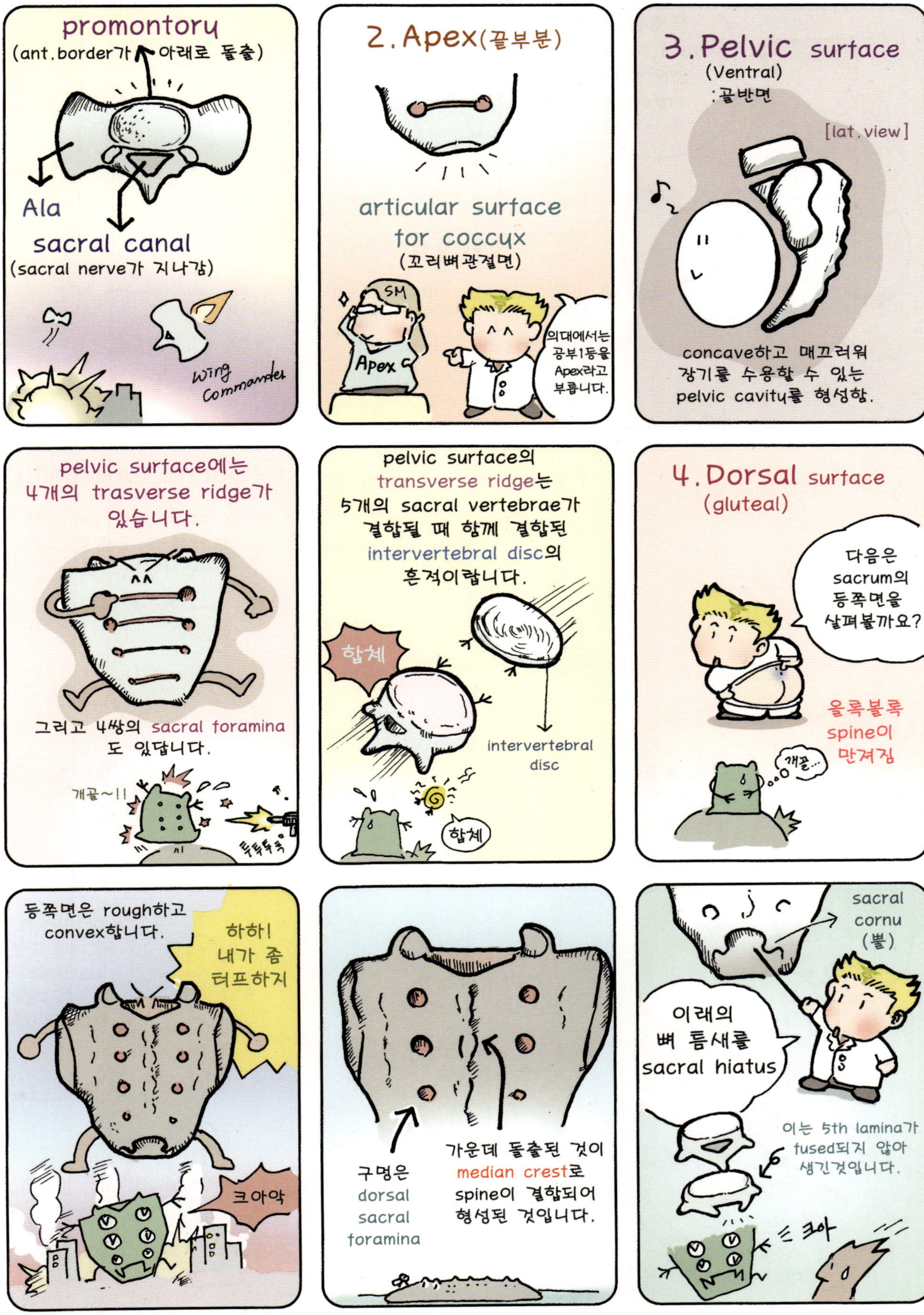
promontory
(ant. border가 아래로 돌출)
Ala
sacral canal
(sacral nerve가 지나감)
Wing Commander
2. Apex(끝부분)
articular surface for coccyx
(꼬리뼈관절면)
SM
Apex
의대에서는 공부1등을 Apex라고 부릅니다.
3. Pelvic surface
(Ventral)
: 골반면
[lat. view]
concave하고 매끄러워 장기를 수용할 수 있는 pelvic cavity를 형성함.
pelvic surface에는 4개의 trasverse ridge가 있습니다.
그리고 4쌍의 sacral foramina도 있답니다.
개골~!!
투투투툭
pelvic surface의 transverse ridge는 5개의 sacral vertebrae가 결합될 때 함께 결합된 intervertebral disc의 흔적이랍니다.
합체
intervertebral disc
합체
4. Dorsal surface
(gluteal)
다음은 sacrum의 등쪽면을 살펴볼까요?
울룩불룩 spine이 만져짐
개골…
등쪽면은 rough하고 convex합니다.
하하! 내가 좀 터프하지
크아악
구멍은 dorsal sacral foramina
가운데 돌출된 것이 median crest로 spine이 결합되어 형성된 것입니다.
sacral cornu (뿔)
아래의 뼈 틈새를 sacral hiatus
이는 5th lamina가 fused되지 않아 생긴것입니다.
크아

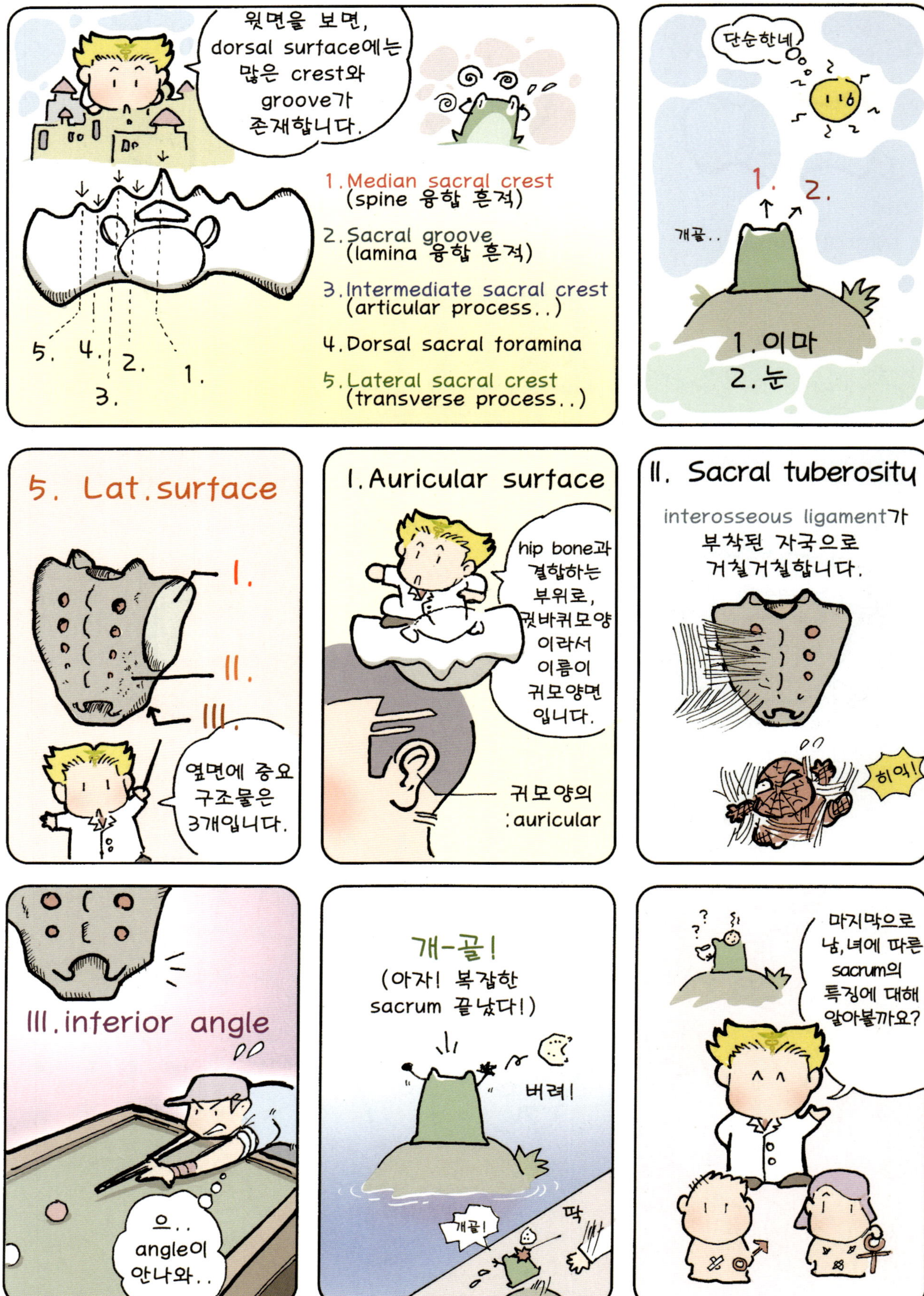

윗면을 보면, dorsal surface에는 많은 crest와 groove가 존재합니다.
1. Median sacral crest (spine 융합 흔적)
2. Sacral groove (lamina 융합 흔적)
3. Intermediate sacral crest (articular process..)
4. Dorsal sacral foramina
5. Lateral sacral crest (transverse process..)
5. 4. 3. 2. 1.
단순한네
개골..
1. 2.
1. 이마
2. 눈
5. Lat. surface
I.
II.
III.
옆면에 중요 구조물은 3개입니다.
I. Auricular surface
hip bone과 결합하는 부위로, 귓바퀴모양이라서 이름이 귀모양면입니다.
귀모양의 : auricular
II. Sacral tuberosity
interosseous ligament가 부착된 자국으로 거칠거칠합니다.
히익!
III. inferior angle
으.. angle이 안나와..
개-골!
(아자! 복잡한 sacrum 끝났다!)
버려!
개골!
딱
마지막으로 남, 녀에 따른 sacrum의 특징에 대해 알아볼까요?

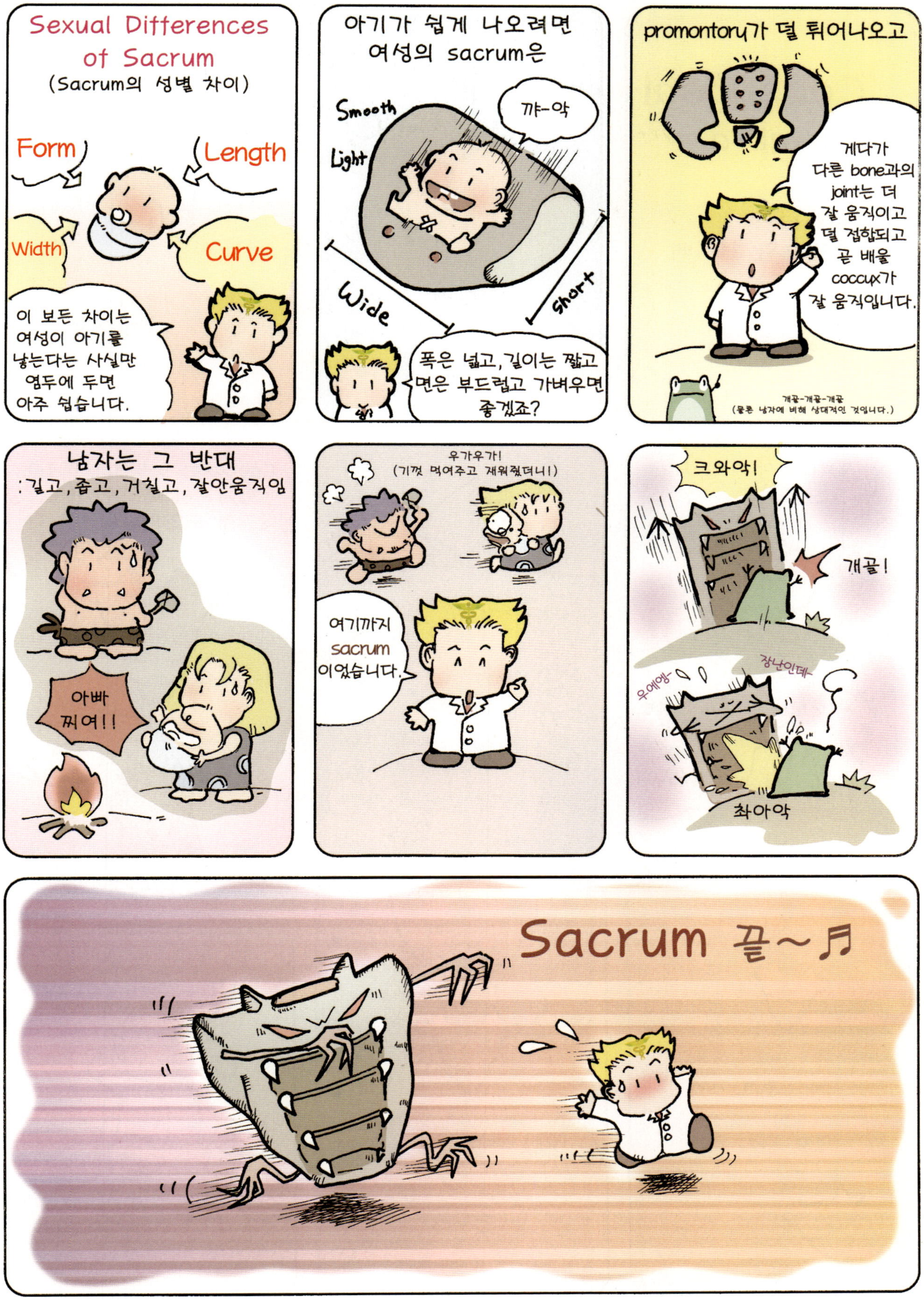
Sexual Differences of Sacrum
(Sacrum의 성별 차이)
Form
Length
Width
Curve
이 모든 차이는 여성이 아기를 낳는다는 사실만 염두에 두면 아주 쉽습니다.
아기가 쉽게 나오려면 여성의 sacrum은
Smooth
Light
까-악
Wide
Short
폭은 넓고, 길이는 짧고 면은 부드럽고 가벼우면 좋겠죠?
promontory가 덜 튀어나오고
게다가 다른 bone과의 joint는 더 잘 움직이고 덜 접합되고 곧 배울 coccyx가 잘 움직입니다.
개굴-개굴-개굴
(물론 남자에 비해 상대적인 것입니다.)
남자는 그 반대
: 길고, 좁고, 거칠고, 잘안움직임
아빠 찌여!!
우가우가!
(기껏 먹여주고 재워줬더니!)
여기까지 sacrum 이었습니다.
크와악!
개굴!
우에엥-
장난인데-
좌아악
Sacrum 끝~

## Coccygeal
## Vertebra

: 미추(尾椎)
꼬리부위 척추뼈

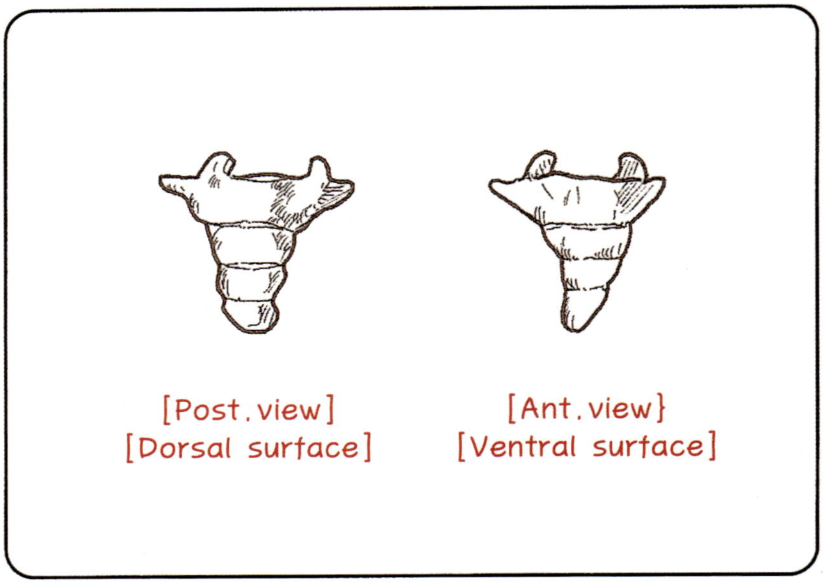
[Post. view]
[Dorsal surface]
[Ant. view]
[Ventral surface]

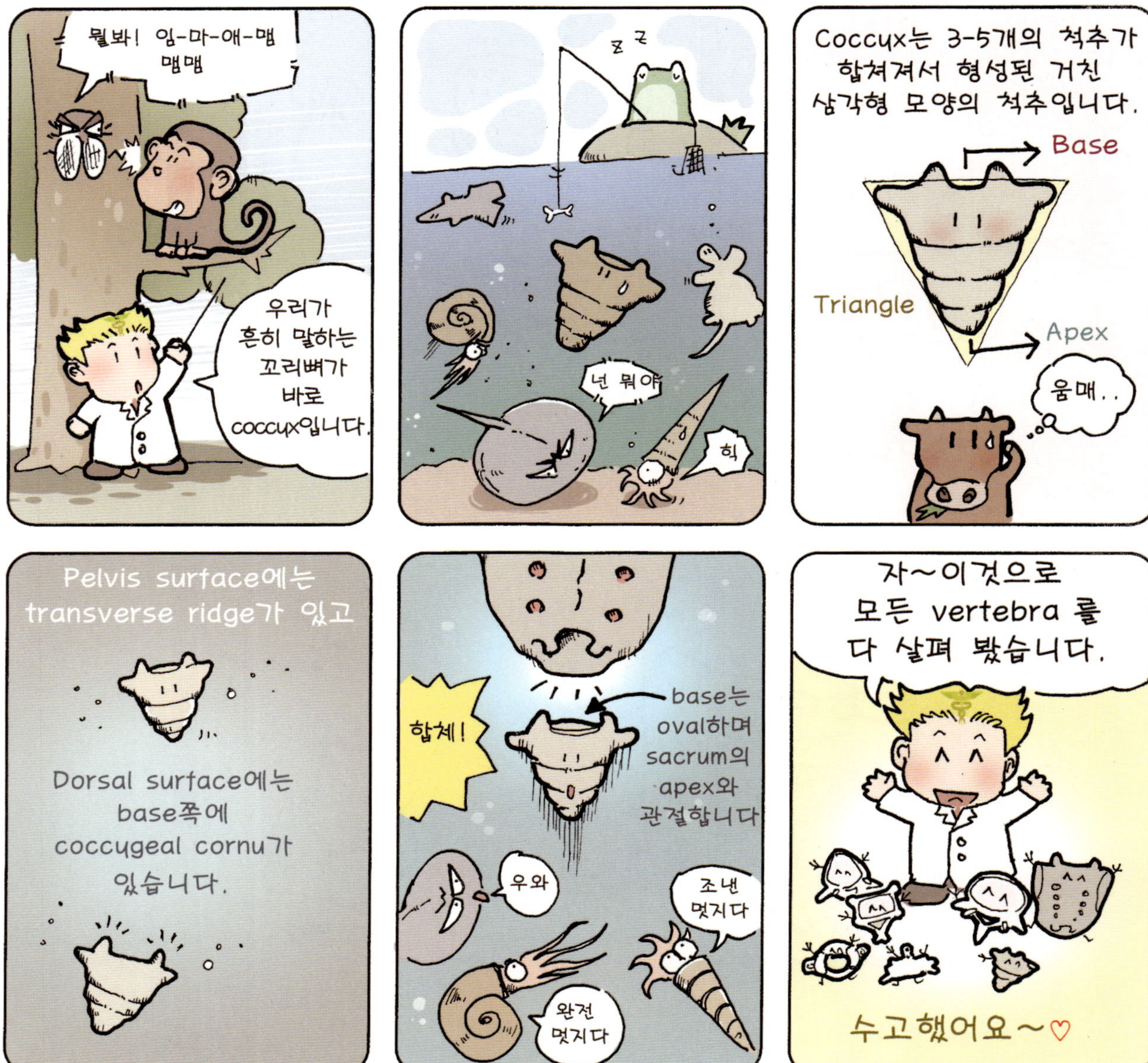
뭘봐! 임-마-애-맴 맴맴
우리가 흔히 말하는 꼬리뼈가 바로 coccyx입니다.
z z
넌 뭐야
히
Coccyx는 3-5개의 척추가 합쳐져서 형성된 거친 삼각형 모양의 척추입니다.
Base
Triangle
Apex
움매..
Pelvis surface에는 transverse ridge가 있고
Dorsal surface에는 base쪽에 coccygeal cornu가 있습니다.
합체!
base는 oval하며 sacrum의 apex와 관절합니다
우와
조낸 멋지다
완전 멋지다
자~이것으로 모든 vertebra 를 다 살펴 봤습니다.
수고했어요~♡

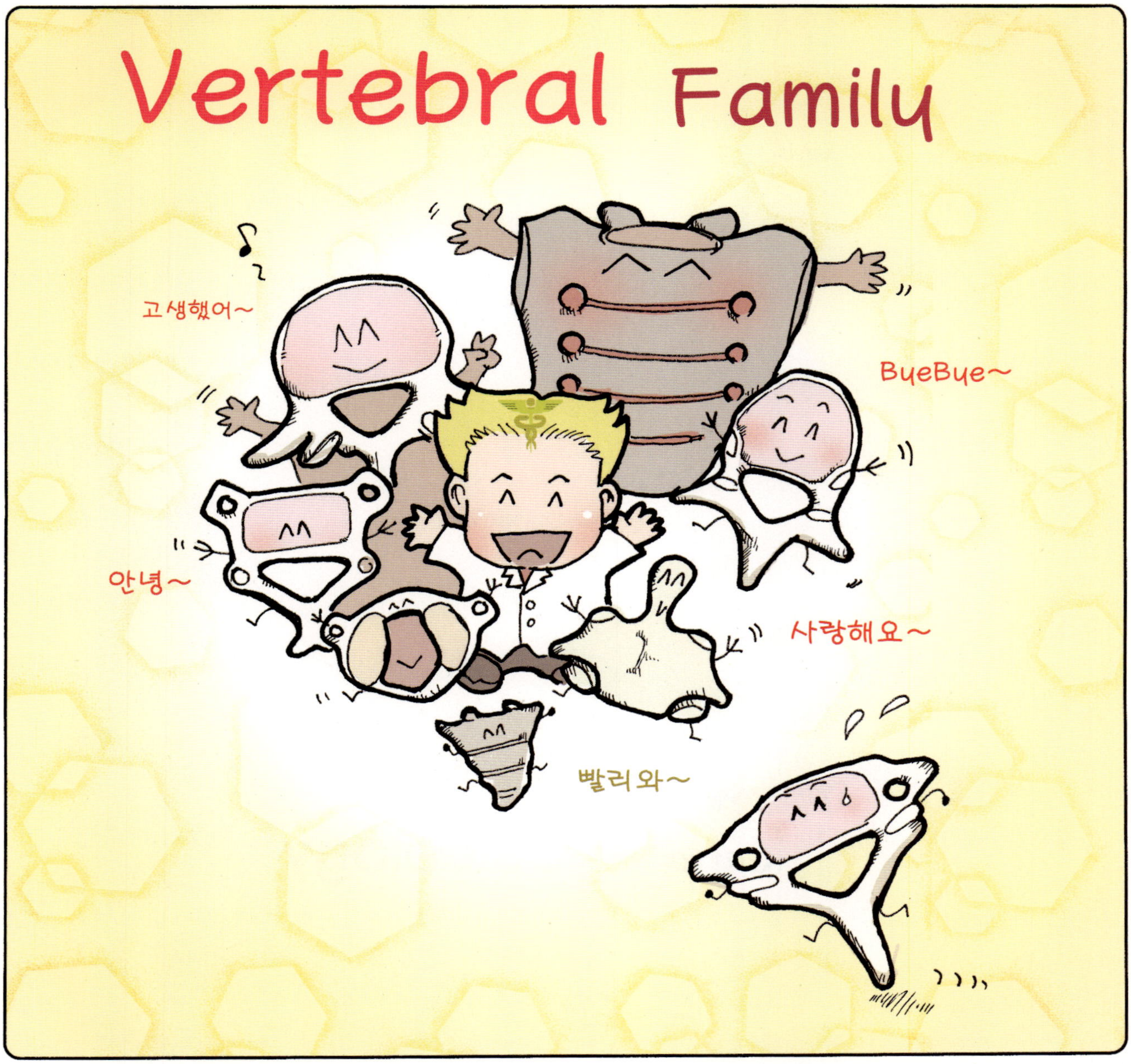
Vertebral Family
고생했어~
BueBue~
안녕~
사랑해요~
빨리와~

Young's Cartoon of Osteology

# Bones of Thorax
## (Thoracic cage)

: 흉곽
가슴부위
Chest

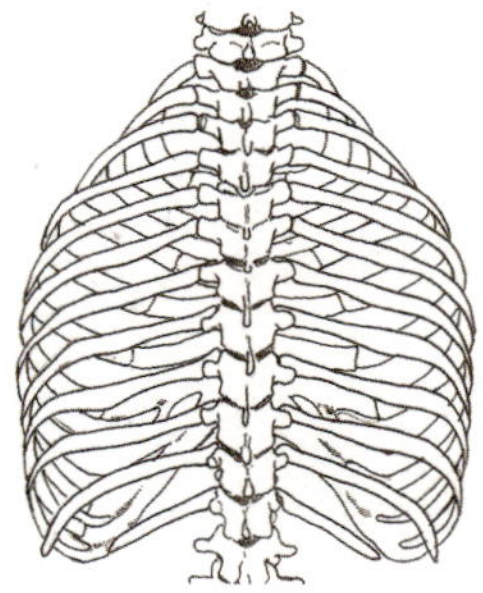

[Post. view]

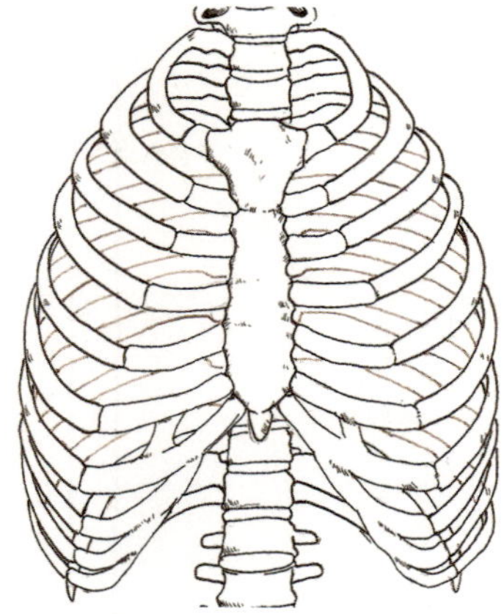

[Ant. view]

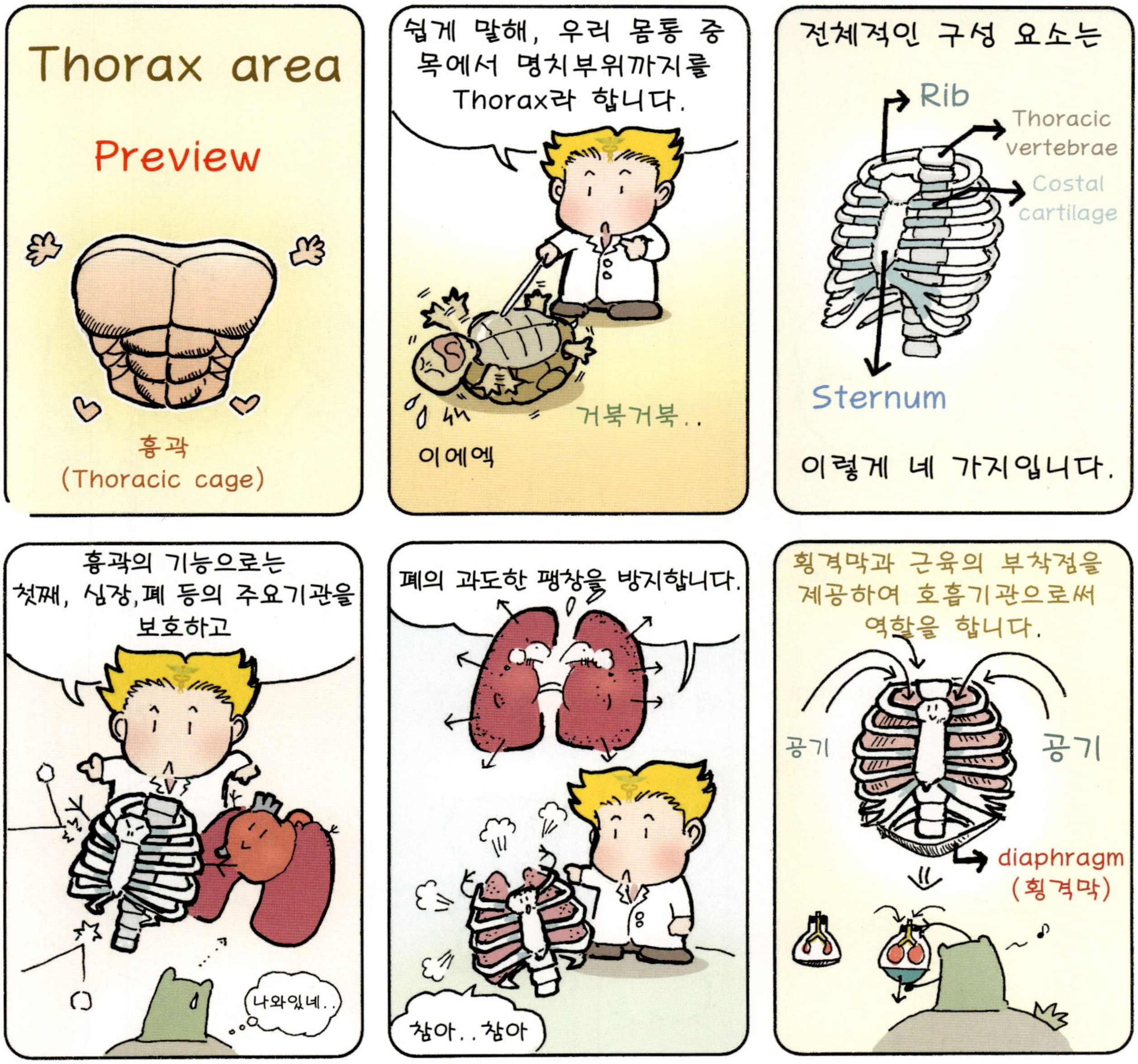

Thorax area
Preview
흉곽
(Thoracic cage)
쉽게 말해, 우리 몸통 중
목에서 명치부위까지를
Thorax라 합니다.
이에엑
거북거북..
전체적인 구성 요소는
Rib
Thoracic vertebrae
Costal cartilage
Sternum
이렇게 네 가지입니다.
흉곽의 기능으로는
첫째, 심장, 폐 등의 주요기관을
보호하고
나와있네..
폐의 과도한 팽창을 방지합니다.
참아..참아
횡격막과 근육의 부착점을
제공하여 호흡기관으로써
역할을 합니다.
공기
공기
diaphragm
(횡격막)

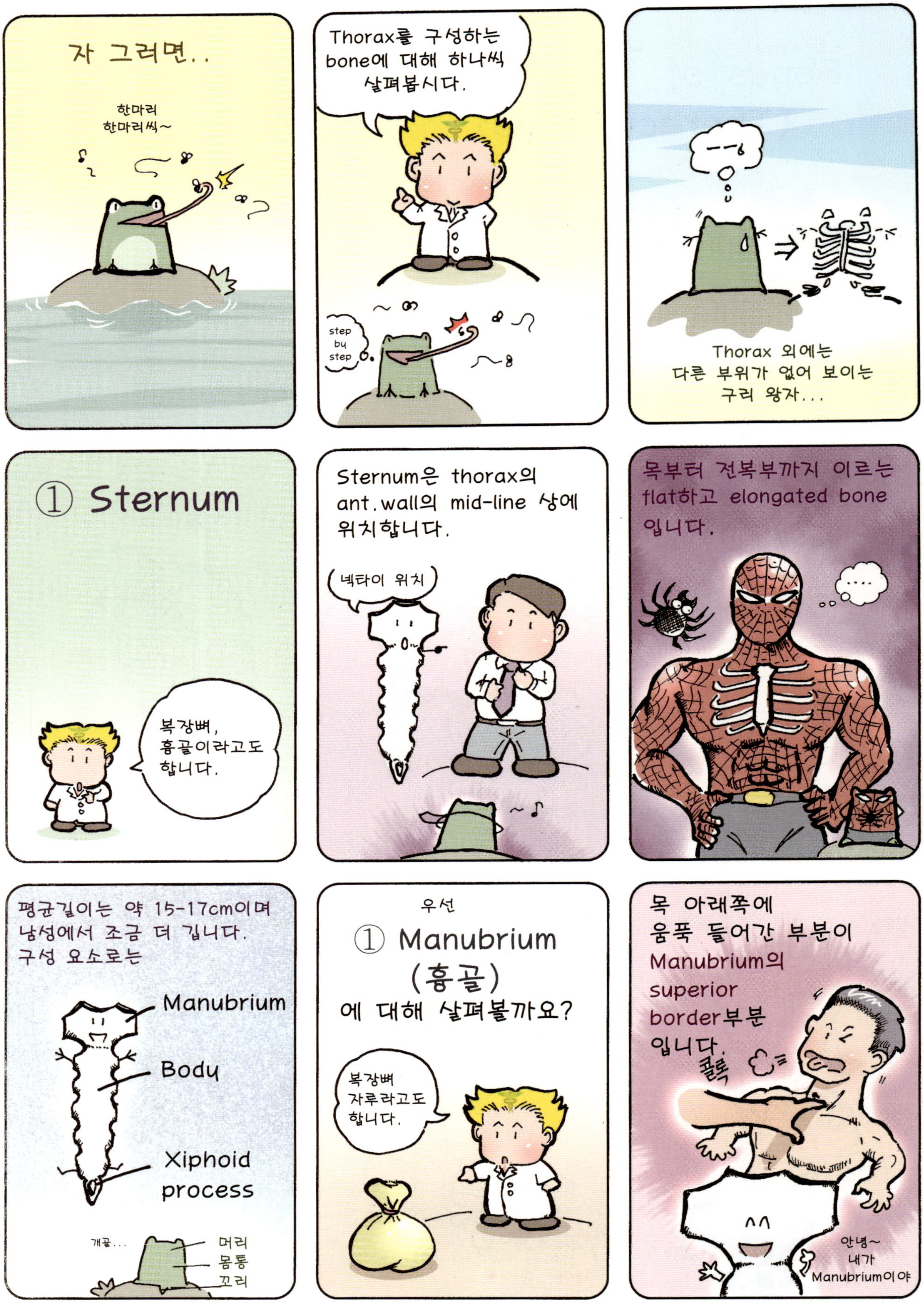

자 그러면..
한마리
한마리씩~
Thorax를 구성하는 bone에 대해 하나씩 살펴봅시다.
step by step
Thorax 외에는 다른 부위가 없어 보이는 구리 왕자...
① Sternum
복장뼈, 흉골이라고도 합니다.
Sternum은 thorax의 ant.wall의 mid-line 상에 위치합니다.
넥타이 위치
목부터 전복부까지 이르는 flat하고 elongated bone 입니다.
....
평균길이는 약 15-17cm이며 남성에서 조금 더 깁니다.
구성 요소로는
Manubrium
Body
Xiphoid process
개골...
머리
몸통
꼬리
우선
① Manubrium
(흉골)
에 대해 살펴볼까요?
복장뼈 자루라고도 합니다.
목 아래쪽에 움푹 들어간 부분이 Manubrium의 superior border부분 입니다.
콜록
안녕~
내가
Manubrium이야

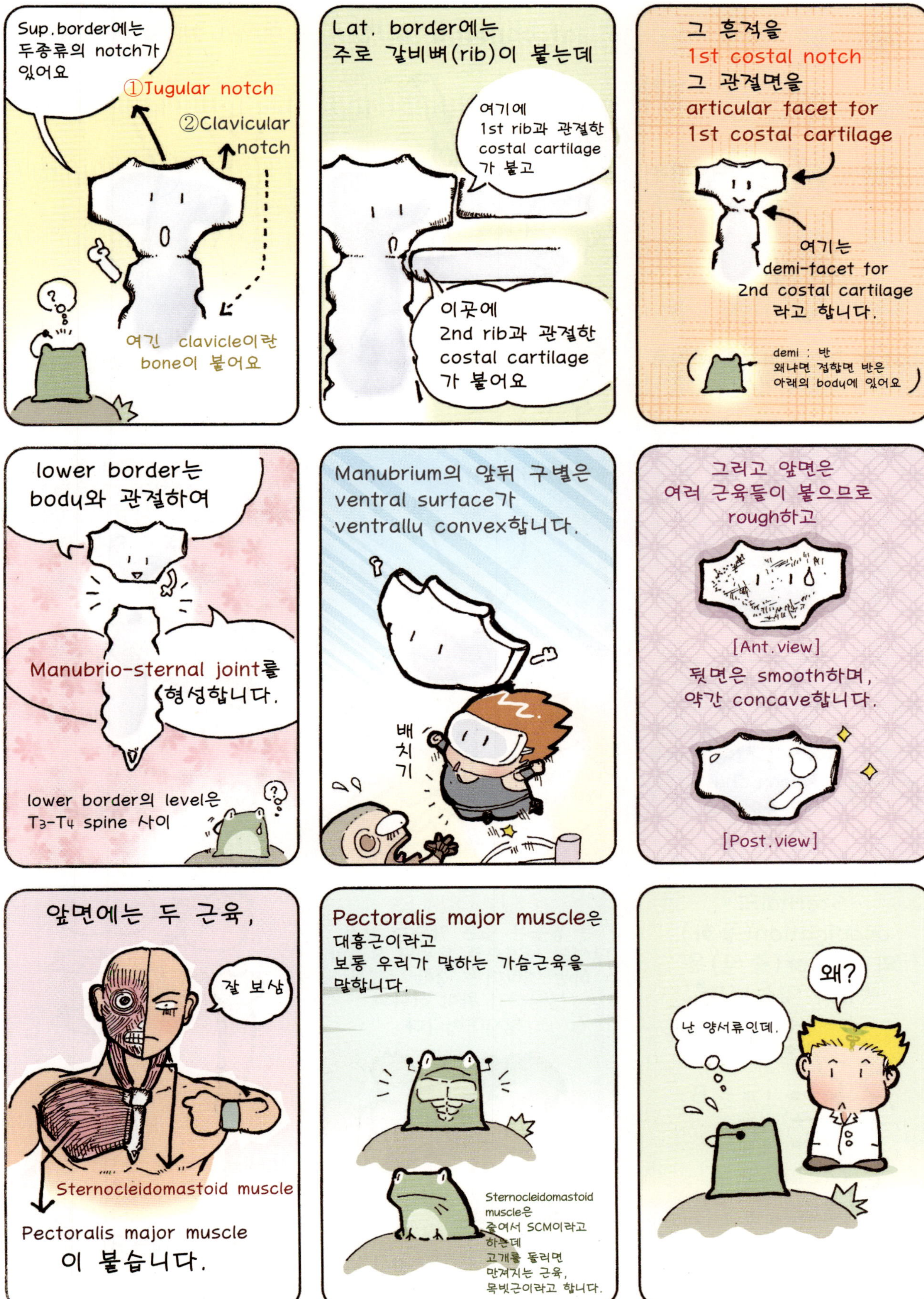

Sup. border에는 두종류의 notch가 있어요
①Jugular notch
②Clavicular notch
여긴 clavicle이란 bone이 붙어요
Lat. border에는 주로 갈비뼈(rib)이 붙는데
여기에 1st rib과 관절한 costal cartilage 가 붙고
이곳에 2nd rib과 관절한 costal cartilage 가 붙어요
그 흔적을 1st costal notch
그 관절면을 articular facet for 1st costal cartilage
여기는 demi-facet for 2nd costal cartilage 라고 합니다.
( demi : 반 왜냐면 접합면 반은 아래의 body에 있어요 )
lower border는 body와 관절하여
Manubrio-sternal joint를 형성합니다.
lower border의 level은 T3-T4 spine 사이
Manubrium의 앞뒤 구별은 ventral surface가 ventrally convex합니다.
배치기
그리고 앞면은 여러 근육들이 붙으므로 rough하고
[Ant. view]
뒷면은 smooth하며, 약간 concave합니다.
[Post. view]
앞면에는 두 근육,
잘 보삼
Sternocleidomastoid muscle
Pectoralis major muscle 이 붙습니다.
Pectoralis major muscle은 대흉근이라고 보통 우리가 말하는 가슴근육을 말합니다.
Sternocleidomastoid muscle은 줄여서 SCM이라고 하는데 고개를 돌리면 만져지는 근육, 목빗근이라고 합니다.
난 양서류인데.
왜?

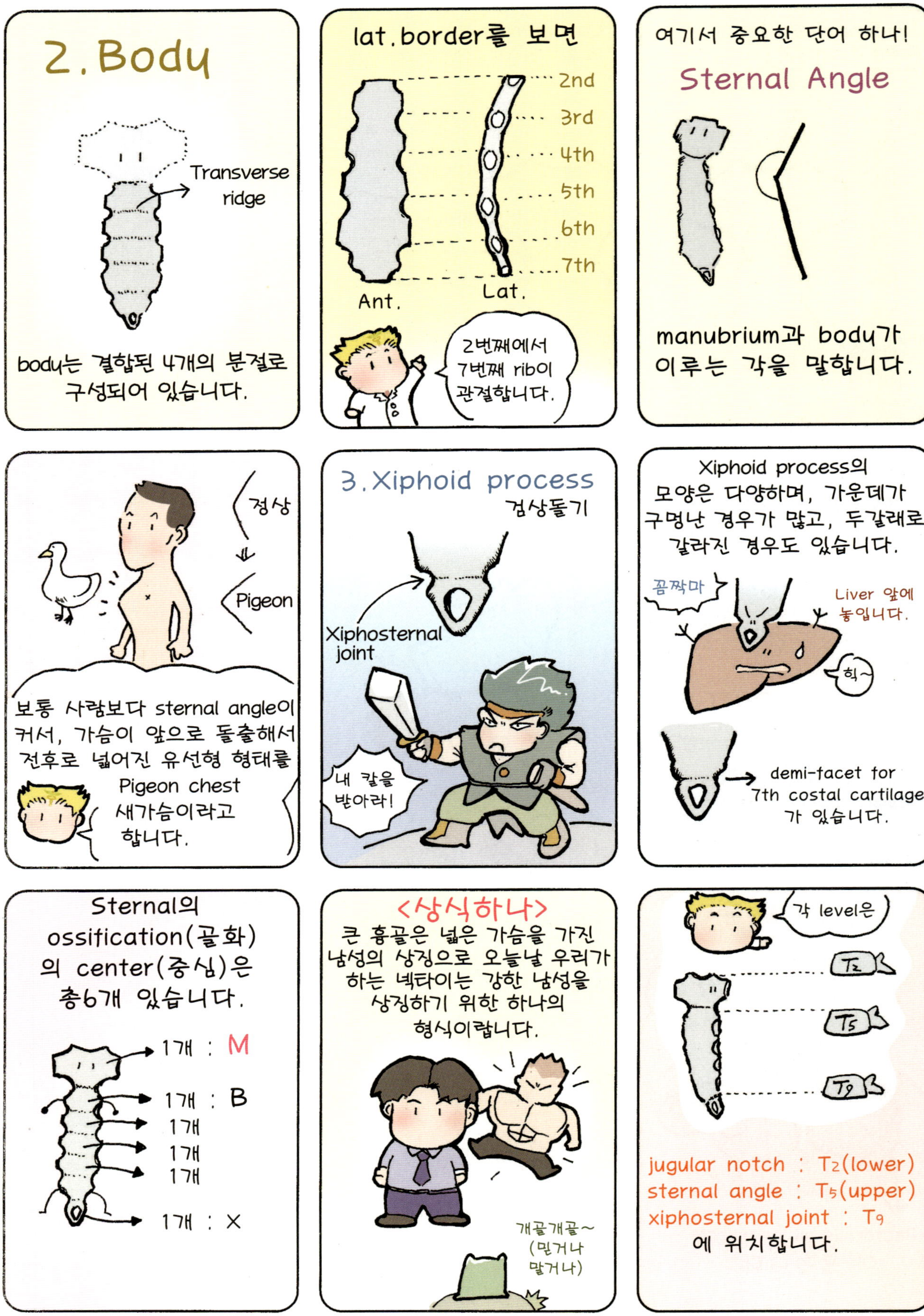
2. Body
Transverse ridge
body는 결합된 4개의 분절로 구성되어 있습니다.
lat. border를 보면
2nd
3rd
4th
5th
6th
7th
Ant.
Lat.
2번째에서 7번째 rib이 관절합니다.
여기서 중요한 단어 하나!
Sternal Angle
manubrium과 body가 이루는 각을 말합니다.
정상
Pigeon
보통 사람보다 sternal angle이 커서, 가슴이 앞으로 돌출해서 전후로 넓어진 유선형 형태를
Pigeon chest 새가슴이라고 합니다.
3. Xiphoid process
검상돌기
Xiphosternal joint
내 칼을 받아라!
Xiphoid process의 모양은 다양하며, 가운데가 구멍난 경우가 많고, 두갈래로 갈라진 경우도 있습니다.
꼼짝마
Liver 앞에 놓입니다.
힉~
demi-facet for 7th costal cartilage 가 있습니다.
Sternal의 ossification(골화)의 center(중심)은 총6개 있습니다.
1개 : M
1개 : B
1개
1개
1개
1개 : X
<상식하나>
큰 흉골은 넓은 가슴을 가진 남성의 상징으로 오늘날 우리가 하는 넥타이는 강한 남성을 상징하기 위한 하나의 형식이랍니다.
개골개골~ (믿거나 말거나)
각 level은
T2
T5
T9
jugular notch : T2(lower)
sternal angle : T5(upper)
xiphosternal joint : T9
에 위치합니다.

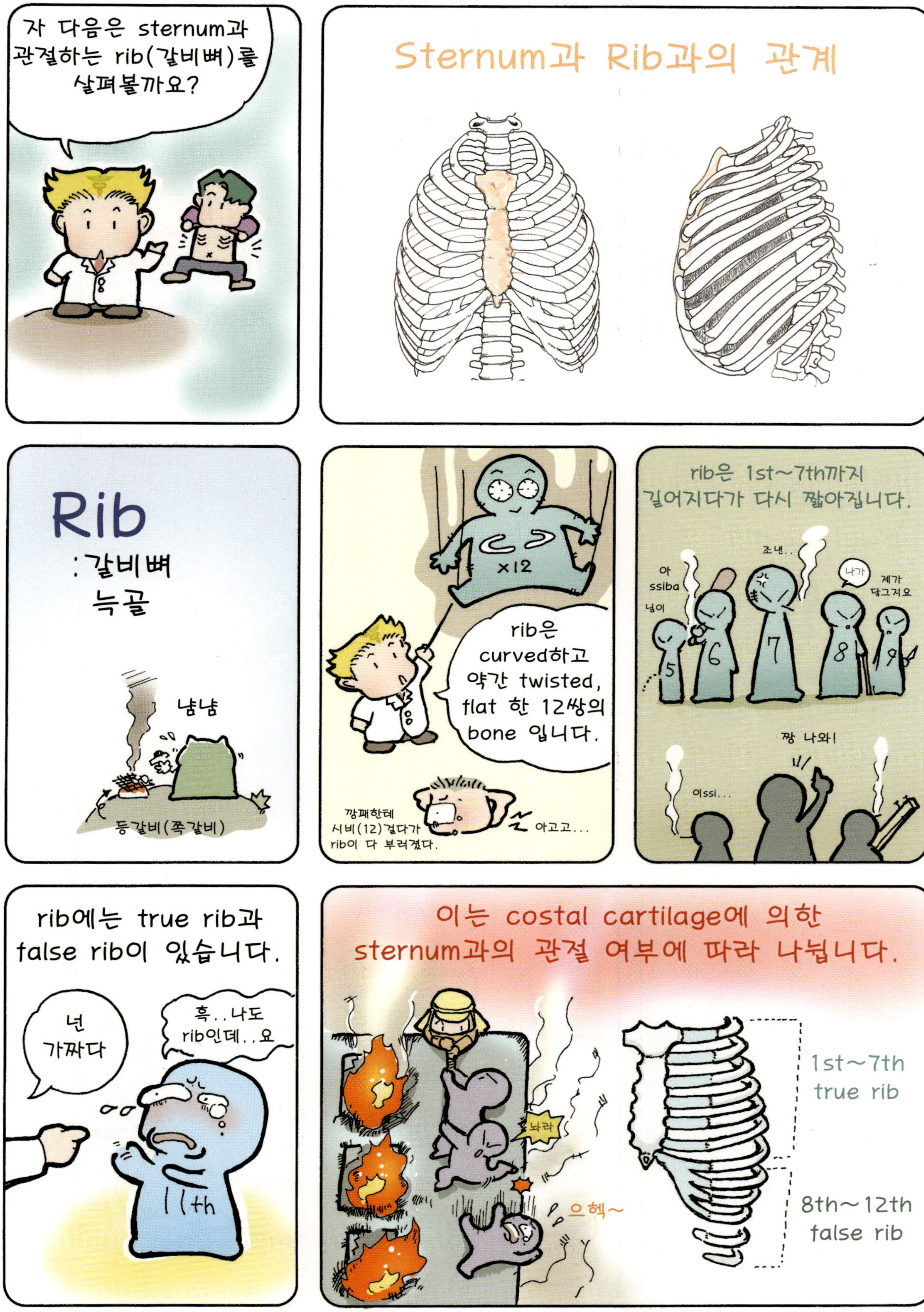
자 다음은 sternum과 관절하는 rib(갈비뼈)를 살펴볼까요?
Sternum과 Rib과의 관계
Rib
:갈비뼈
늑골
냠냠
등갈비(쪽갈비)
×12
rib은 curved하고 약간 twisted, flat 한 12쌍의 bone 입니다.
깡패한테 시비(12)걸다가 rib이 다 부러졌다.
아고고...
rib은 1st~7th까지 길어지다가 다시 짧아집니다.
아 ssiba
님이
조낸..
나가
제가 닦그지요
짱 나와!
이ssi...
rib에는 true rib과 false rib이 있습니다.
넌 가짜다
흑..나도 rib인데..요
11th
이는 costal cartilage에 의한 sternum과의 관절 여부에 따라 나뉩니다.
놔라
으헥~
1st~7th true rib
8th~12th false rib

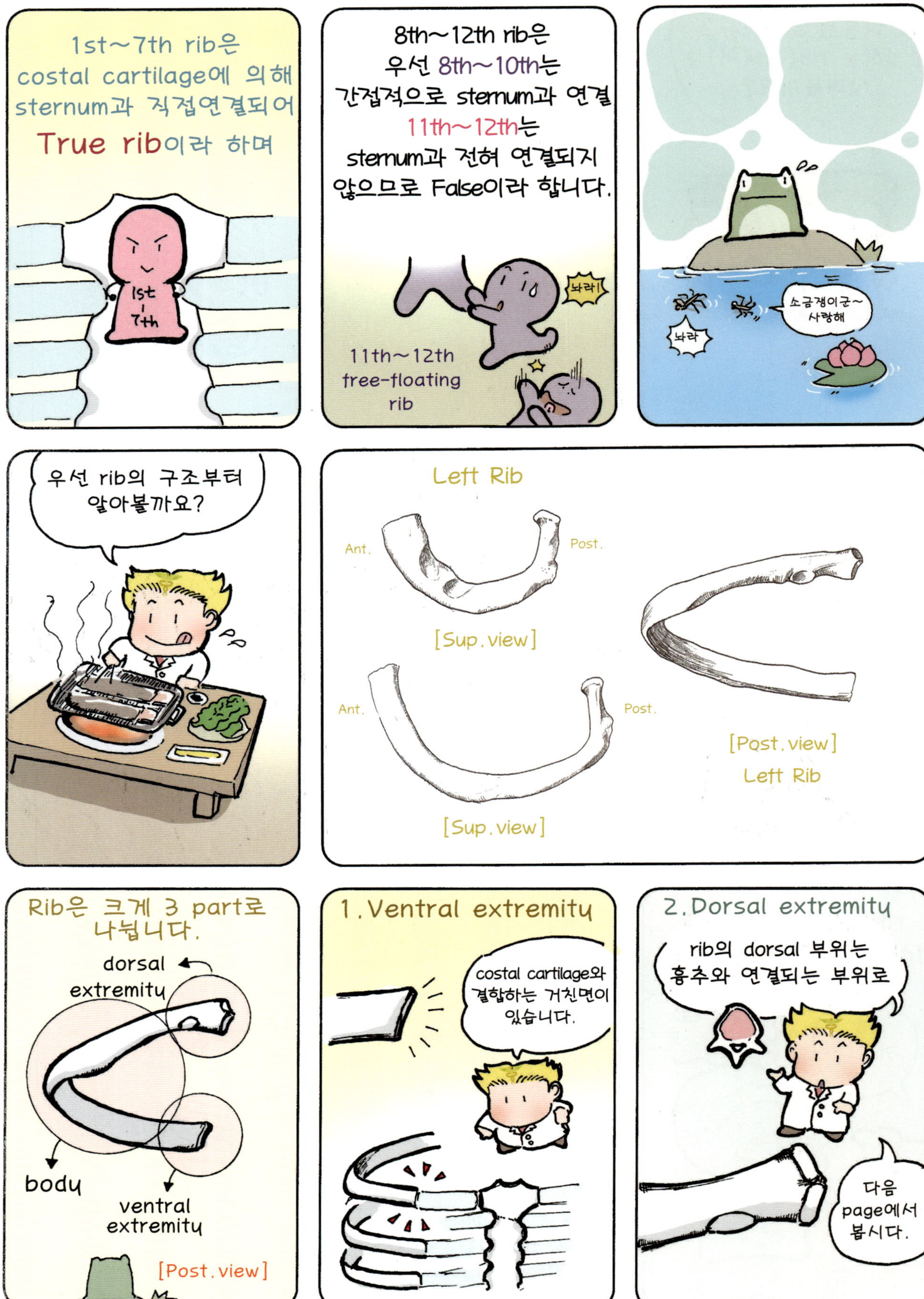
1st~7th rib은
costal cartilage에 의해
sternum과 직접연결되어
True rib이라 하며
1st
7th
8th~12th rib은
우선 8th~10th는
간접적으로 sternum과 연결
11th~12th는
sternum과 전혀 연결되지
않으므로 False이라 합니다.
놔라!
11th~12th
free-floating
rib
소금쟁이군~
사랑해
놔라
우선 rib의 구조부터
알아볼까요?
Left Rib
Ant.
Post.
[Sup. view]
Ant.
Post.
[Sup. view]
[Post. view]
Left Rib
Rib은 크게 3 part로
나뉩니다.
dorsal
extremity
body
ventral
extremity
[Post. view]
1. Ventral extremity
costal cartilage와
결합하는 거친면이
있습니다.
2. Dorsal extremity
rib의 dorsal 부위는
흉추와 연결되는 부위로
다음
page에서
봅시다.

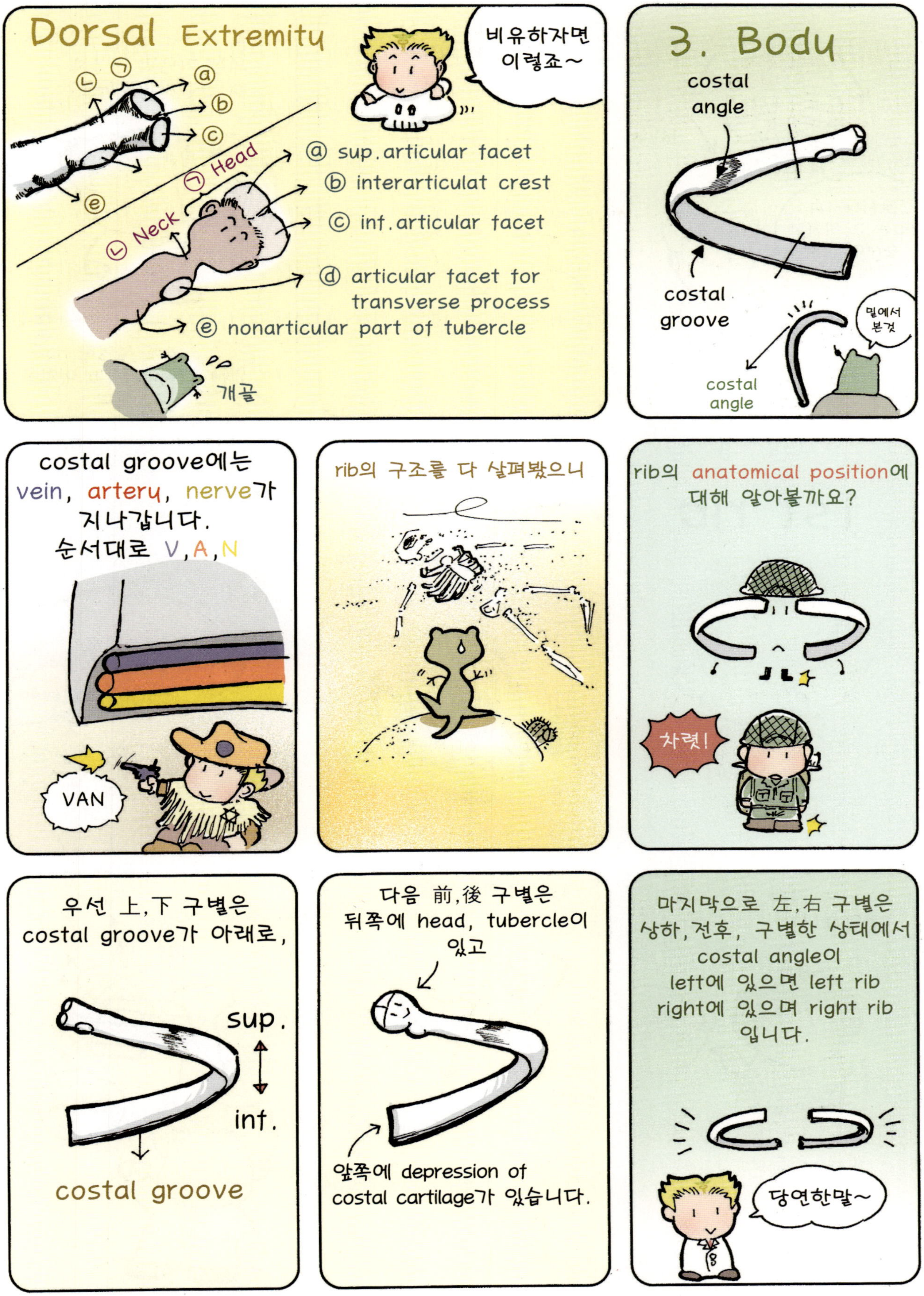

Dorsal Extremity
ⓐ ⓑ ⓒ ⓔ ㉠ ㉡
비유하자면 이렇죠~
㉠ Head
㉡ Neck
ⓐ sup.articular facet
ⓑ interarticulat crest
ⓒ inf.articular facet
ⓓ articular facet for transverse process
ⓔ nonarticular part of tubercle
개골
3. Body
costal angle
costal groove
밑에서 본것
costal angle
costal groove에는 vein, artery, nerve가 지나갑니다.
순서대로 V,A,N
VAN
rib의 구조를 다 살펴봤으니
rib의 anatomical position에 대해 알아볼까요?
차렷!
우선 上,下 구별은 costal groove가 아래로,
sup.
inf.
costal groove
다음 前,後 구별은 뒤쪽에 head, tubercle이 있고
앞쪽에 depression of costal cartilage가 있습니다.
마지막으로 左,右 구별은 상하,전후, 구별한 상태에서 costal angle이 left에 있으면 left rib right에 있으며 right rib 입니다.
당연한말~

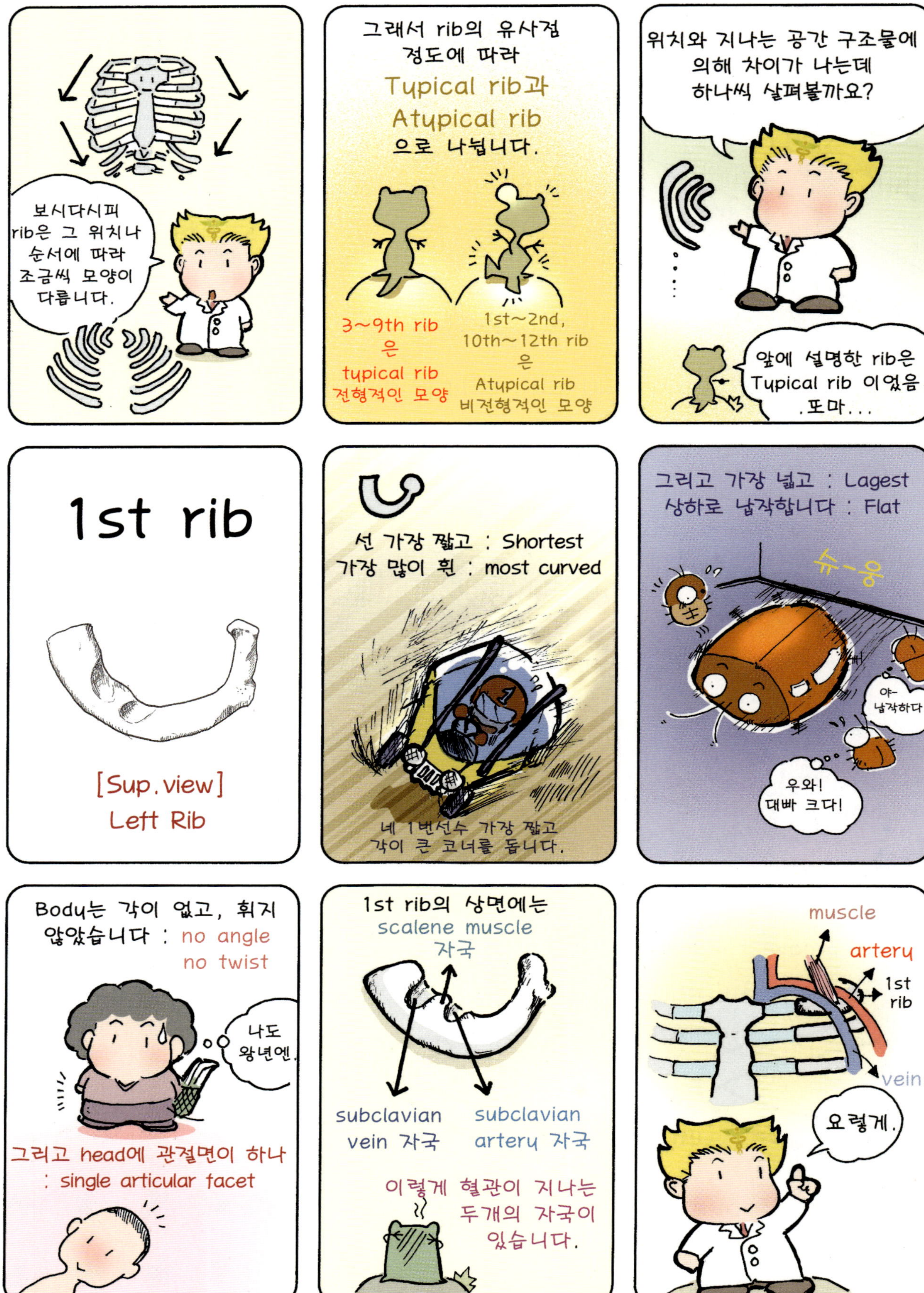
보시다시피 rib은 그 위치나 순서에 따라 조금씩 모양이 다릅니다.
그래서 rib의 유사점 정도에 따라
Typical rib과 Atypical rib 으로 나뉩니다.
3~9th rib 은 typical rib 전형적인 모양
1st~2nd, 10th~12th rib 은 Atypical rib 비전형적인 모양
위치와 지나는 공간 구조물에 의해 차이가 나는데 하나씩 살펴볼까요?
앞에 설명한 rib은 Typical rib 이었음 .포마...
1st rib
[Sup.view]
Left Rib
선 가장 짧고 : Shortest
가장 많이 휜 : most curved
네 1번선수 가장 짧고 각이 큰 코너를 돕니다.
그리고 가장 넓고 : Lagest
상하로 납작합니다 : Flat
슈-웅
야- 납작하다
우와! 대빠 크다!
Body는 각이 없고, 휘지 않았습니다 : no angle no twist
나도 왕년엔.
그리고 head에 관절면이 하나 : single articular facet
1st rib의 상면에는
scalene muscle 자국
subclavian vein 자국
subclavian artery 자국
이렇게 혈관이 지나는 두개의 자국이 있습니다.
muscle
artery
1st rib
vein
요렇게.

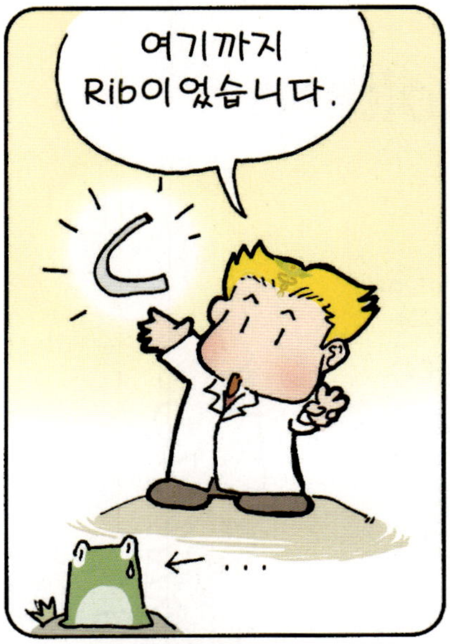
여기까지
Rib이었습니다.
...

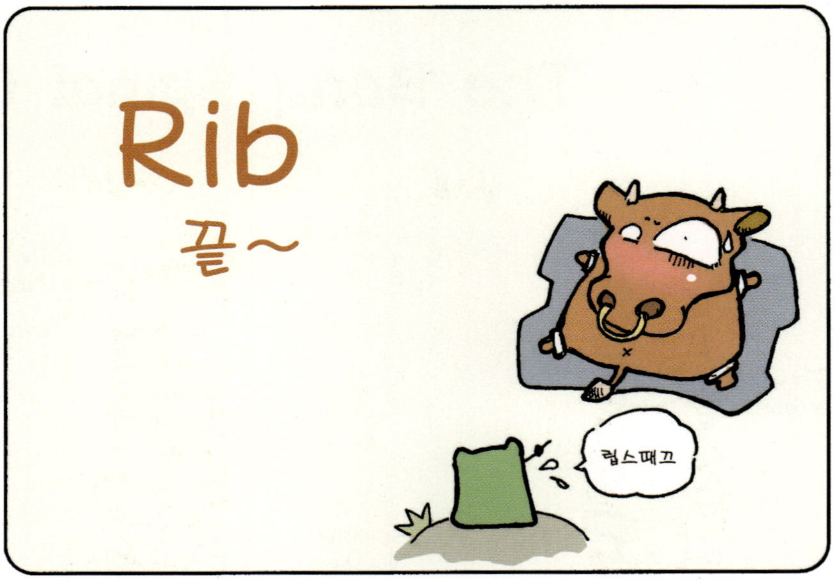
Rib
끝~
립스패끄

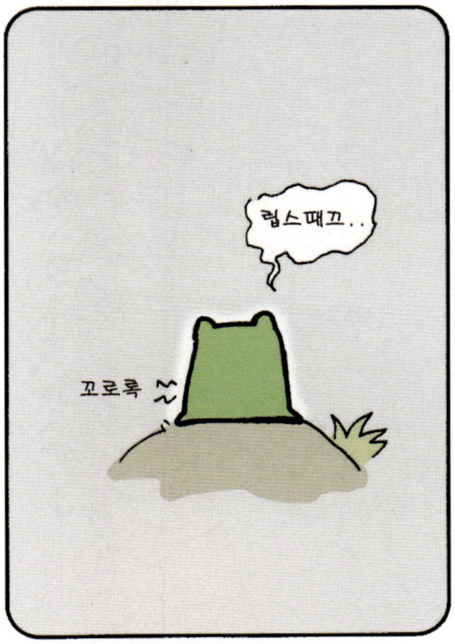
립스패끄..
꼬로록

# The Bony Spinal Column

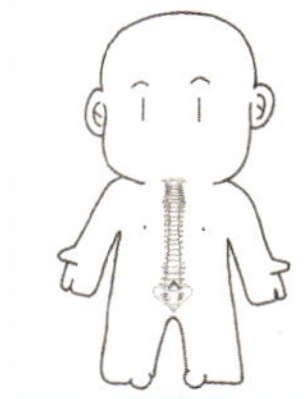

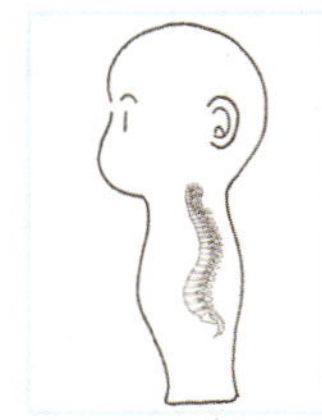

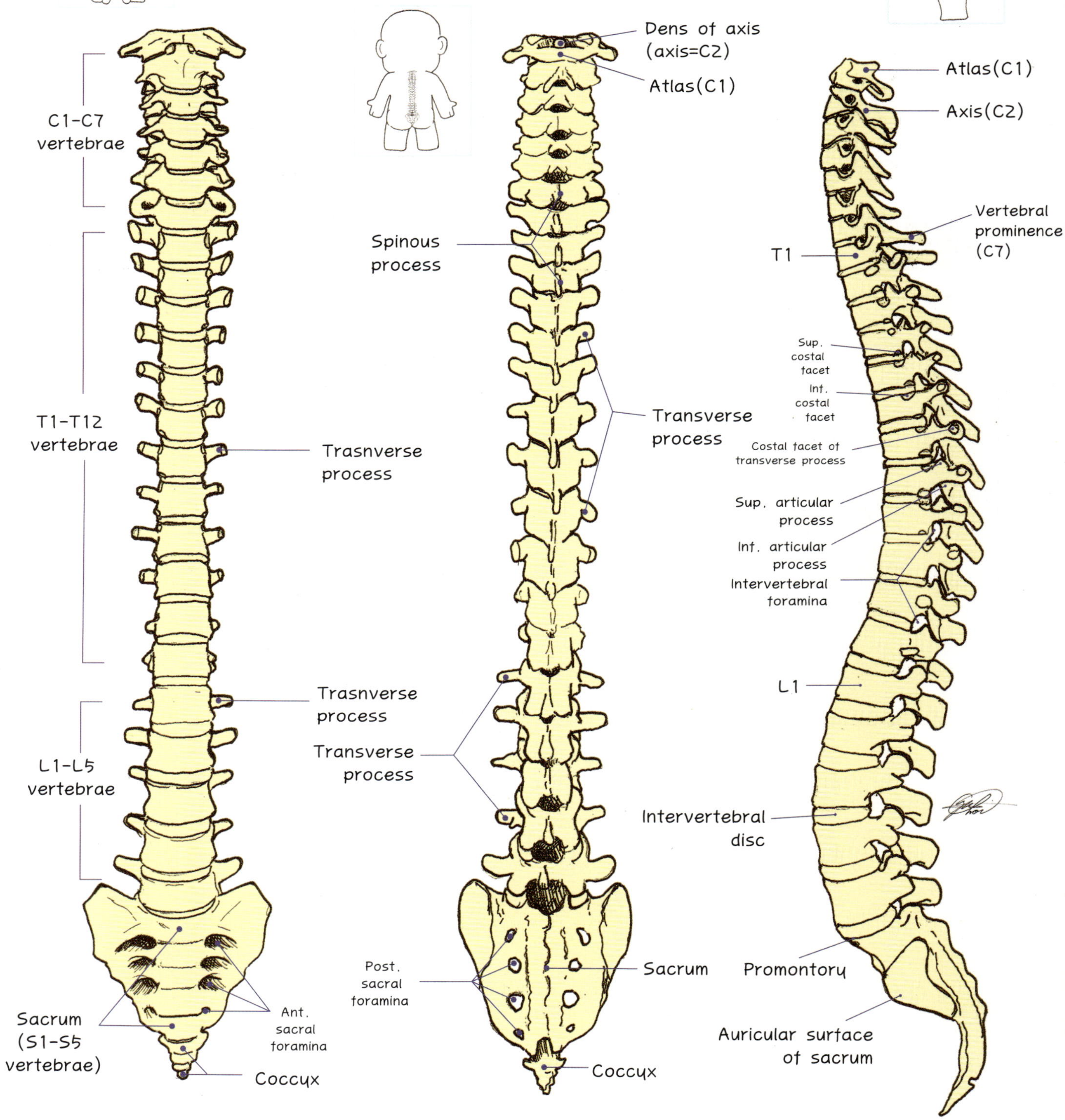


[Ant. view] [Post. view] [Left Lateral view]

# The Structure of Vertebra Typical vertebrae from different region of the spinal column

a,b 1st cervical vertebra(atlas)
c,d 2nd cervical vertebra(axis)
e,f 4th cervical vertebra
g,h 6th thoracic vertebra
l,j 4th lumbar vertebra
k,l Sacrum

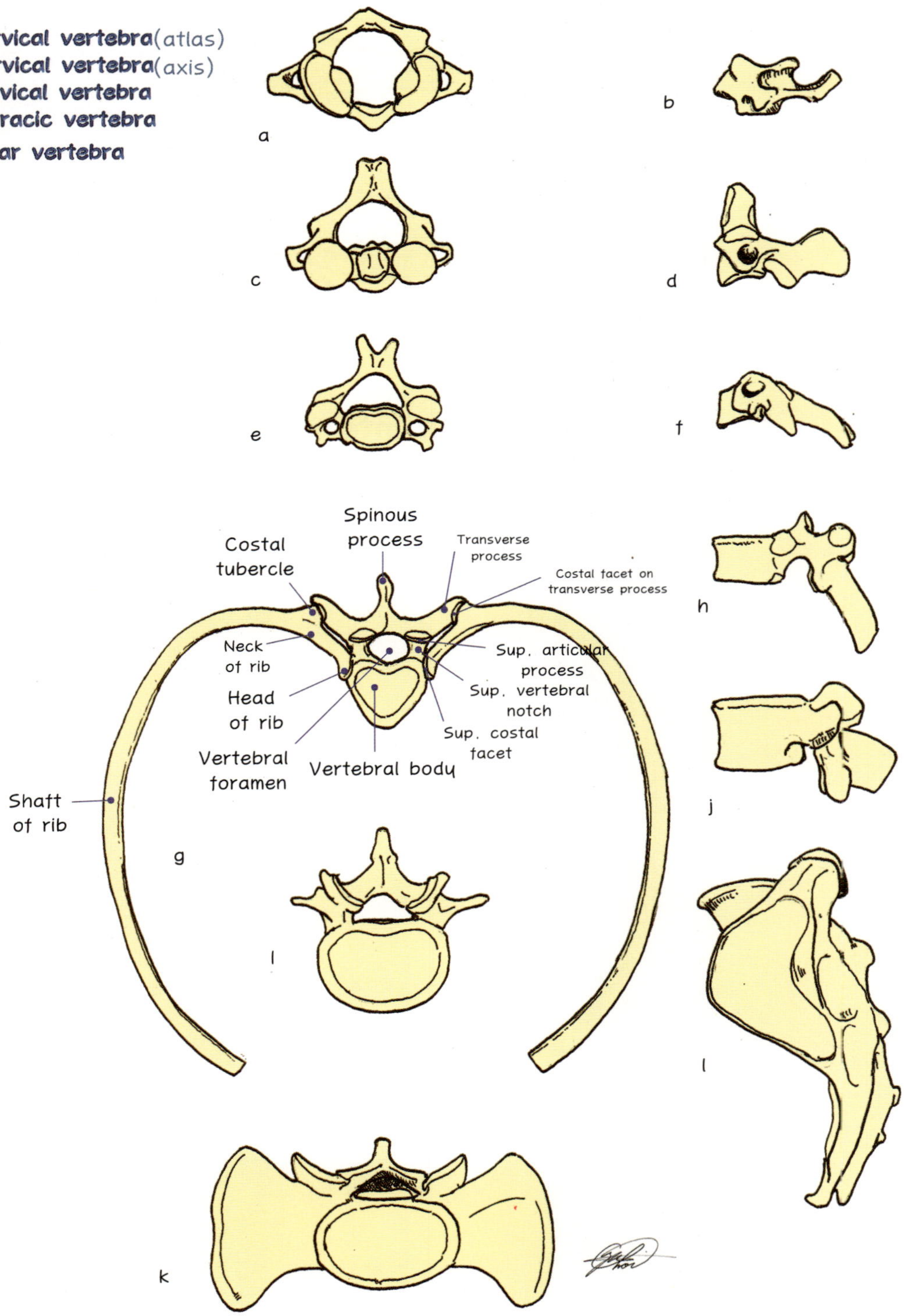

# The Intervertebral Disc

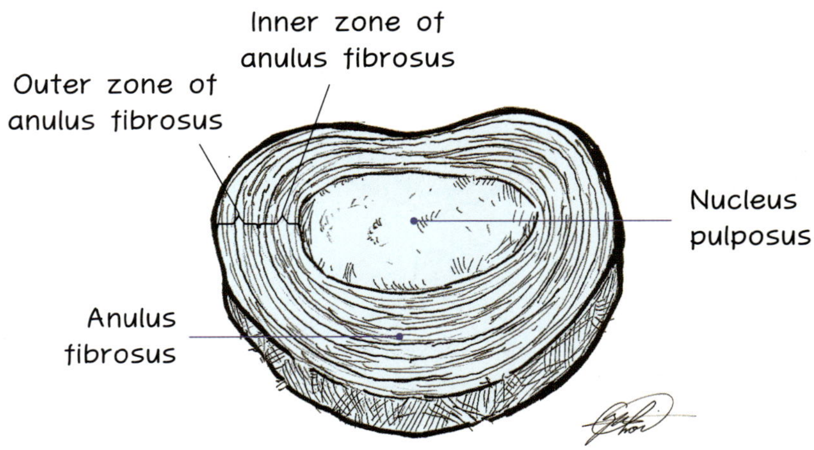


**Structure of an intervertebral disc**

Young's Cartoon of Osteology

# The Cervical Spine

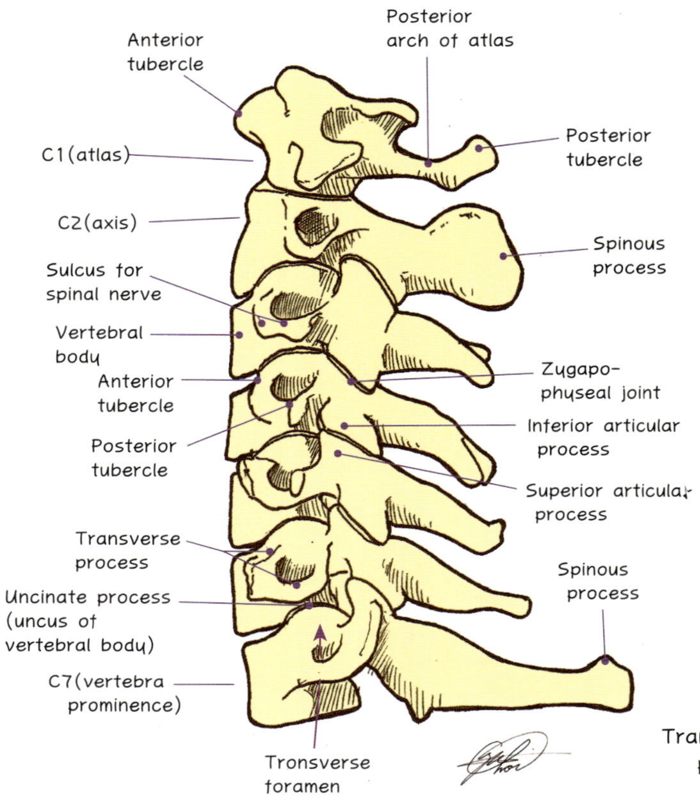


Cervical vertebrae [Left Lateral view]

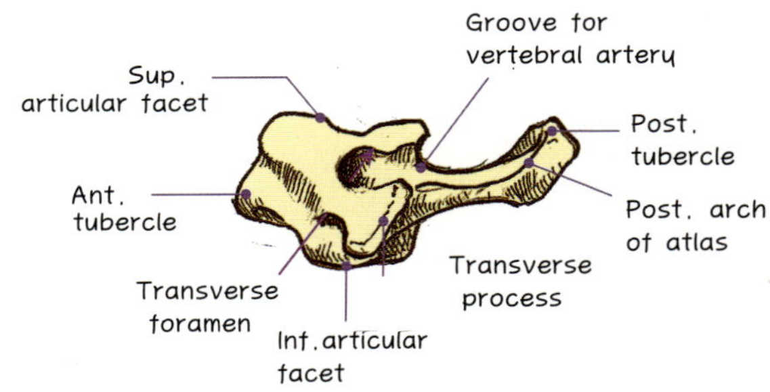


**a. 1st cervical vertebra(atlas)**

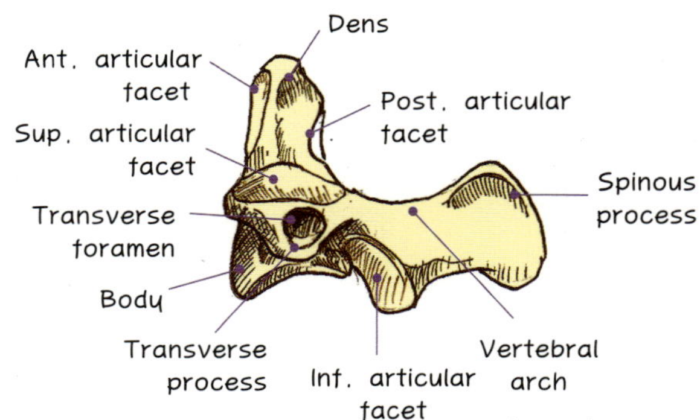


**b. 2nd cervical vertebra(axis)**

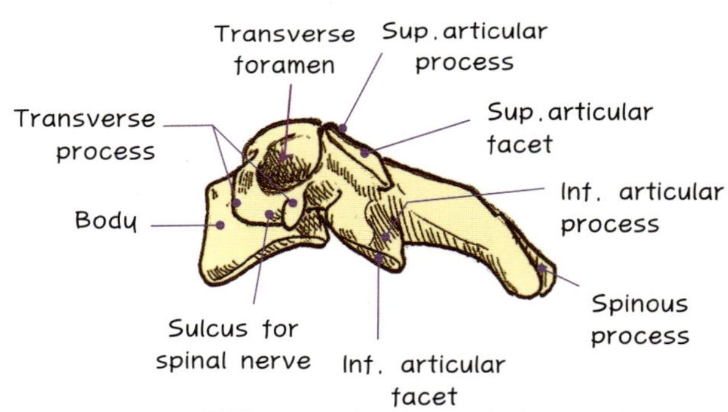


**c. 4th cervical vertebra**

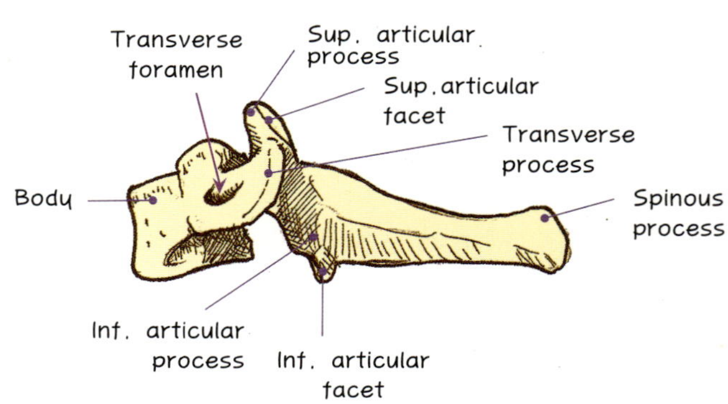


**d. 7th cervical vertebra(vertebra prominence)**

## Cervical vertebrae [Superior view]

## Cervical vertebrae [Anterior view]

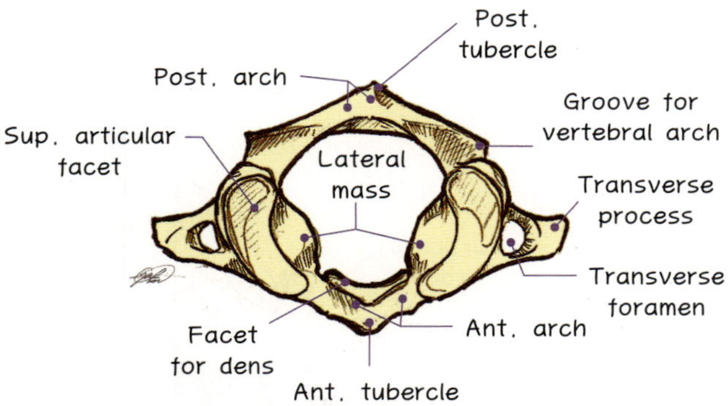


a. 1st cervical vertebra(atlas)

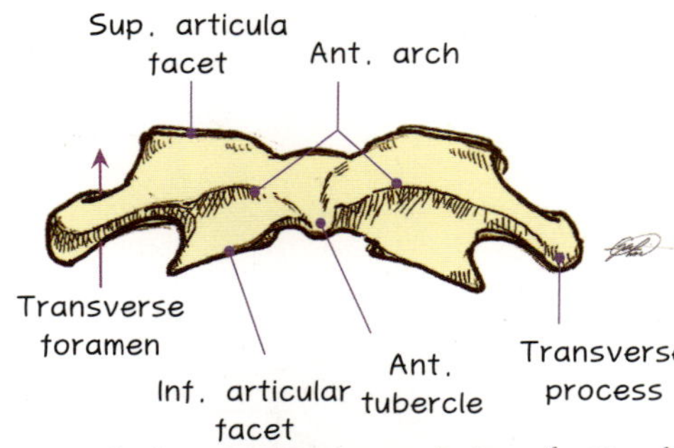


a. 1st cervical vertebra(atlas)

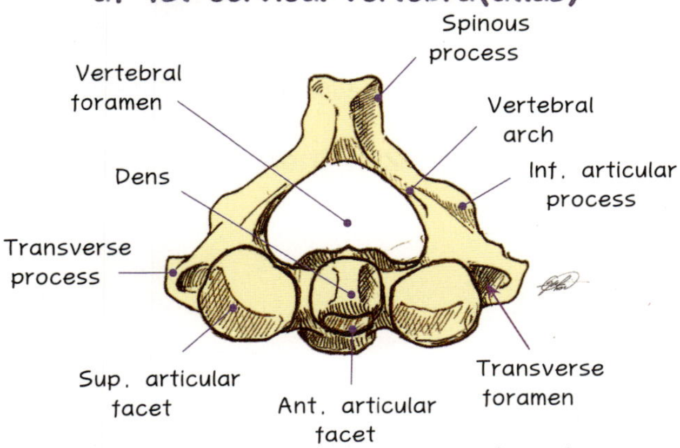


b. 2nd cervical vertebra(axis)

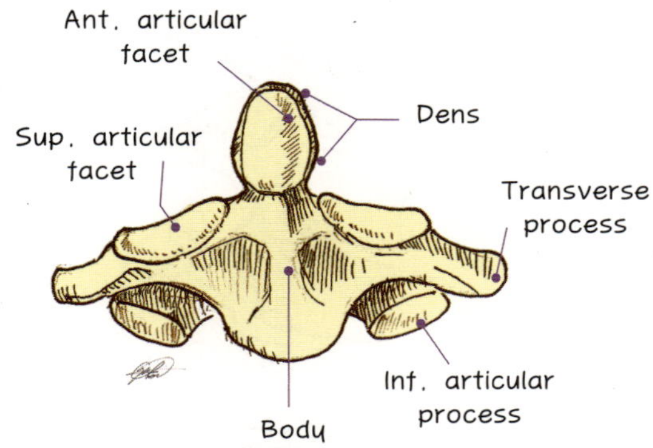


b. 2nd cervical vertebra(axis)

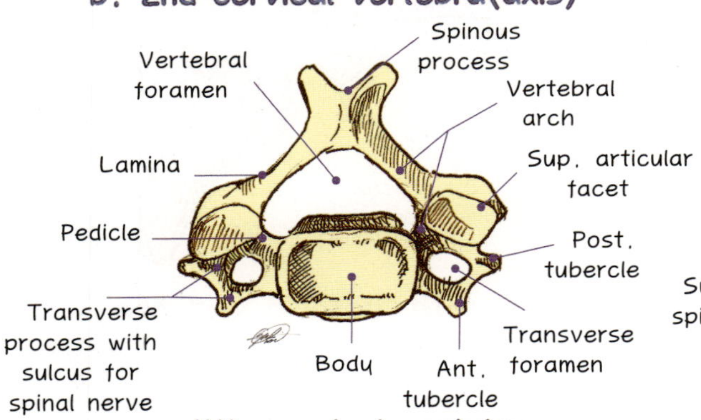


c. 4th cervical vertebra

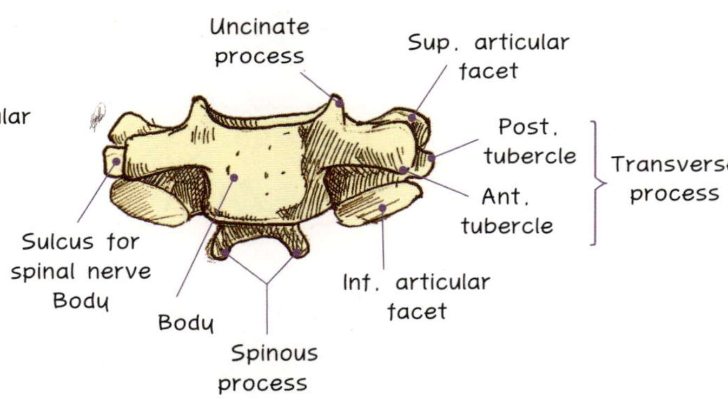


c. 4th cervical vertebra

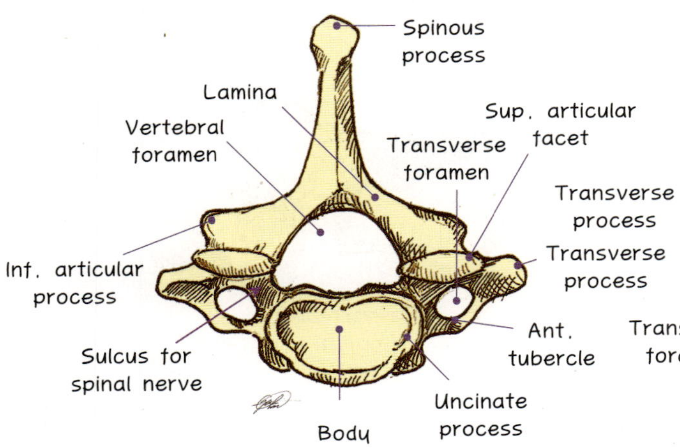


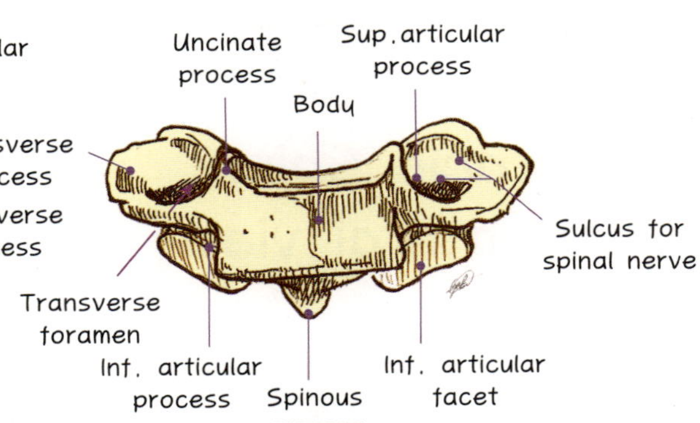


d. 7th cervical vertebra(vertebra prominence)

# The Thoracic Spine

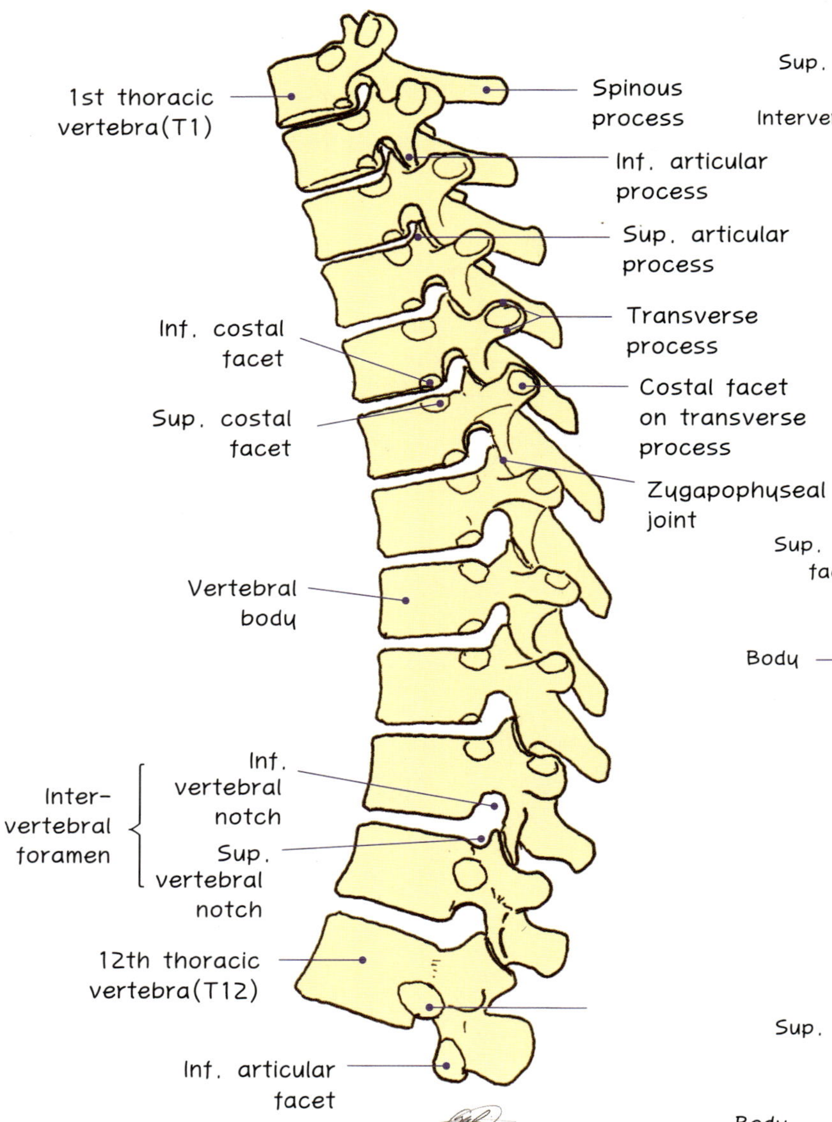


Thoracic Spine [Left Lateral view]

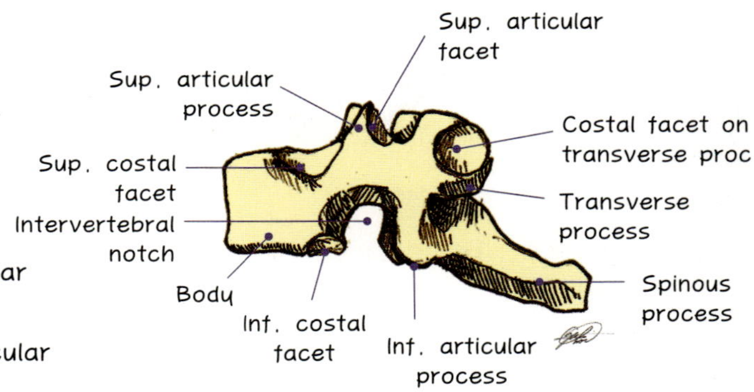


**a. 2nd thoracic vertebra**

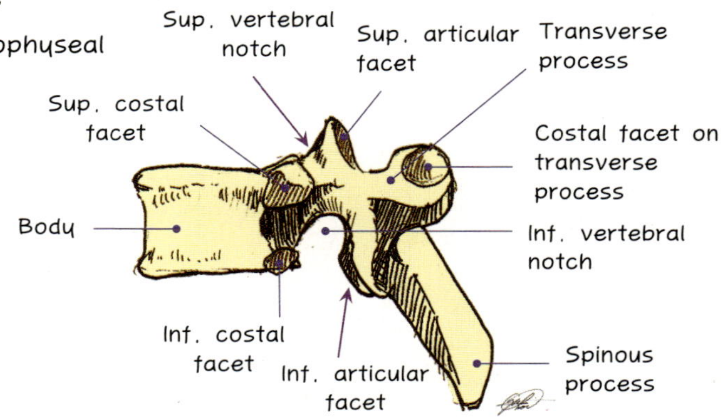


**b. 6th thoracic vertebra**

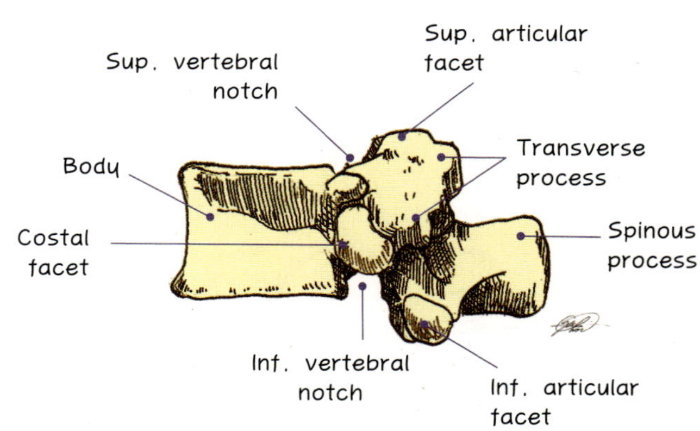


**c. 12th thoracic vertebra**

# Thoracic vertebrae [Superior view]

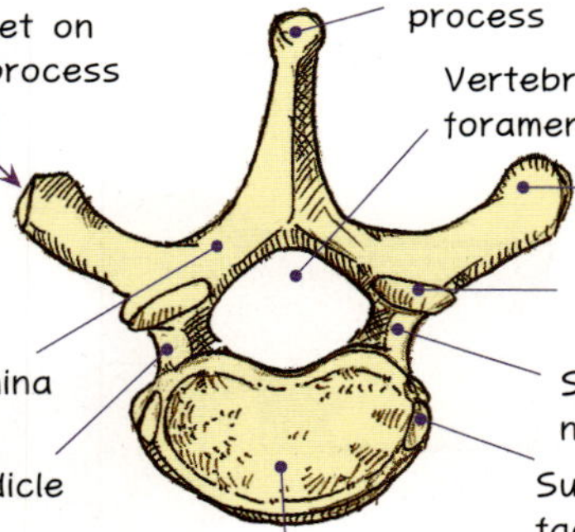


**a. 2nd thoracic vertebra**

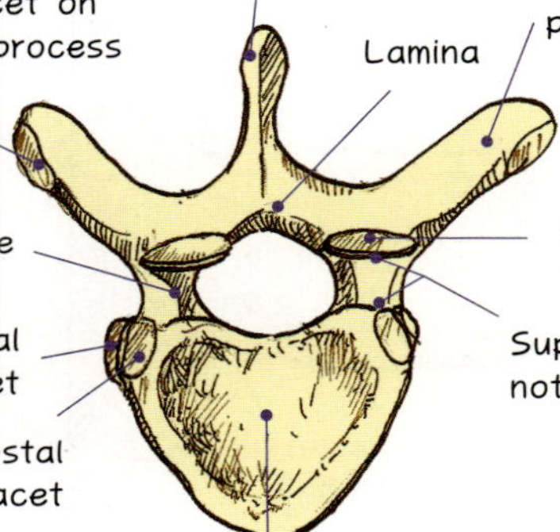


**b. 6th thoracic vertebra**

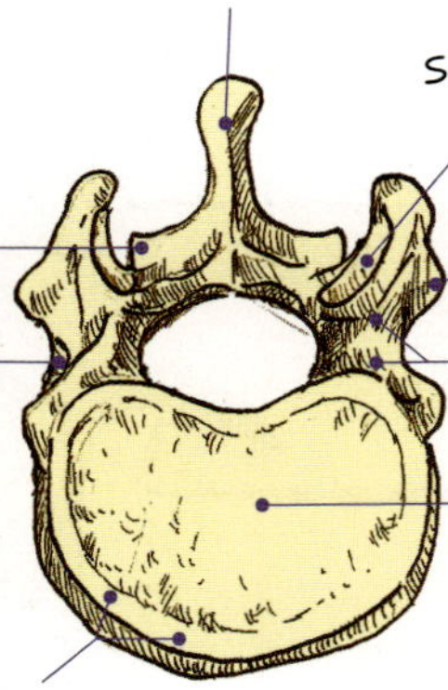


**c. 12th thoracic vertebra**

# Thoracic vertebrae [Anterior view]

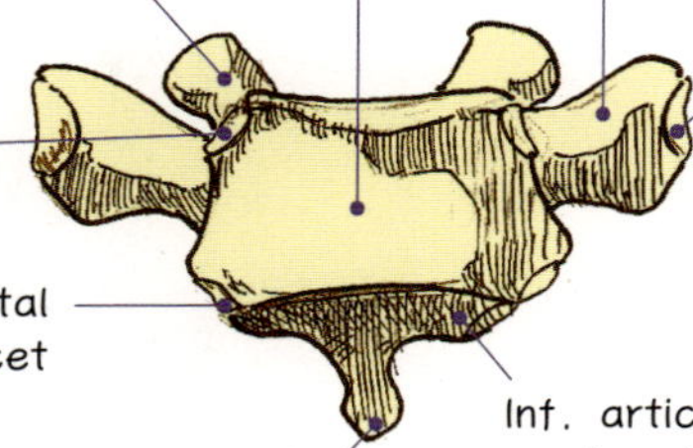


**a. 2nd thoracic vertebra**

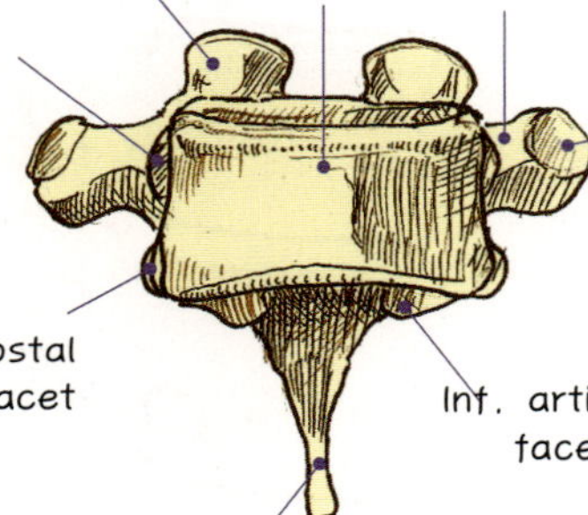


**b. 6th thoracic vertebra**

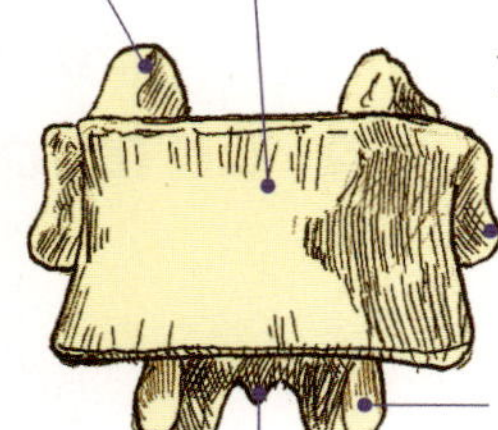


**c. 12th thoracic vertebra**

# The Lumbar Spine

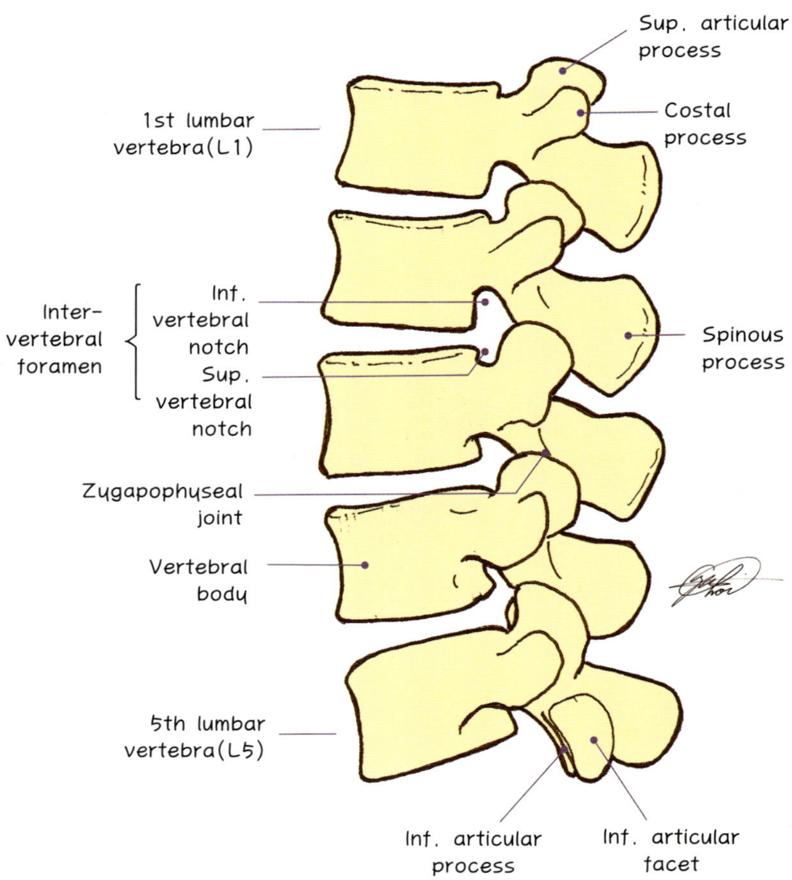


Lumbar spine
[Left Lateral view]

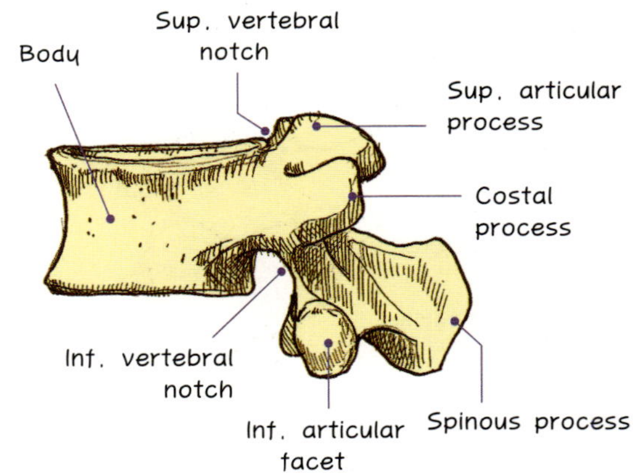


a. 2nd lumbar vertebra

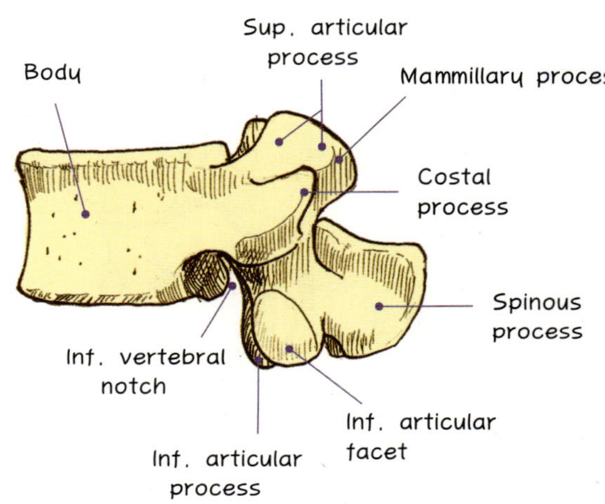


b. 4th lumbar vertebra

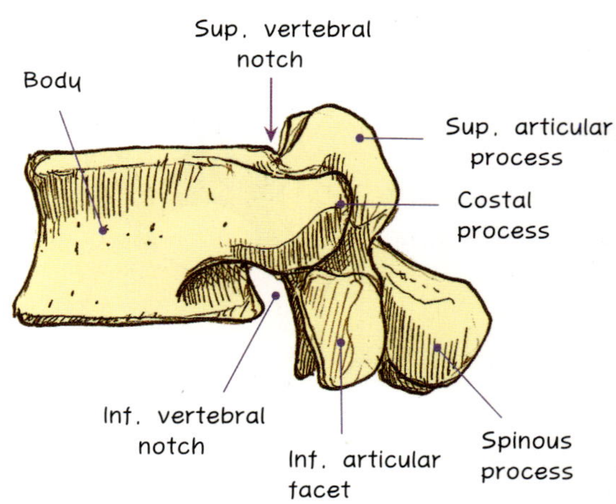


c. 5th lumbar vertebra

## Lumbar vertebrae [Superior view]

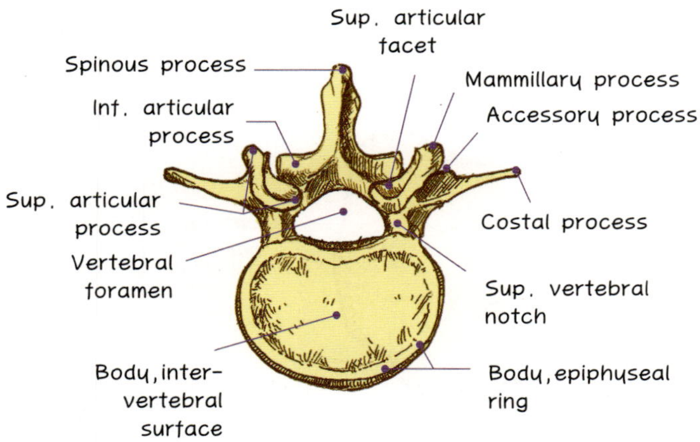


**a. 2nd lumbar vertebra**

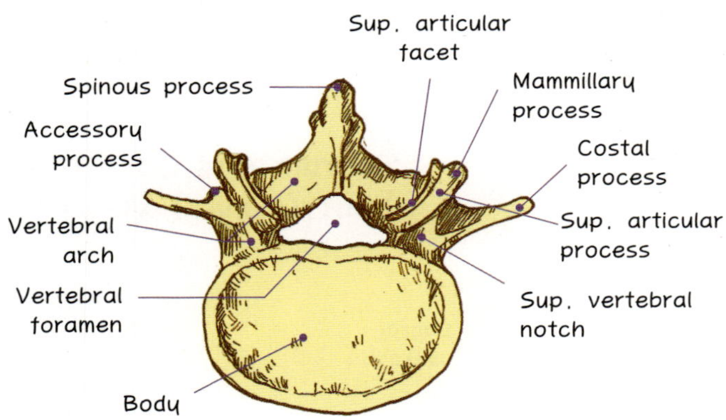


**b. 6th lumbar vertebra**

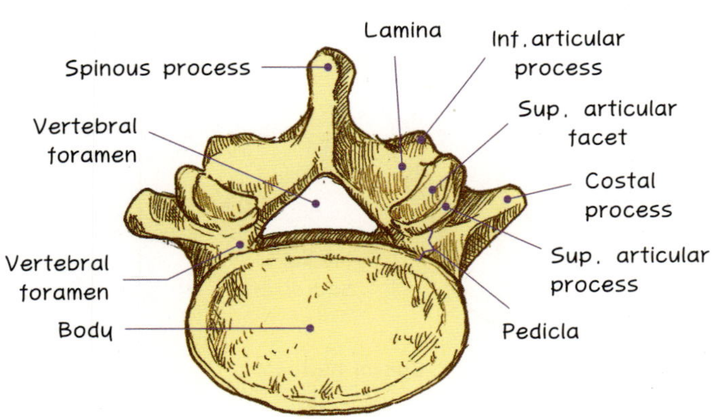


**c. 12th lumbar vertebra**

## Lumbar vertebrae [Anterior view]

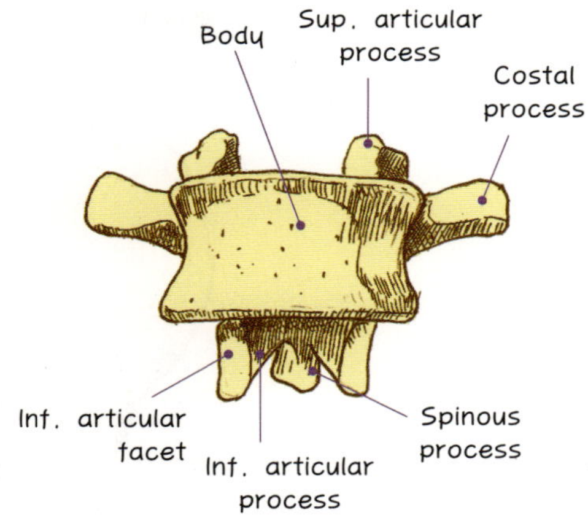


**a. 2nd lumbar vertebra**

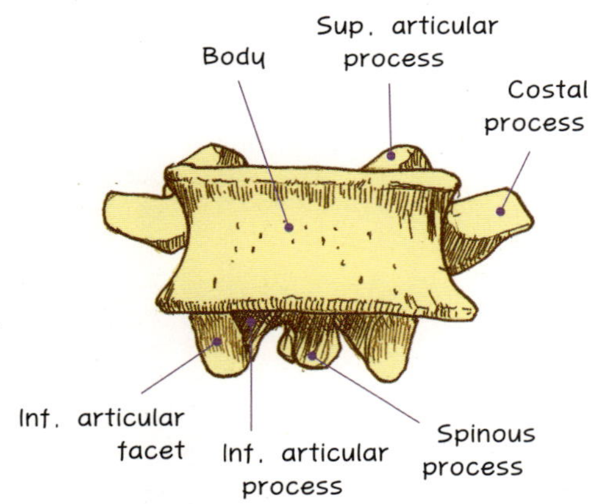


**b. 6th lumbar vertebra**

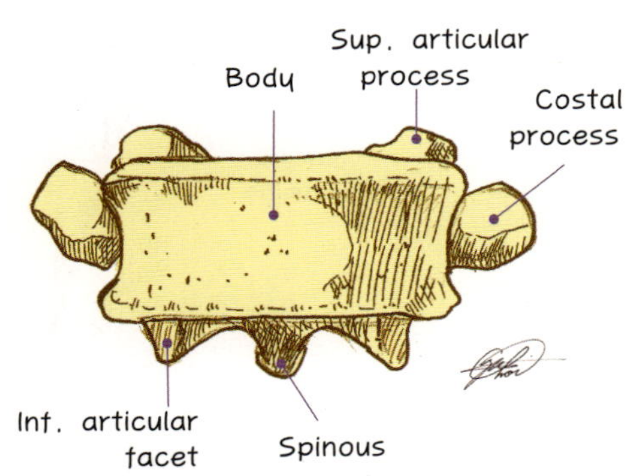


**c. 12th lumbar vertebra**

# The Sacrum and Coccyx

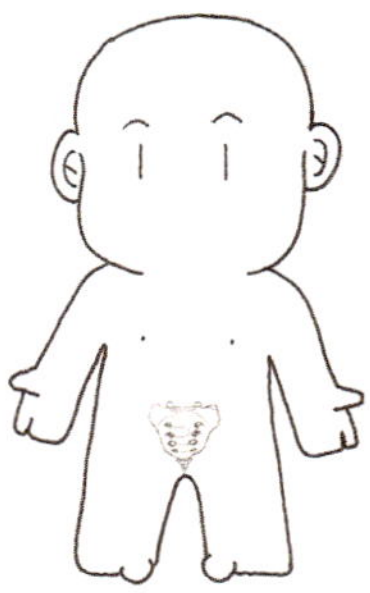
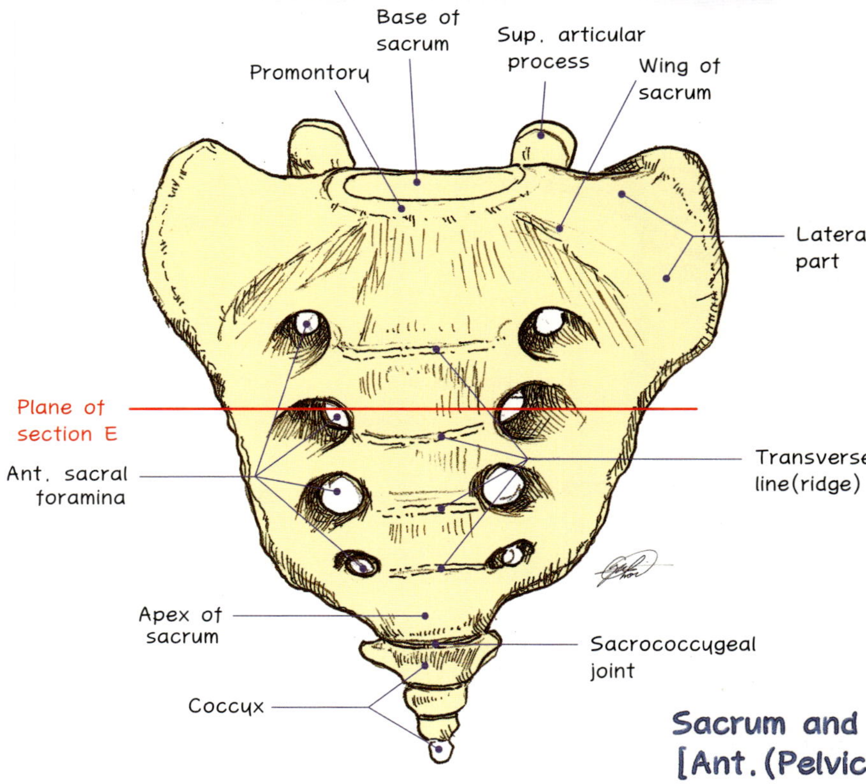


Sacrum and Coccyx
[Ant.(Pelvic) view]

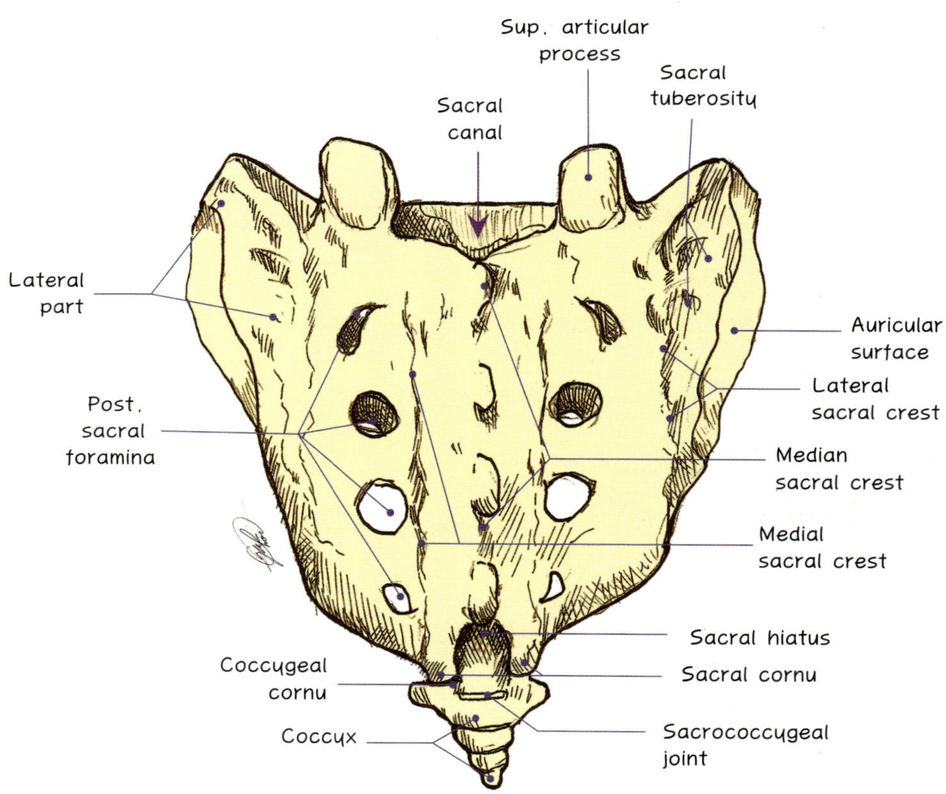
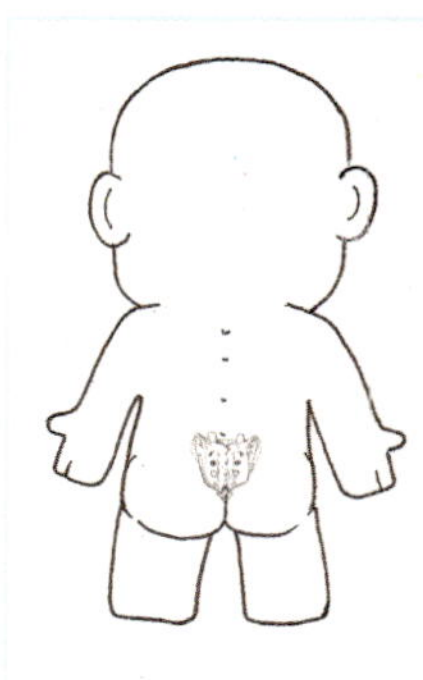


Sacrum and Coccyx
[Post.(Dorsal) view]

# The Sacrum and Coccyx

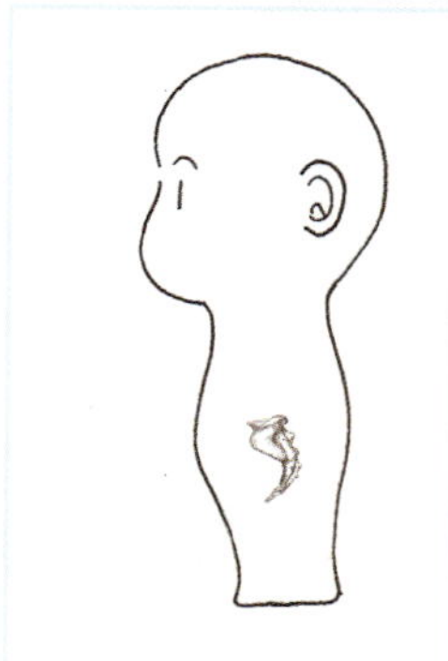

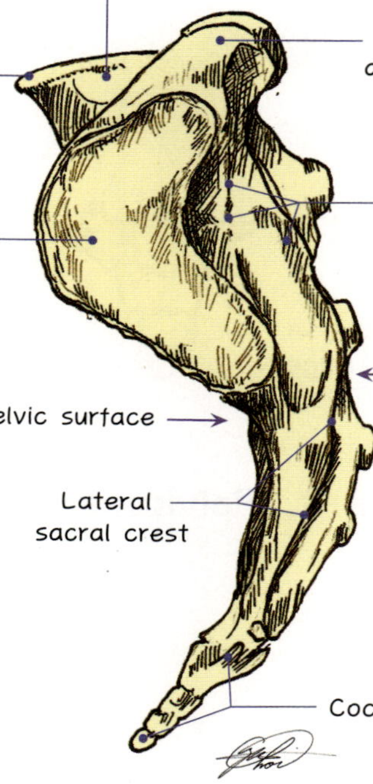


**Sacrum**
**[Left Lat. view]**

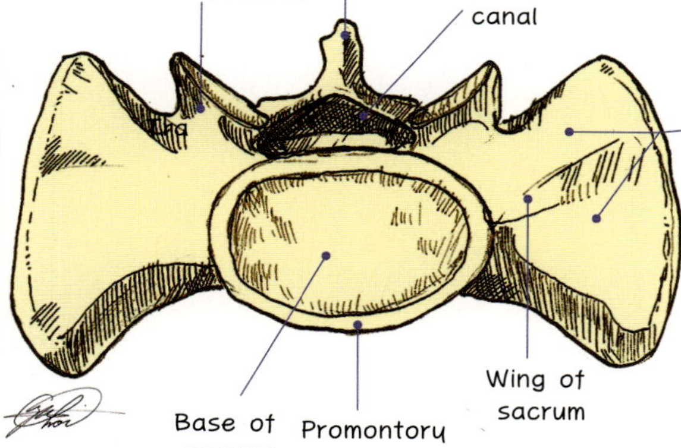


**Sacrum**
**[Sup. view]**

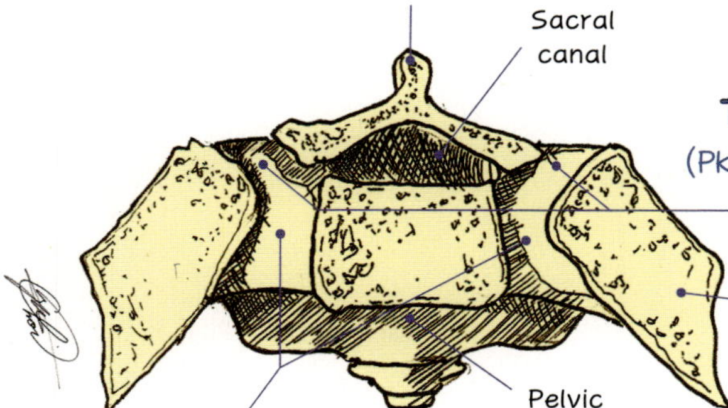


**Transverse section through the sacrum**
(Pkane of section E) **[Sup. view]**

# The Coccyx

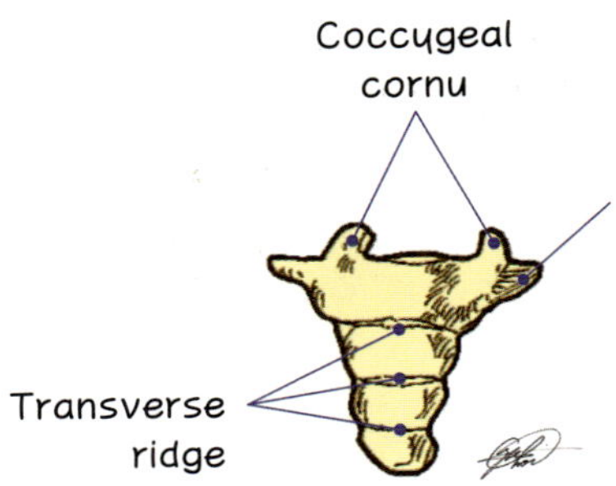


[Ant.(Pelvic) view]

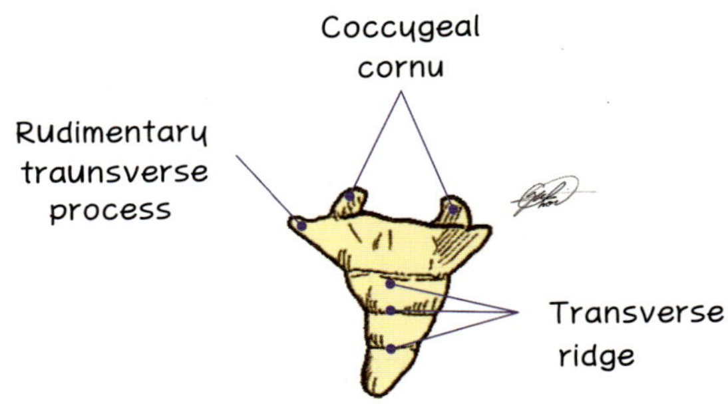


[Post.(Dorsal) view]

Young's Cartoon of Osteology

# The Skeleton of Trunk

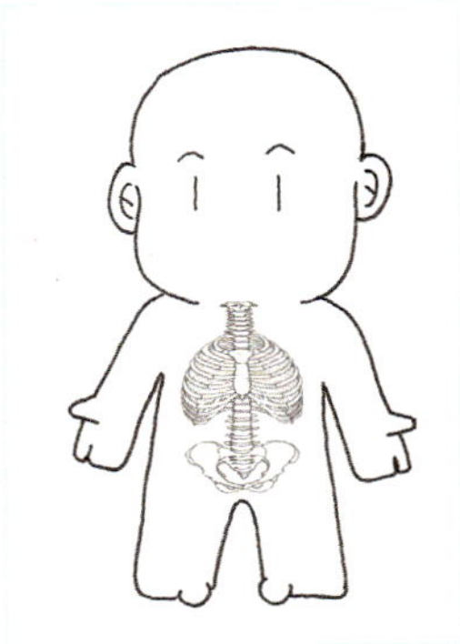

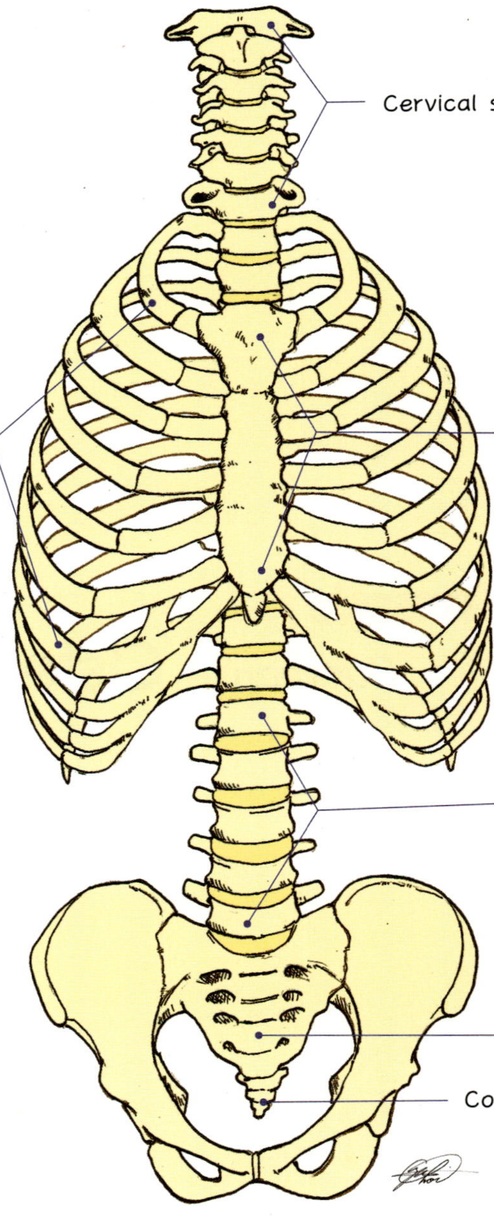


## [Anterior View]

# The Skeleton of Trunk

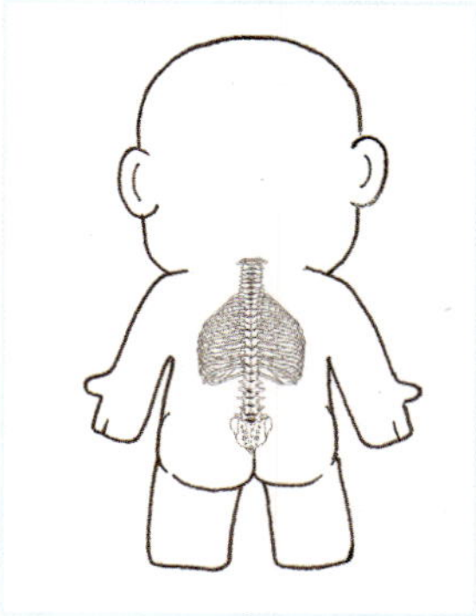

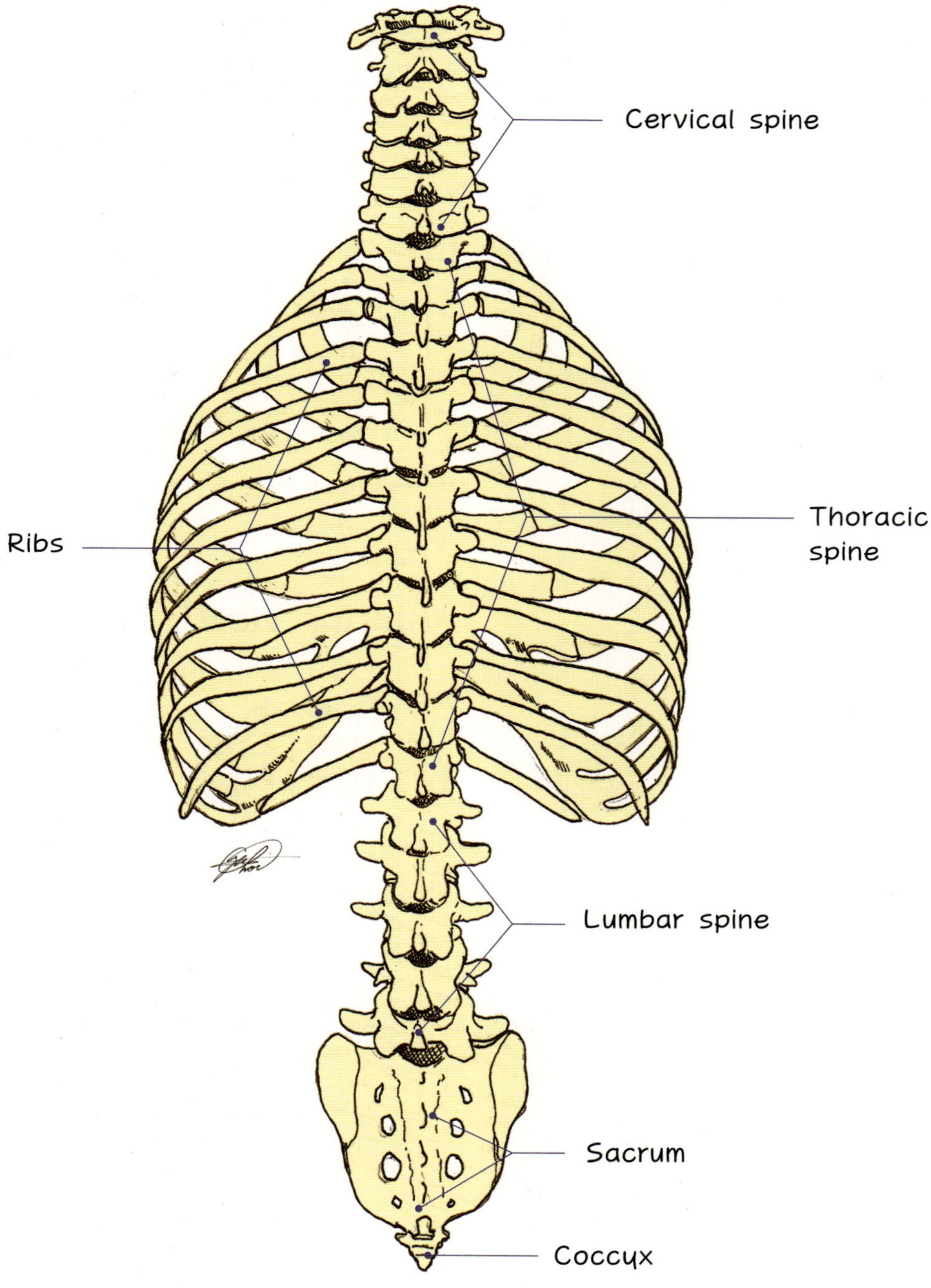


## [Posterior View]

# The Thoracic Skeleton (Thorax)

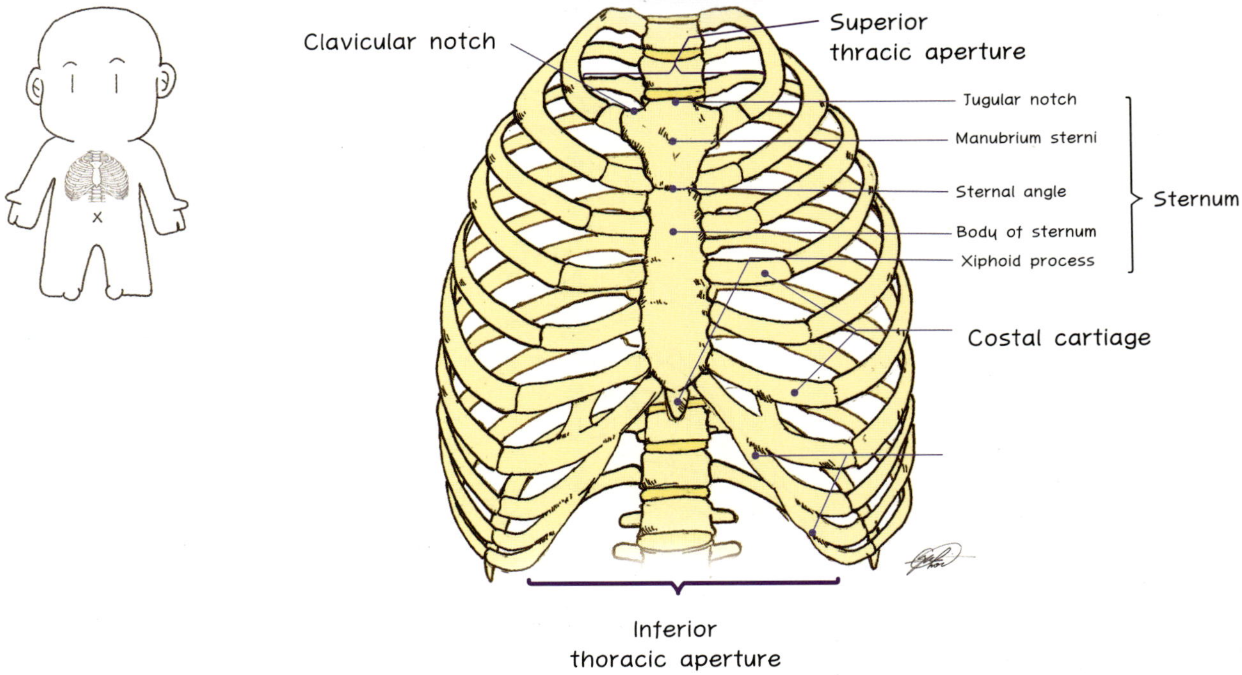


## [Anterior view]

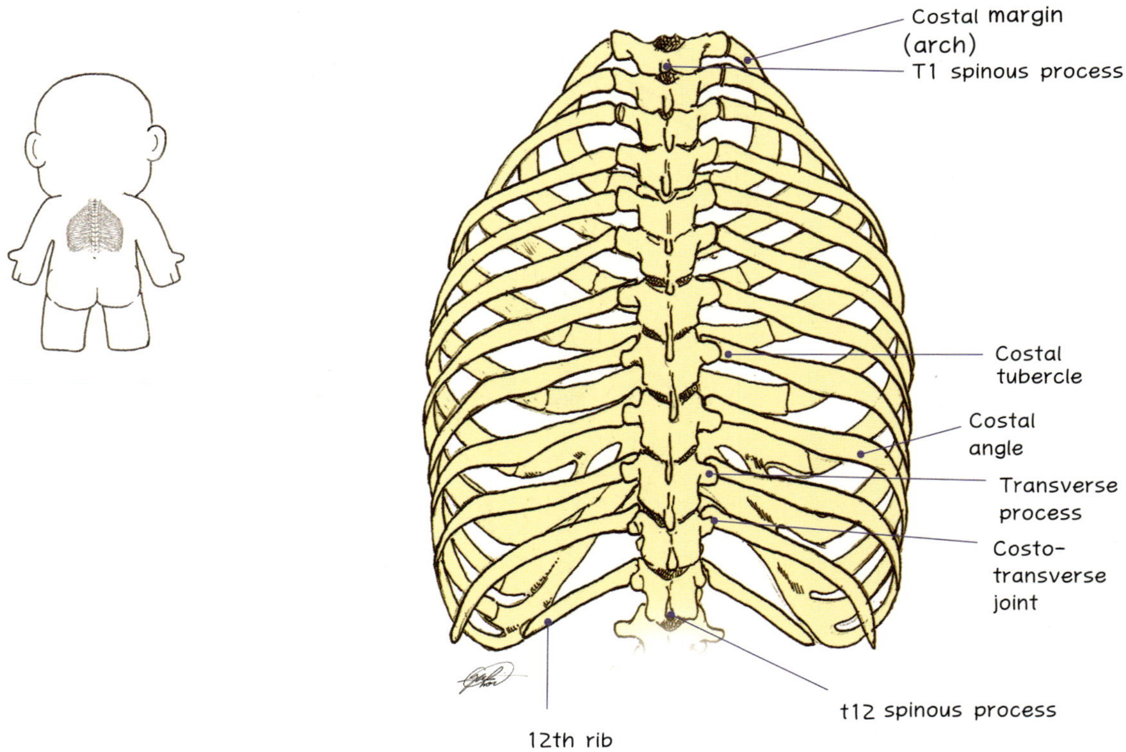


## [Posterior view]

# The Thoracic Skeleton

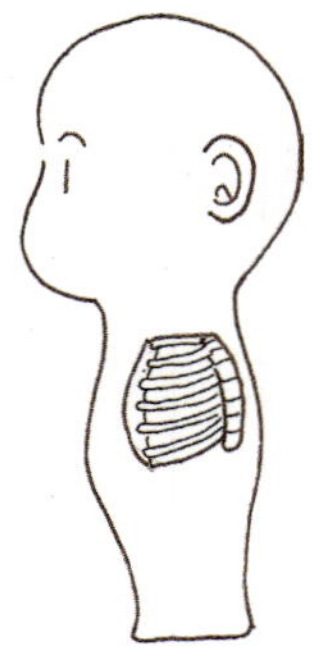

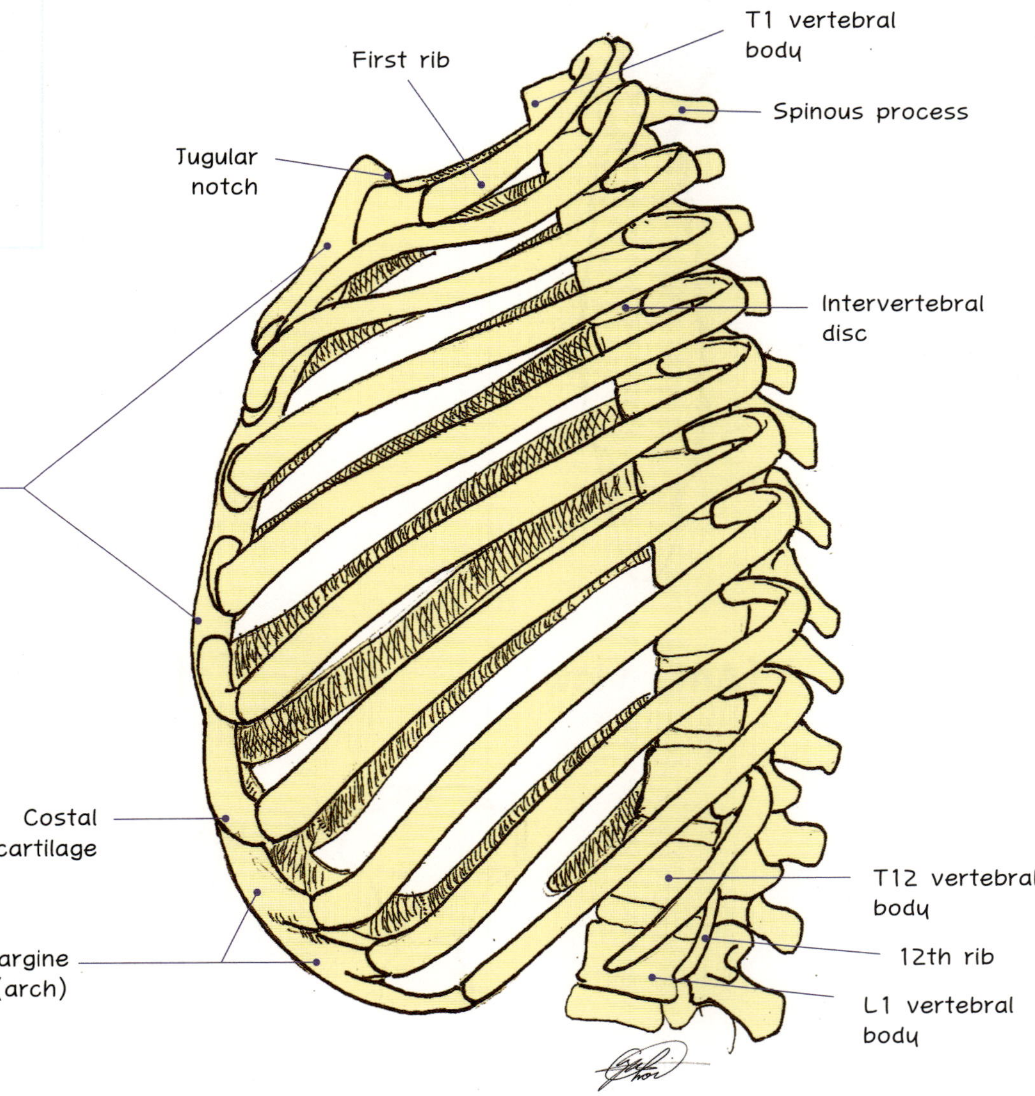


## [Left Lateral view]

# The Sternum

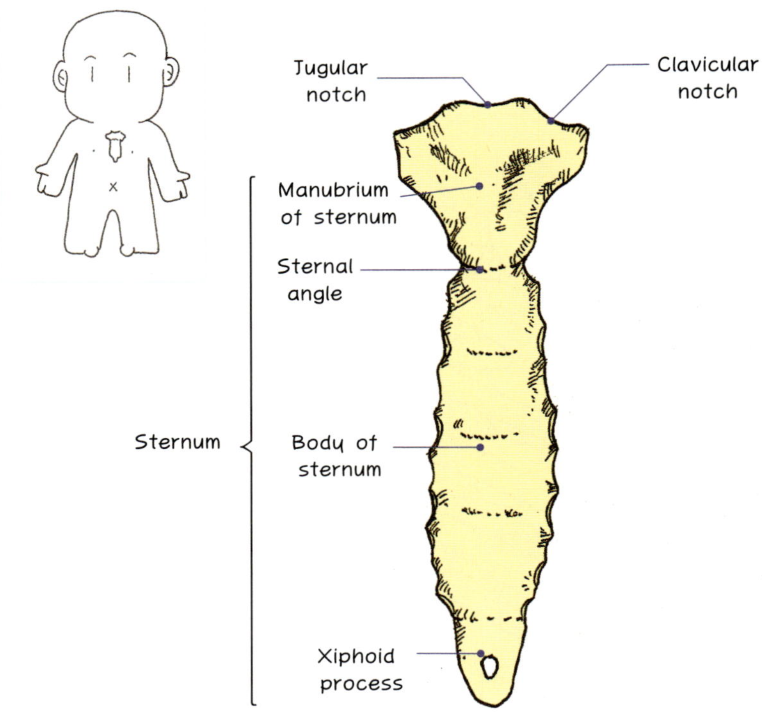


[Ant. view]

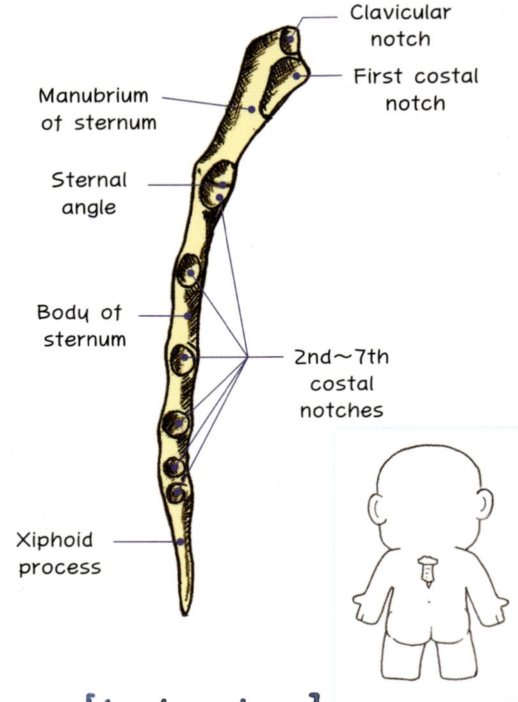


[Lat. view]

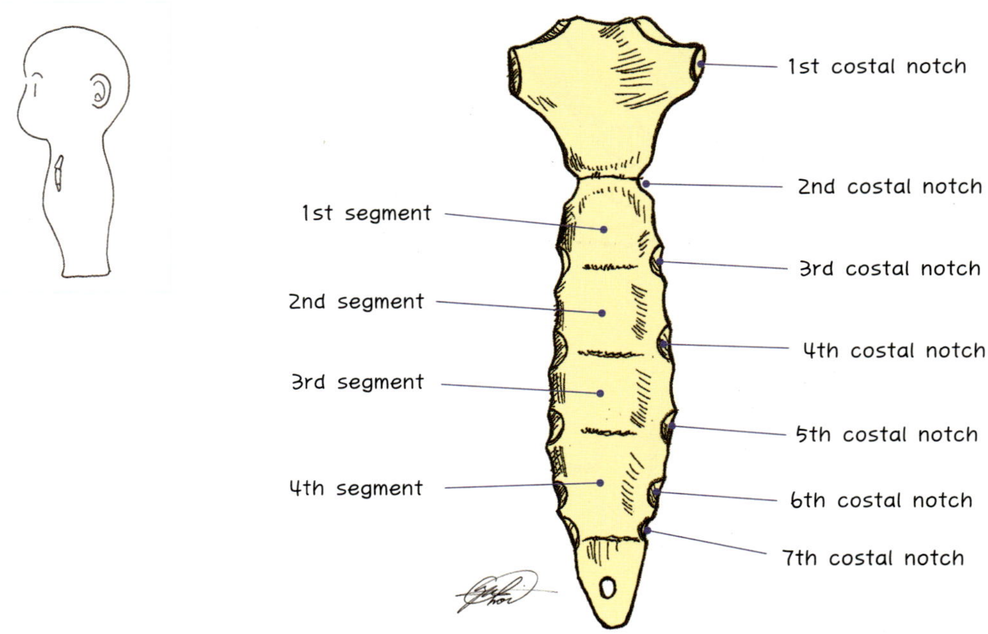


[Post. view]

# Rib 의 구조

## 일반적인 구조

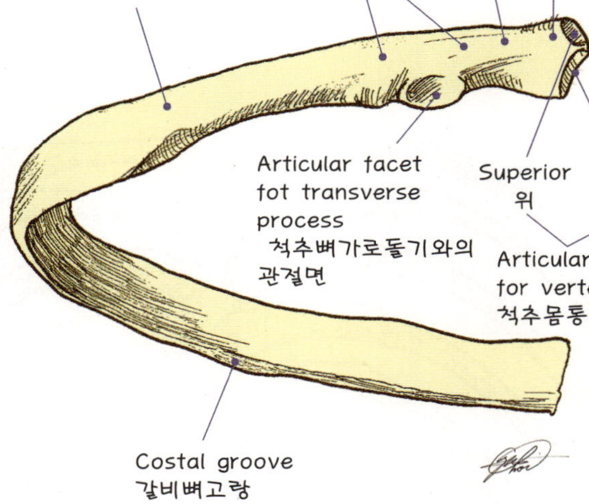


## 1st Rib
(첫 번째 늑골)

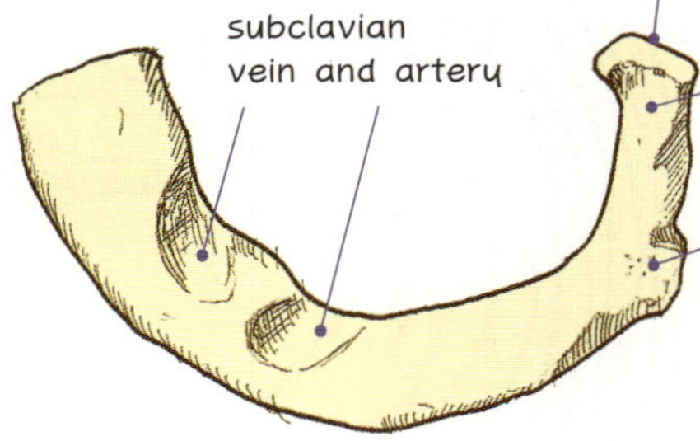


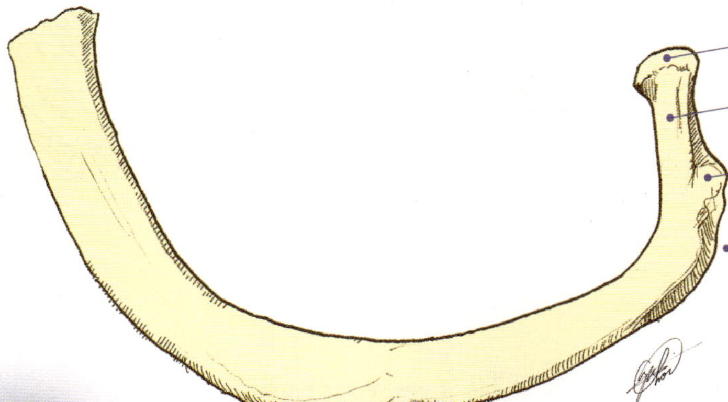


## 2nd Rib
(두번째 늑골)

# 1st~12th Rib
## (늑골 전체 펼쳐둔 모습)

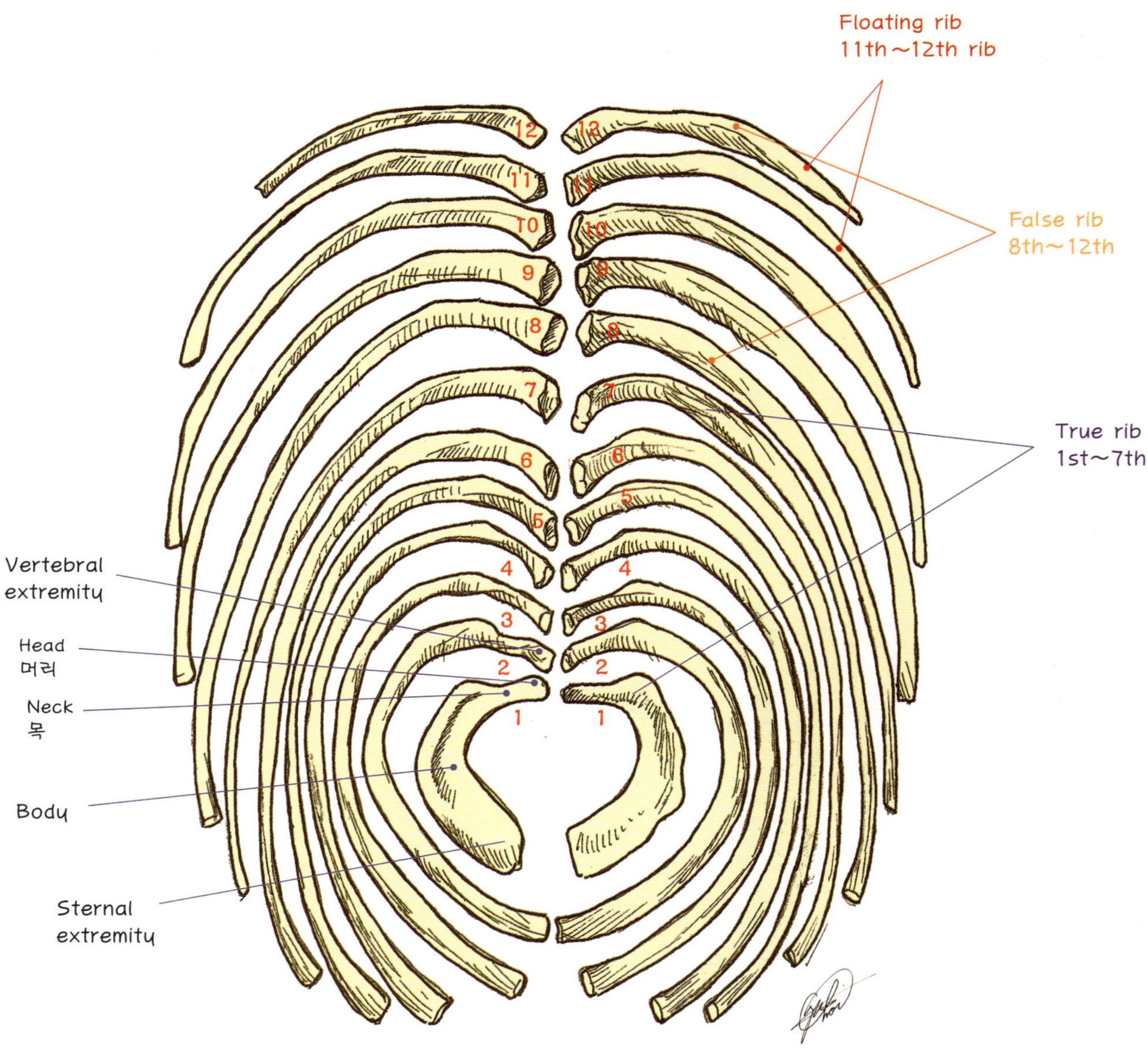


## [Superior View]

# Bones of Upper limb

: 팔뼈, 상지골(上肢骨)
: 구성 - Shoulder girdle (팔이음, 상지대)
: Scapula (어깨뼈, 견갑골), Clavicle (빗장뼈, 쇄골)

- Free upper limb (자유 상지)
  : Arm (상완, 위팔) - Humerus (위팔뼈, 상완골)
  : Forearm (전완, 아래팔 ) - Ulna (자뼈, 척골)
  - Radius (노뼈, 요골)
  : Hand (손) - Carpal bone (수근골, 손목뼈)
  Metacarpals (중수골, 손허리뼈)
  (수지골, 손가락뼈)

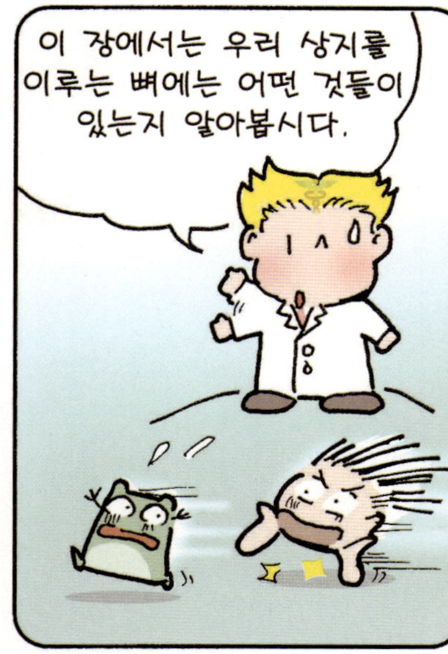
이 장에서는 우리 상지를 이루는 뼈에는 어떤 것들이 있는지 알아봅시다.

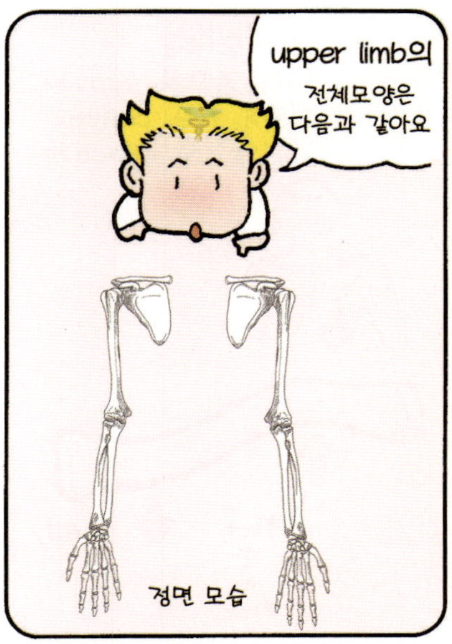
upper limb의 전체모양은 다음과 같아요
정면 모습

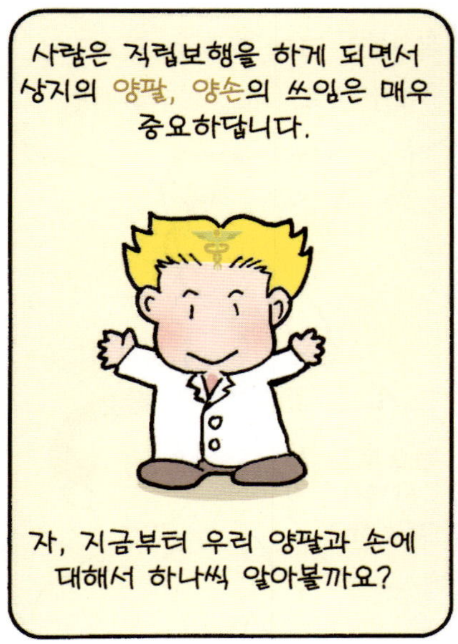
사람은 직립보행을 하게 되면서 상지의 양팔, 양손의 쓰임은 매우 중요하답니다.
자, 지금부터 우리 양팔과 손에 대해서 하나씩 알아볼까요?

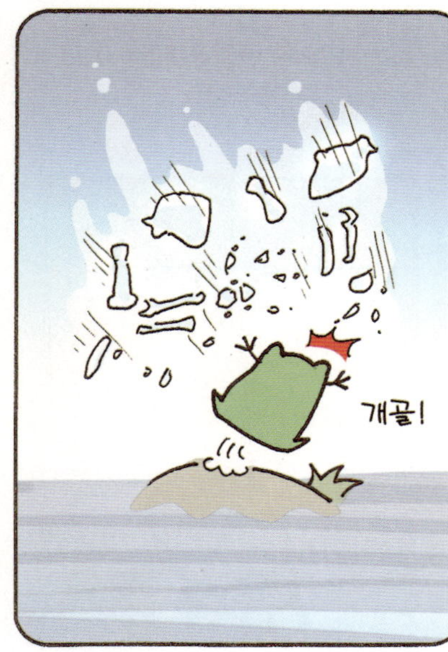
개골!

## Shoulder Girdle

Clavicle(빗장뼈, 쇄골)

Scapula(어깨뼈, 견갑골)

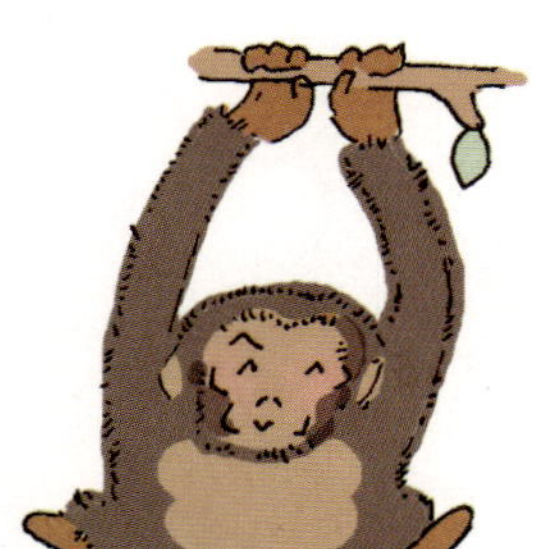

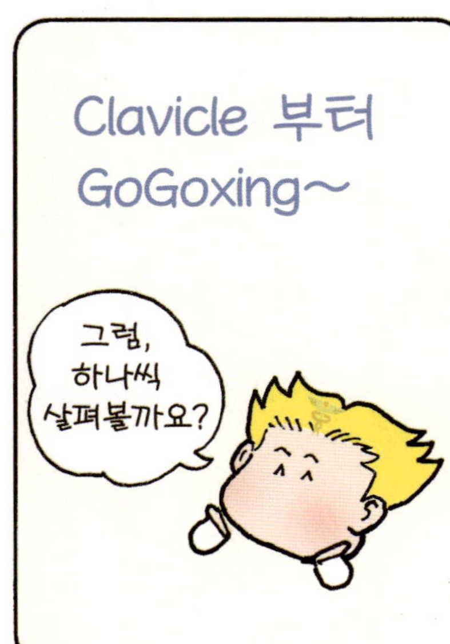
Clavicle 부터 GoGoxing~
그럼, 하나씩 살펴볼까요?

# Clavicle

: 쇄골(鎖骨)
빗장뼈

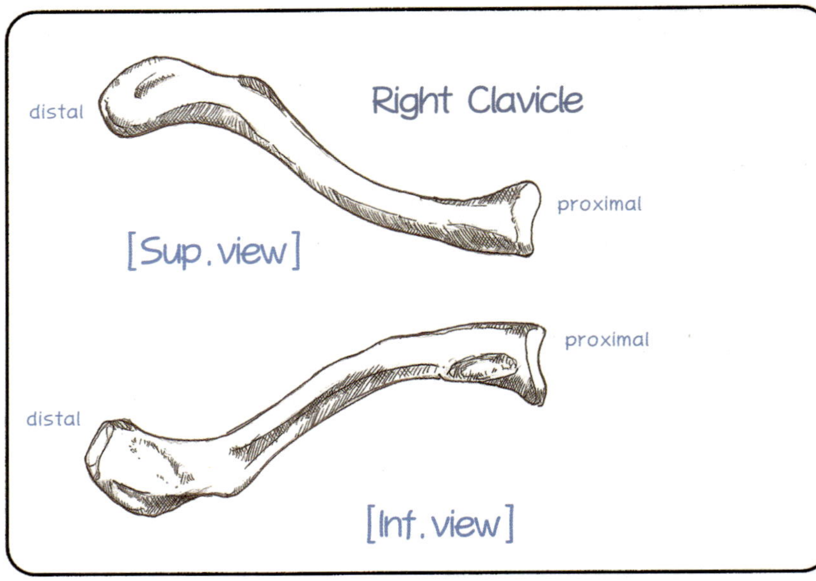
Right Clavicle
distal
proximal
[Sup. view]
proximal
distal
[Inf. view]

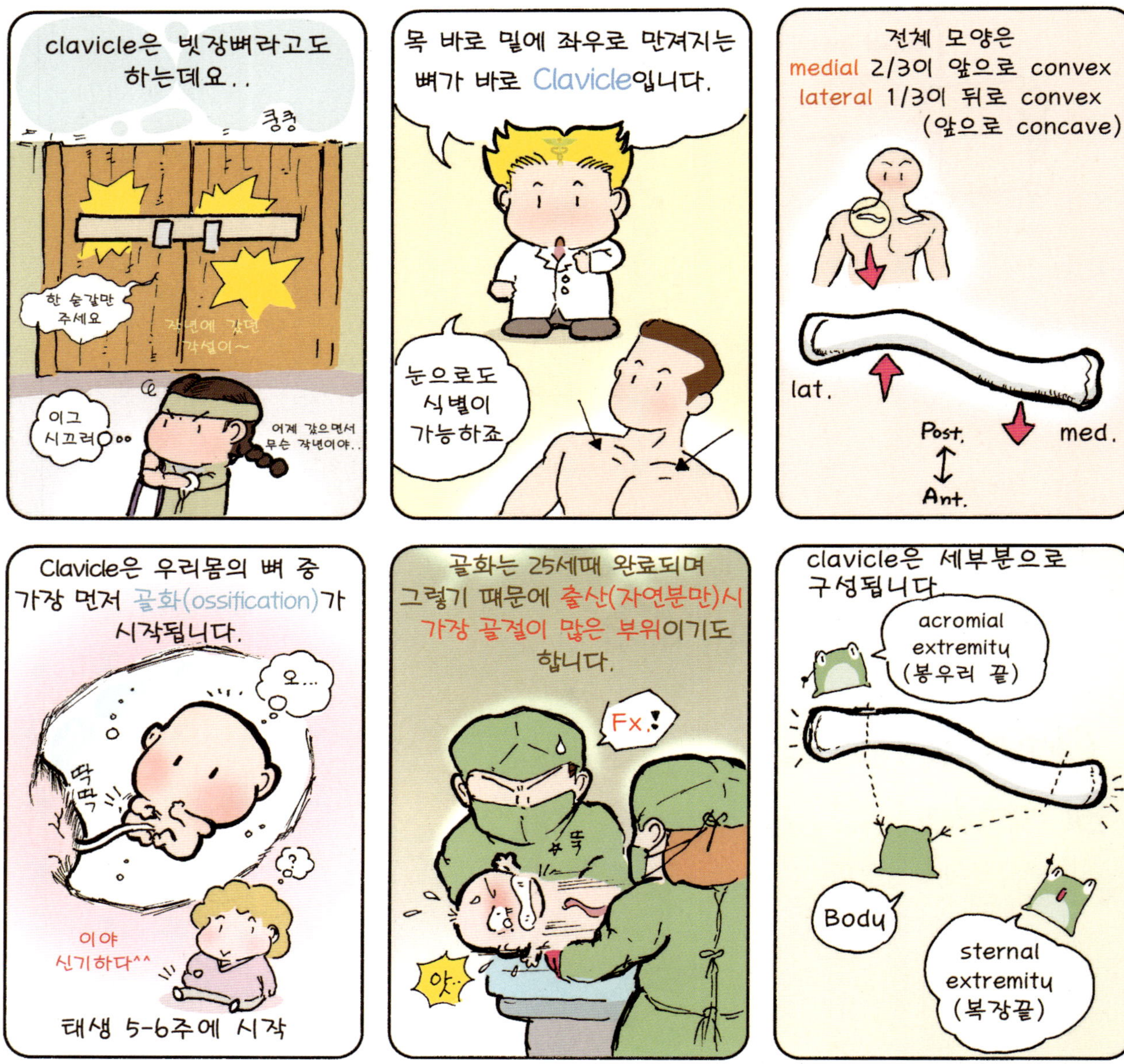
clavicle은 빗장뼈라고도 하는데요..
쿵쿵
한 숟갈만 주세요
작년에 갔던 각설이~
이그 시끄러O••
어제 갔으면서 무슨 작년이야..
목 바로 밑에 좌우로 만져지는 뼈가 바로 Clavicle입니다.
눈으로도 식별이 가능하죠
전체 모양은
medial 2/3이 앞으로 convex
lateral 1/3이 뒤로 convex
(앞으로 concave)
lat.
med.
Post.
Ant.
Clavicle은 우리몸의 뼈 중 가장 먼저 골화(ossification)가 시작됩니다.
오...
뚝딱
이야 신기하다^^
태생 5-6주에 시작
골화는 25세때 완료되며 그렇기 때문에 출산(자연분만)시 가장 골절이 많은 부위이기도 합니다.
Fx.!
뚝
악
clavicle은 세부분으로 구성됩니다.
acromial extremity (봉우리 끝)
Body
sternal extremity (복장끝)

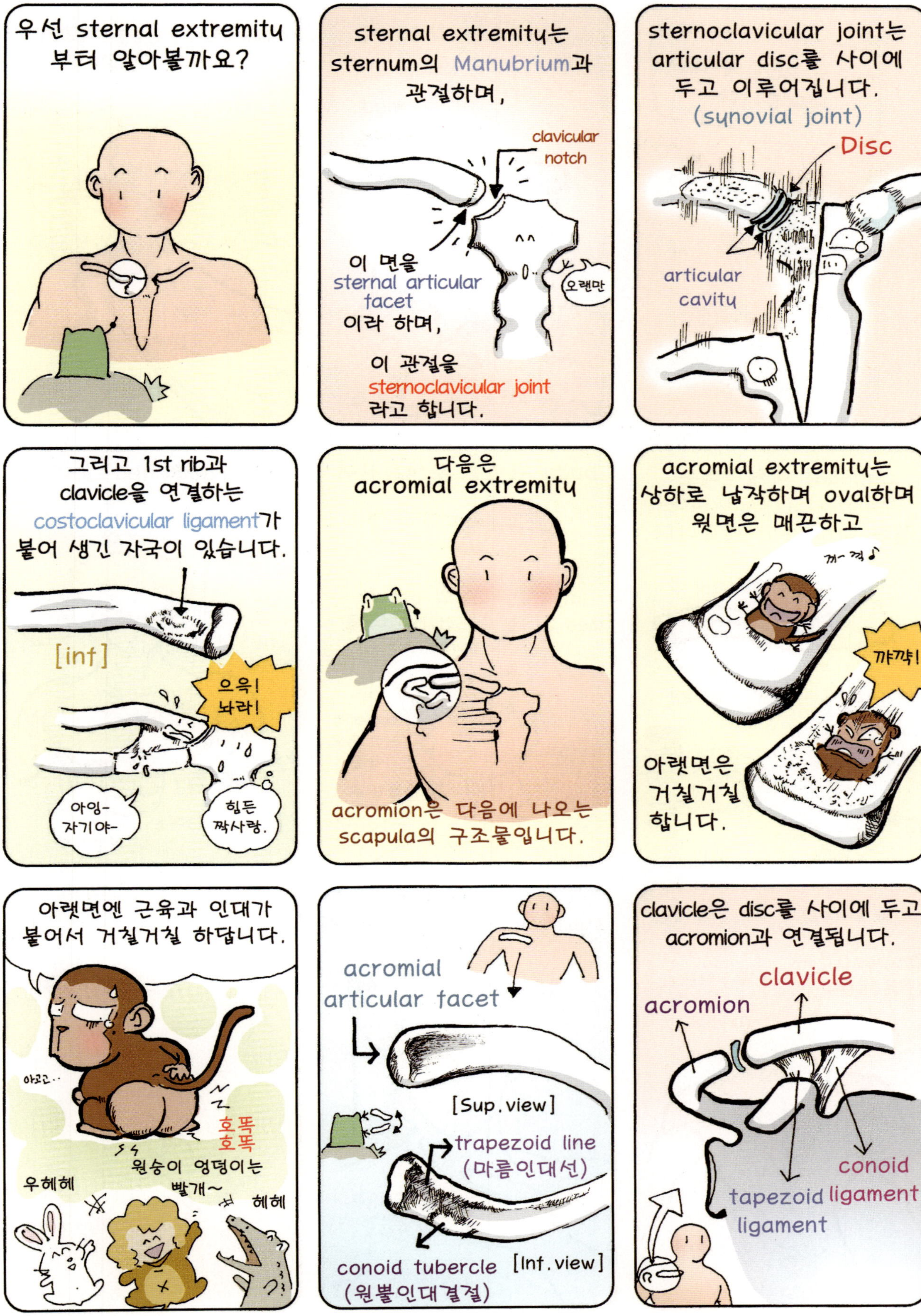
우선 sternal extremity 부터 알아볼까요?
sternal extremity는 sternum의 Manubrium과 관절하며,
clavicular notch
이 면을 sternal articular facet 이라 하며,
오랜만
이 관절을 sternoclavicular joint 라고 합니다.
sternoclavicular joint는 articular disc를 사이에 두고 이루어집니다.
(synovial joint)
Disc
articular cavity
그리고 1st rib과 clavicle을 연결하는 costoclavicular ligament가 붙어 생긴 자국이 있습니다.
[inf]
으윽! 놔라!
아잉- 자기야-
힘든 짝사랑.
다음은 acromial extremity
acromion은 다음에 나오는 scapula의 구조물입니다.
acromial extremity는 상하로 납작하며 oval하며 윗면은 매끈하고
꺄- 꺅♪
꺄꺅!
아랫면은 거칠거칠 합니다.
아랫면엔 근육과 인대가 붙어서 거칠거칠 하답니다.
아고고..
호뚝 호뚝
원숭이 엉덩이는 빨개~
우헤헤
헤헤
acromial articular facet
[Sup. view]
trapezoid line (마름인대선)
conoid tubercle (원뿔인대결절)
[Inf. view]
clavicle은 disc를 사이에 두고 acromion과 연결됩니다.
clavicle
acromion
conoid ligament
tapezoid ligament

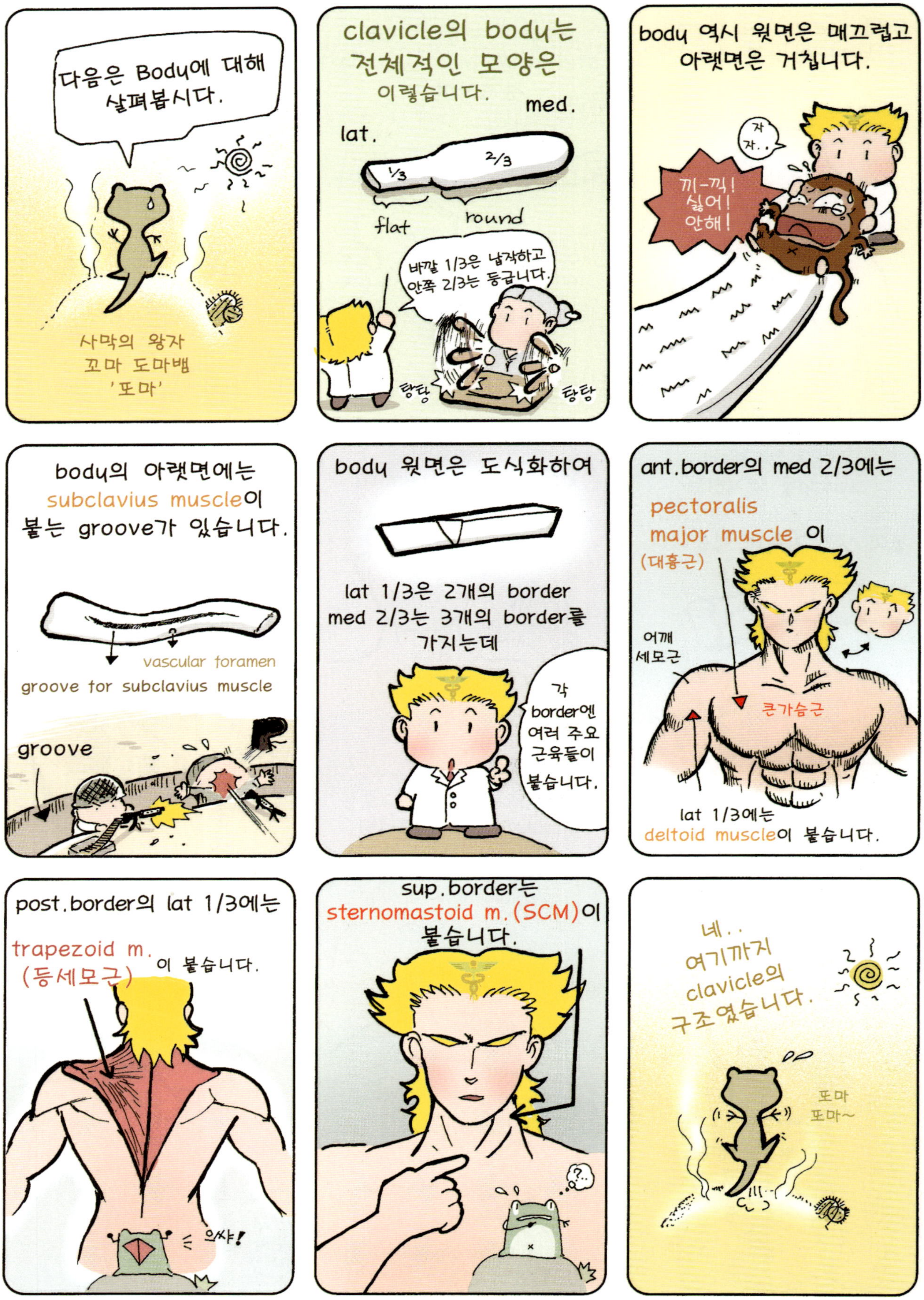
다음은 Body에 대해 살펴봅시다.
사막의 왕자 꼬마 도마뱀 '포마'
clavicle의 body는 전체적인 모양은 이렇습니다.
med.
lat.
1/3
2/3
flat
round
바깥 1/3은 납작하고 안쪽 2/3는 둥급니다.
탕탕
탕탕
body 역시 윗면은 매끄럽고 아랫면은 거칩니다.
자자..
끼-끽! 싫어! 안해!
body의 아랫면에는 subclavius muscle이 붙는 groove가 있습니다.
vascular foramen
groove for subclavius muscle
groove
body 윗면은 도식화하여
lat 1/3은 2개의 border med 2/3는 3개의 border를 가지는데
각 border엔 여러 주요 근육들이 붙습니다.
ant.border의 med 2/3에는
pectoralis major muscle 이 (대흉근)
어깨 세모근
큰가슴근
lat 1/3에는 deltoid muscle이 붙습니다.
post.border의 lat 1/3에는
trapezoid m. (등세모근) 이 붙습니다.
으샤!
sup.border는 sternomastoid m.(SCM)이 붙습니다.
네.. 여기까지 clavicle의 구조였습니다.
포마 포마~

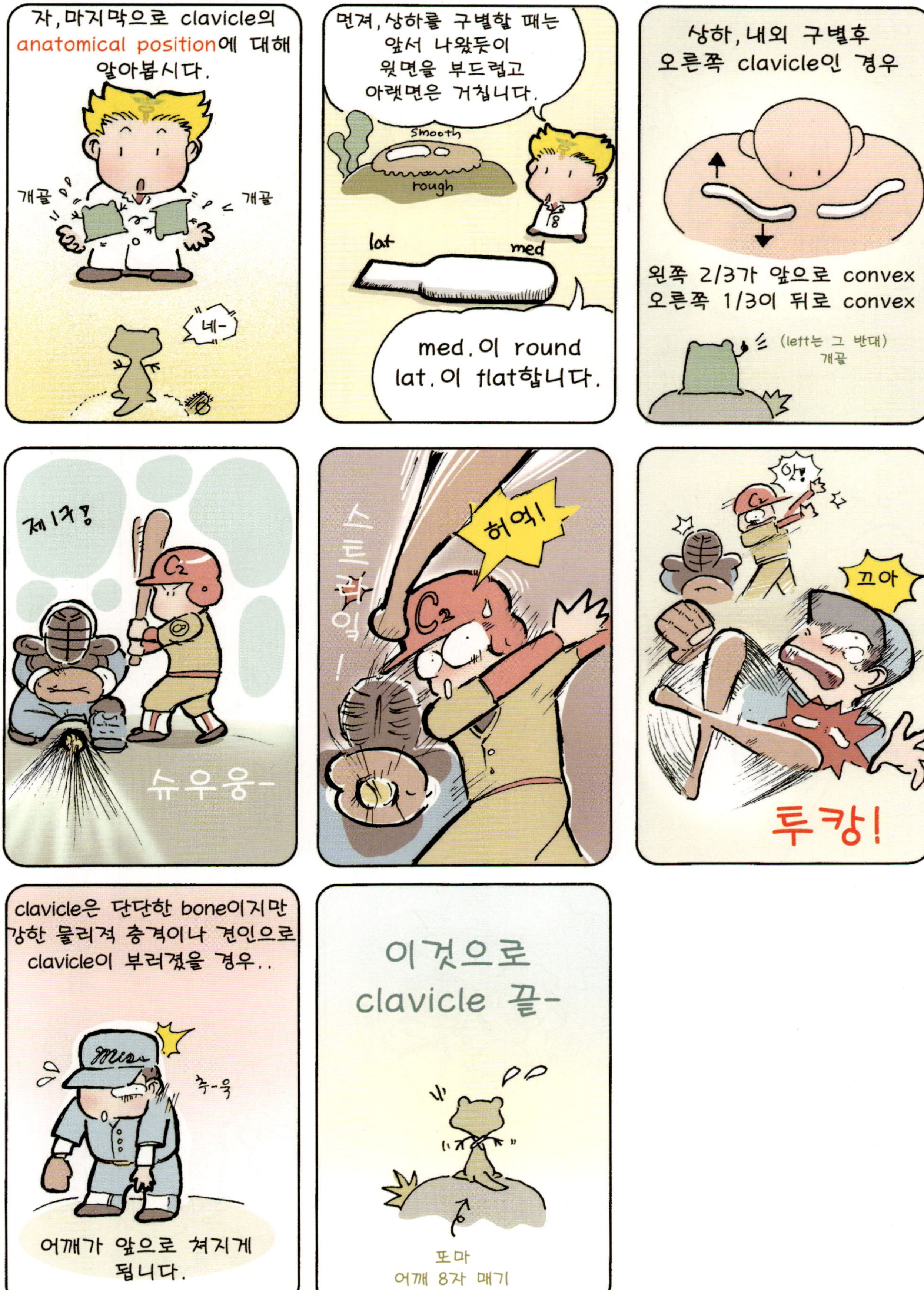
자, 마지막으로 clavicle의
anatomical position에 대해
알아봅시다.
개골
개골
네-
먼저, 상하를 구별할 때는
앞서 나왔듯이
윗면을 부드럽고
아랫면은 거칩니다.
smooth
rough
lat
med
med.이 round
lat.이 flat합니다.
상하, 내외 구별후
오른쪽 clavicle인 경우
왼쪽 2/3가 앞으로 convex
오른쪽 1/3이 뒤로 convex
(left는 그 반대)
개골
제1구!
슈우웅-
스트라익!
허억!
앗!
끄아
투캉!
clavicle은 단단한 bone이지만
강한 물리적 충격이나 견인으로
clavicle이 부러졌을 경우..
축-욱
어깨가 앞으로 쳐지게
됩니다.
이것으로
clavicle 끝-
포마
어깨 8자 매기

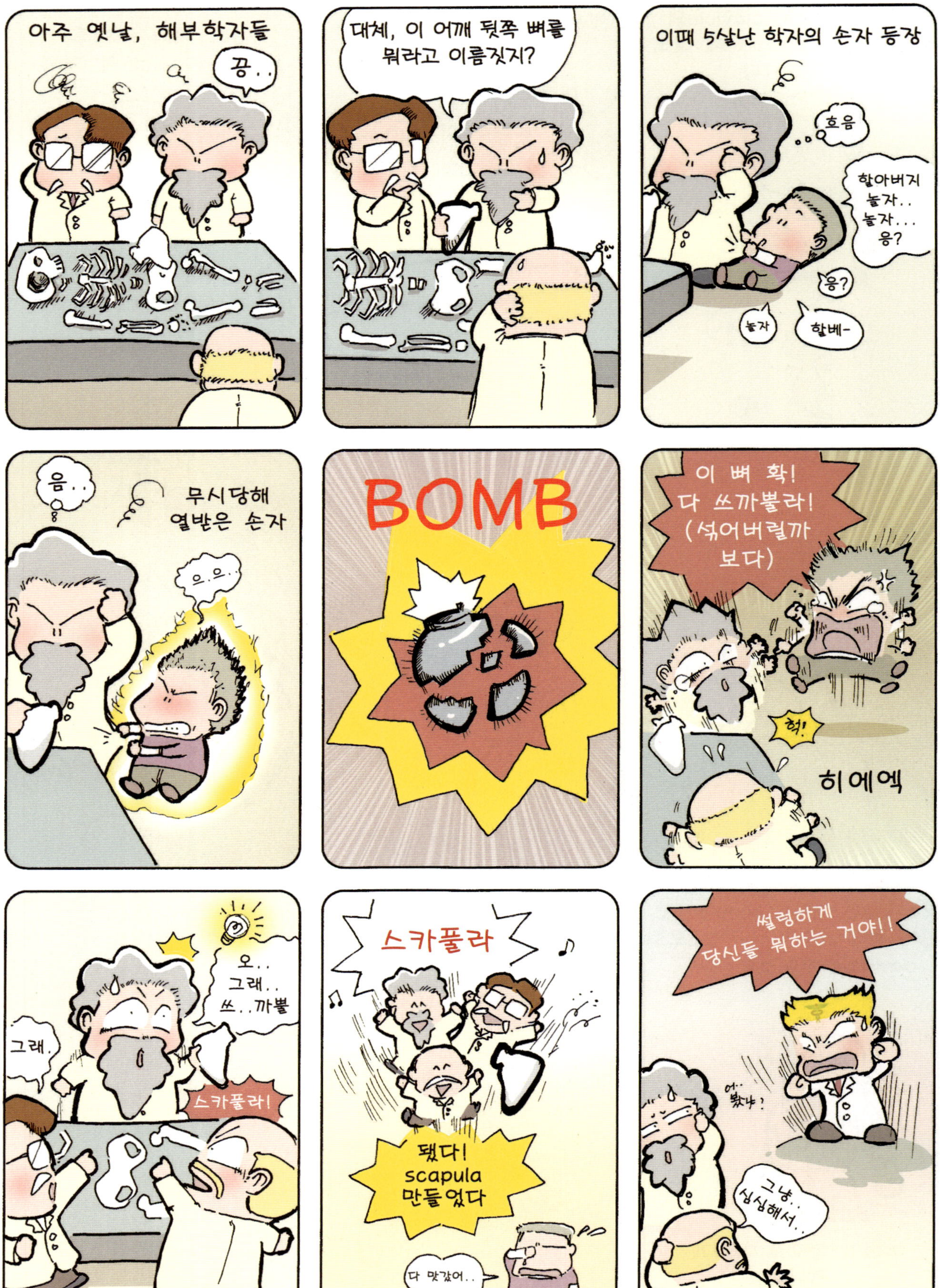
아주 옛날, 해부학자들
끙..
대체, 이 어깨 뒷쪽 뼈를
뭐라고 이름짓지?
이때 5살난 학자의 손자 등장
흐음
할아버지
놀자..
놀자...
응?
응?
놀자
할베-
음..
무시당해
열받은 손자
으..으..
BOMB
이 뼈 확!
다 쓰까뿔라!
(섞어버릴까
보다)
헉!
히에엑
오..
그래..
쓰..까뿔
그래.
스카풀라!
스카풀라
됐다!
scapula
만들었다
다 맛갔어..
썰렁하게
당신들 뭐하는 거야!!
어..
봤냐?
그냥..
심심해서..

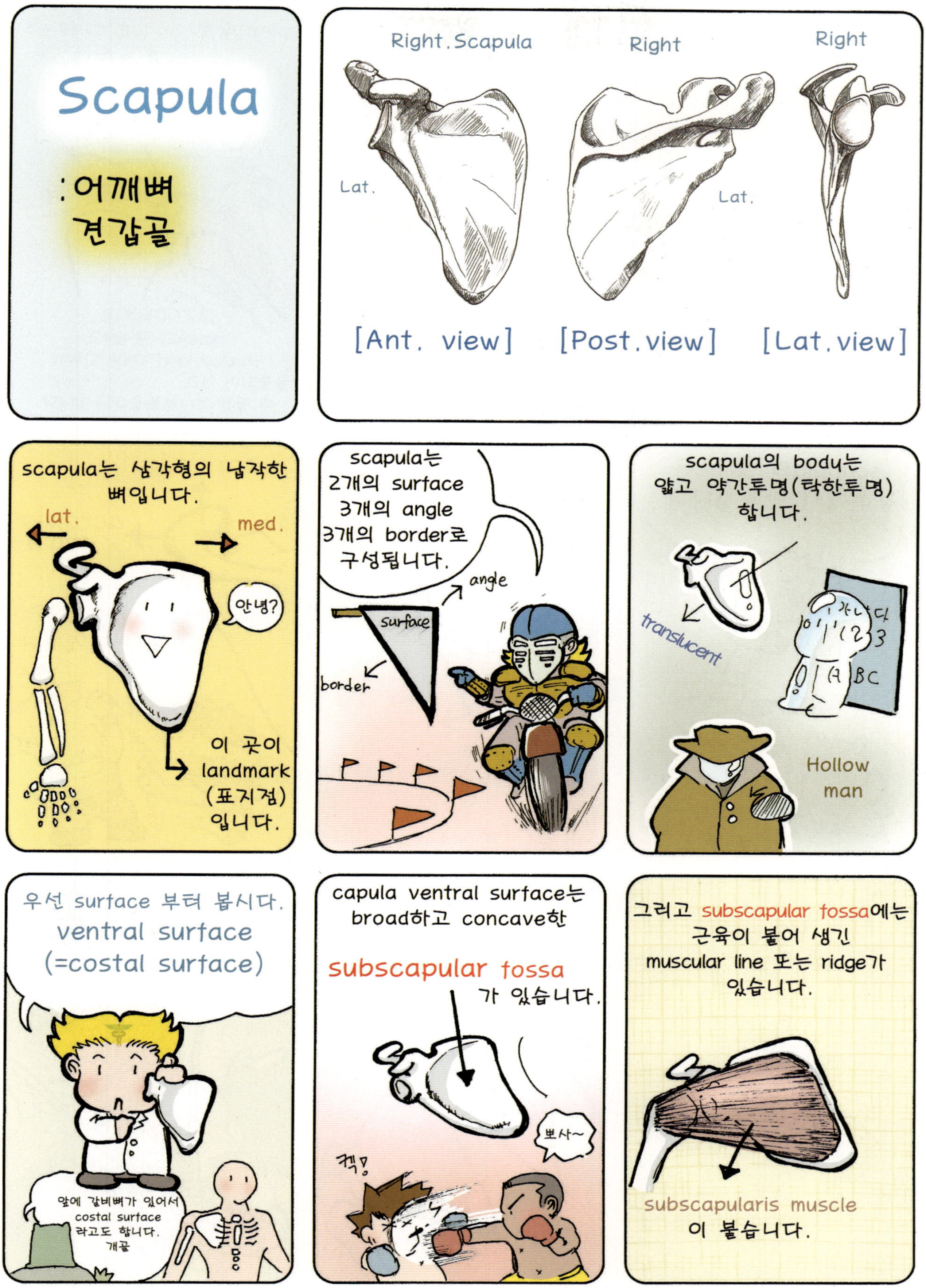

Scapula
:어깨뼈
견갑골
Right. Scapula
Lat.
[Ant. view]
Right
Lat.
[Post. view]
Right
[Lat. view]
scapula는 삼각형의 납작한 뼈입니다.
lat.
med.
안녕?
이 곳이 landmark (표지점) 입니다.
scapula는 2개의 surface 3개의 angle 3개의 border로 구성됩니다.
angle
surface
border
scapula의 body는 얇고 약간투명(탁한투명) 합니다.
translucent
Hollow man
우선 surface 부터 봅시다.
ventral surface
(=costal surface)
앞에 갈비뼈가 있어서 costal surface 라고도 합니다.
개골
capula ventral surface는 broad하고 concave한
subscapular fossa
가 있습니다.
뽀사~
켁!
그리고 subscapular fossa에는 근육이 붙어 생긴 muscular line 또는 ridge가 있습니다.
subscapularis muscle
이 붙습니다.

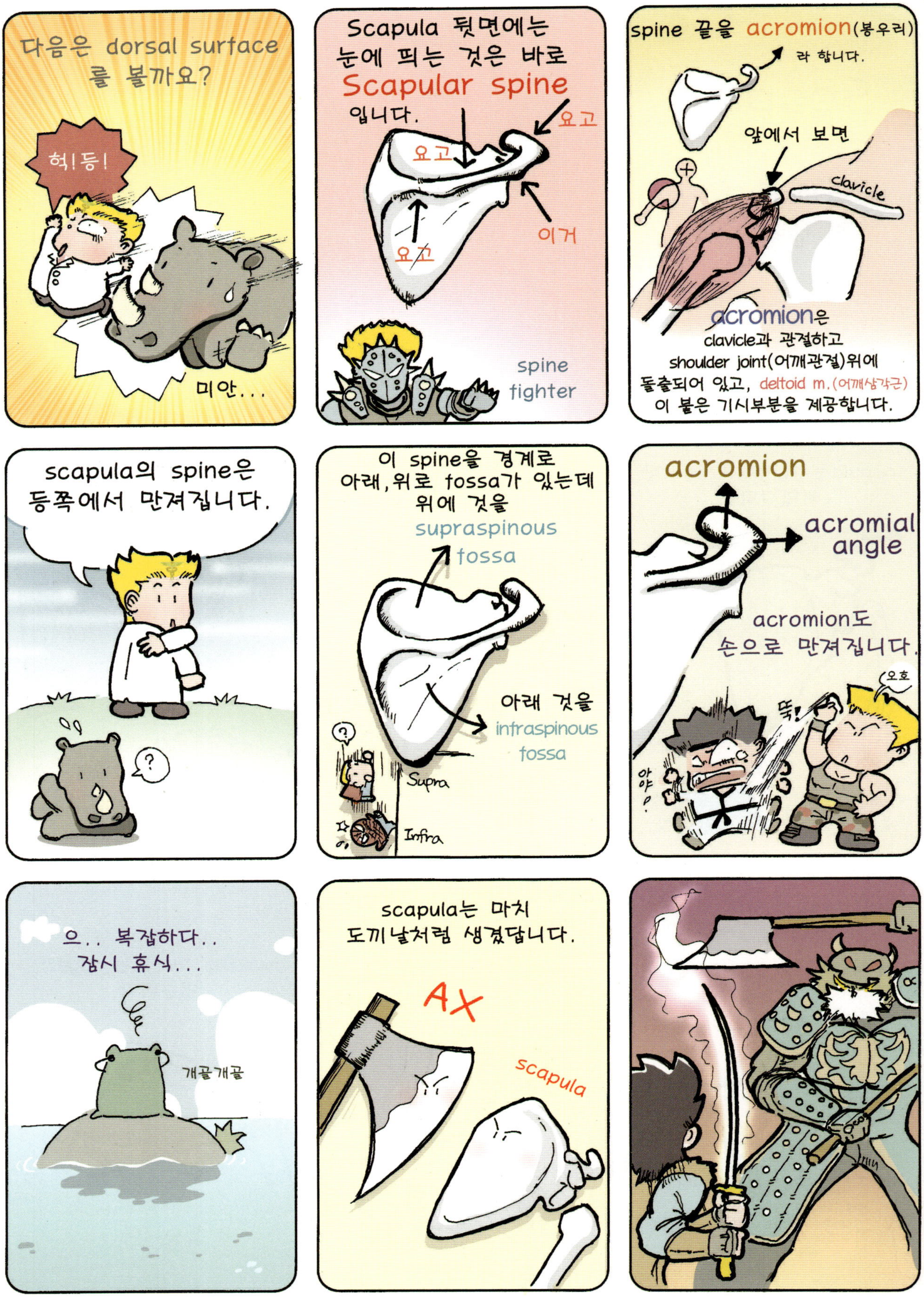
다음은 dorsal surface
를 볼까요?
헉!등!
미안...
Scapula 뒷면에는
눈에 띄는 것은 바로
Scapular spine
입니다.
요고
요고
요고
이거
spine
fighter
spine 끝을 acromion(봉우리)
라 합니다.
앞에서 보면
clavicle
acromion은
clavicle과 관절하고
shoulder joint(어깨관절)위에
돌출되어 있고, deltoid m.(어깨삼각근)
이 붙은 기시부분을 제공합니다.
scapula의 spine은
등쪽에서 만져집니다.
?
이 spine을 경계로
아래,위로 fossa가 있는데
위에 것을
supraspinous
fossa
아래 것을
infraspinous
fossa
?
Supra
Infra
acromion
acromial
angle
acromion도
손으로 만져집니다.
오호
뚝!
아야!
으.. 복잡하다..
잠시 휴식...
개굴개굴
scapula는 마치
도끼날처럼 생겼답니다.
AX
scapula

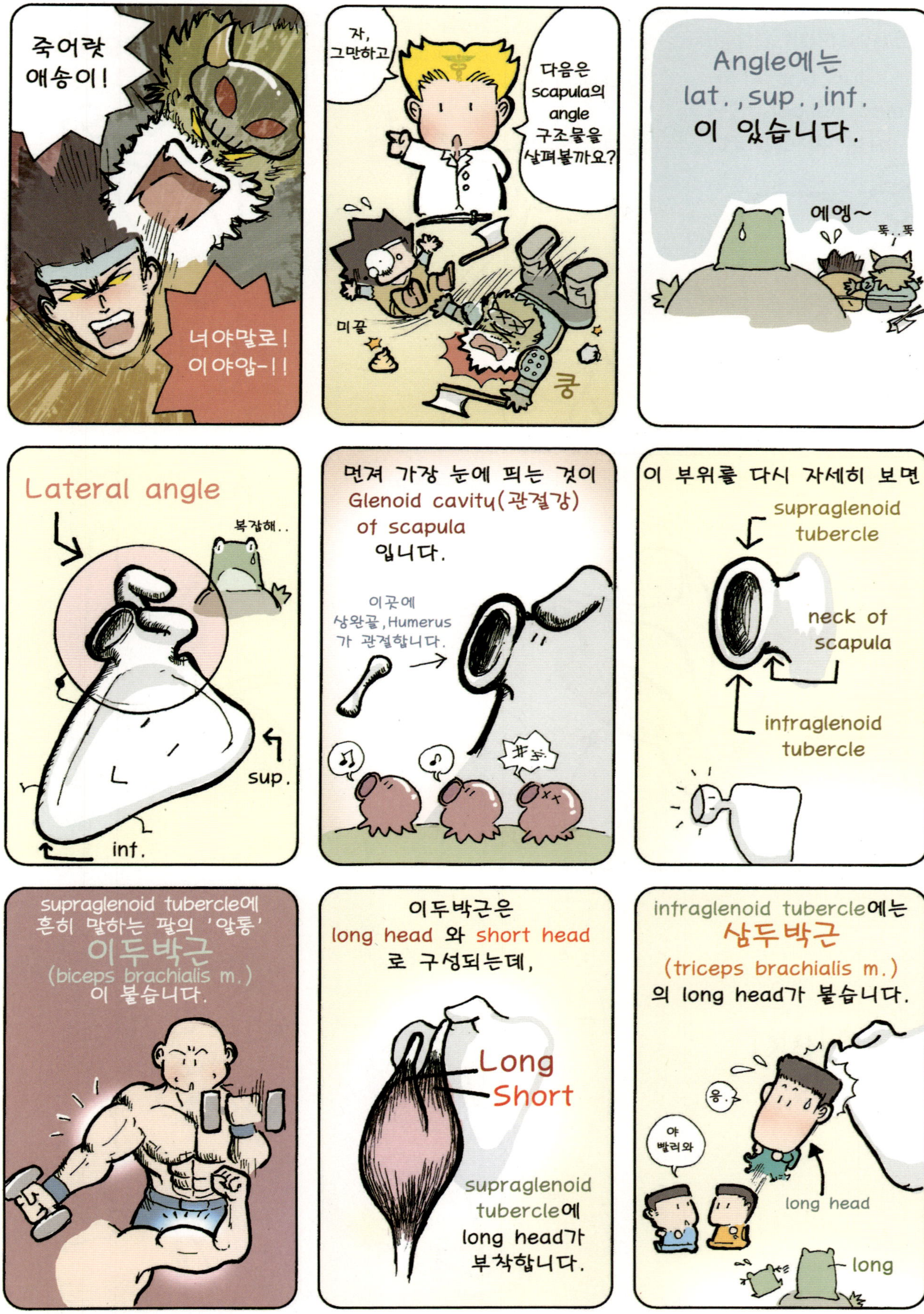

죽어랏 애송이!
너야말로! 이야압-!!
자, 그만하고
다음은 scapula의 angle 구조물을 살펴볼까요?
미끌
쿵
Angle에는 lat., sup., inf. 이 있습니다.
에엥~
뚝..뚝
Lateral angle
복잡해..
sup.
int.
먼저 가장 눈에 띄는 것이 Glenoid cavity(관절강) of scapula 입니다.
이곳에 상완골, Humerus 가 관절합니다.
이 부위를 다시 자세히 보면
supraglenoid tubercle
neck of scapula
infraglenoid tubercle
supraglenoid tubercle에 흔히 말하는 팔의 '알통' 이두박근 (biceps brachialis m.) 이 붙습니다.
이두박근은 long head 와 short head 로 구성되는데,
Long
Short
supraglenoid tubercle에 long head가 부착합니다.
infraglenoid tubercle에는 삼두박근 (triceps brachialis m.) 의 long head가 붙습니다.
응.
야 빨리와
long head
long

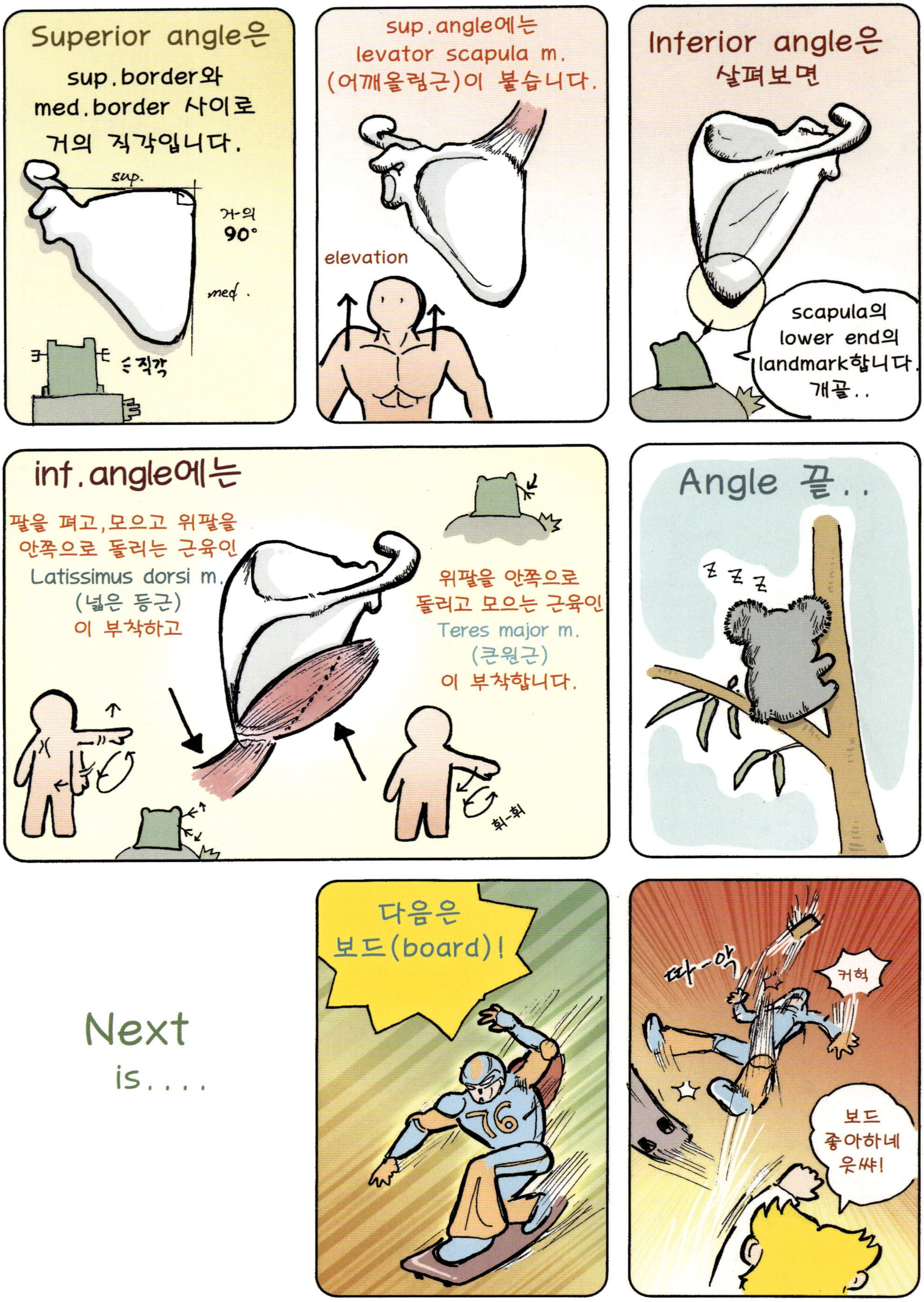
Superior angle은
sup.border와 med.border 사이로 거의 직각입니다.
sup.
거의 90°
med.
≒직각
sup.angle에는 levator scapula m. (어깨올림근)이 붙습니다.
elevation
Interior angle은 살펴보면
scapula의 lower end의 landmark합니다. 개골..
inf.angle에는
팔을 펴고,모으고 위팔을 안쪽으로 돌리는 근육인 Latissimus dorsi m. (넓은 등근) 이 부착하고
위팔을 안쪽으로 돌리고 모으는 근육인 Teres major m. (큰원근) 이 부착합니다.
휘-휘
Angle 끝..
z z z
Next is....
다음은 보드(board)!
76
따-악
커헉
보드 좋아하네 웃쌰!

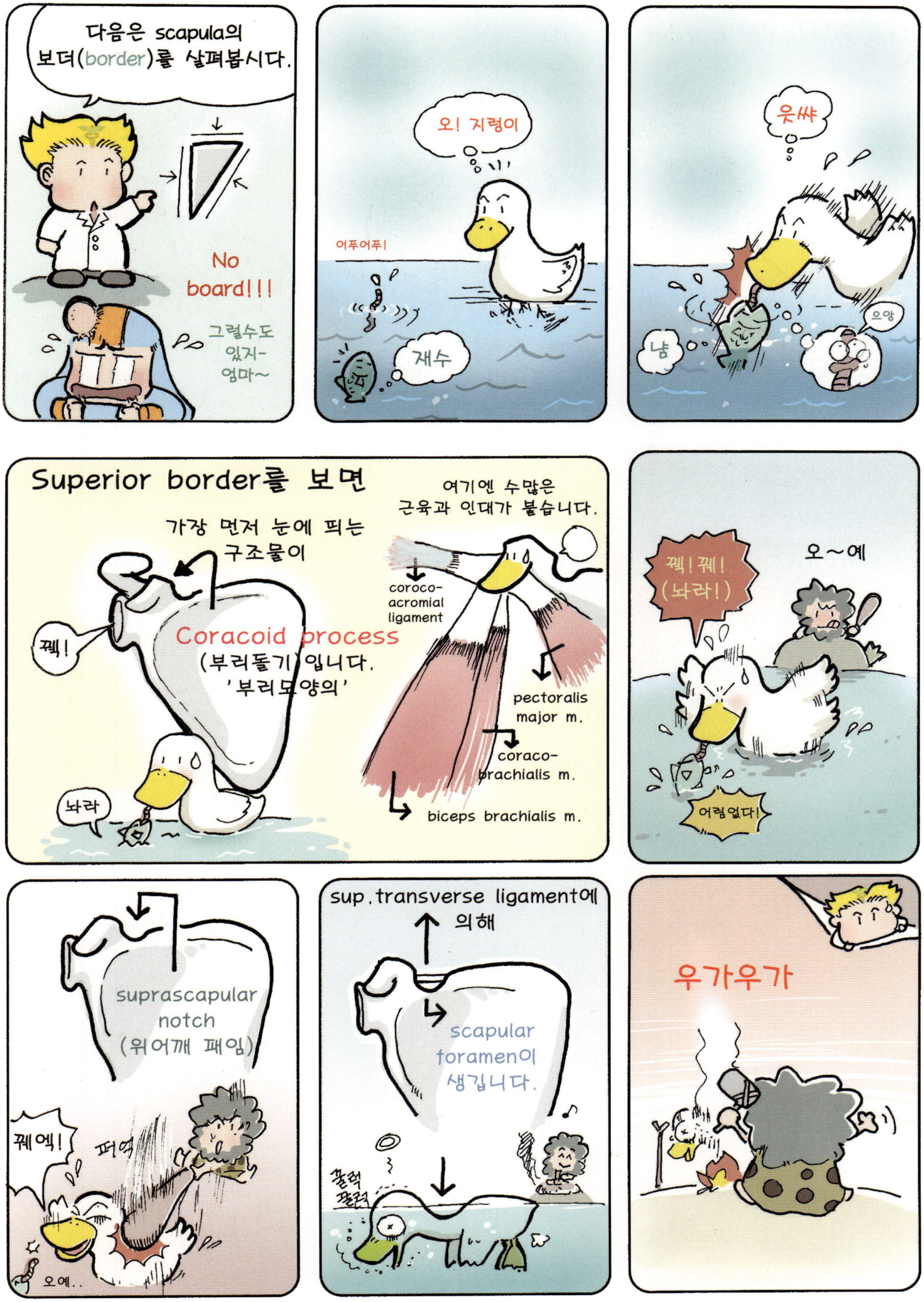
다음은 scapula의 보더(border)를 살펴봅시다.
No board!!!
그럴수도 있지- 엄마~
오! 지렁이
어푸어푸!
재수
읏쌰
냠
으앙
Superior border를 보면
가장 먼저 눈에 띄는 구조물이
Coracoid process (부리돌기)입니다. '부리모양의'
꽥!
놔라
여기엔 수많은 근육과 인대가 붙습니다.
coroco-acromial ligament
pectoralis major m.
coraco-brachialis m.
biceps brachialis m.
꽥! 꿰! (놔라!)
오~예
어림없다!
suprascapular notch (위어깨 패임)
꿰엑!
퍼억
오예..
sup. transverse ligament에 의해
scapular foramen이 생깁니다.
꿀럭 꿀럭
우가우가

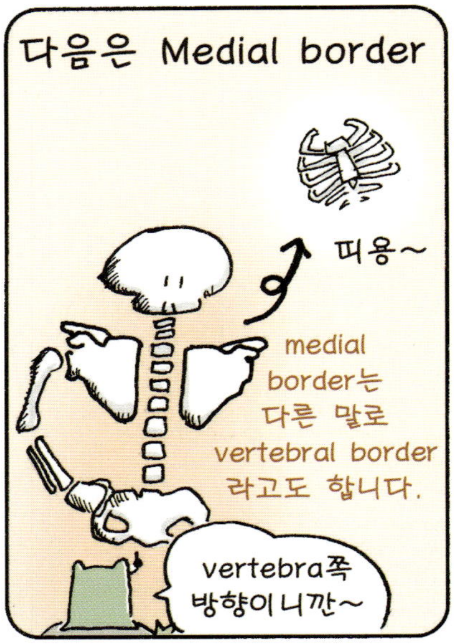


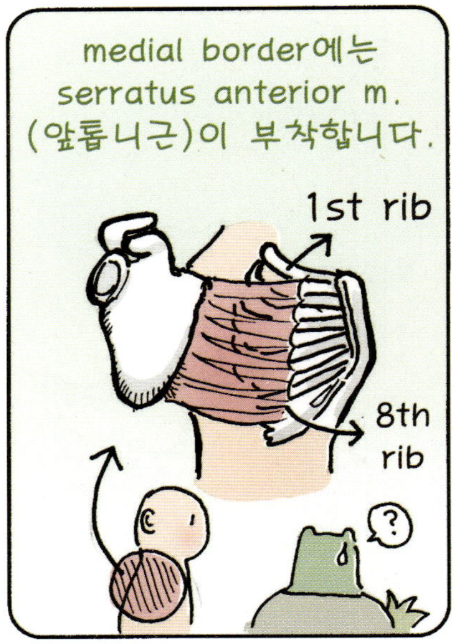


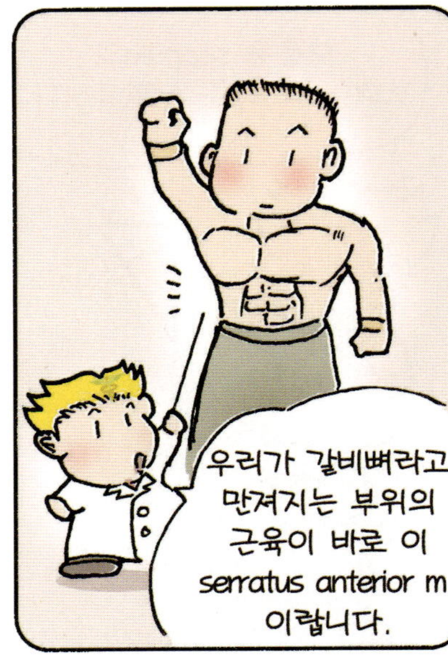
우리가 갈비뼈라고 만져지는 부위의 근육이 바로 이 serratus anterior m. 이랍니다.

Medial border는 간단히 넘어갑니다. 다음은 Lateral border~^^

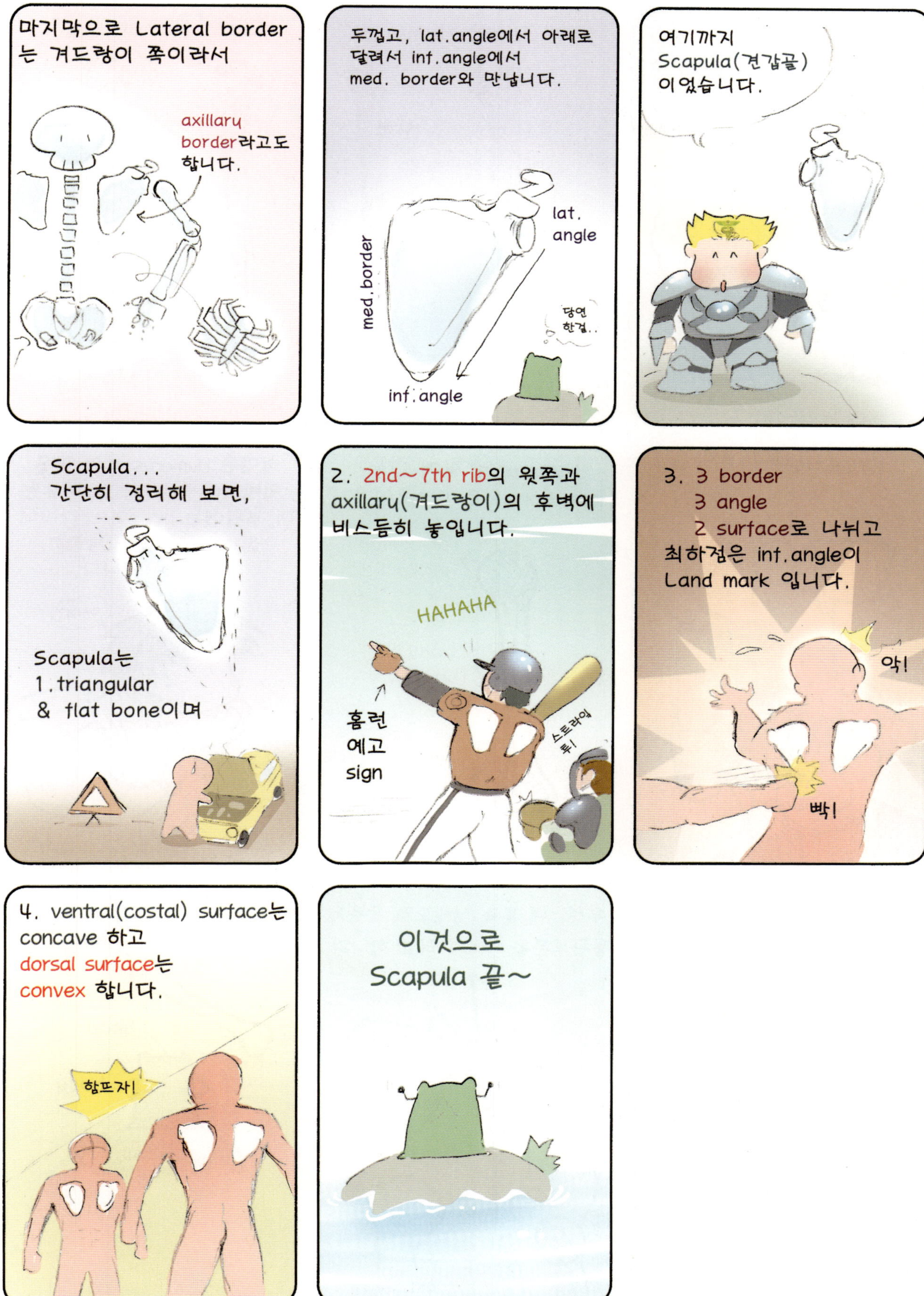
마지막으로 Lateral border
는 겨드랑이 쪽이라서
axillary
border라고도
합니다.
두껍고, lat.angle에서 아래로
달려서 inf.angle에서
med. border와 만납니다.
lat.
angle
med.border
inf.angle
당연
한걸..
여기까지
Scapula(견갑골)
이었습니다.
Scapula...
간단히 정리해 보면,
Scapula는
1.triangular
& flat bone이며
2. 2nd~7th rib의 윗쪽과
axillary(겨드랑이)의 후벽에
비스듬히 놓입니다.
HAHAHA
홈런
예고
sign
스트라잌
투!
3. 3 border
3 angle
2 surface로 나뉘고
최하점은 inf.angle이
Land mark 입니다.
악!
빡!
4. ventral(costal) surface는
concave 하고
dorsal surface는
convex 합니다.
함프자!
이것으로
Scapula 끝~

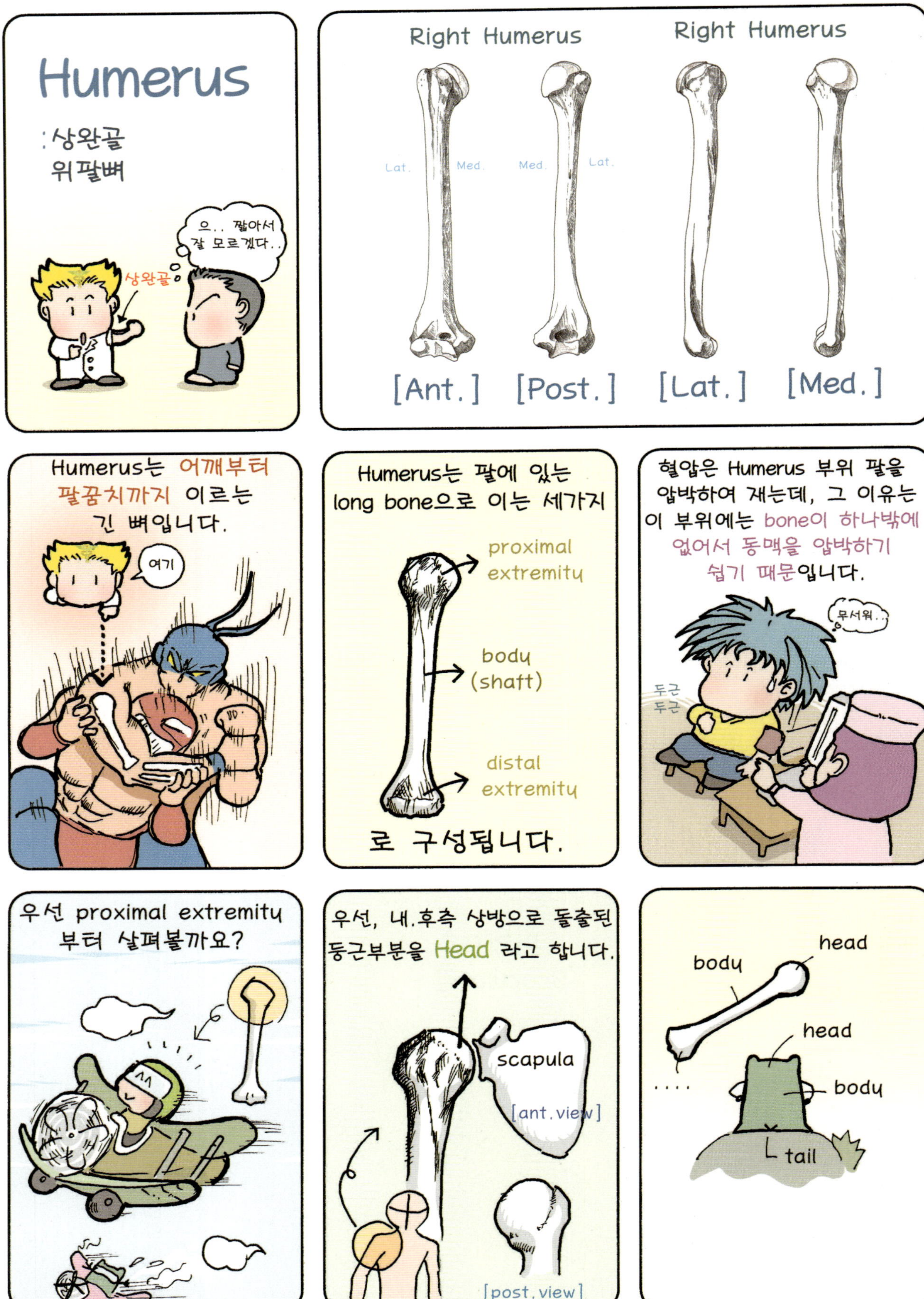
Humerus
: 상완골
위팔뼈
상완골
으.. 짧아서
잘 모르겠다..
Right Humerus
Right Humerus
Lat.
Med.
Med.
Lat.
[Ant.]
[Post.]
[Lat.]
[Med.]
Humerus는 어깨부터
팔꿈치까지 이르는
긴 뼈입니다.
여기
Humerus는 팔에 있는
long bone으로 이는 세가지
proximal
extremity
body
(shaft)
distal
extremity
로 구성됩니다.
혈압은 Humerus 부위 팔을
압박하여 재는데, 그 이유는
이 부위에는 bone이 하나밖에
없어서 동맥을 압박하기
쉽기 때문입니다.
무서워..
두근
두근
우선 proximal extremity
부터 살펴볼까요?
우선, 내.후측 상방으로 돌출된
둥근부분을 Head 라고 합니다.
scapula
[ant. view]
[post. view]
head
body
head
body
tail

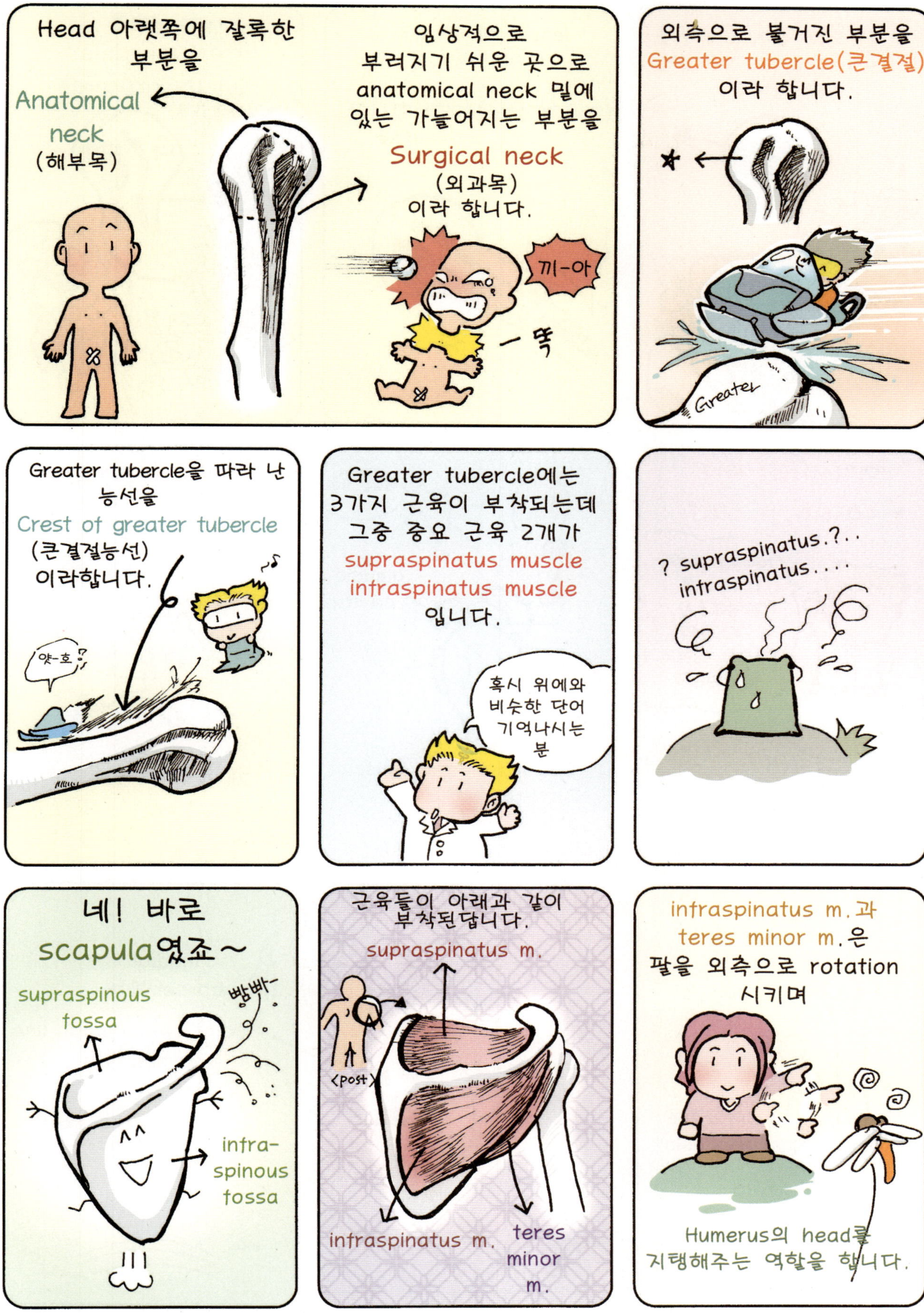
Head 아랫쪽에 잘록한 부분을
Anatomical neck (해부목)
임상적으로 부러지기 쉬운 곳으로 anatomical neck 밑에 있는 가늘어지는 부분을
Surgical neck (외과목) 이라 합니다.
끼-아
뚝
외측으로 불거진 부분을
Greater tubercle(큰결절) 이라 합니다.
Greater
Greater tubercle을 따라 난 능선을
Crest of greater tubercle (큰결절능선) 이라합니다.
야-호
Greater tubercle에는 3가지 근육이 부착되는데 그중 중요 근육 2개가
supraspinatus muscle
infraspinatus muscle
입니다.
혹시 위에와 비슷한 단어 기억나시는 분
? supraspinatus.?..
infraspinatus....
네! 바로 scapula였죠~
supraspinous fossa
빰빠-
infra-spinous fossa
근육들이 아래과 같이 부착된답니다.
supraspinatus m.
<post>
infraspinatus m.
teres minor m.
infraspinatus m.과 teres minor m.은 팔을 외측으로 rotation 시키며
Humerus의 head를 지탱해주는 역할을 합니다.

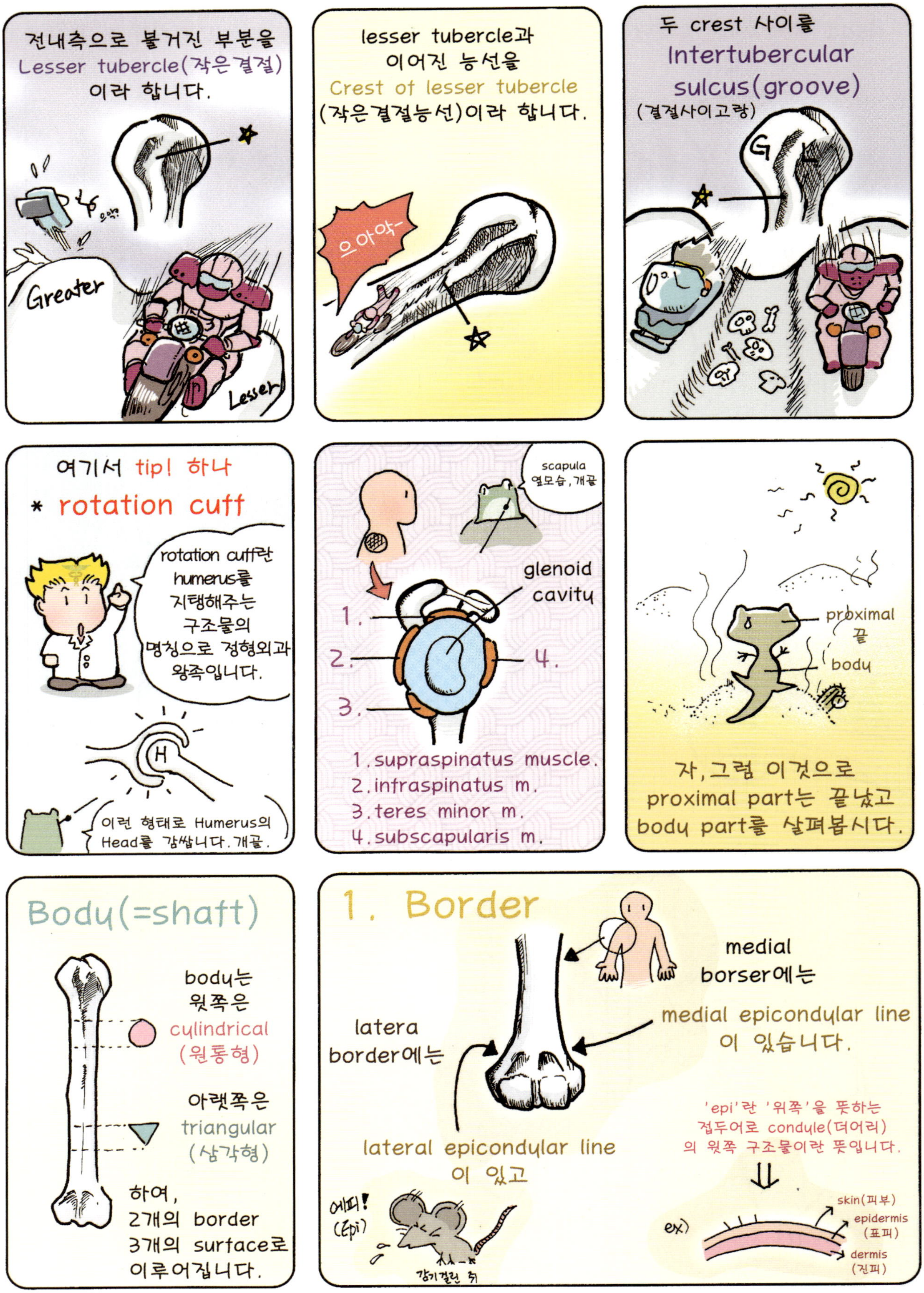

전내측으로 불거진 부분을
Lesser tubercle(작은결절)
이라 합니다.
Greater
Lesser
lesser tubercle과
이어진 능선을
Crest of lesser tubercle
(작은결절능선)이라 합니다.
으아악~
두 crest 사이를
Intertubercular
sulcus(groove)
(결절사이고랑)
G
L
여기서 tip! 하나
* rotation cuff
rotation cuff란
humerus를
지탱해주는
구조물의
명칭으로 정형외과
왕족입니다.
H
이런 형태로 Humerus의
Head를 감쌉니다. 개골.
scapula
옆모습, 개골
glenoid
cavity
1.
2.
3.
4.
1. supraspinatus muscle.
2. infraspinatus m.
3. teres minor m.
4. subscapularis m.
proximal
끝
body
자, 그럼 이것으로
proximal part는 끝났고
body part를 살펴봅시다.
Body(=shaft)
body는
윗쪽은
cylindrical
(원통형)
아랫쪽은
triangular
(삼각형)
하여,
2개의 border
3개의 surface로
이루어집니다.
1. Border
medial
borser에는
medial epicondylar line
이 있습니다.
latera
border에는
lateral epicondylar line
이 있고
'epi'란 '위쪽'을 뜻하는
접두어로 condyle(더어리)
의 윗쪽 구조물이란 뜻입니다.
ex)
skin(피부)
epidermis
(표피)
dermis
(진피)
에피!
(Epi)
감기걸린 쥐

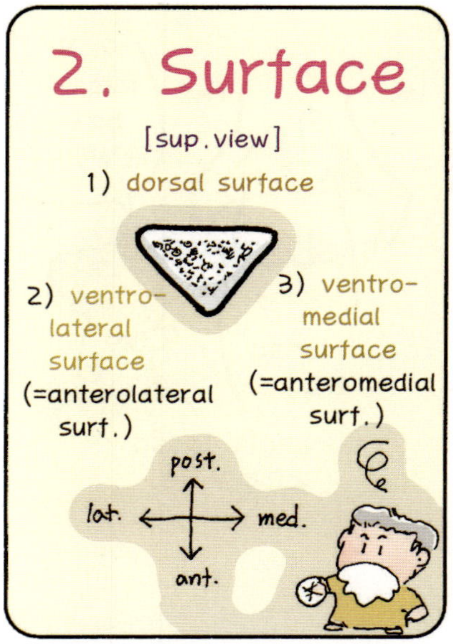
2. Surface
[sup. view]
1) dorsal surface
2) ventro-lateral surface (=anterolateral surf.)
3) ventro-medial surface (=anteromedial surf.)
post.
lat.
med.
ant.

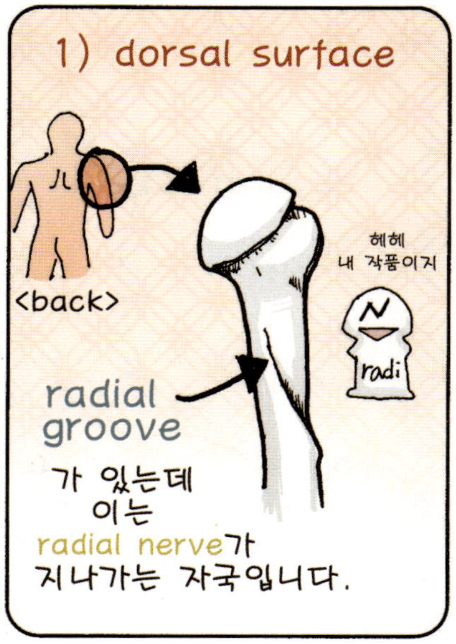
1) dorsal surface
<back>
헤헤 내 작품이지
radi
radial groove
가 있는데 이는 radial nerve가 지나가는 자국입니다.

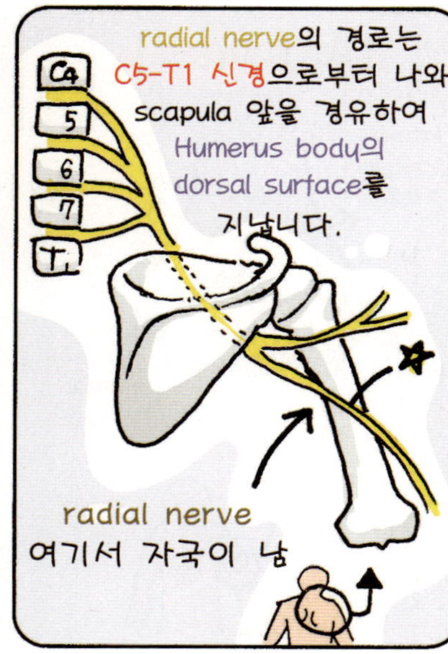
radial nerve의 경로는 C5-T1 신경으로부터 나와 scapula 앞을 경유하여 Humerus body의 dorsal surface를 지납니다.
C4
5
6
7
T1
radial nerve
여기서 자국이 남

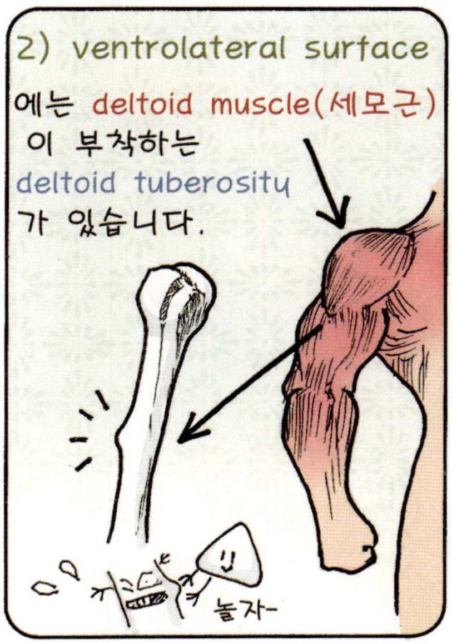
2) ventrolateral surface
에는 deltoid muscle(세모근)이 부착하는 deltoid tuberosity가 있습니다.
놀자-

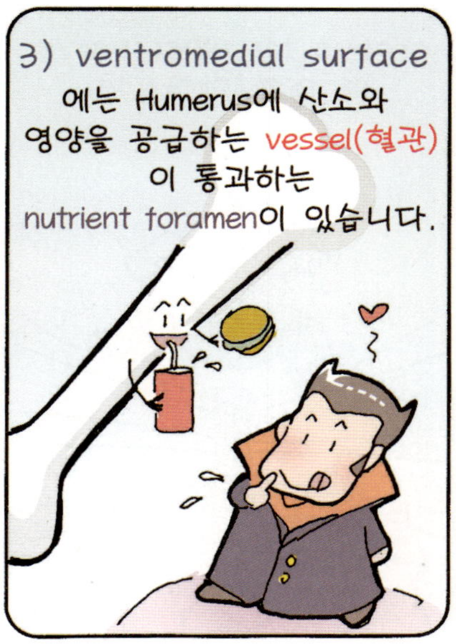
3) ventromedial surface
에는 Humerus에 산소와 영양을 공급하는 vessel(혈관)이 통과하는 nutrient foramen이 있습니다.

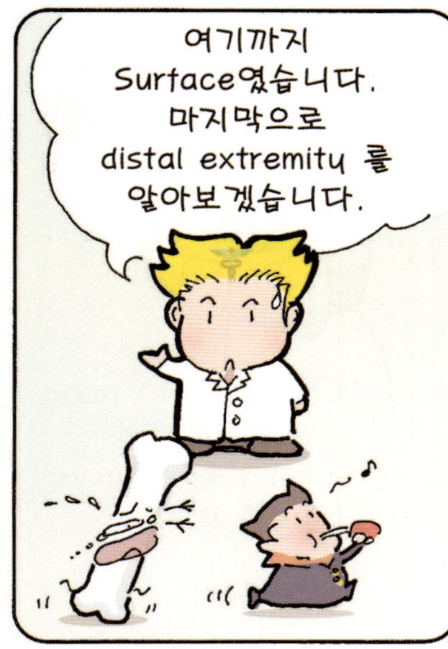
여기까지 Surface였습니다. 마지막으로 distal extremity 를 알아보겠습니다.

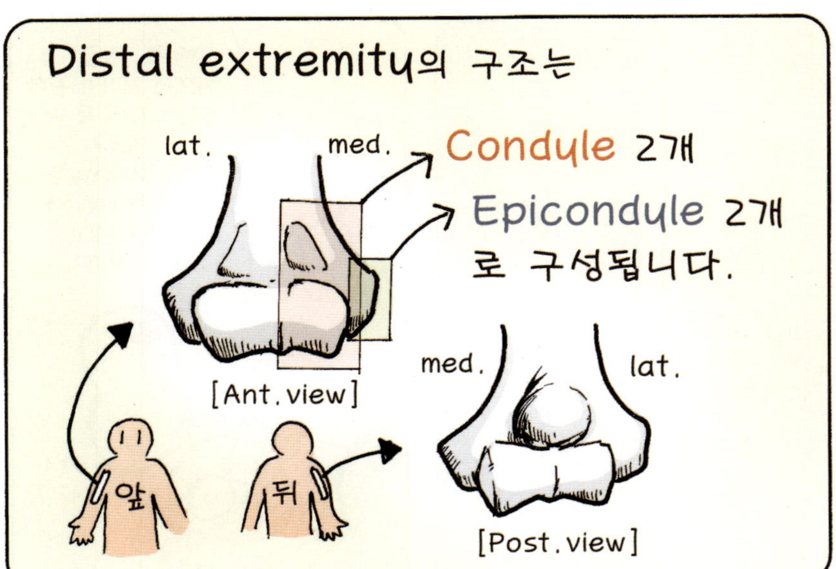
Distal extremity의 구조는
lat.
med.
Condyle 2개
Epicondyle 2개
로 구성됩니다.
[Ant. view]
med.
lat.
[Post. view]
앞
뒤

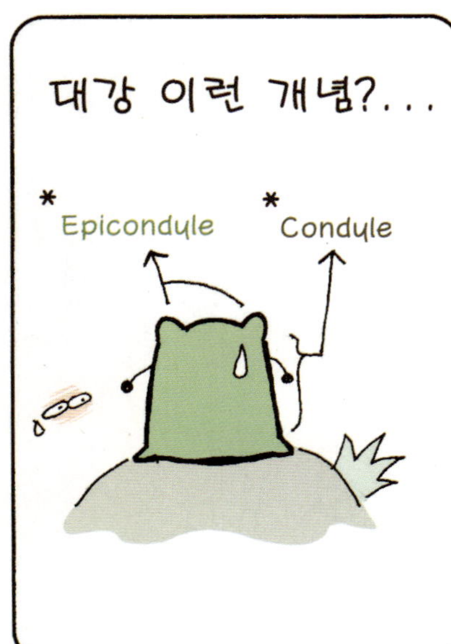
대강 이런 개념?...
* Epicondyle
* Condyle

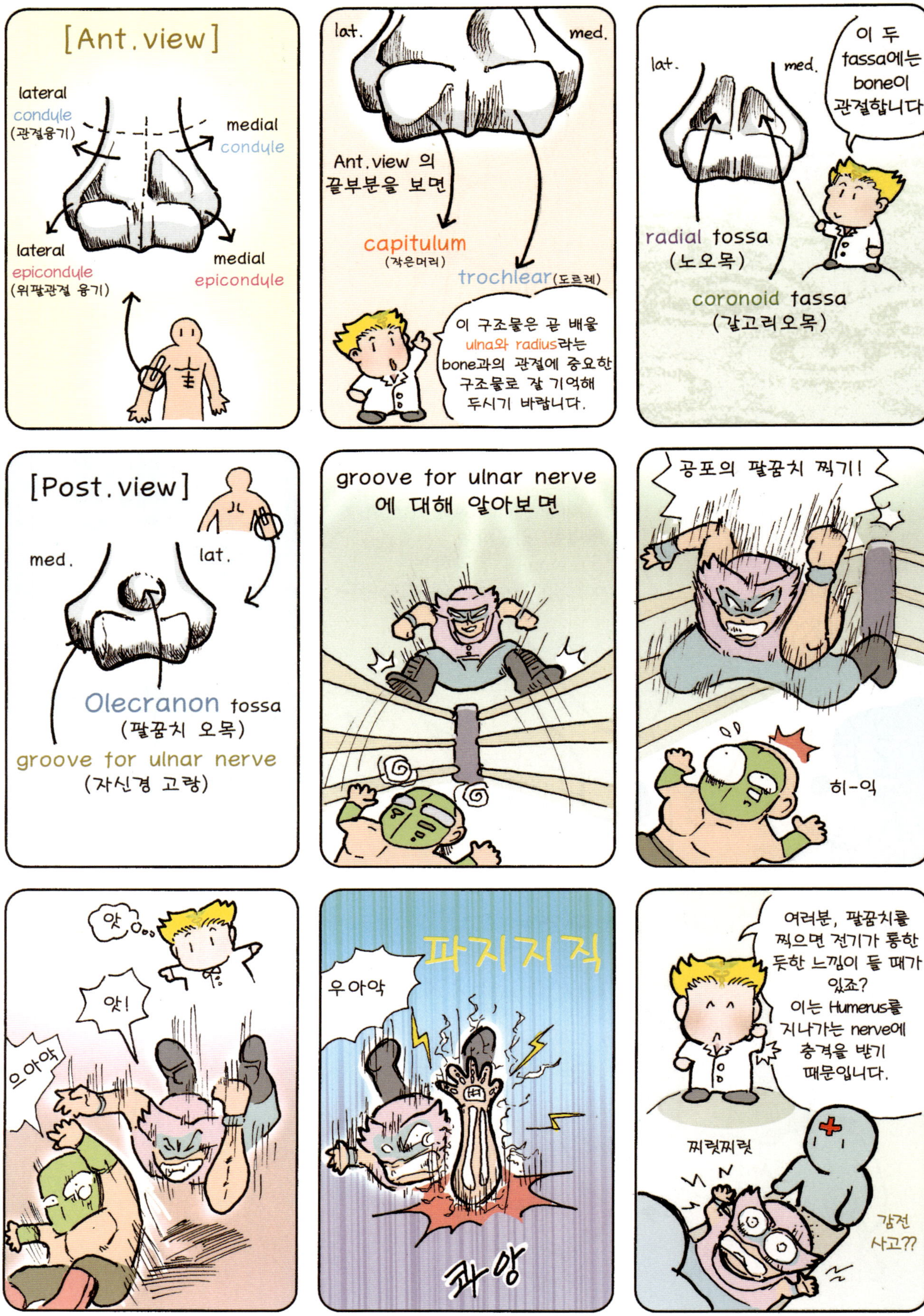
[Ant. view]
lateral
condyle
(관절융기)
medial
condyle
lateral
epicondyle
(위팔관절 융기)
medial
epicondyle
lat.
med.
Ant. view 의
끝부분을 보면
capitulum
(작은머리)
trochlear(도르레)
이 구조물은 곧 배울
ulna와 radius라는
bone과의 관절에 중요한
구조물로 잘 기억해
두시기 바랍니다.
lat.
med.
이 두
fossa에는
bone이
관절합니다.
radial fossa
(노오목)
coronoid fossa
(갈고리오목)
[Post. view]
med.
lat.
Olecranon fossa
(팔꿈치 오목)
groove for ulnar nerve
(자신경 고랑)
groove for ulnar nerve
에 대해 알아보면
공포의 팔꿈치 찍기!
히-익
앗...
앗!
으아악
파지지직
우아악
콰앙
여러분, 팔꿈치를
찍으면 전기가 통한
듯한 느낌이 들 때가
있죠?
이는 Humerus를
지나가는 nerve에
충격을 받기
때문입니다.
찌릿찌릿
감전
사고??

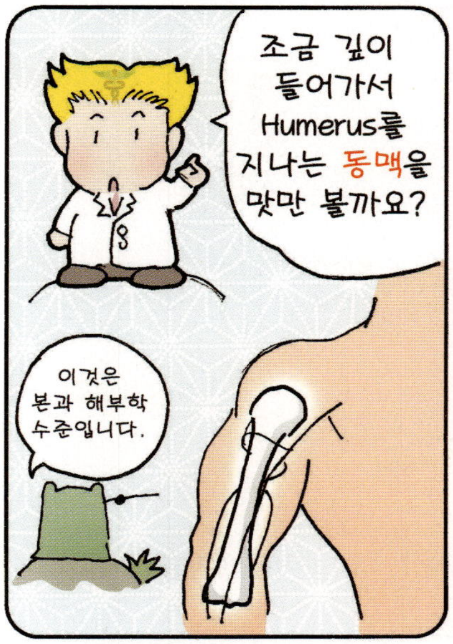

조금 깊이 들어가서 Humerus를 지나는 동맥을 맛만 볼까요?
이것은 본과 해부학 수준입니다.


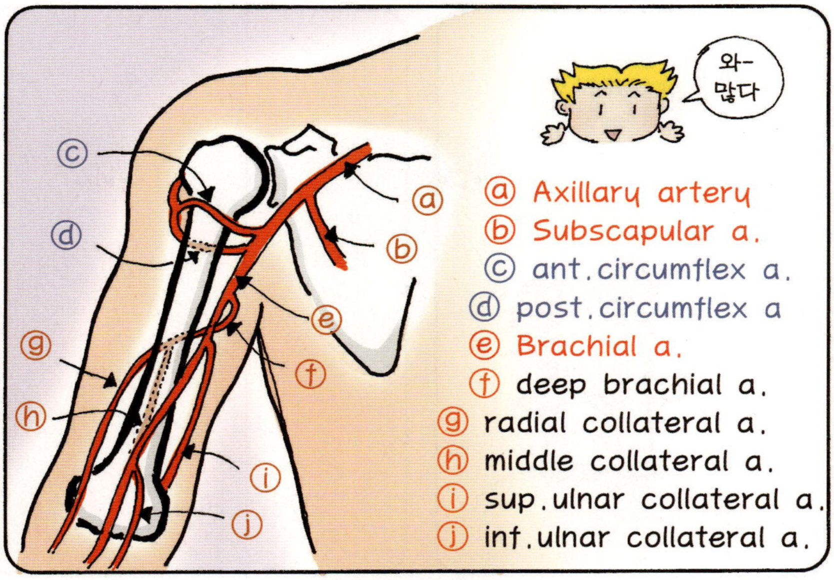

와- 많다
ⓐ Axillary artery
ⓑ Subscapular a.
ⓒ ant. circumflex a.
ⓓ post. circumflex a
ⓔ Brachial a.
ⓕ deep brachial a.
ⓖ radial collateral a.
ⓗ middle collateral a.
ⓘ sup. ulnar collateral a.
ⓙ inf. ulnar collateral a.


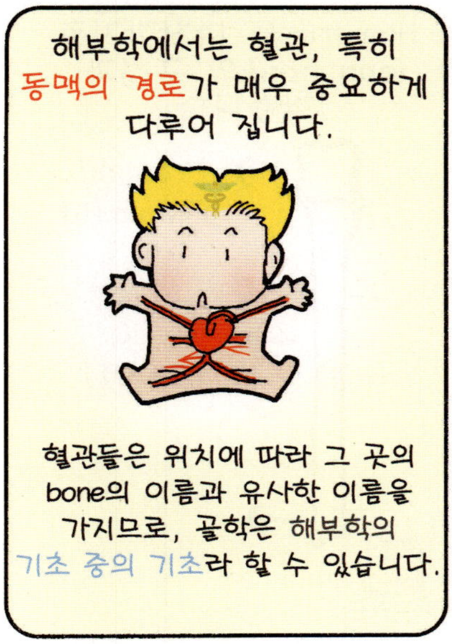

해부학에서는 혈관, 특히 동맥의 경로가 매우 중요하게 다루어 집니다.
혈관들은 위치에 따라 그 곳의 bone의 이름과 유사한 이름을 가지므로, 골학은 해부학의 기초 중의 기초라 할 수 있습니다.


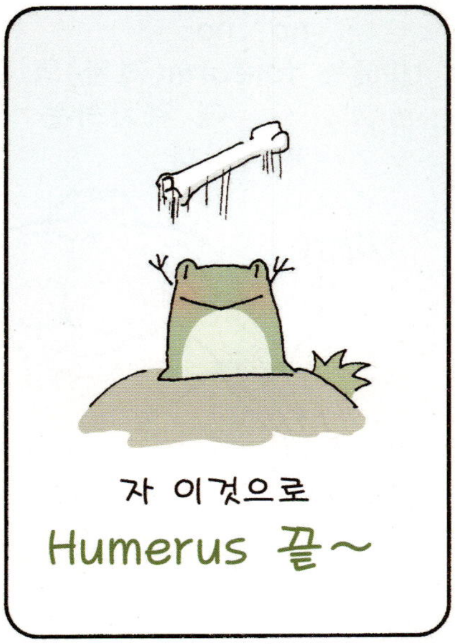

자 이것으로
Humerus 끝~

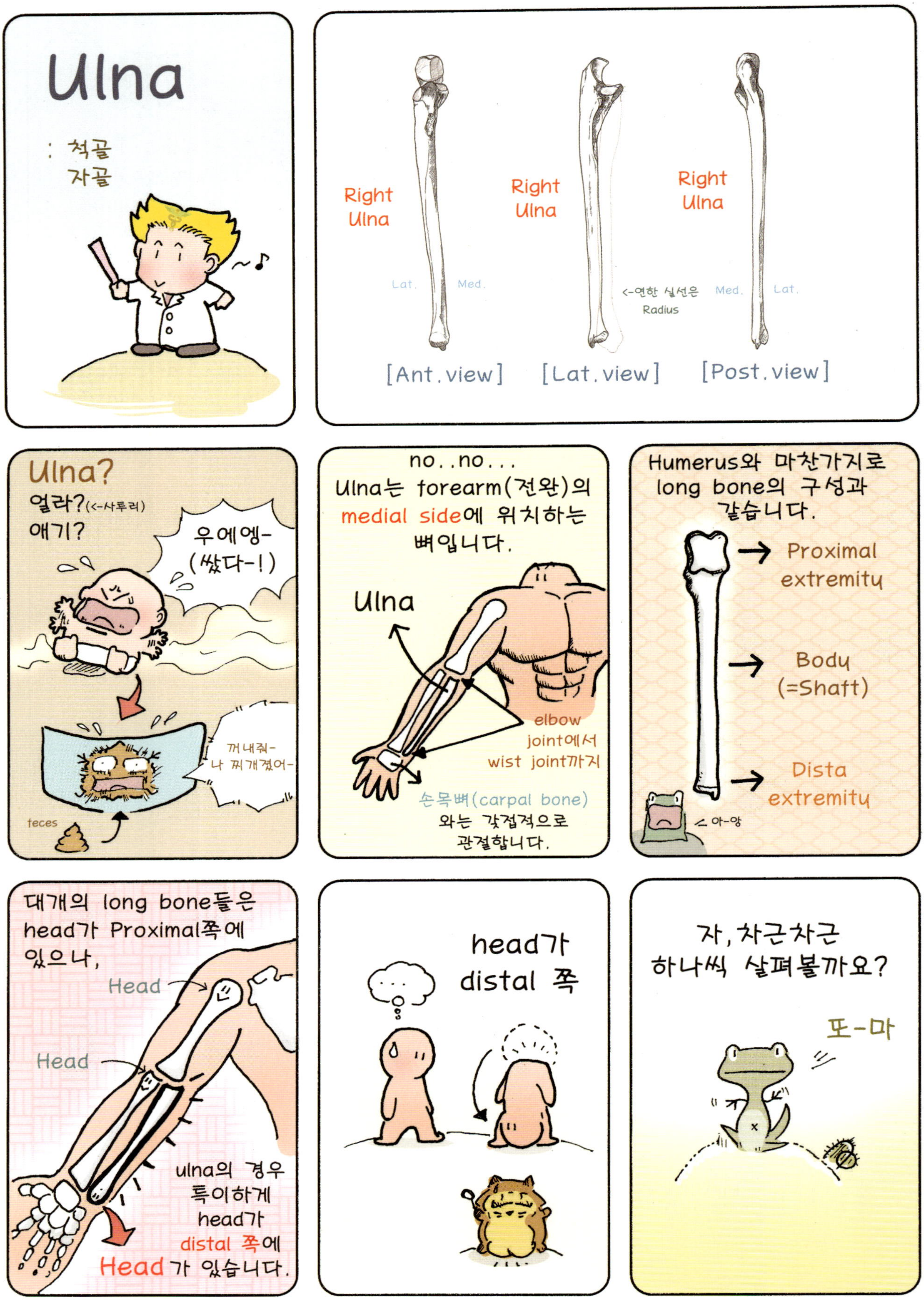
Ulna
: 척골
자골
~♪
Right
Ulna
Lat.
Med.
Right
Ulna
<-연한 실선은
Radius
Right
Ulna
Med.
Lat.
[Ant. view]
[Lat. view]
[Post. view]
Ulna?
얼라?(<-사투리)
애기?
우에엥-
(쌌다-!)
꺼내줘-
나 찌개졌어-
teces
no..no...
Ulna는 forearm(전완)의
medial side에 위치하는
뼈입니다.
Ulna
elbow
joint에서
wist joint까지
손목뼈(carpal bone)
와는 갖접적으로
관절합니다.
Humerus와 마찬가지로
long bone의 구성과
같습니다.
Proximal
extremity
Body
(=Shaft)
Dista
extremity
아-앙
대개의 long bone들은
head가 Proximal쪽에
있으나,
Head
Head
ulna의 경우
특이하게
head가
distal 쪽에
Head가 있습니다.
head가
distal 쪽
자, 차근차근
하나씩 살펴볼까요?
또-마

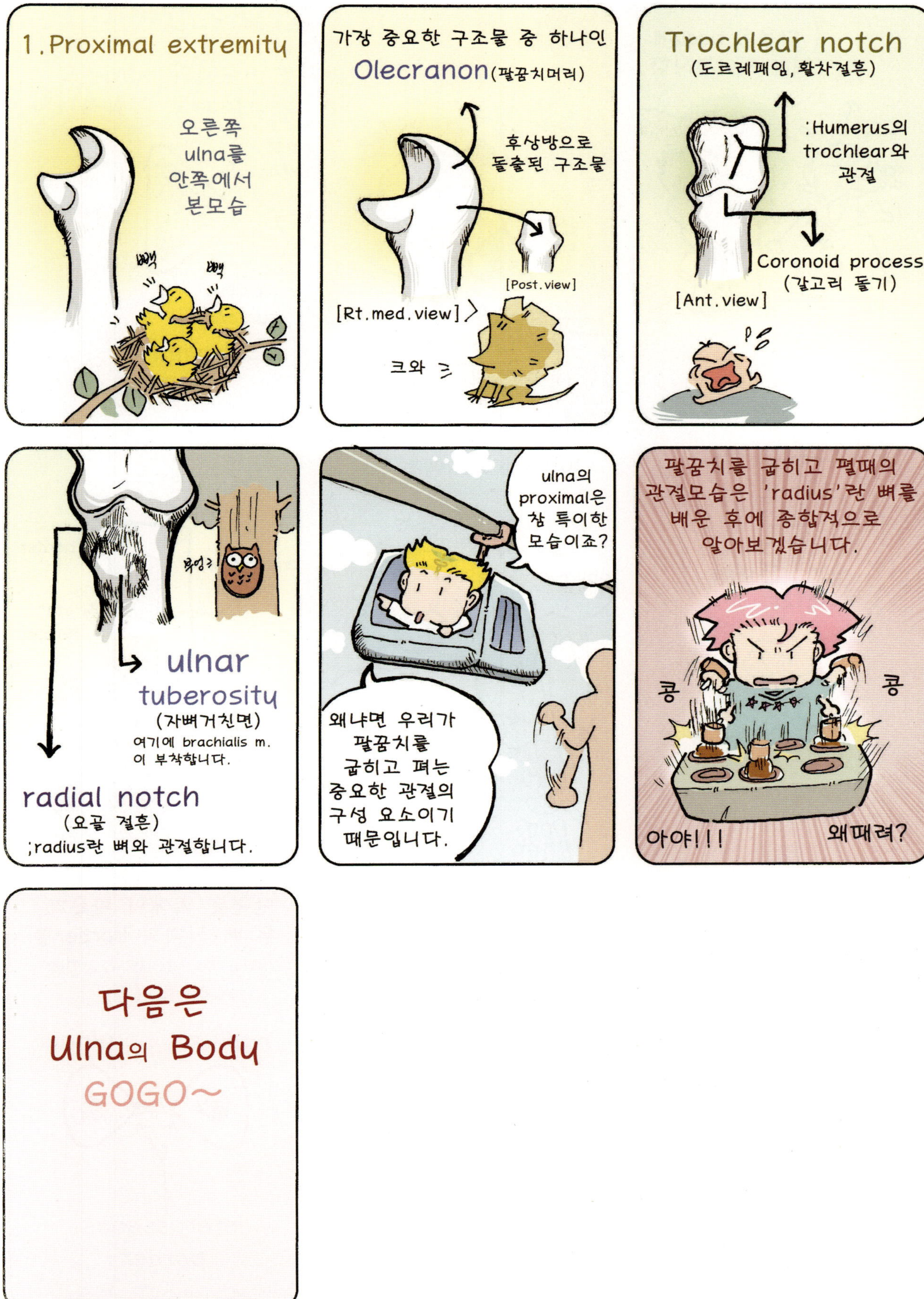
1. Proximal extremity
오른쪽
ulna를
안쪽에서
본모습
삐악
삐악
가장 중요한 구조물 중 하나인
Olecranon(팔꿈치머리)
후상방으로
돌출된 구조물
[Post. view]
[Rt. med. view]
크와 ≡
Trochlear notch
(도르레패임, 활차절흔)
: Humerus의
trochlear와
관절
Coronoid process
(갈고리 돌기)
[Ant. view]
ulnar
tuberosity
(자뼈거친면)
여기에 brachialis m.
이 부착합니다.
radial notch
(요골 절흔)
;radius란 뼈와 관절합니다.
부엉≡
ulna의
proximal은
참 특이한
모습이죠?
왜냐면 우리가
팔꿈치를
굽히고 펴는
중요한 관절의
구성 요소이기
때문입니다.
팔꿈치를 굽히고 펼때의
관절모습은 'radius'란 뼈를
배운 후에 종합적으로
알아보겠습니다.
콩
콩
아야!!!
왜때려?
다음은
Ulna의 Body
GOGO~

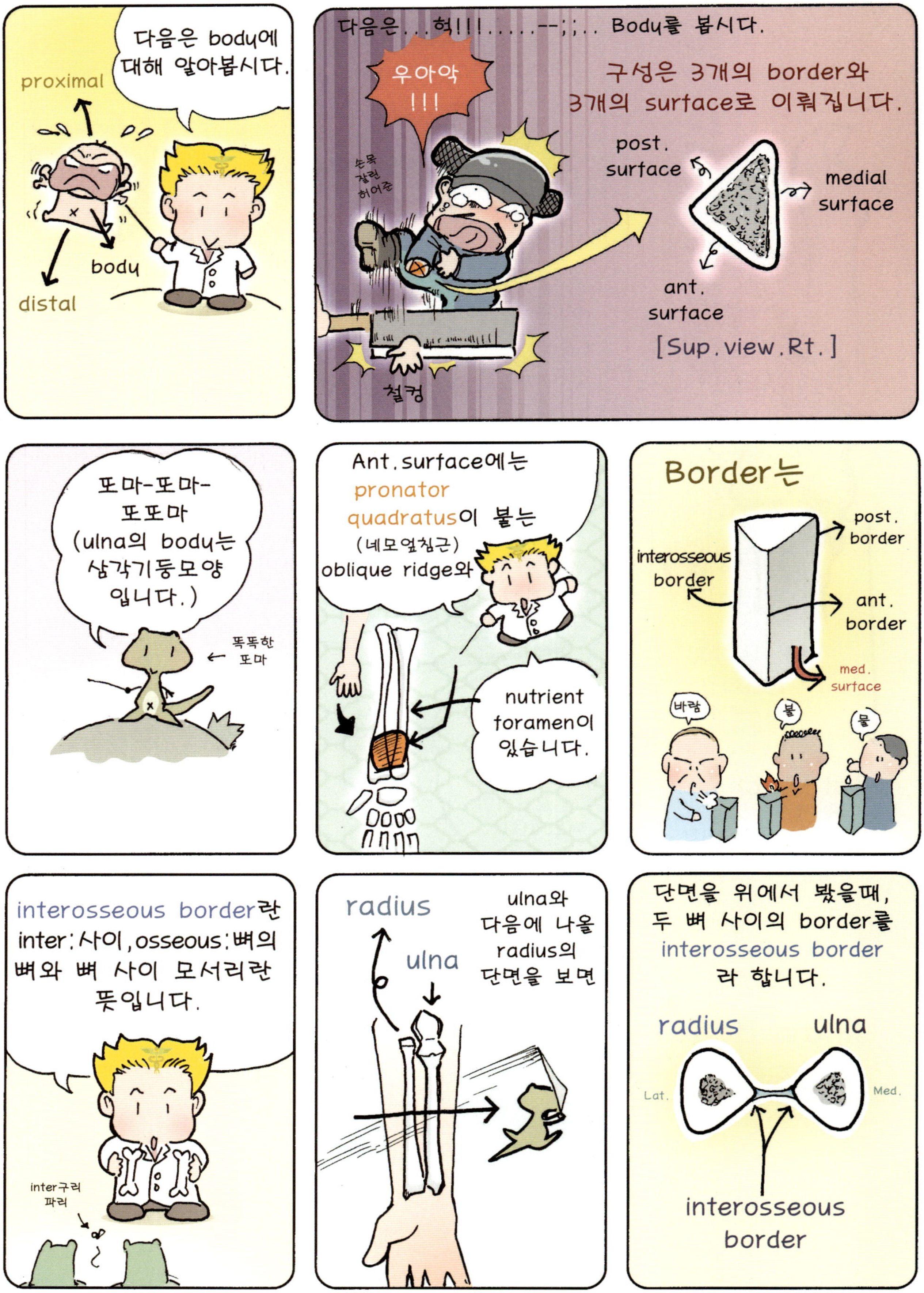
다음은 body에 대해 알아봅시다.
proximal
body
distal
다음은...헉!!!.....--;;.. Body를 봅시다.
우아악!!!
손목 잘린 허어준
철컹
구성은 3개의 border와 3개의 surface로 이뤄집니다.
post. surface
medial surface
ant. surface
[Sup. view. Rt.]
또마-또마-또또마 (ulna의 body는 삼각기둥모양 입니다.)
똑똑한 포마
Ant. surface에는 pronator quadratus이 붙는 (네모엎침근) oblique ridge와
nutrient foramen이 있습니다.
Border는
post. border
interosseous border
ant. border
med. surface
바람
불
물
interosseous border란 inter: 사이, osseous: 뼈의 뼈와 뼈 사이 모서리란 뜻입니다.
inter구리 파리
radius
ulna
ulna와 다음에 나올 radius의 단면을 보면
단면을 위에서 봤을때, 두 뼈 사이의 border를 interosseous border라 합니다.
radius
ulna
Lat.
Med.
interosseous border

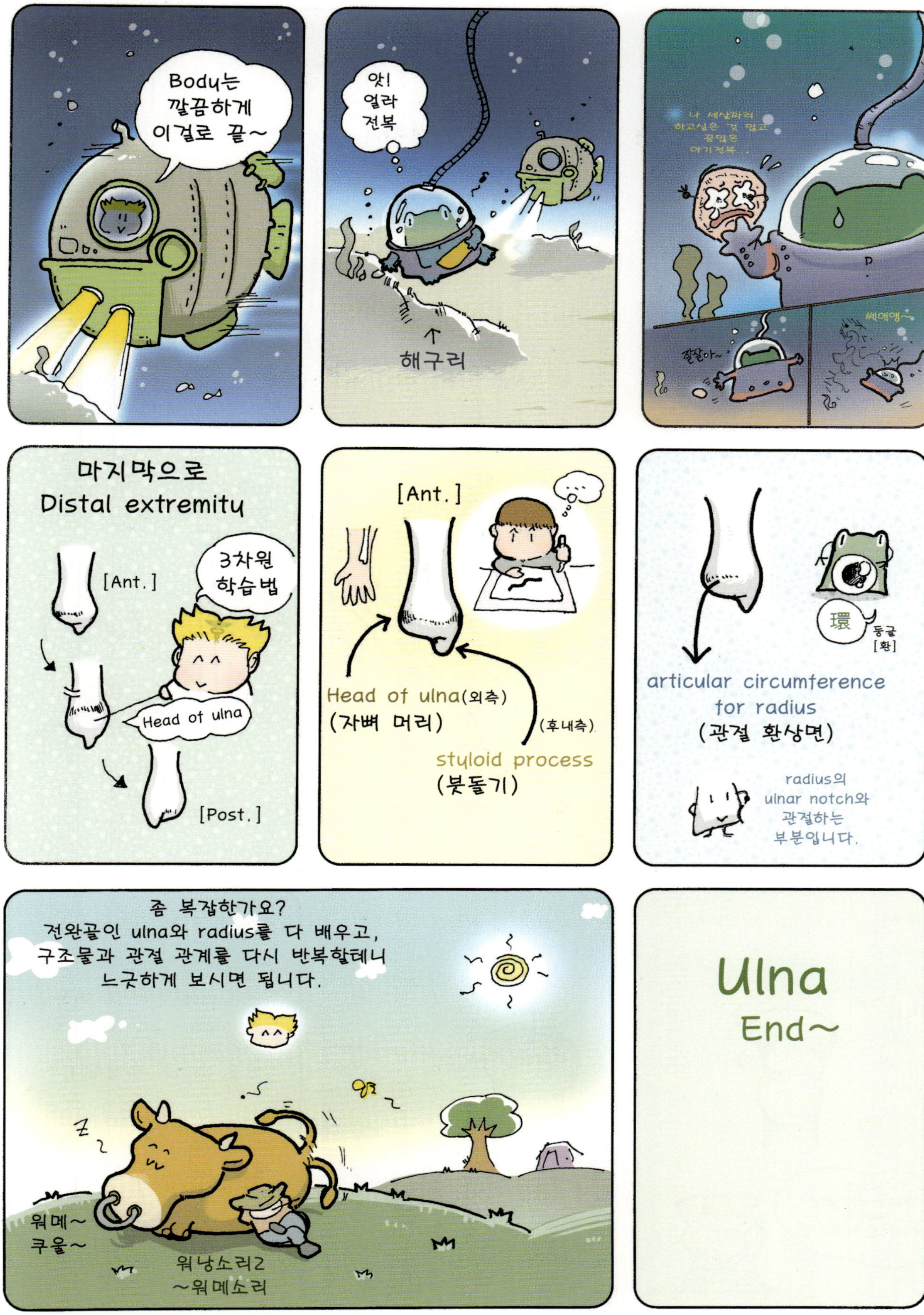
Body는
깔끔하게
이걸로 끝~
앗!
얼라
전복
해구리
나 세상짜러
하고싶은 것 많고
꿈많은
아기전복...
잘살아~
쎄애앵~
마지막으로
Distal extremity
3차원
학습법
[Ant.]
Head of ulna
[Post.]
[Ant.]
Head of ulna(외측)
(자뼈 머리)
(후내측)
styloid process
(붓돌기)
環
둥글
[환]
articular circumference
for radius
(관절 환상면)
radius의
ulnar notch와
관절하는
부분입니다.
좀 복잡한가요?
전완골인 ulna와 radius를 다 배우고,
구조물과 관절 관계를 다시 반복할테니
느긋하게 보시면 됩니다.
워메~
쿠울~
워낭소리2
~워메소리
Ulna
End~

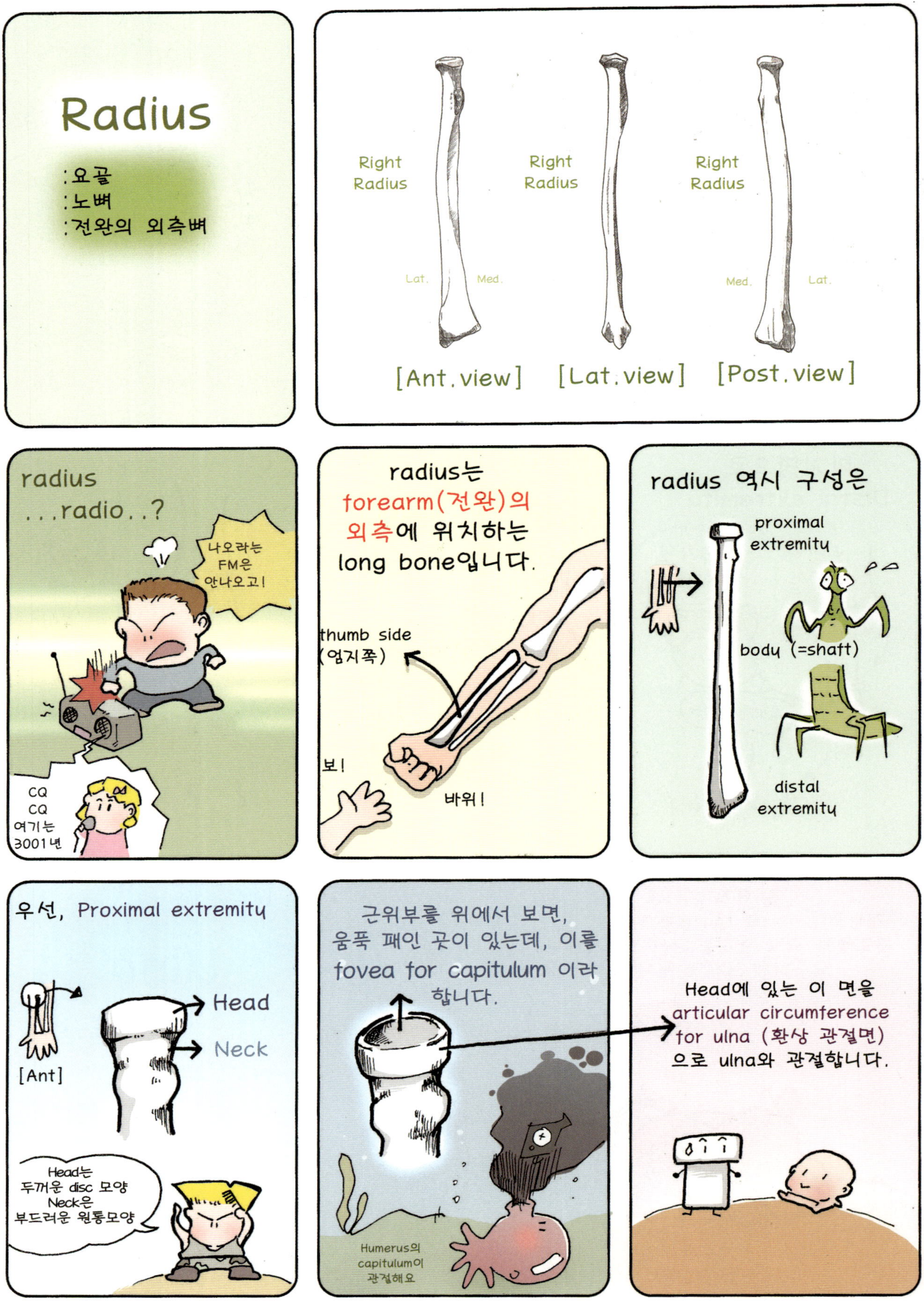
Radius
:요골
:노뼈
:전완의 외측뼈
Right Radius
Right Radius
Right Radius
Lat.
Med.
Med.
Lat.
[Ant. view]
[Lat. view]
[Post. view]
radius
...radio..?
나오라는 FM은 안나오고!
CQ CQ 여기는 3001년
radius는 forearm(전완)의 외측에 위치하는 long bone입니다.
thumb side (엄지쪽)
보!
바위!
radius 역시 구성은
proximal extremity
body (=shaft)
distal extremity
우선, Proximal extremity
[Ant]
Head
Neck
Head는 두꺼운 disc 모양 Neck은 부드러운 원통모양
근위부를 위에서 보면, 움푹 패인 곳이 있는데, 이를 fovea for capitulum 이라 합니다.
Humerus의 capitulum이 관절해요
Head에 있는 이 면을 articular circumference for ulna (환상 관절면)으로 ulna와 관절합니다.

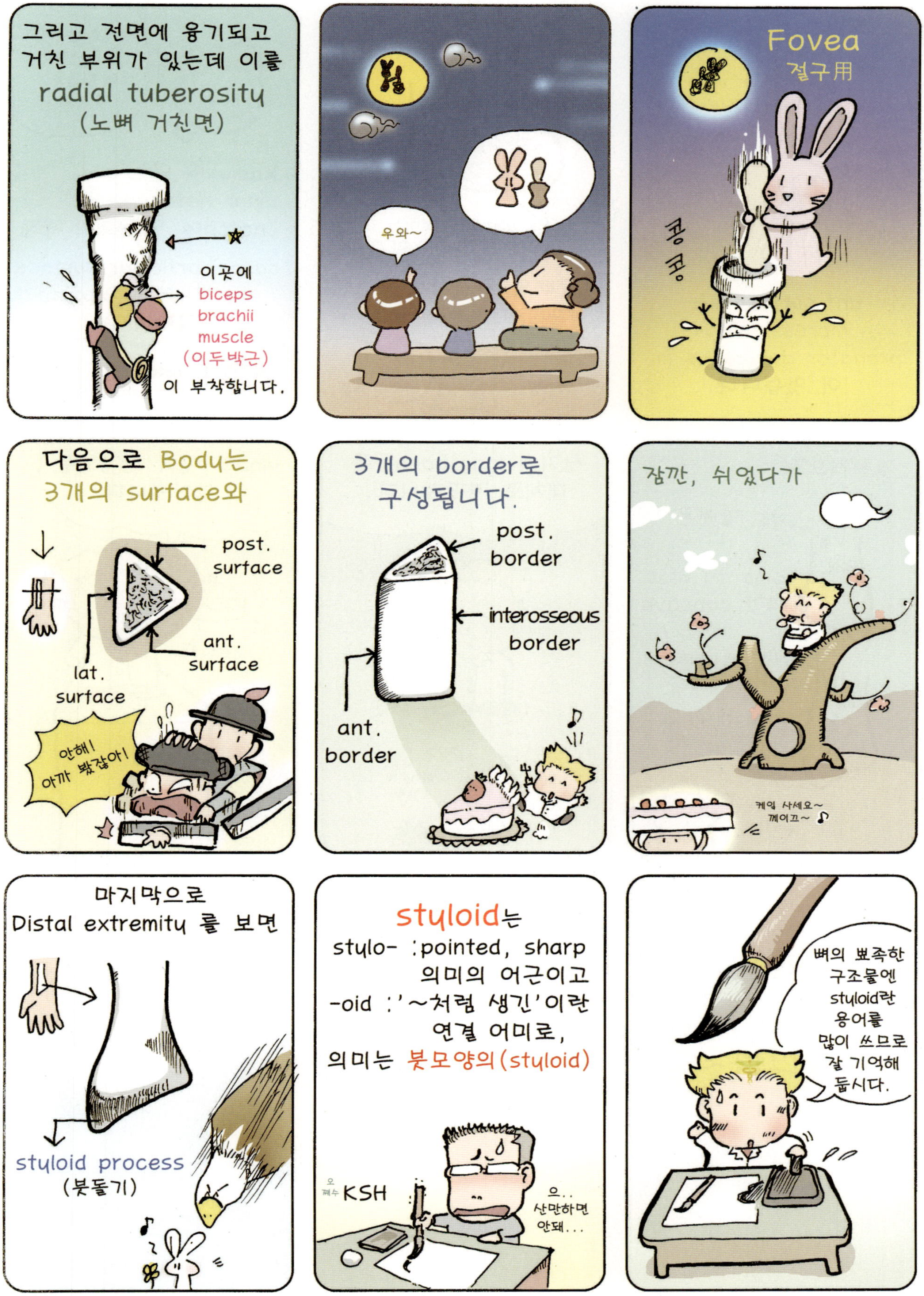
그리고 전면에 융기되고
거친 부위가 있는데 이를
radial tuberosity
(노뼈 거친면)
이곳에
biceps
brachii
muscle
(이두박근)
이 부착합니다.
우와~
Fovea
절구用
콩콩
다음으로 Body는
3개의 surface와
post.
surface
ant.
surface
lat.
surface
안해!
아까 봤잖아!
3개의 border로
구성됩니다.
post.
border
interosseous
border
ant.
border
잠깐, 쉬었다가
케익 사세요~
께이끄~
마지막으로
Distal extremity 를 보면
styloid process
(붓돌기)
styloid는
stylo- :pointed, sharp
의미의 어근이고
-oid :'~처럼 생긴'이란
연결 어미로,
의미는 붓모양의(styloid)
오페수 KSH
으..
산만하면
안돼...
뼈의 뾰족한
구조물엔
styloid란
용어를
많이 쓰므로
잘 기억해
둡시다.

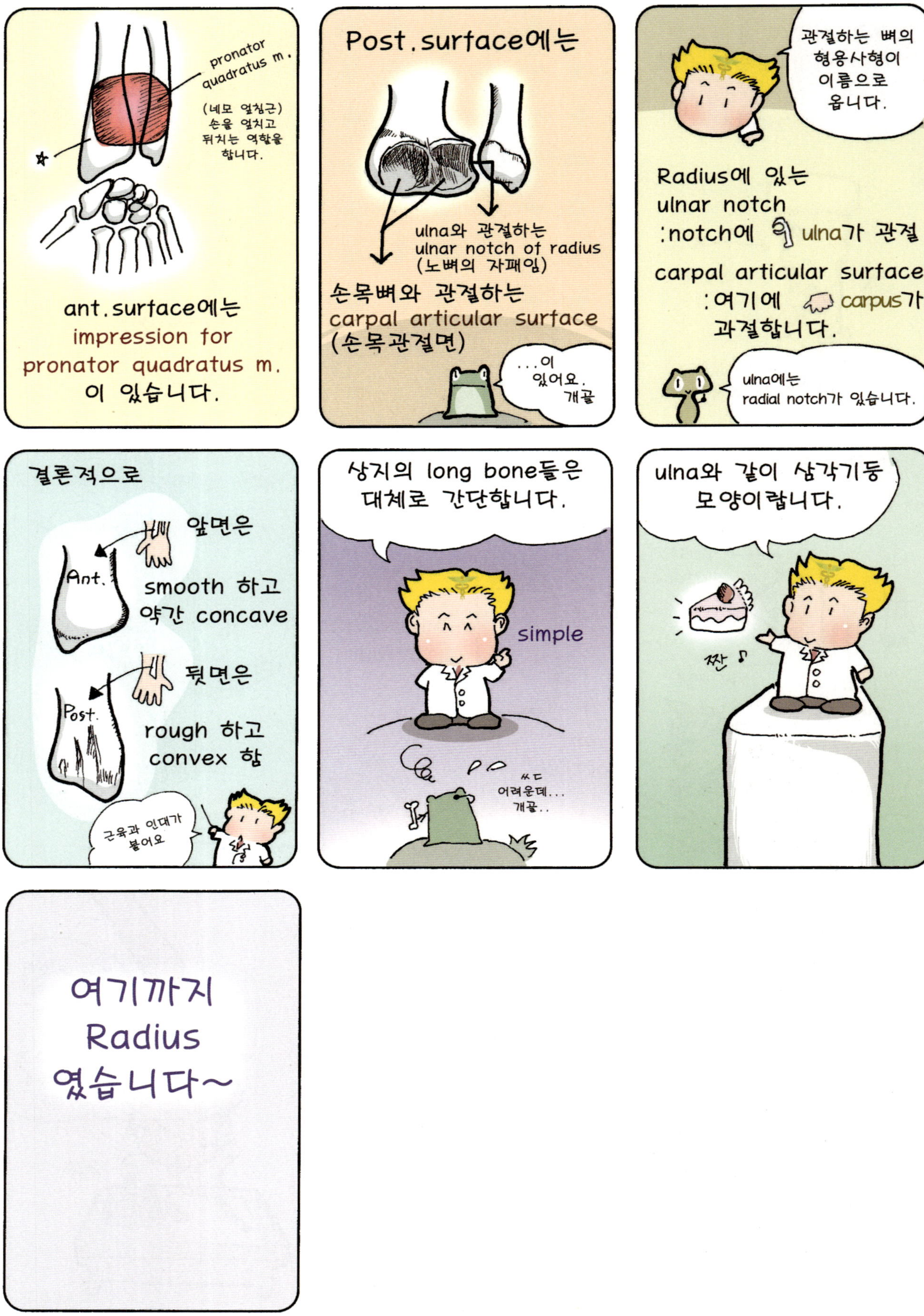
pronator quadratus m.
(네모 엎침근) 손을 엎치고 뒤치는 역할을 합니다.
ant.surface에는 impression for pronator quadratus m. 이 있습니다.
Post.surface에는
ulna와 관절하는 ulnar notch of radius (노뼈의 자패임)
손목뼈와 관절하는 carpal articular surface (손목관절면)
...이 있어요. 개골
관절하는 뼈의 형용사형이 이름으로 옵니다.
Radius에 있는 ulnar notch :notch에 ulna가 관절
carpal articular surface :여기에 carpus가 관절합니다.
ulna에는 radial notch가 있습니다.
결론적으로
앞면은 smooth 하고 약간 concave
Ant.
뒷면은 rough 하고 convex 함
Post.
근육과 인대가 붙어요
상지의 long bone들은 대체로 간단합니다.
simple
어려운데... 개골..
ulna와 같이 삼각기둥 모양이랍니다.
짠 ♪
여기까지 Radius 였습니다~

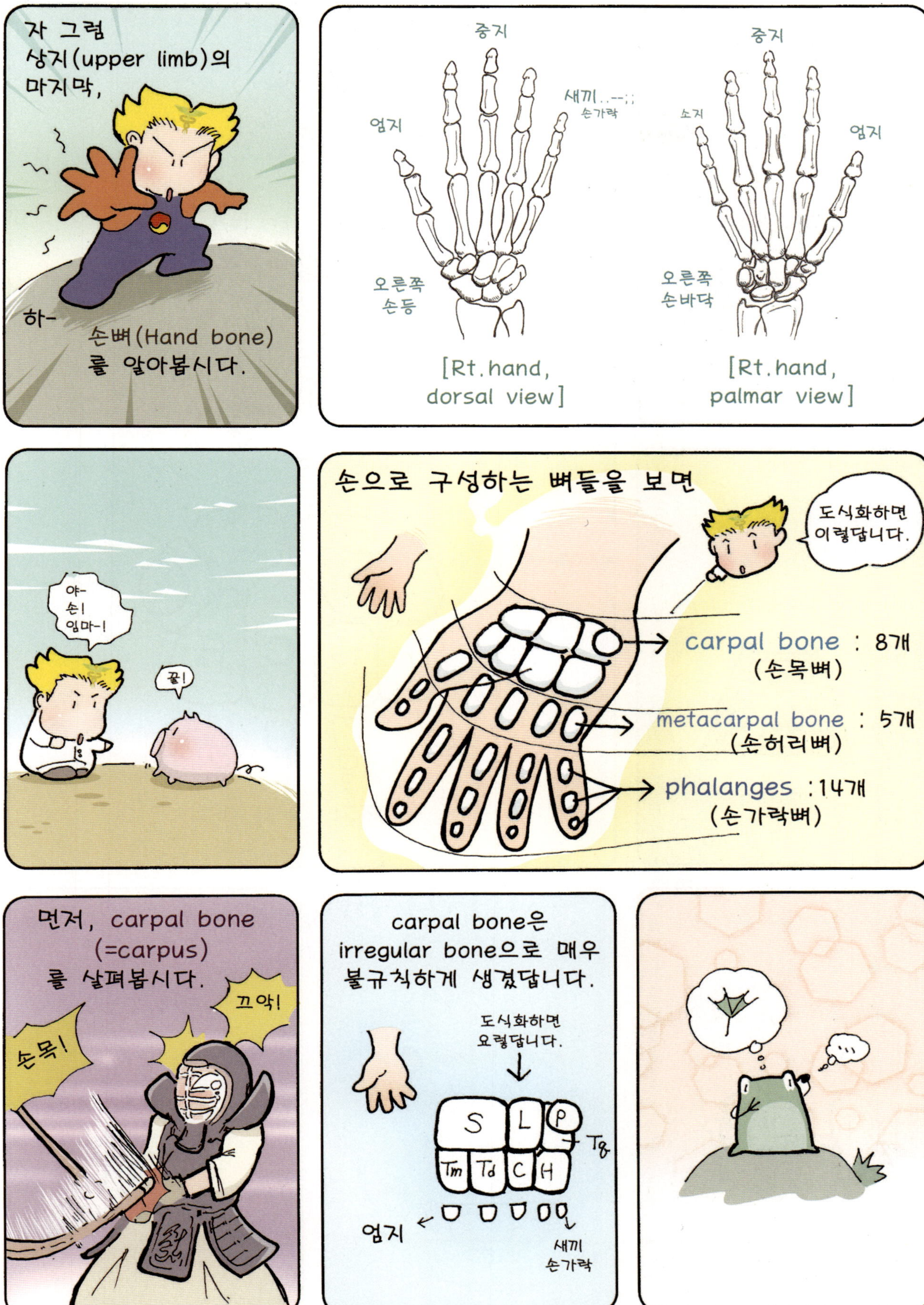
자 그럼
상지(upper limb)의
마지막,
하-
손뼈(Hand bone)
를 알아봅시다.
중지
엄지
새끼..--;;
손가락
오른쪽
손등
[Rt.hand,
dorsal view]
중지
소지
엄지
오른쪽
손바닥
[Rt.hand,
palmar view]
야-
손!
임마-!
꿀!
손으로 구성하는 뼈들을 보면
도식화하면
이렇답니다.
carpal bone : 8개
(손목뼈)
metacarpal bone : 5개
(손허리뼈)
phalanges :14개
(손가락뼈)
먼저, carpal bone
(=carpus)
를 살펴봅시다.
끄악!
손목!
carpal bone은
irregular bone으로 매우
불규칙하게 생겼답니다.
도식화하면
요렇답니다.
S L P
Tq
Tm Td C H
엄지
새끼
손가락

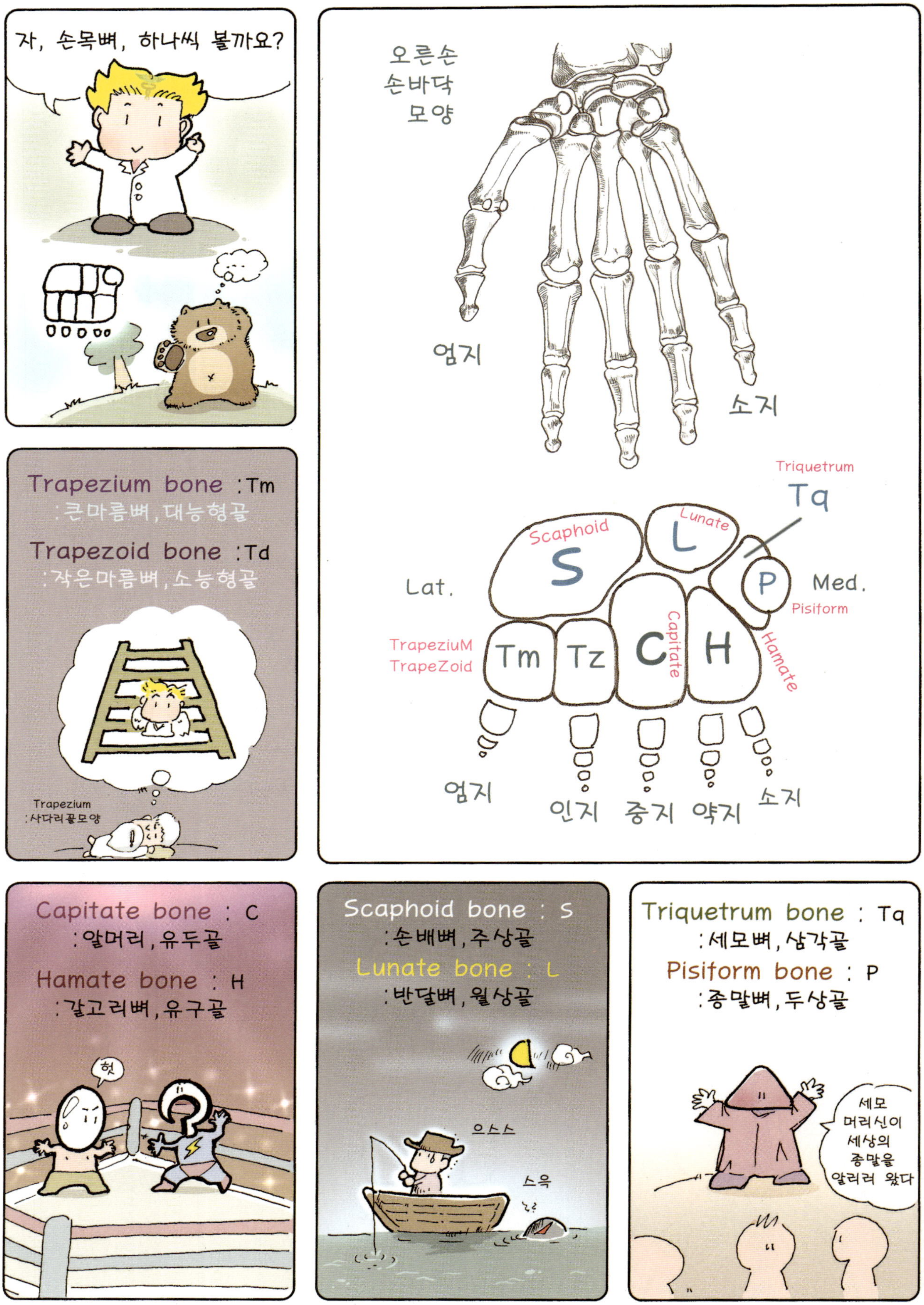

자, 손목뼈, 하나씩 볼까요?
오른손
손바닥
모양
엄지
소지
Triquetrum
Tq
Scaphoid
S
Lunate
L
Lat.
P
Med.
Pisiform
TrapeziuM
TrapeZoid
Tm
Tz
C
Capitate
H
Hamate
엄지
인지
중지
약지
소지
Trapezium bone :Tm
:큰마름뼈, 대능형골
Trapezoid bone :Td
:작은마름뼈, 소능형골
Trapezium
:사다리꼴모양
Capitate bone : C
:알머리, 유두골
Hamate bone : H
:갈고리뼈, 유구골
헉
Scaphoid bone : S
:손배뼈, 주상골
Lunate bone : L
:반달뼈, 월상골
으스스
스윽
Triquetrum bone : Tq
:세모뼈, 삼각골
Pisiform bone : P
:종말뼈, 두상골
세모
머리신이
세상의
종말을
알리러 왔다

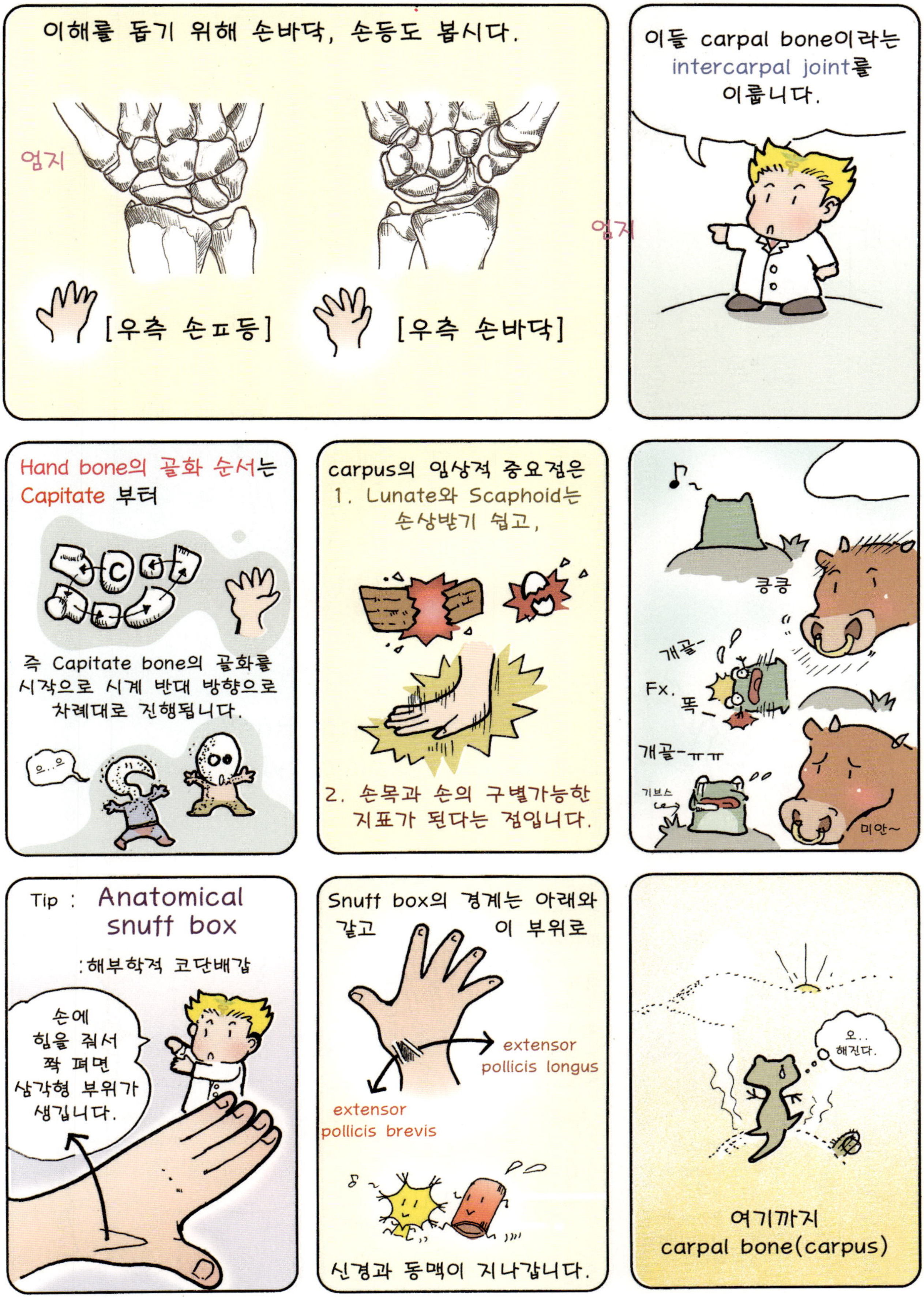
이해를 돕기 위해 손바닥, 손등도 봅시다.
엄지
엄지
[우측 손ㅍ등]
[우측 손바닥]
이들 carpal bone이라는 intercarpal joint를 이룹니다.
Hand bone의 골화 순서는 Capitate 부터
C
즉 Capitate bone의 골화를 시작으로 시계 반대 방향으로 차례대로 진행됩니다.
으..으
carpus의 임상적 중요점은
1. Lunate와 Scaphoid는 손상받기 쉽고,
2. 손목과 손의 구별가능한 지표가 된다는 점입니다.
쿵쿵
개굴-
Fx.
뚝
개굴-ㅠㅠ
기브스
미안~
Tip : Anatomical snuff box
:해부학적 코담배갑
손에 힘을 줘서 쫙 펴면 삼각형 부위가 생깁니다.
Snuff box의 경계는 아래와 같고 이 부위로
extensor pollicis longus
extensor pollicis brevis
신경과 동맥이 지나갑니다.
오.. 해진다.
여기까지 carpal bone(carpus)

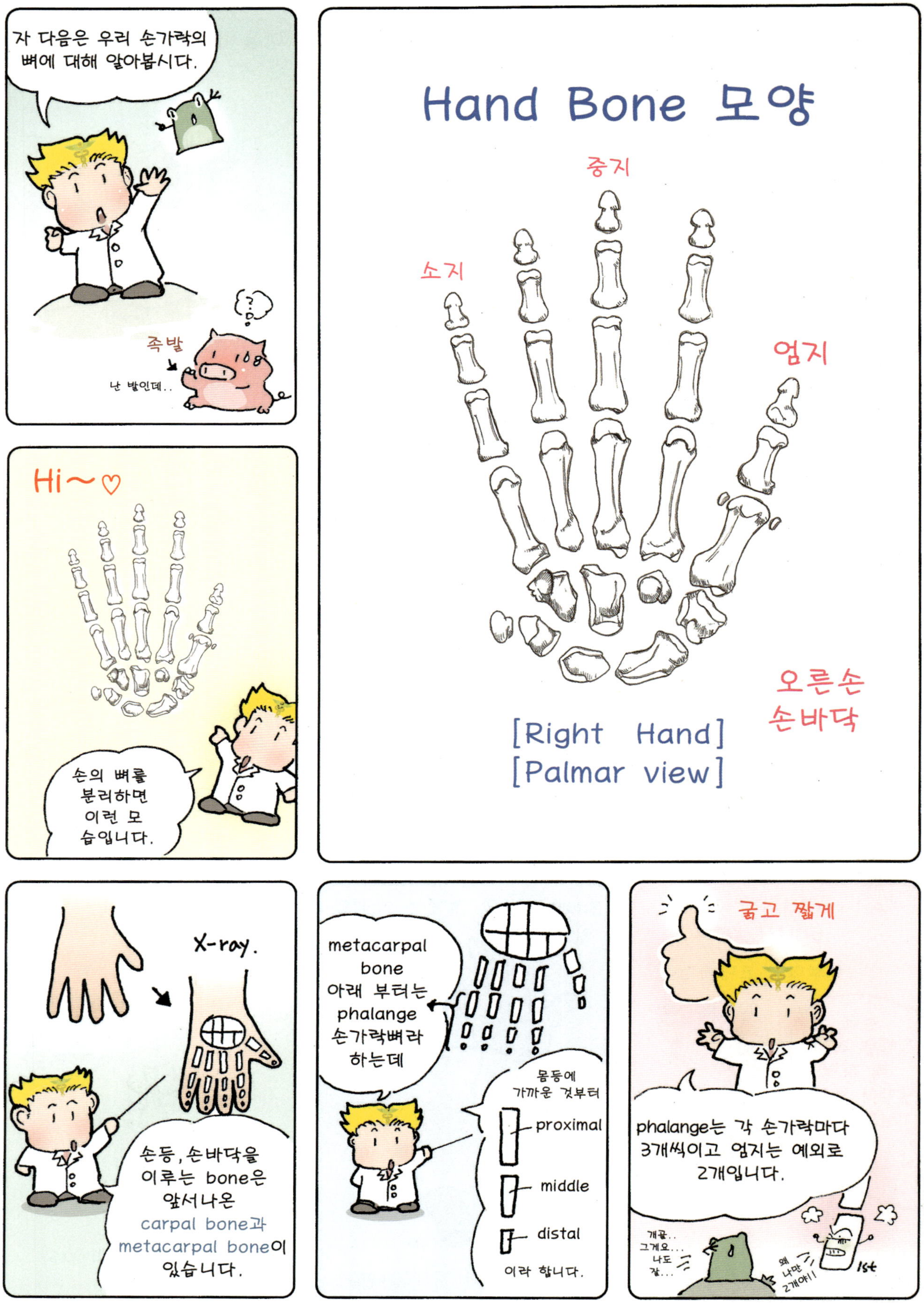
자 다음은 우리 손가락의 뼈에 대해 알아봅시다.
족발
난 발인데..
Hi~♡
손의 뼈를 분리하면 이런 모습입니다.
Hand Bone 모양
중지
소지
엄지
오른손 손바닥
[Right Hand]
[Palmar view]
X-ray.
손등, 손바닥을 이루는 bone은 앞서나온 carpal bone과 metacarpal bone이 있습니다.
metacarpal bone 아래 부터는 phalange 손가락뼈라 하는데
몸통에 가까운 것부터
proximal
middle
distal
이라 합니다.
굵고 짧게
phalange는 각 손가락마다 3개씩이고 엄지는 예외로 2개입니다.
개굴.. 그게요... 나도 참...
왜 나만 2개야!!
1st

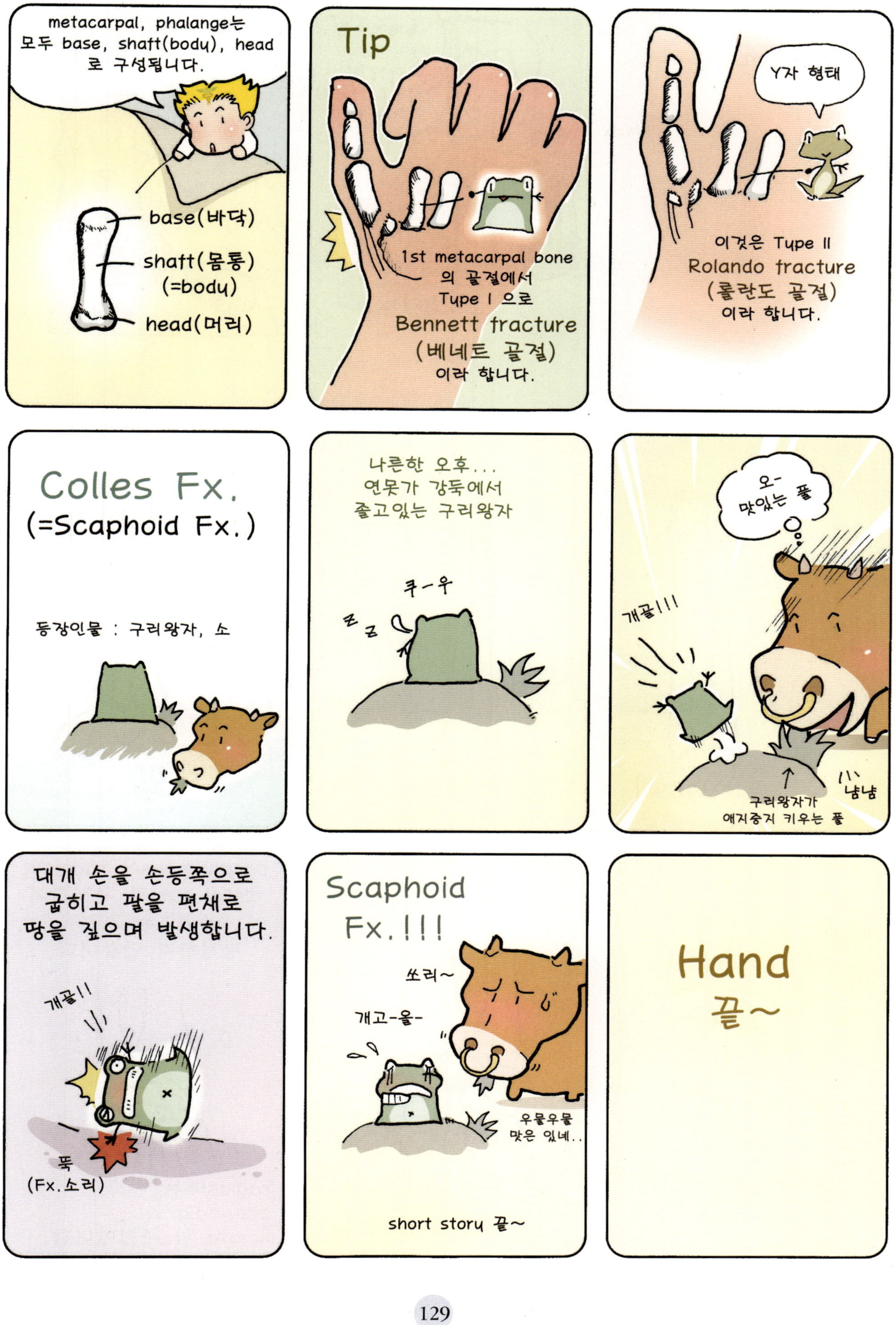

metacarpal, phalange는 모두 base, shaft(body), head로 구성됩니다.
base(바닥)
shaft(몸통) (=body)
head(머리)
Tip
1st metacarpal bone의 골절에서 Type I 으로 Bennett fracture (베네트 골절) 이라 합니다.
Y자 형태
이것은 Type II Rolando fracture (롤란도 골절) 이라 합니다.
Colles Fx.
(=Scaphoid Fx.)
등장인물 : 구리왕자, 소
나른한 오후... 연못가 강둑에서 졸고있는 구리왕자
쿠-우
오- 맛있는 풀
개굴!!!
냠냠
구리왕자가 애지중지 키우는 풀
대개 손을 손등쪽으로 굽히고 팔을 편채로 땅을 짚으며 발생합니다.
개굴!!
뚝 (Fx.소리)
Scaphoid Fx.!!!
쏘리~
개고-올-
우물우물 맛은 있네..
short story 끝~
Hand 끝~

# Upper limb Articulation

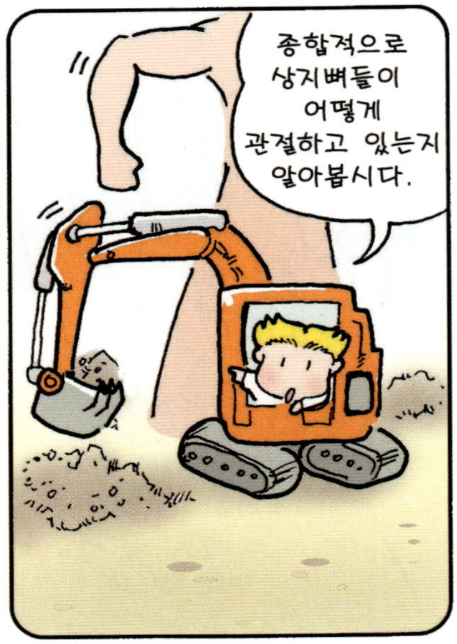
종합적으로
상지뼈들이
어떻게
관절하고 있는지
알아봅시다.

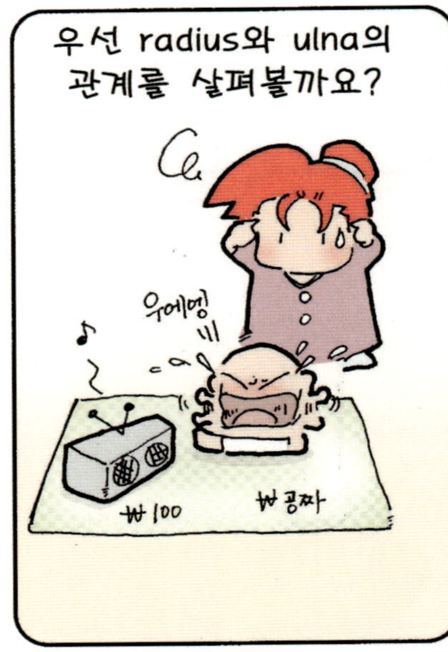
우선 radius와 ulna의
관계를 살펴볼까요?
우에엥
₩100
₩공짜

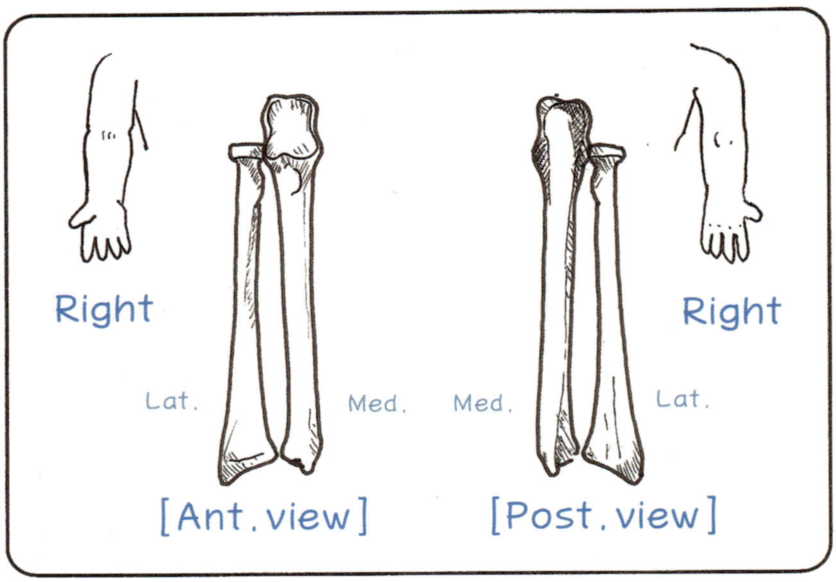


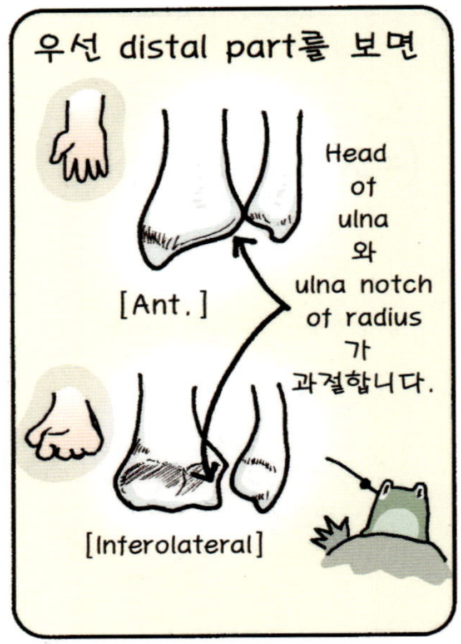


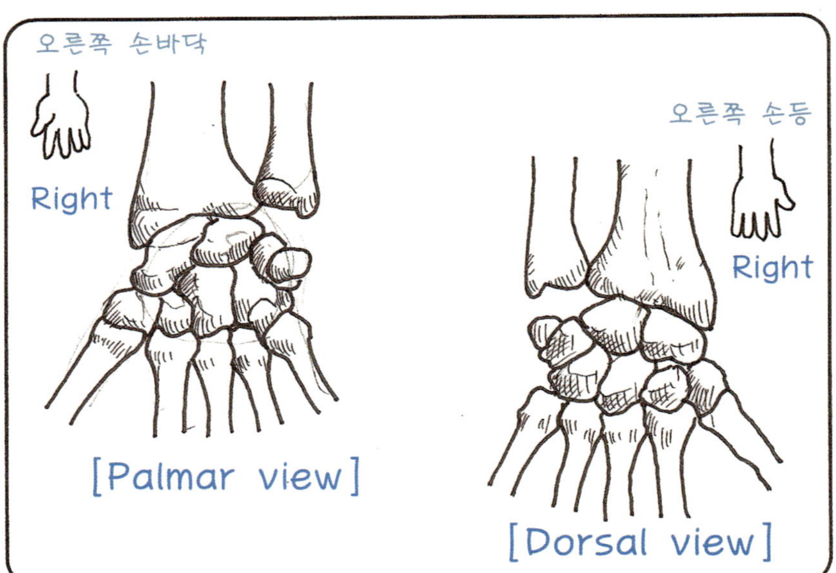


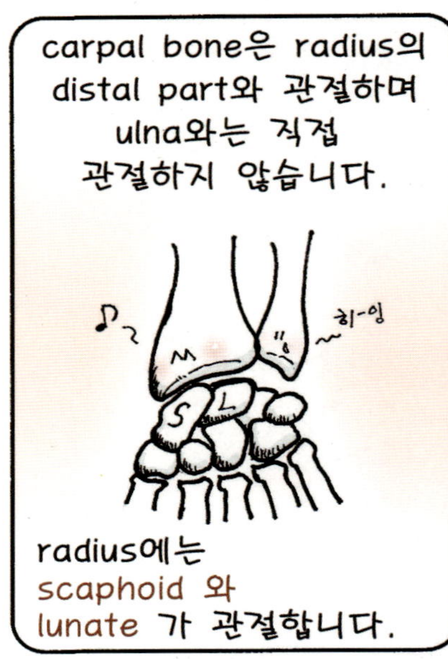

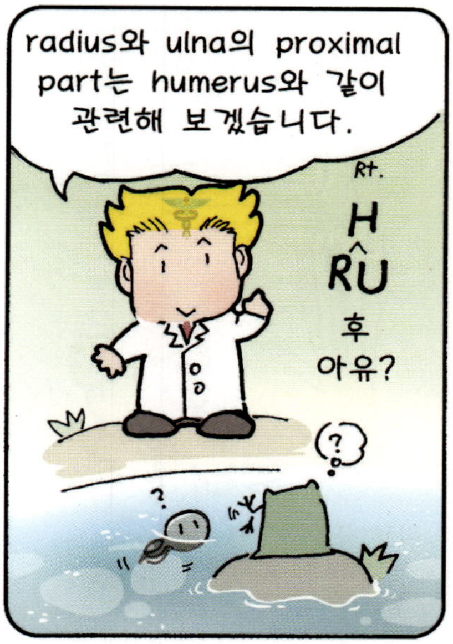
radius와 ulna의 proximal part는 humerus와 같이 관련해 보겠습니다.
Rt.
H
R̂U
후
아유?

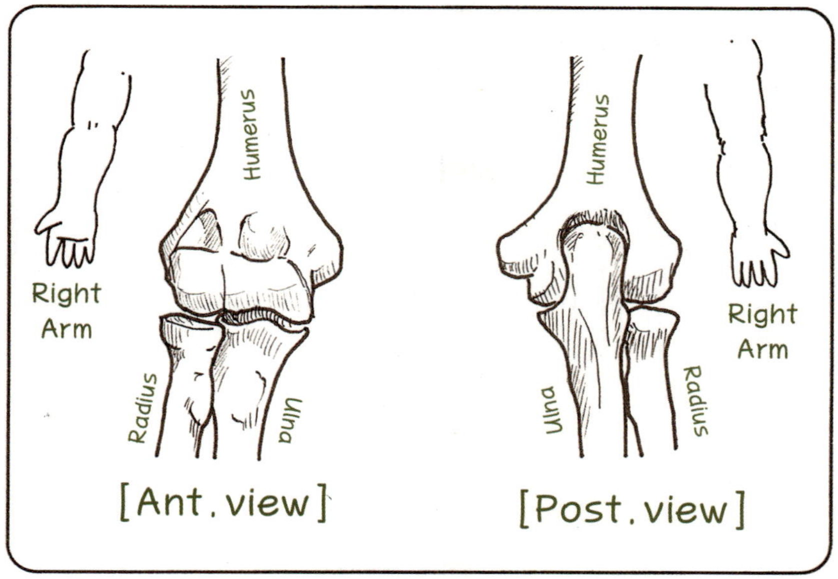
Humerus
Right Arm
Radius
Ulna
[Ant. view]
Humerus
Right Arm
Ulna
Radius
[Post. view]

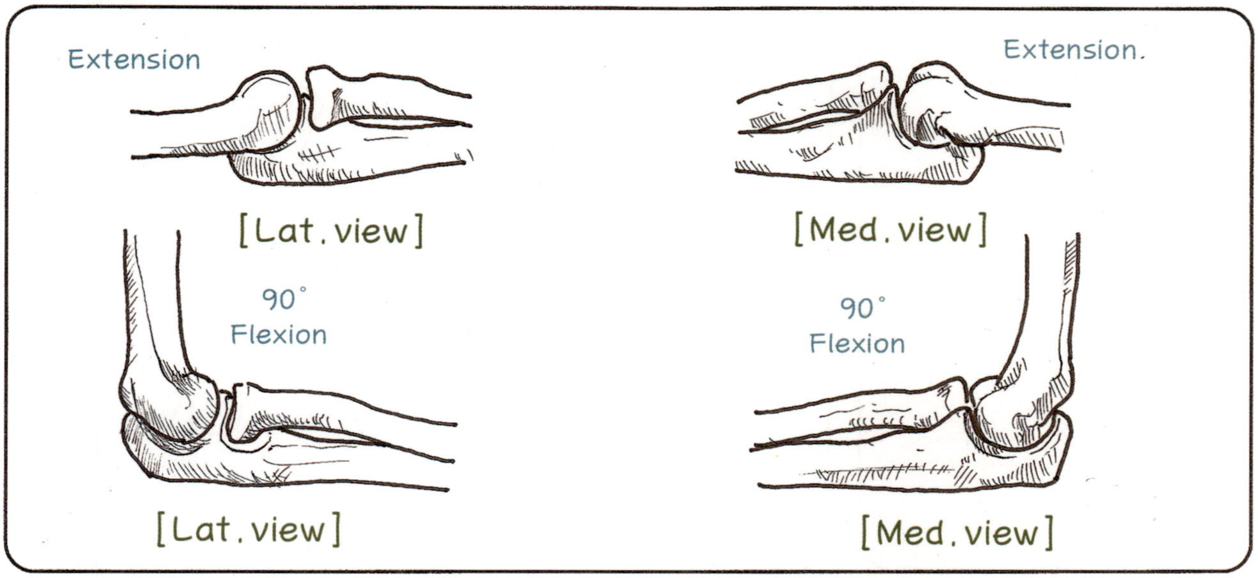
Extension
[Lat. view]
Extension.
[Med. view]
90° Flexion
[Lat. view]
90° Flexion
[Med. view]

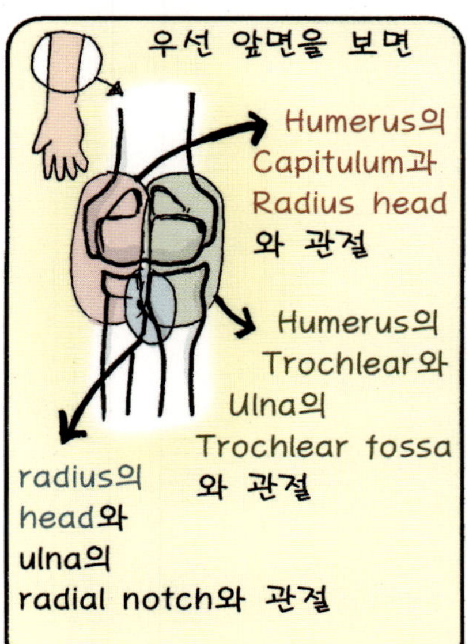
우선 앞면을 보면
Humerus의 Capitulum과 Radius head 와 관절
Humerus의 Trochlear와 Ulna의 Trochlear fossa 와 관절
radius의 head와 ulna의 radial notch와 관절

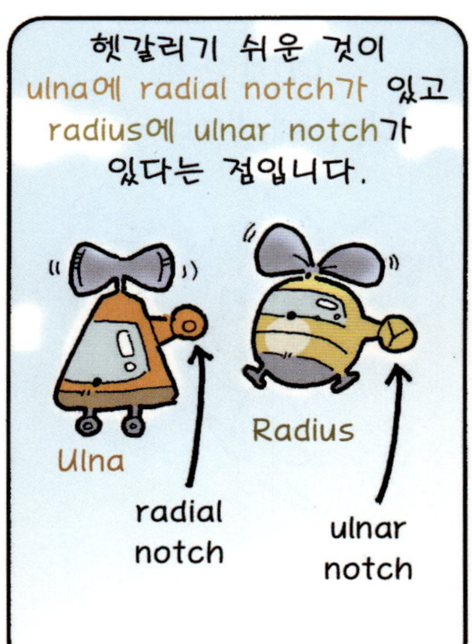
헷갈리기 쉬운 것이 ulna에 radial notch가 있고 radius에 ulnar notch가 있다는 점입니다.
Ulna
Radius
radial notch
ulnar notch

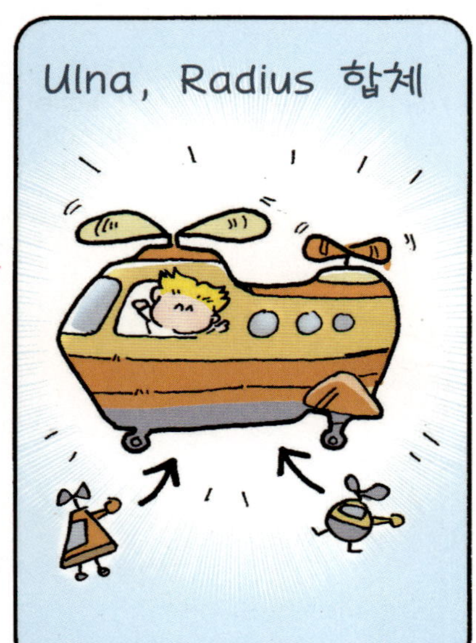
Ulna, Radius 합체

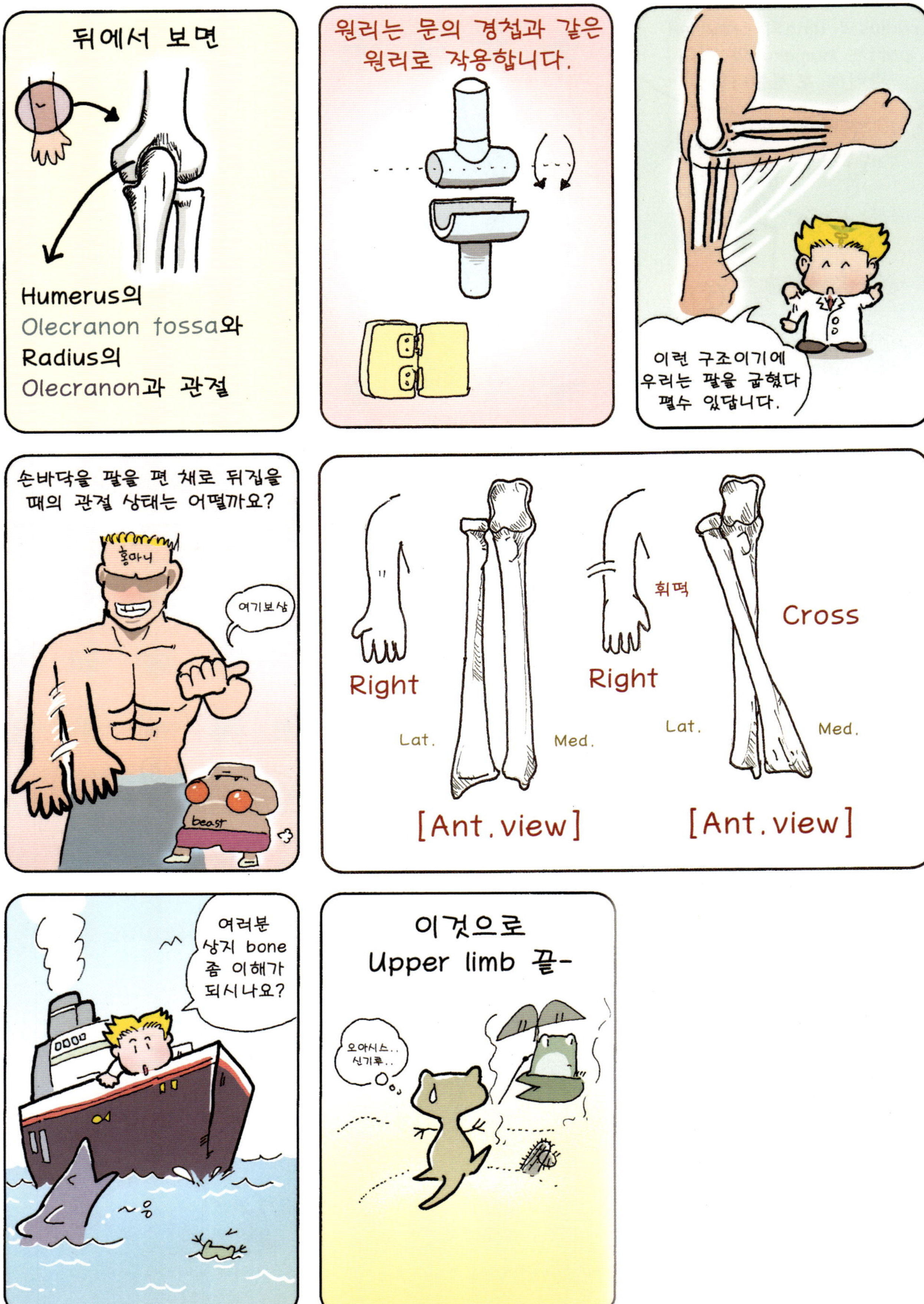
뒤에서 보면
Humerus의
Olecranon fossa와
Radius의
Olecranon과 관절
원리는 문의 경첩과 같은
원리로 작용합니다.
이런 구조이기에
우리는 팔을 굽혔다
펼수 있답니다.
손바닥을 팔을 편 채로 뒤집을
때의 관절 상태는 어떨까요?
홍마니
여기보삼
beast
Right
Lat.
Med.
[Ant. view]
Right
Cross
Lat.
Med.
[Ant. view]
여러분
상지 bone
좀 이해가
되시나요?
이것으로
Upper limb 끝-
오아시스..
신기루..

# The upper Limb as a Whole
# A skeleton of the right upper limb

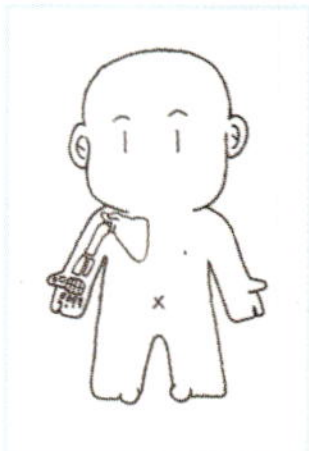

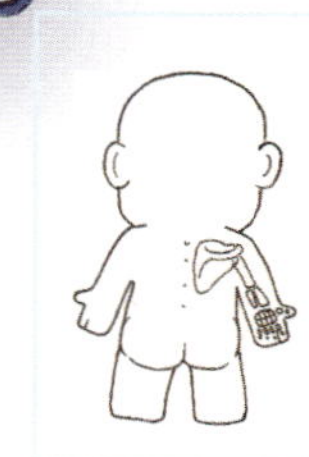

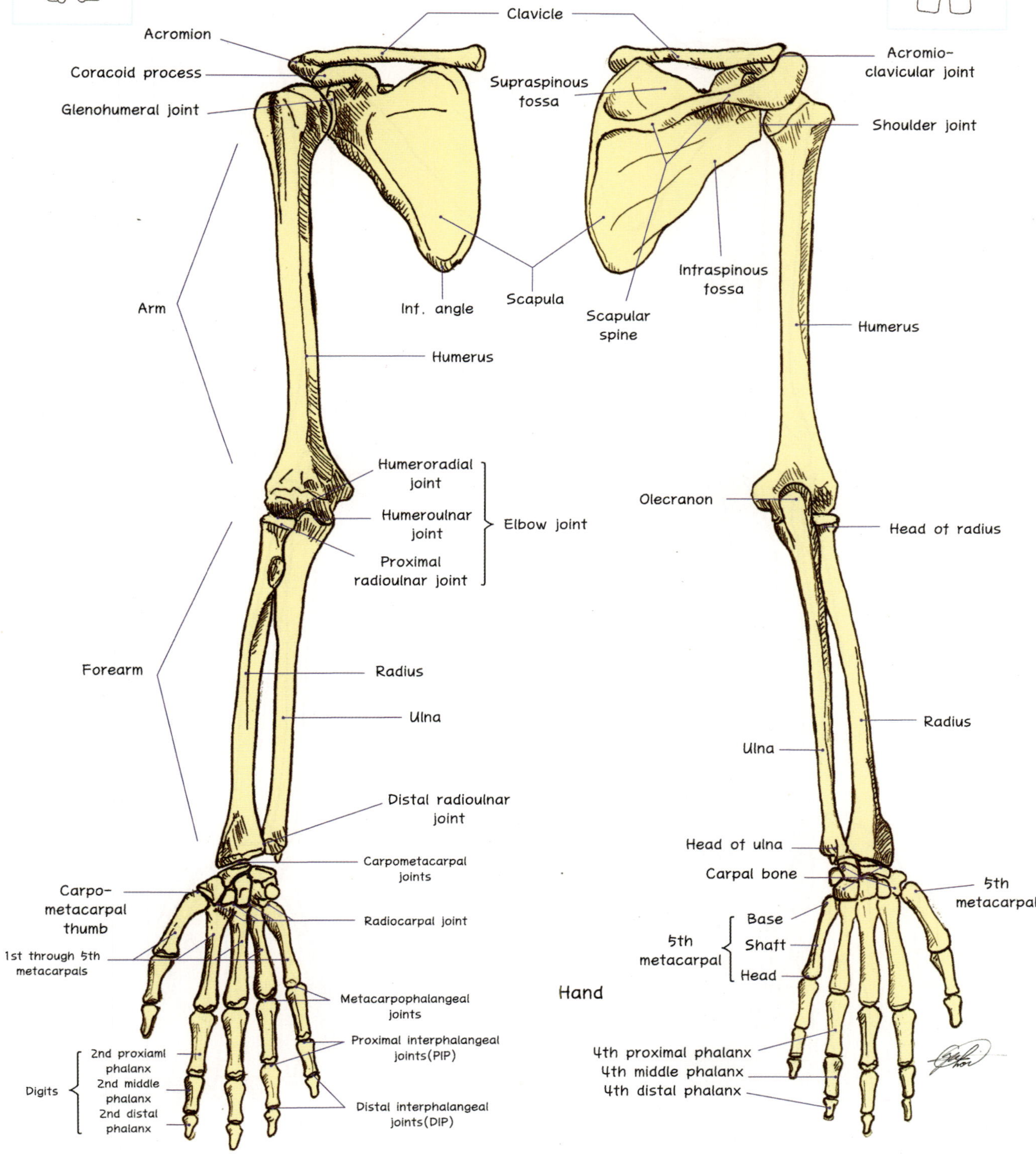


[Ant view] [Post view]

# Palpable bony prominences on the right upper limb

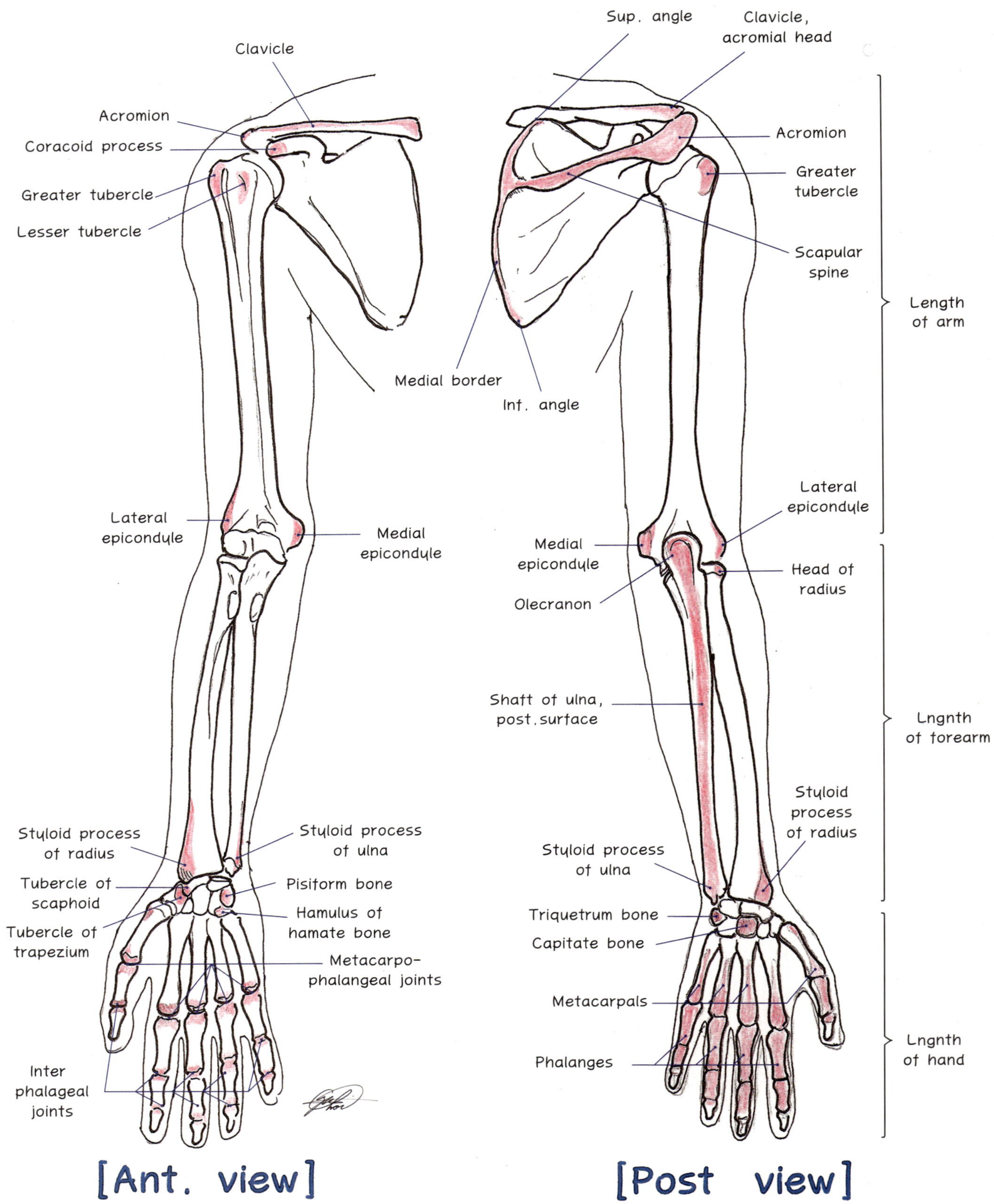

# The Bones of the Shoulder Girdle

## The right Scapula

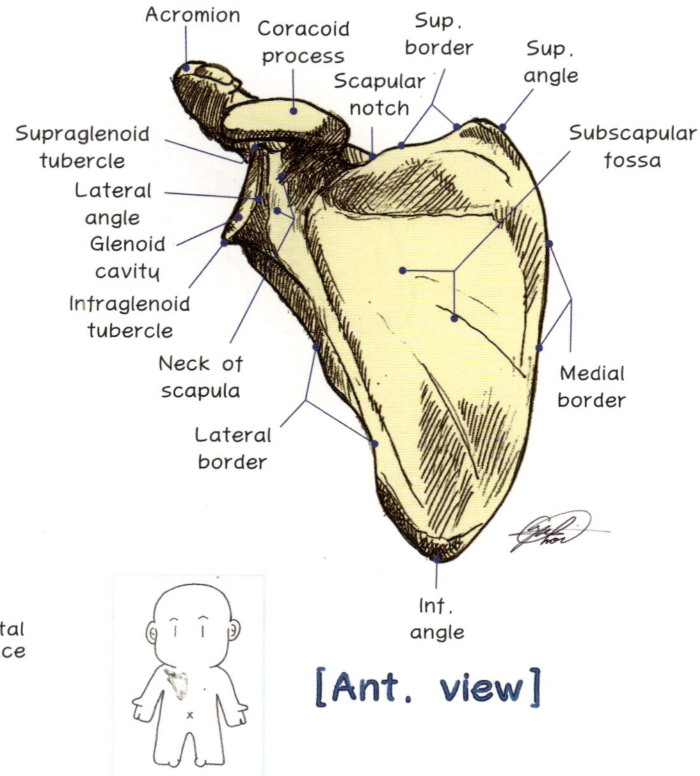


[Ant. view]

[Lat. view]

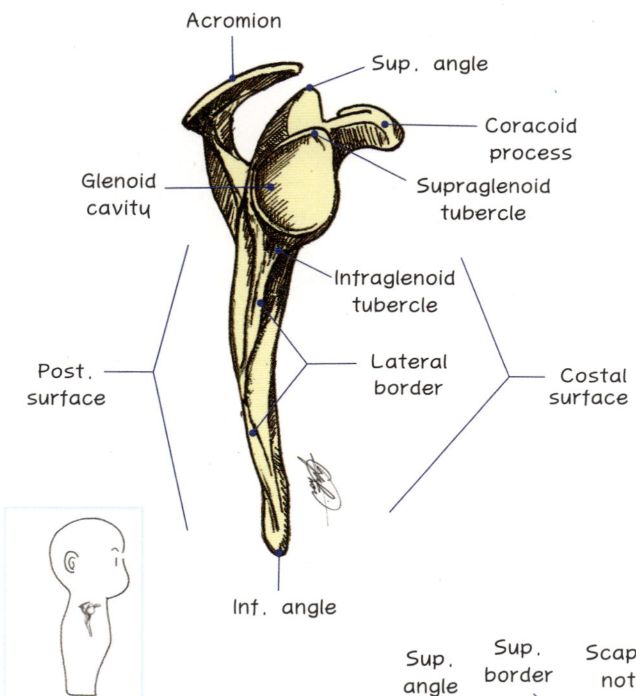


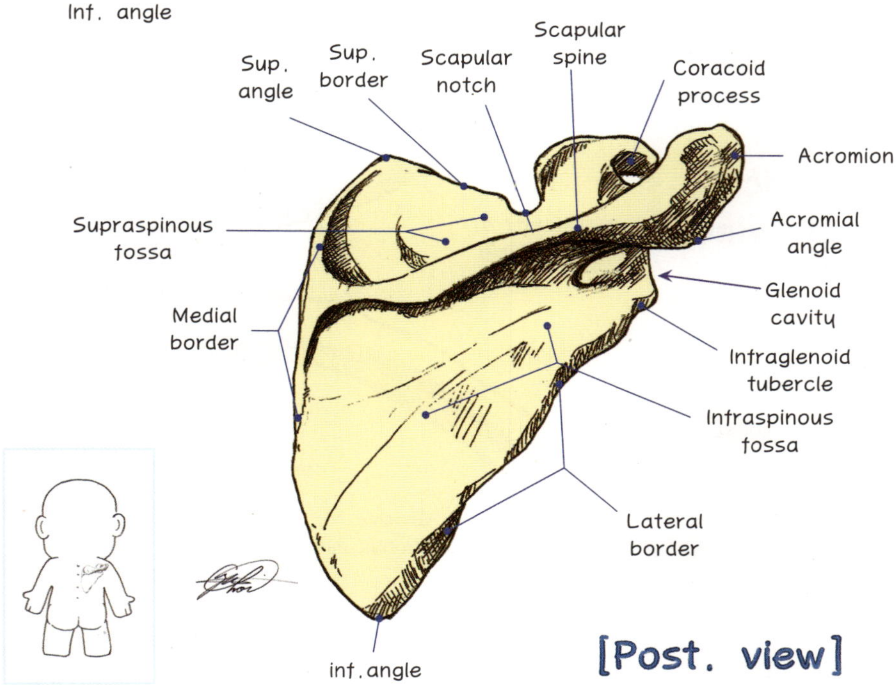


[Post. view]

# Position and shape of the clavicle

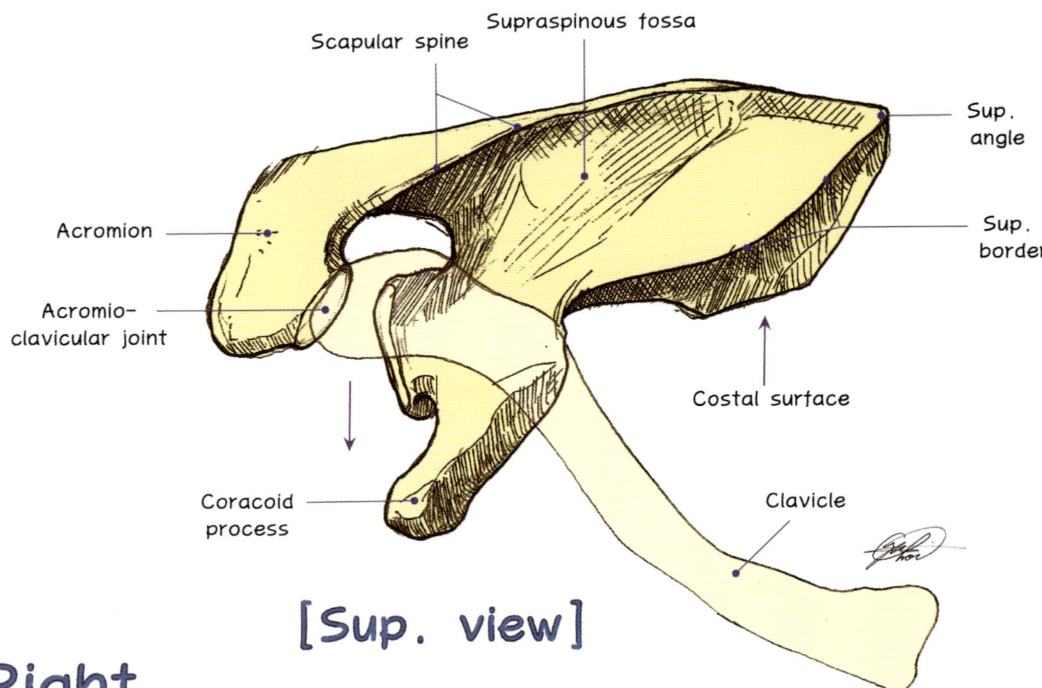


[Sup. view]

## Right Clavicle

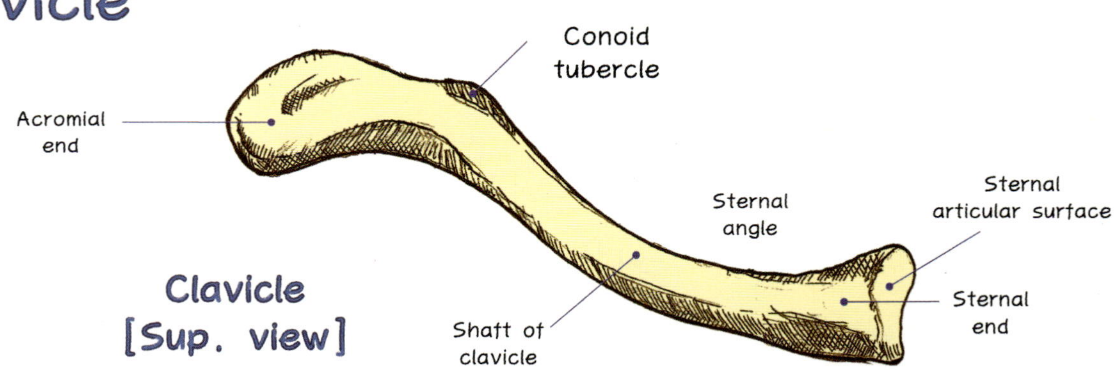


Clavicle [Sup. view]

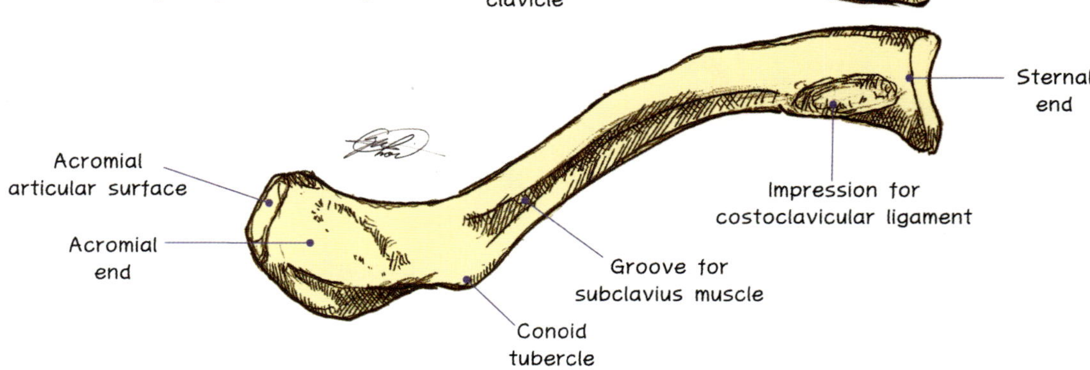


Clavicle [Int. view]

# Right Shoulder [Ant view]

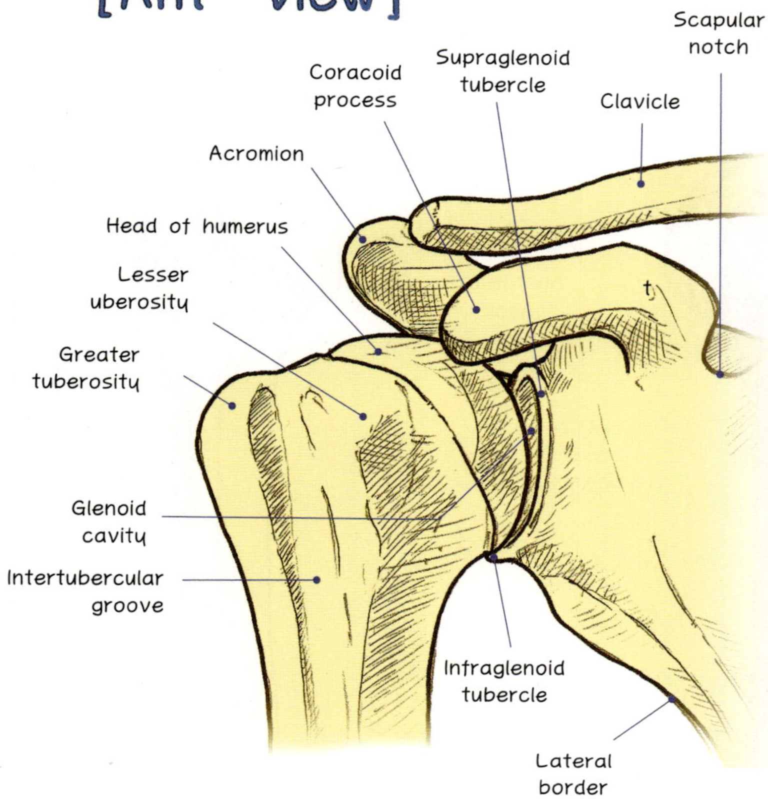


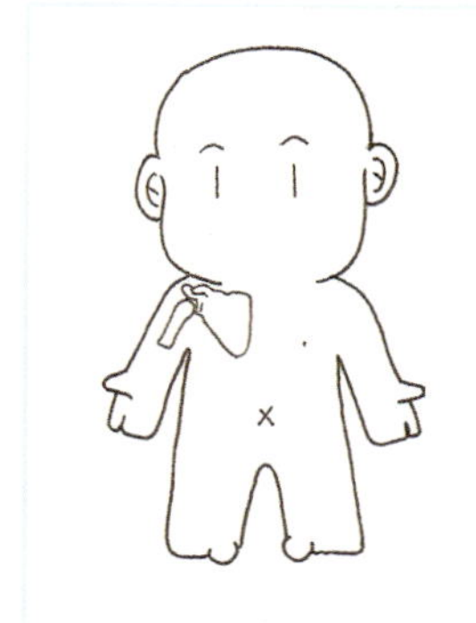

# Right Shoulder [Post view]

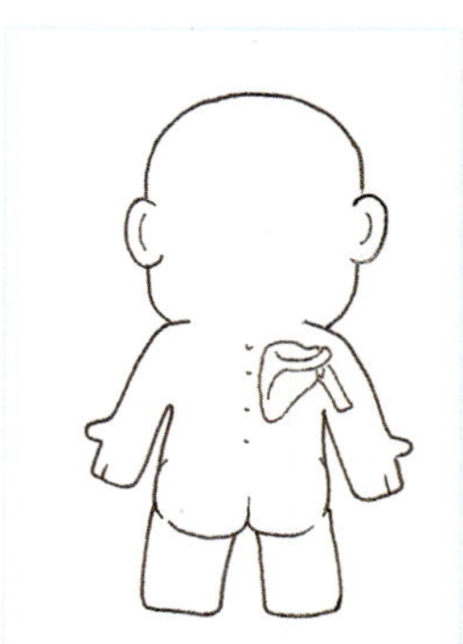

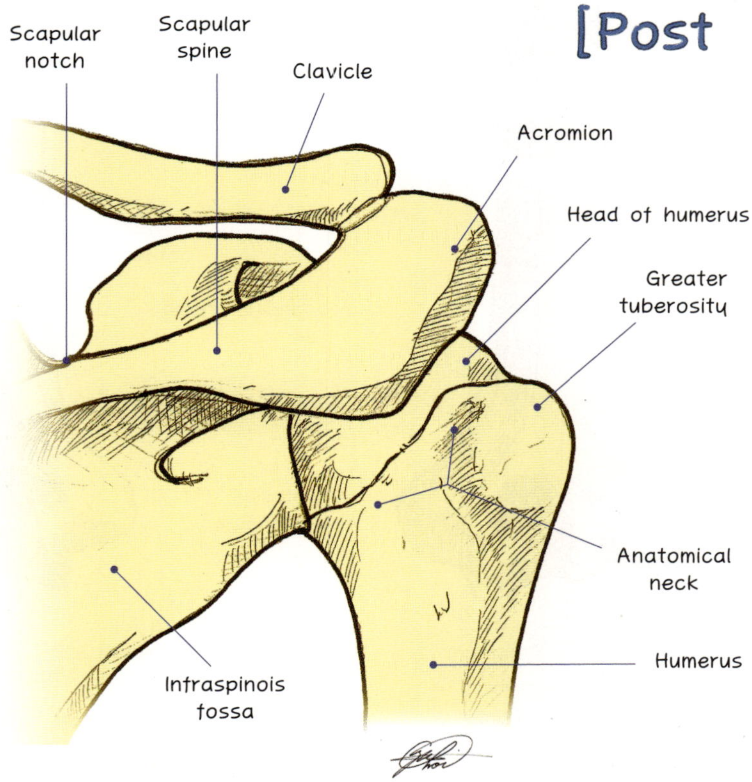

# The Bones of the Upper Limb : Humerus

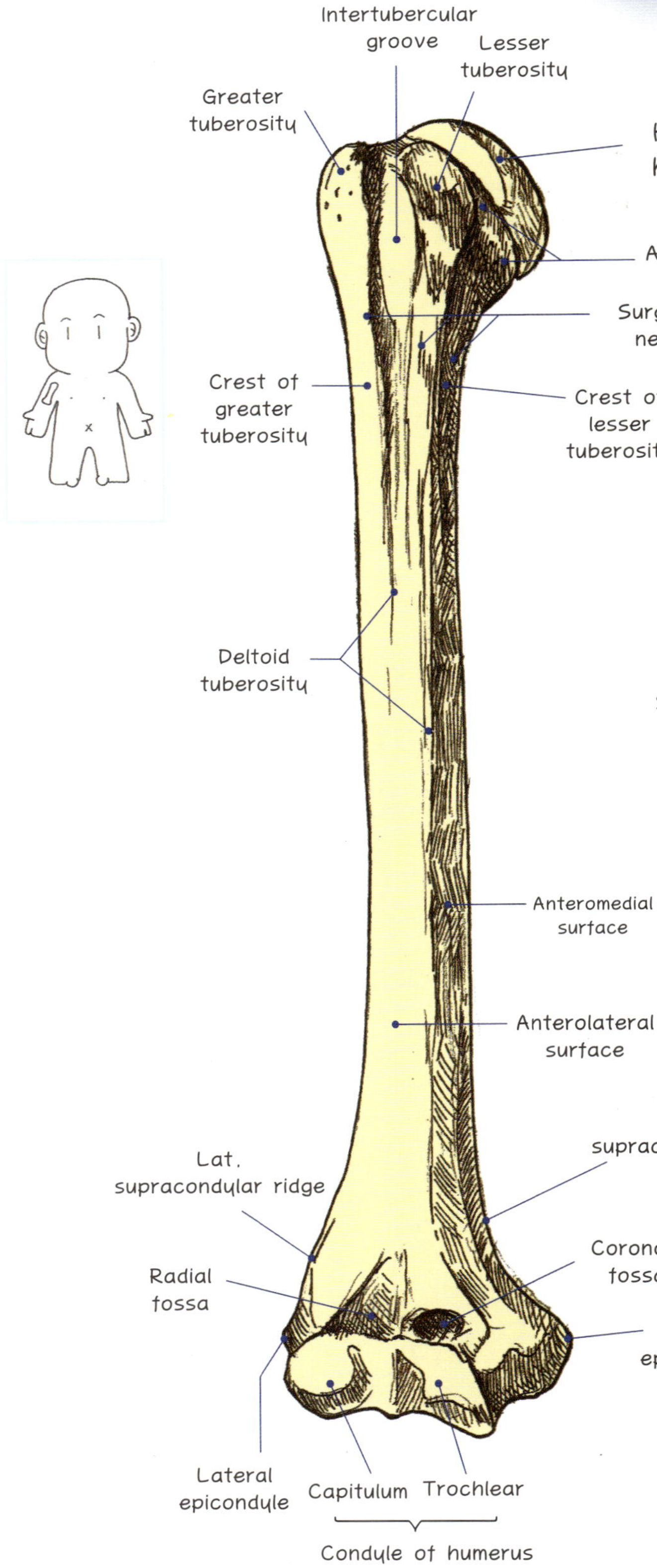


Right Humerus [Ant. view]

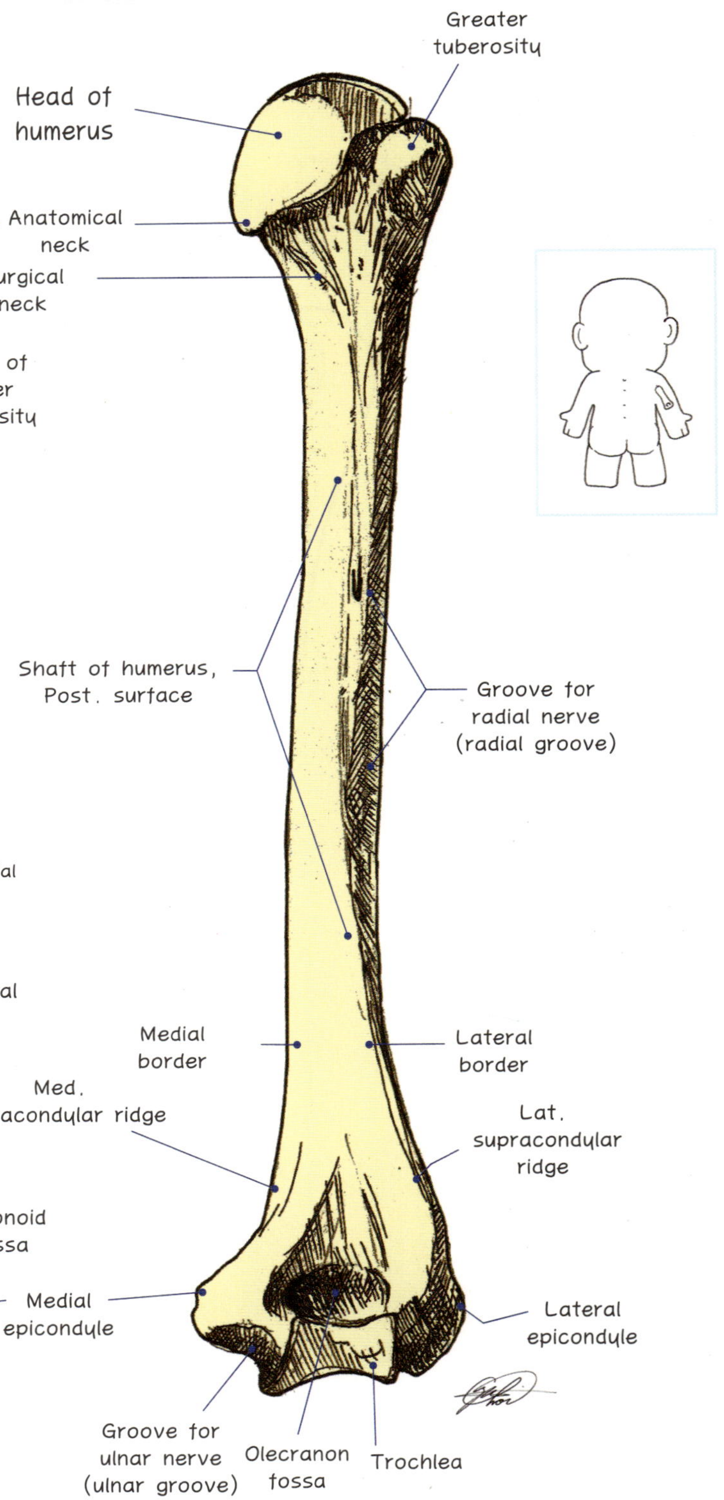


Right Humerus [Post. view]

# The Bones of the Upper Limb
# : Torsion of the Humerus

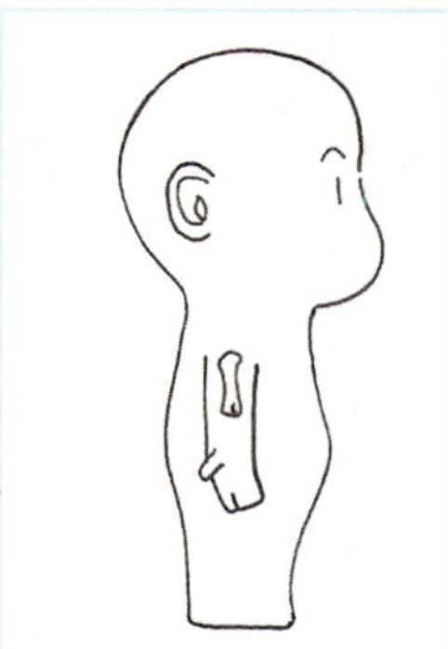

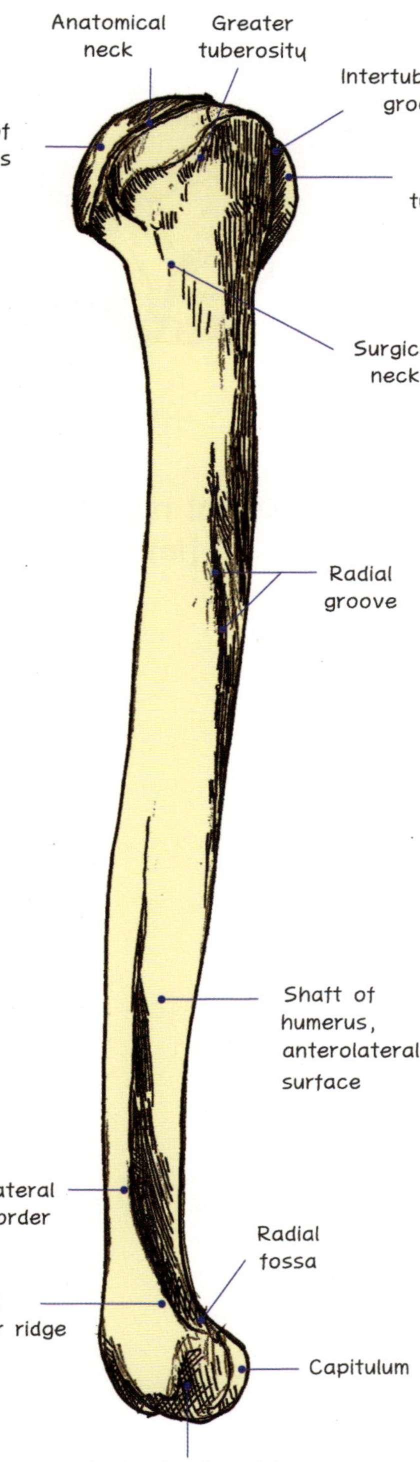


Right Humerus
[Lat. view]

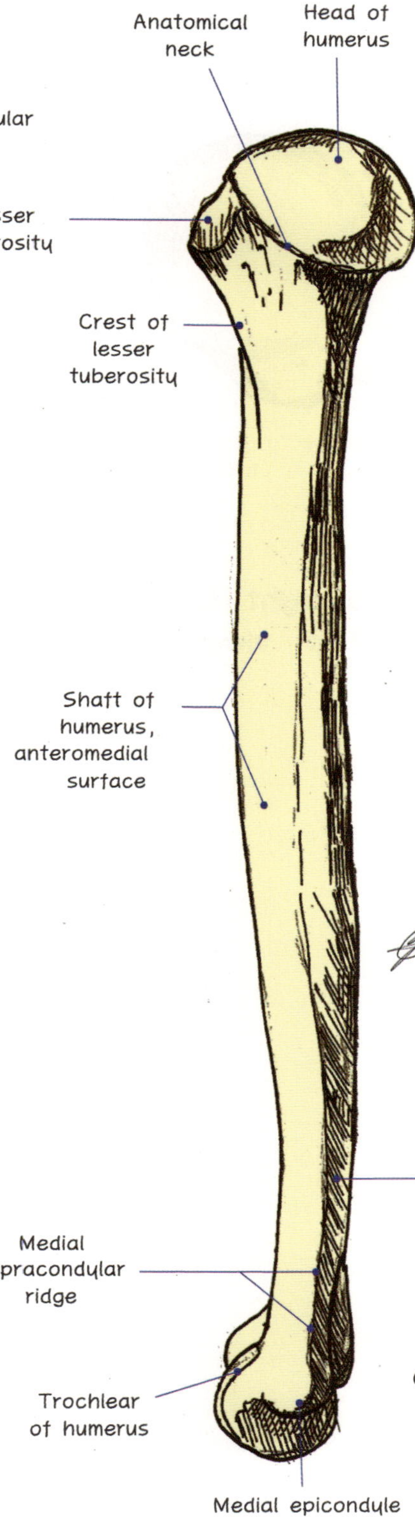


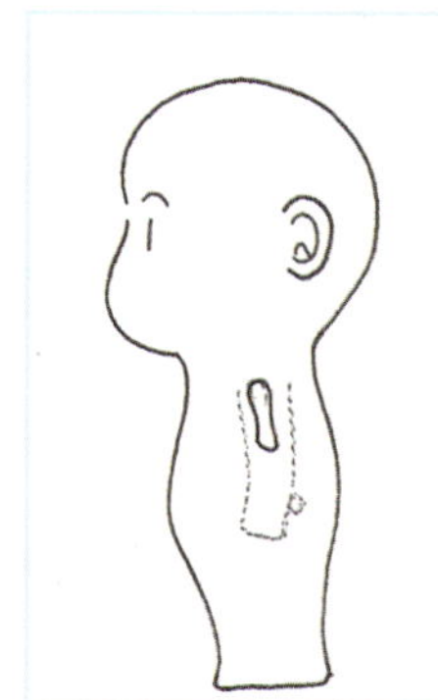

Right Humerus
[Med. view]

# The Bones of the Upper Limb : Humerus

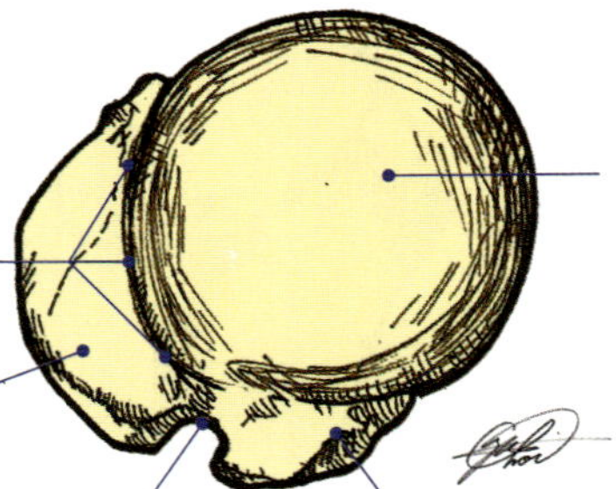


**Proximal right Humerus [Sup. view]**

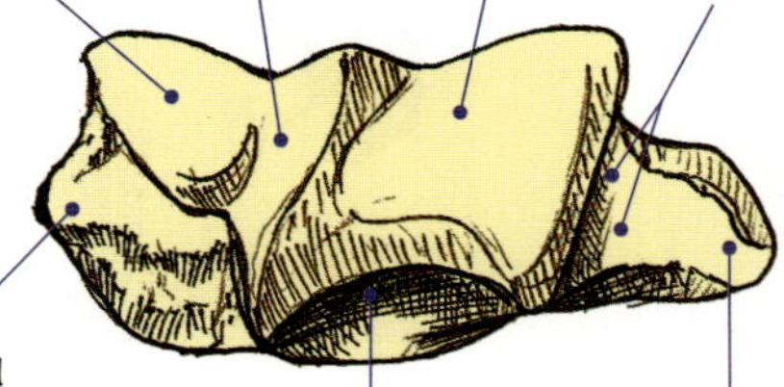


**Distal right Humerus [Inf. view]**

# The Bones of the Upper Limb
# : The Radius and Ulna

## Radius and Ulna of the right arm

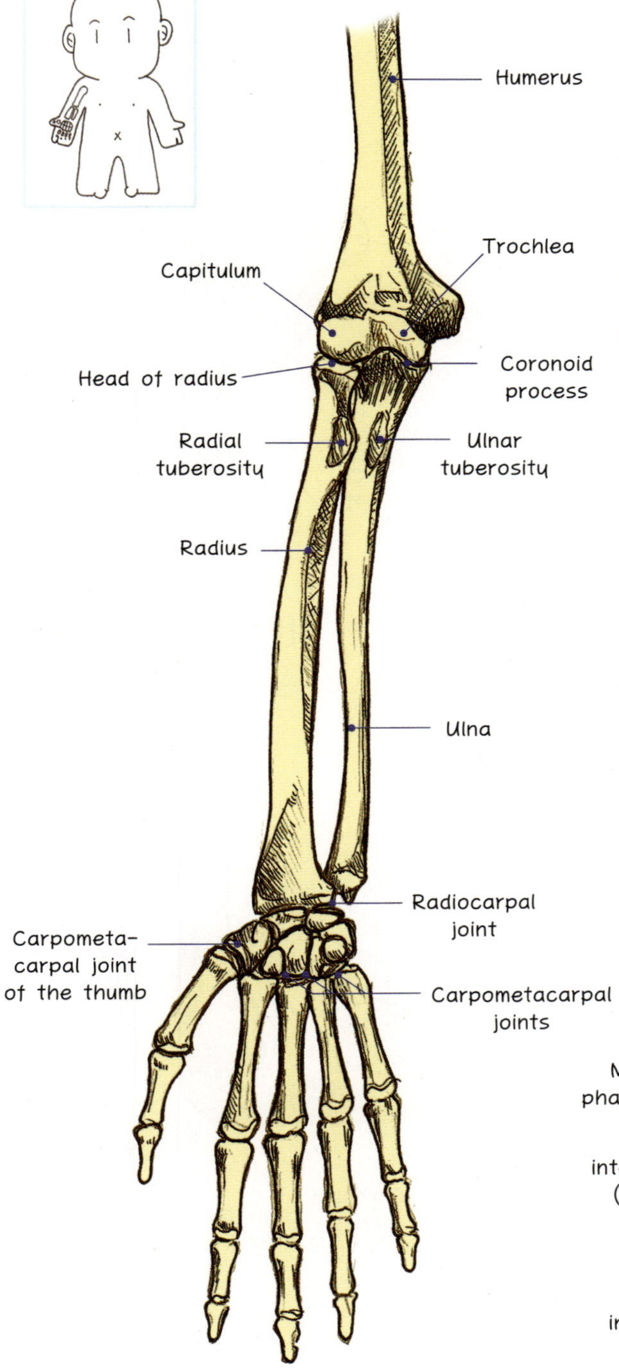


[In supination]

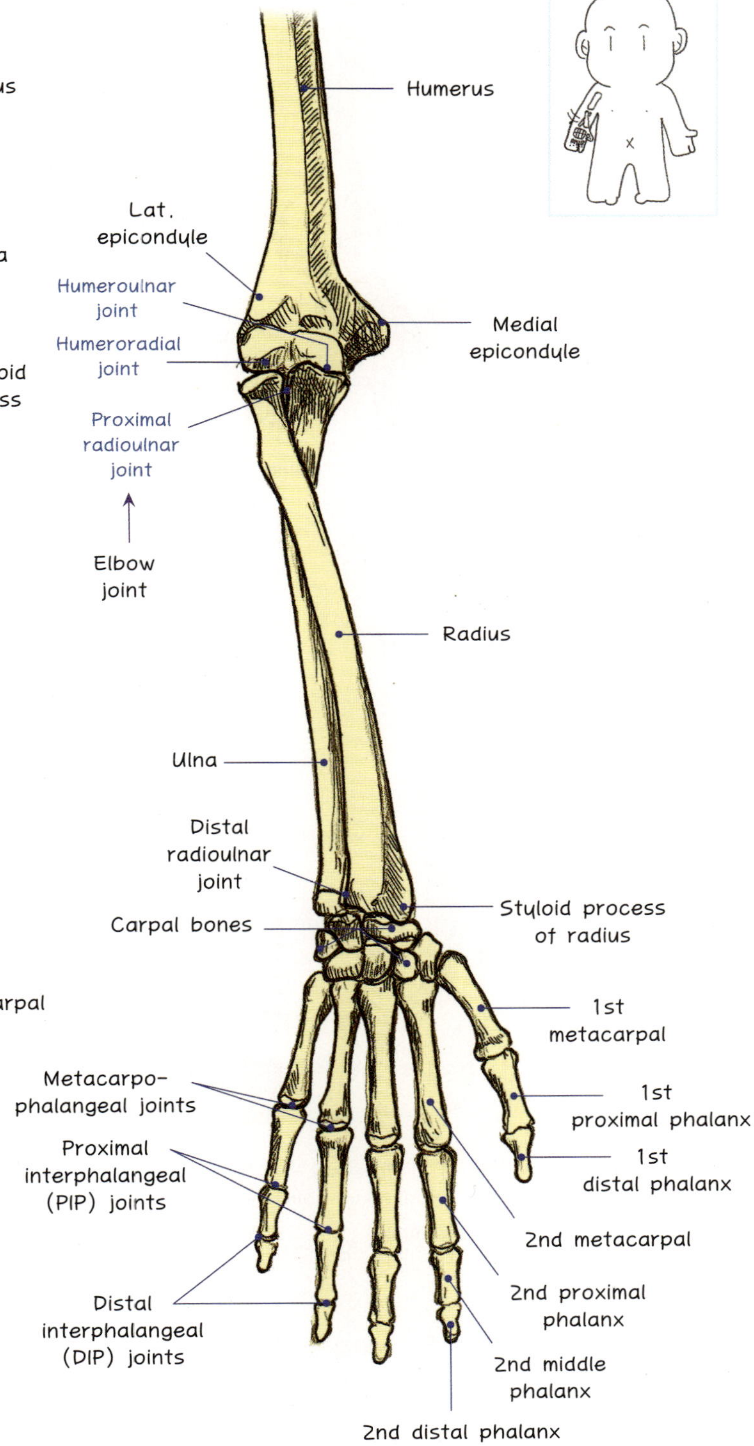


[In pronation]

# The elbow joint as a Whole

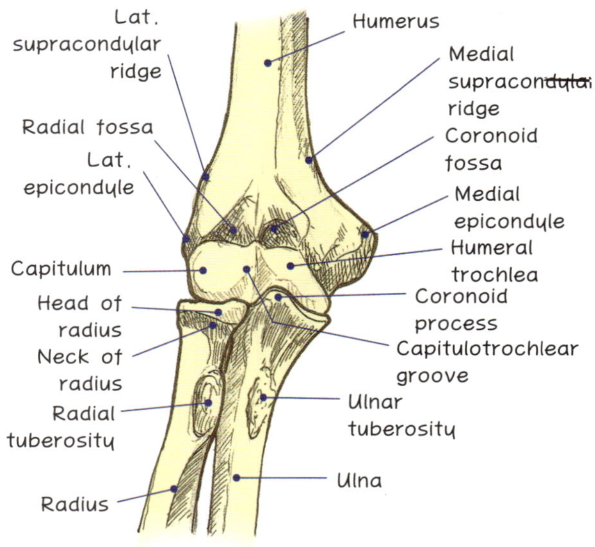


**Extension**
**[Ant. view]**

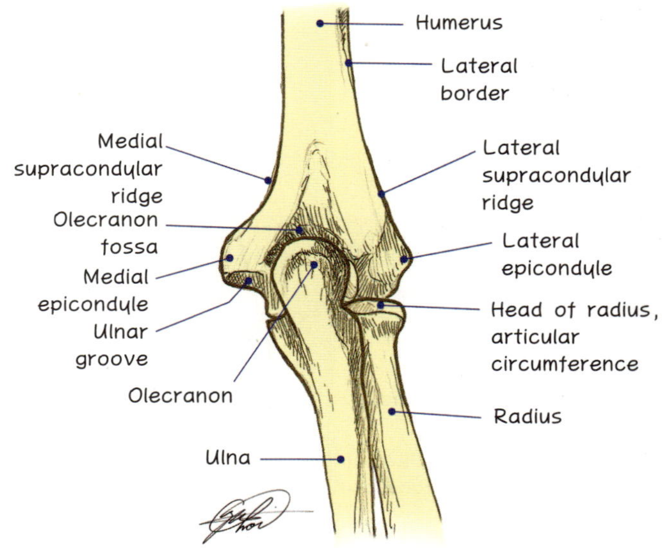


**Extension**
**[Post. view]**

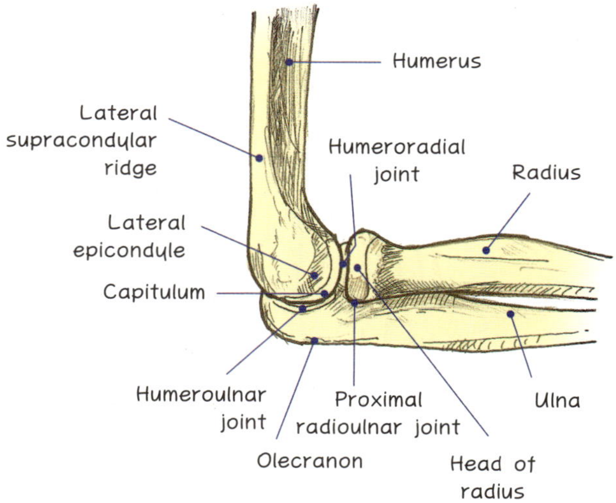


**Flexion(90 degree)**
**[Lat. view]**

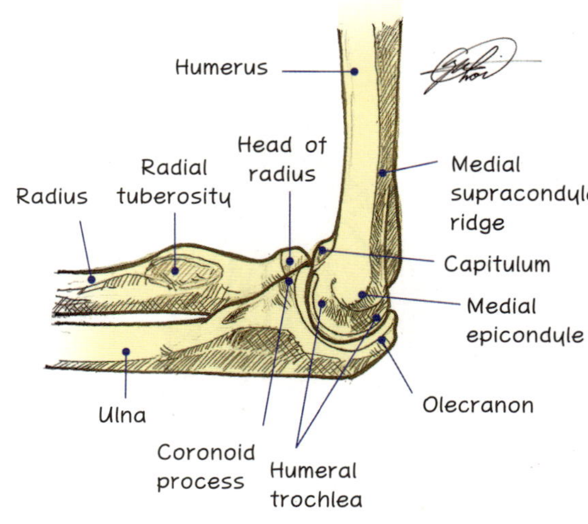


**Flexion(90 degree)**
**[Med. view]**

# Radius and ulna of the right forearm

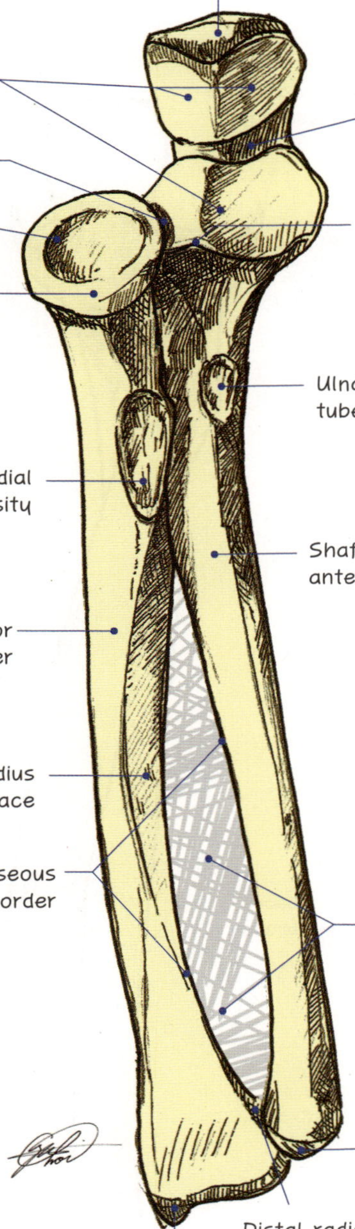


**Right forearm [Anterosuperior view]**

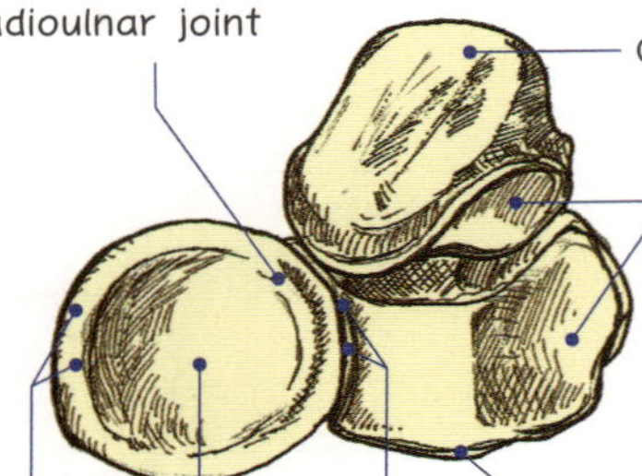


**[Porximal view]**

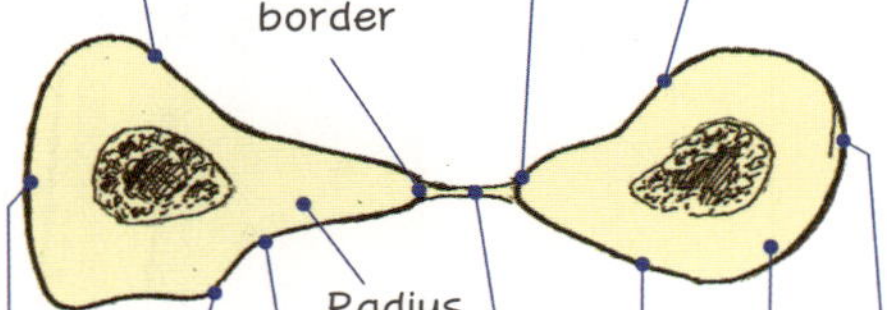


**Cross section [Proximal view]**

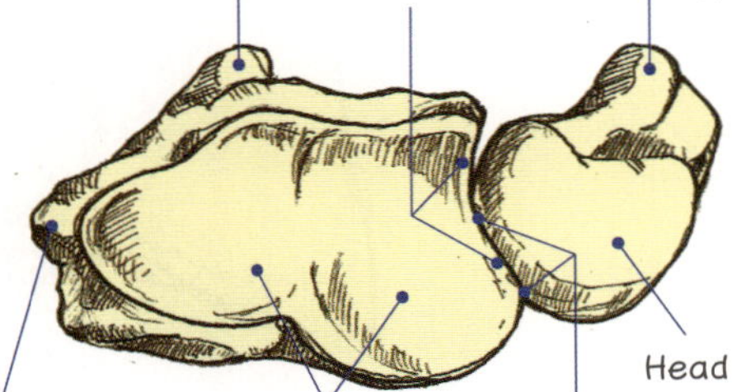


**[Distal view]**

# The Forearm
# : Proximal and Distal Radioulnar Joints

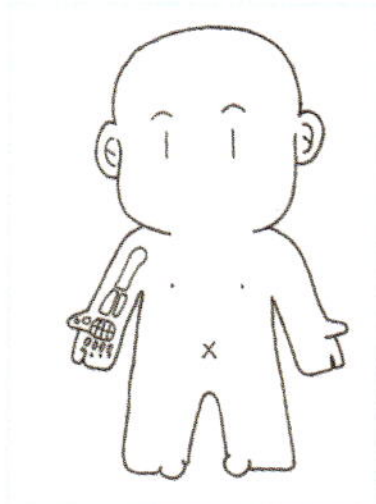

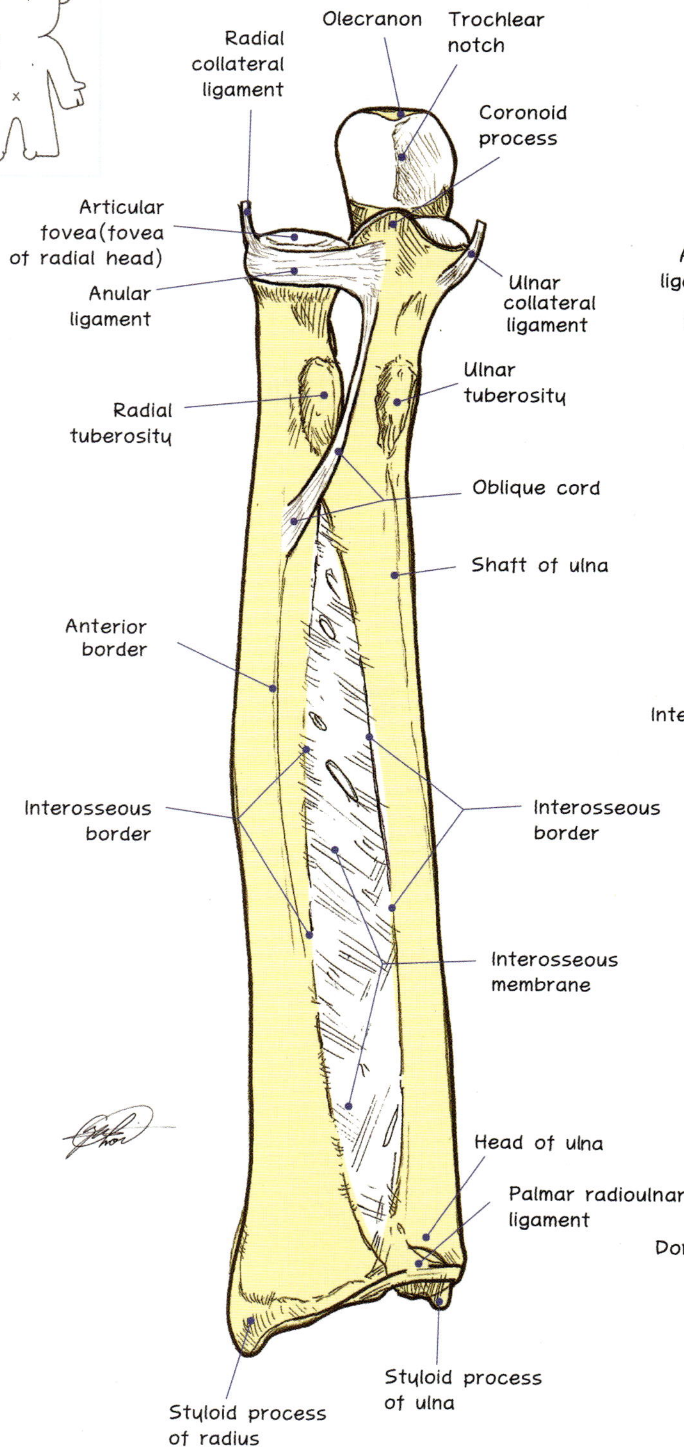


[Supination, Ant. view]

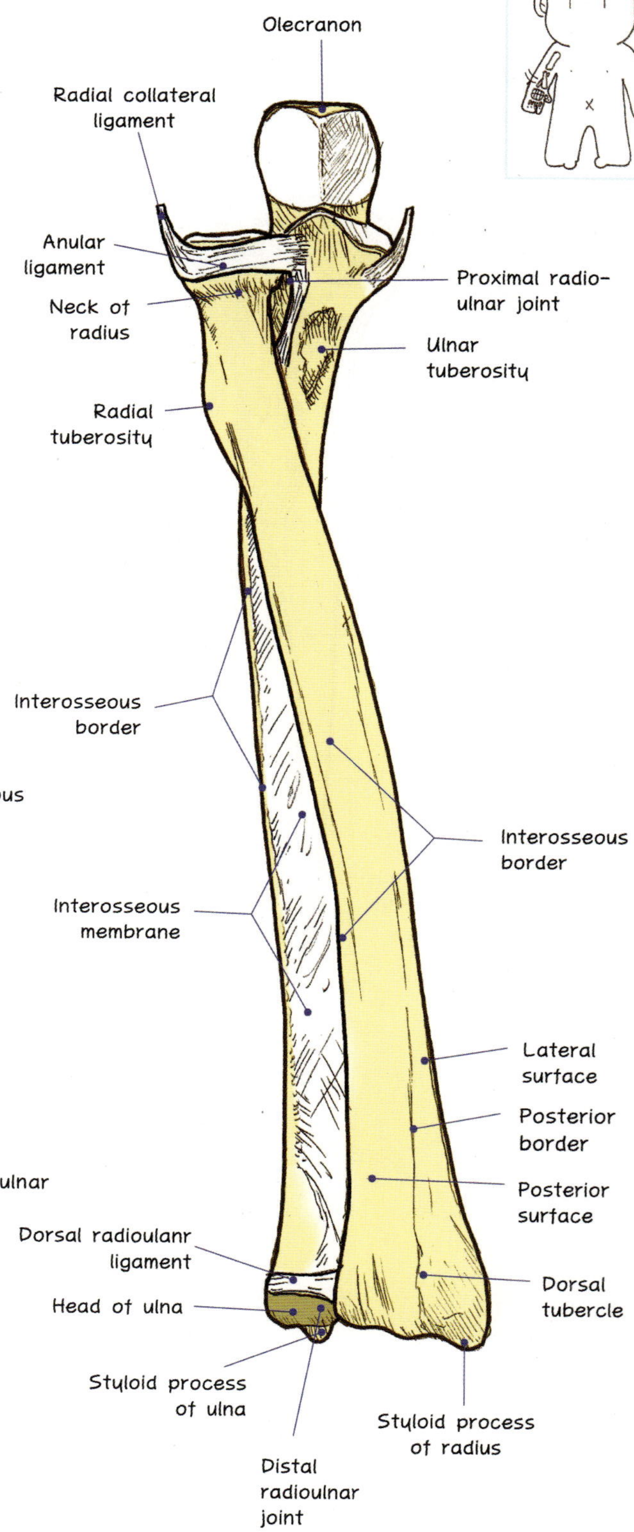


[Pronation, Ant. view]

# The Bones of the Upper Limb : The Hand

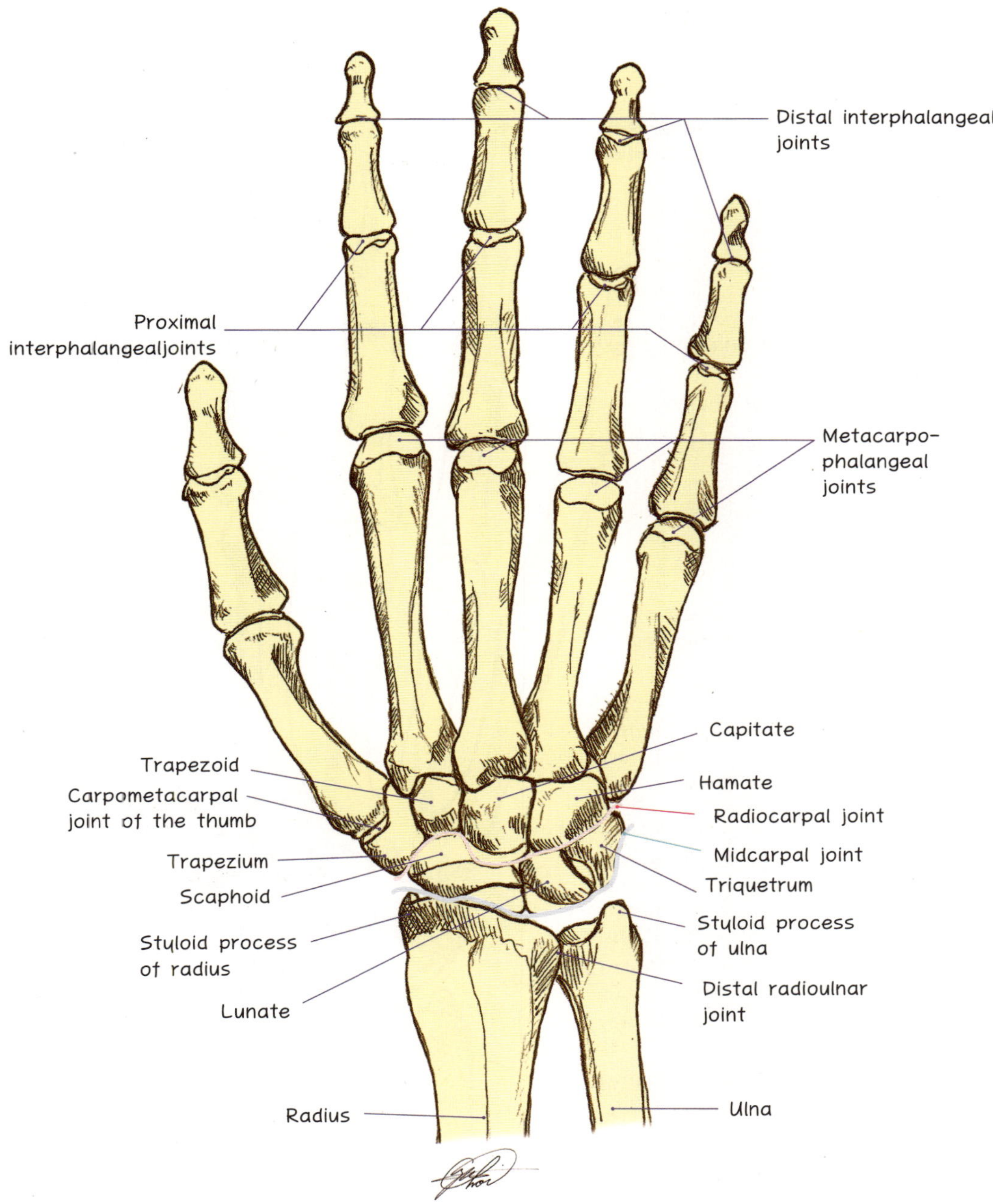


## Right hand [Dorsal view]

# The Bones of the Upper Limb : The Hand

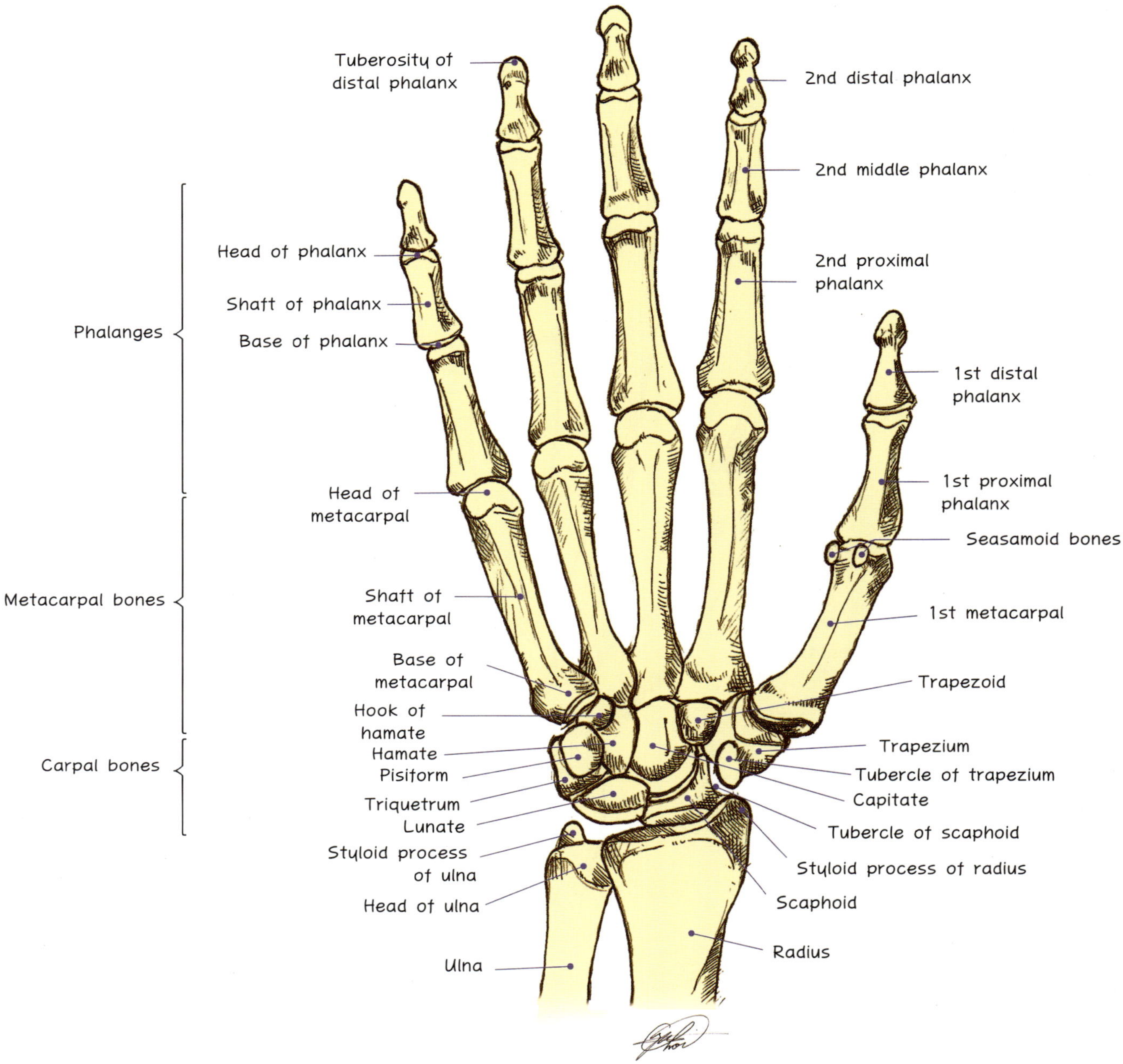


## Right hand [Palmar view]

# The Tendon Sheaths of the Hand Schematic cross section through the forearm at the level of the distal radioulnar joint

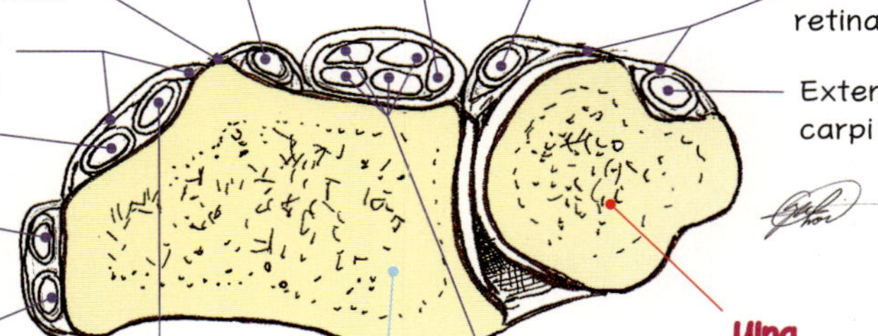


[Proximal view]

Young's Cartoon of Osteology

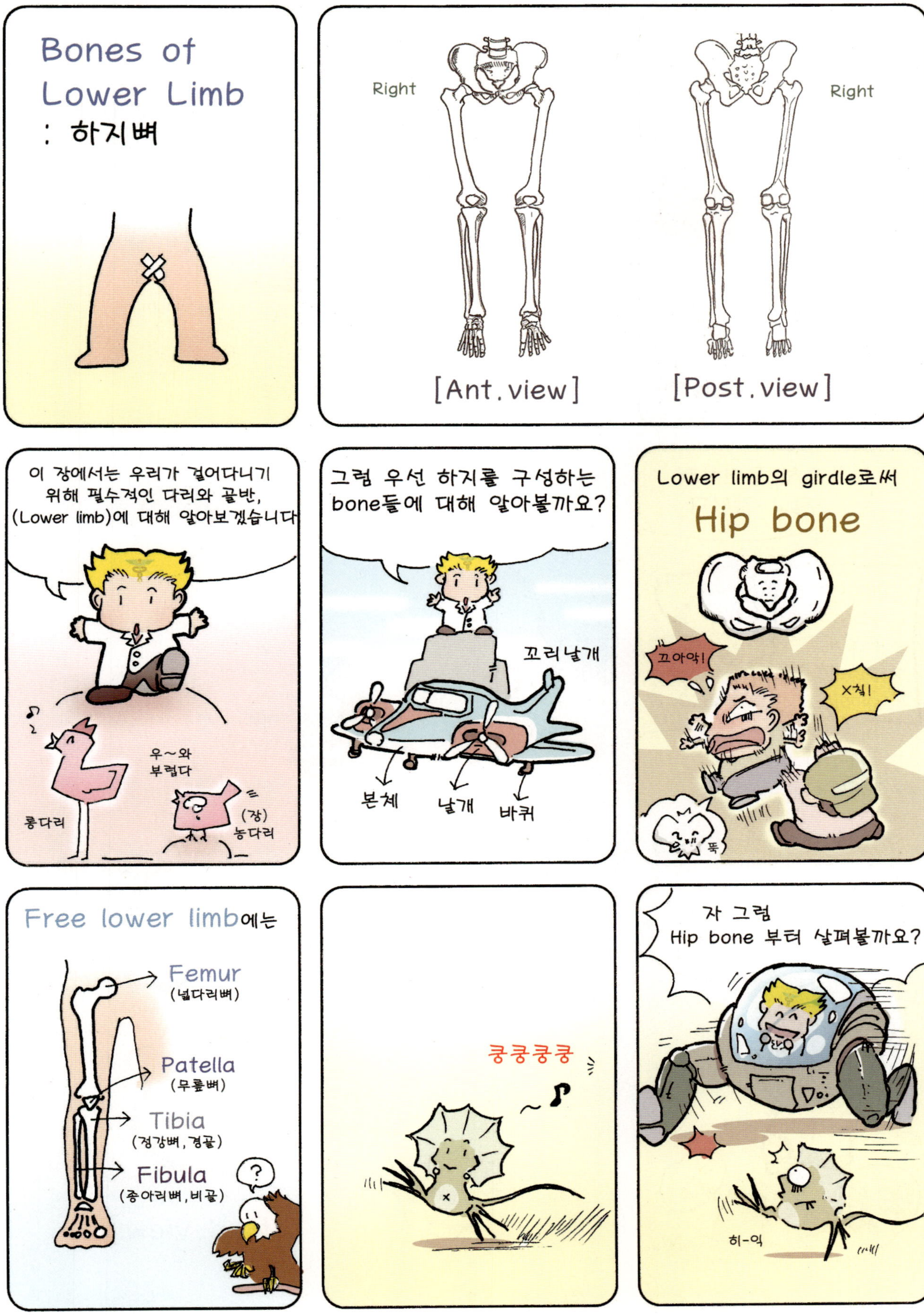
Bones of
Lower Limb
: 하지뼈
Right
Right
[Ant. view]
[Post. view]
이 장에서는 우리가 걸어다니기
위해 필수적인 다리와 골반,
(Lower limb)에 대해 알아보겠습니다
우~와
부럽다
롱다리
(장)
농다리
그럼 우선 하지를 구성하는
bone들에 대해 알아볼까요?
꼬리날개
본체
날개
바퀴
Lower limb의 girdle로써
Hip bone
끄아악!
X칠!
뚝
Free lower limb에는
Femur
(넙다리뼈)
Patella
(무릎뼈)
Tibia
(정강뼈, 경골)
Fibula
(종아리뼈, 비골)
?
쿵쿵쿵쿵
자 그럼
Hip bone 부터 살펴볼까요?
히-익

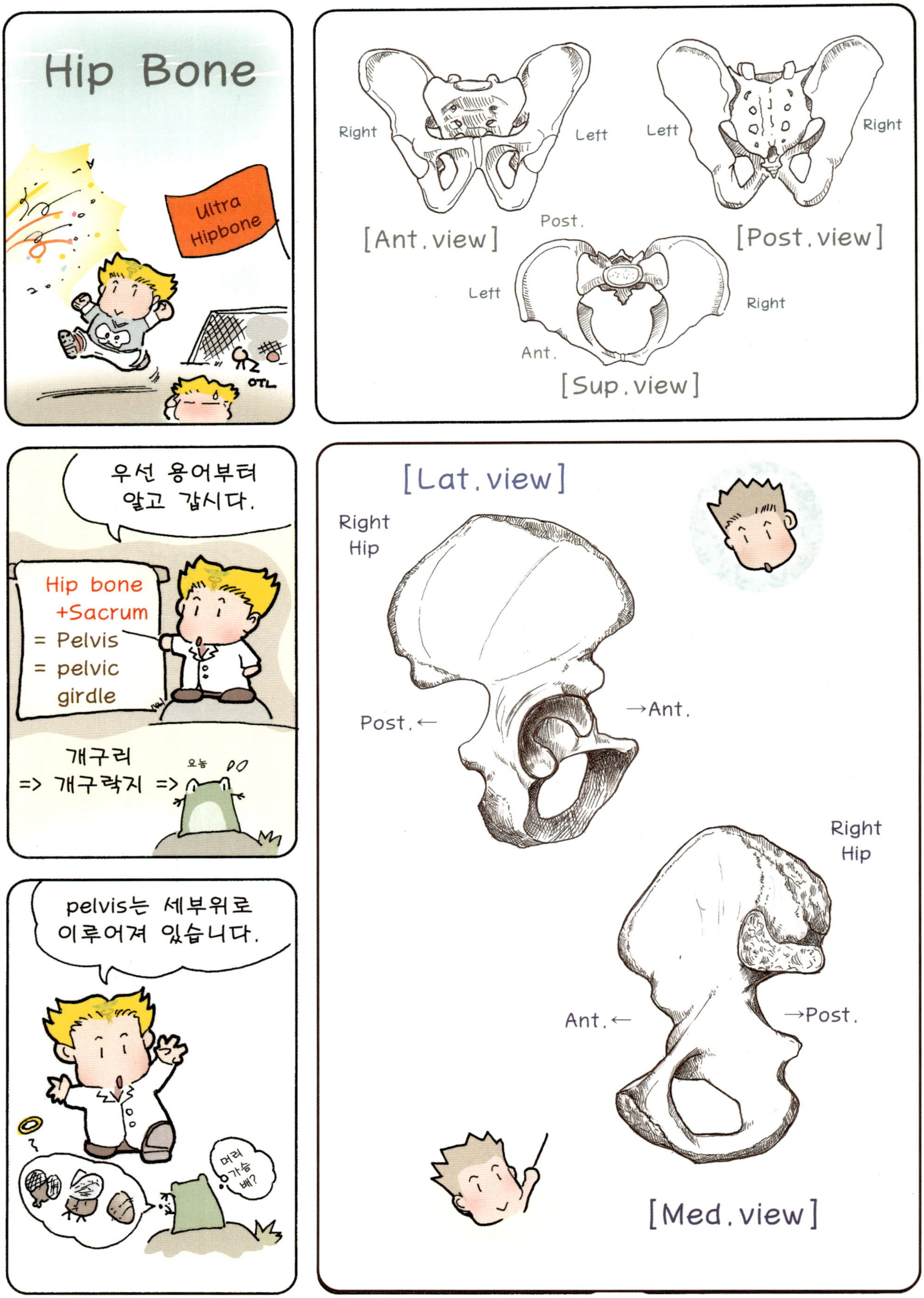
Hip Bone
Ultra Hipbone
OTL
Right
Left
[Ant. view]
Left
Right
[Post. view]
Post.
Left
Right
Ant.
[Sup. view]
우선 용어부터 알고 갑시다.
Hip bone +Sacrum = Pelvis = pelvic girdle
개구리 => 개구락지 =>
오늘
[Lat. view]
Right Hip
Post. ←
→Ant.
Right Hip
Ant. ←
→Post.
[Med. view]
pelvis는 세부위로 이루어져 있습니다.
머리 가슴 배?

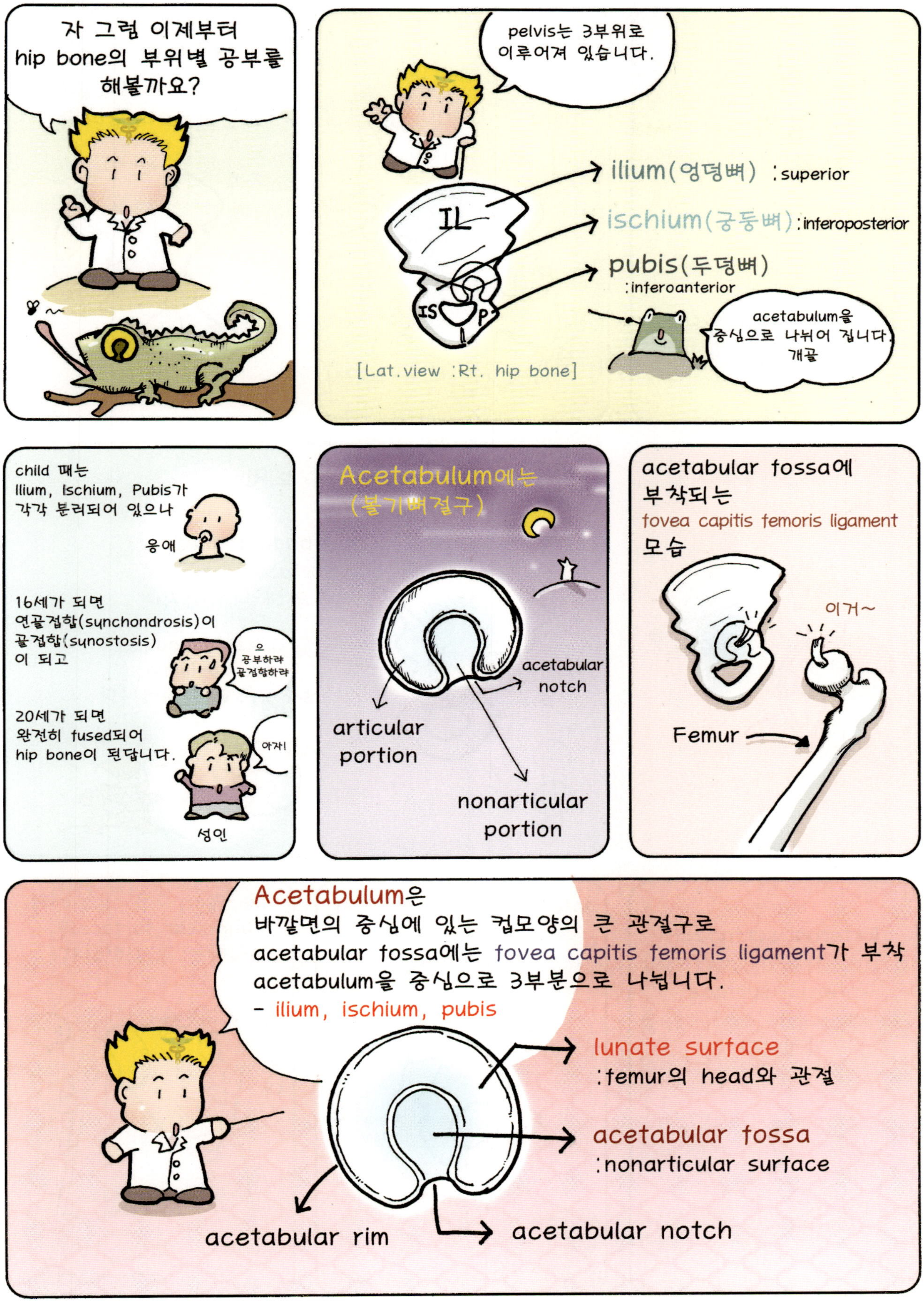

자 그럼 이제부터
hip bone의 부위별 공부를
해볼까요?
pelvis는 3부위로
이루어져 있습니다.
ilium(엉덩뼈) :superior
ischium(궁둥뼈):inferoposterior
pubis(두덩뼈)
:inferoanterior
IL
IS
P
acetabulum을
중심으로 나뉘어 집니다.
개골
[Lat. view :Rt. hip bone]
child 때는
Ilium, Ischium, Pubis가
각각 분리되어 있으나
응애
16세가 되면
연골결합(synchondrosis)이
골결합(synostosis)
이 되고
으
공부하랴
골접합하랴
20세가 되면
완전히 fused되어
hip bone이 된답니다.
아자!
성인
Acetabulum에는
(볼기뼈절구)
acetabular
notch
articular
portion
nonarticular
portion
acetabular fossa에
부착되는
fovea capitis femoris ligament
모습
이거~
Femur
Acetabulum은
바깥면의 중심에 있는 컵모양의 큰 관절구로
acetabular fossa에는 fovea capitis femoris ligament가 부착
acetabulum을 중심으로 3부분으로 나뉩니다.
- ilium, ischium, pubis
lunate surface
:femur의 head와 관절
acetabular fossa
:nonarticular surface
acetabular rim
acetabular notch

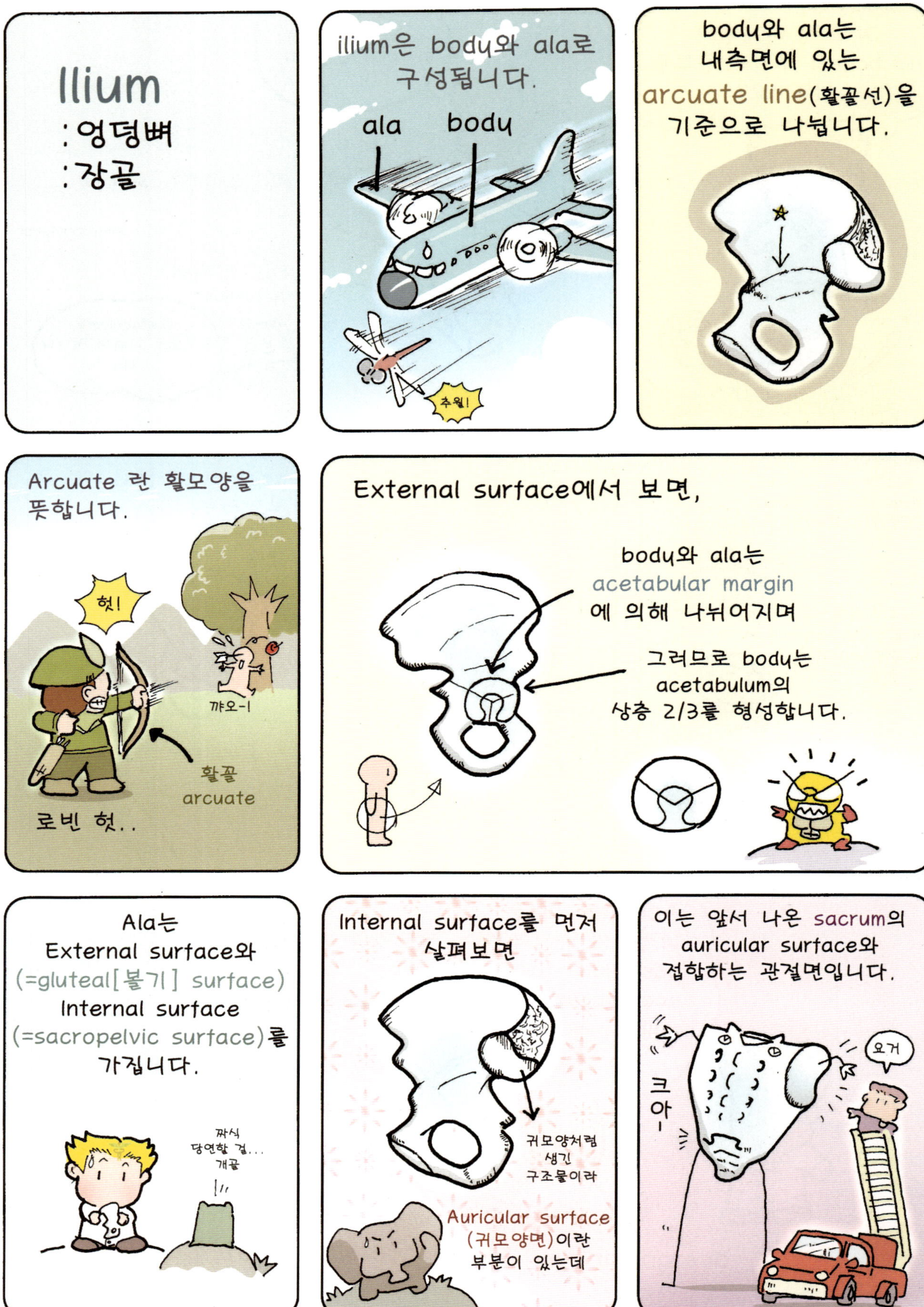
Ilium
:엉덩뼈
:장골
ilium은 body와 ala로 구성됩니다.
ala
body
추월!
body와 ala는 내측면에 있는 arcuate line(활골선)을 기준으로 나뉩니다.
Arcuate 란 활모양을 뜻합니다.
헛!
꺄오-!
활골
arcuate
로빈 헛..
External surface에서 보면,
body와 ala는 acetabular margin 에 의해 나뉘어지며
그러므로 body는 acetabulum의 상층 2/3를 형성합니다.
Ala는
External surface와
(=gluteal[볼기] surface)
Internal surface
(=sacropelvic surface)를
가집니다.
짜식 당연할 걸... 개골
!!!
Internal surface를 먼저 살펴보면
귀모양처럼 생긴 구조물이라
Auricular surface (귀모양면)이란 부분이 있는데
이는 앞서 나온 sacrum의 auricular surface와 접합하는 관절면입니다.
크아-
요거

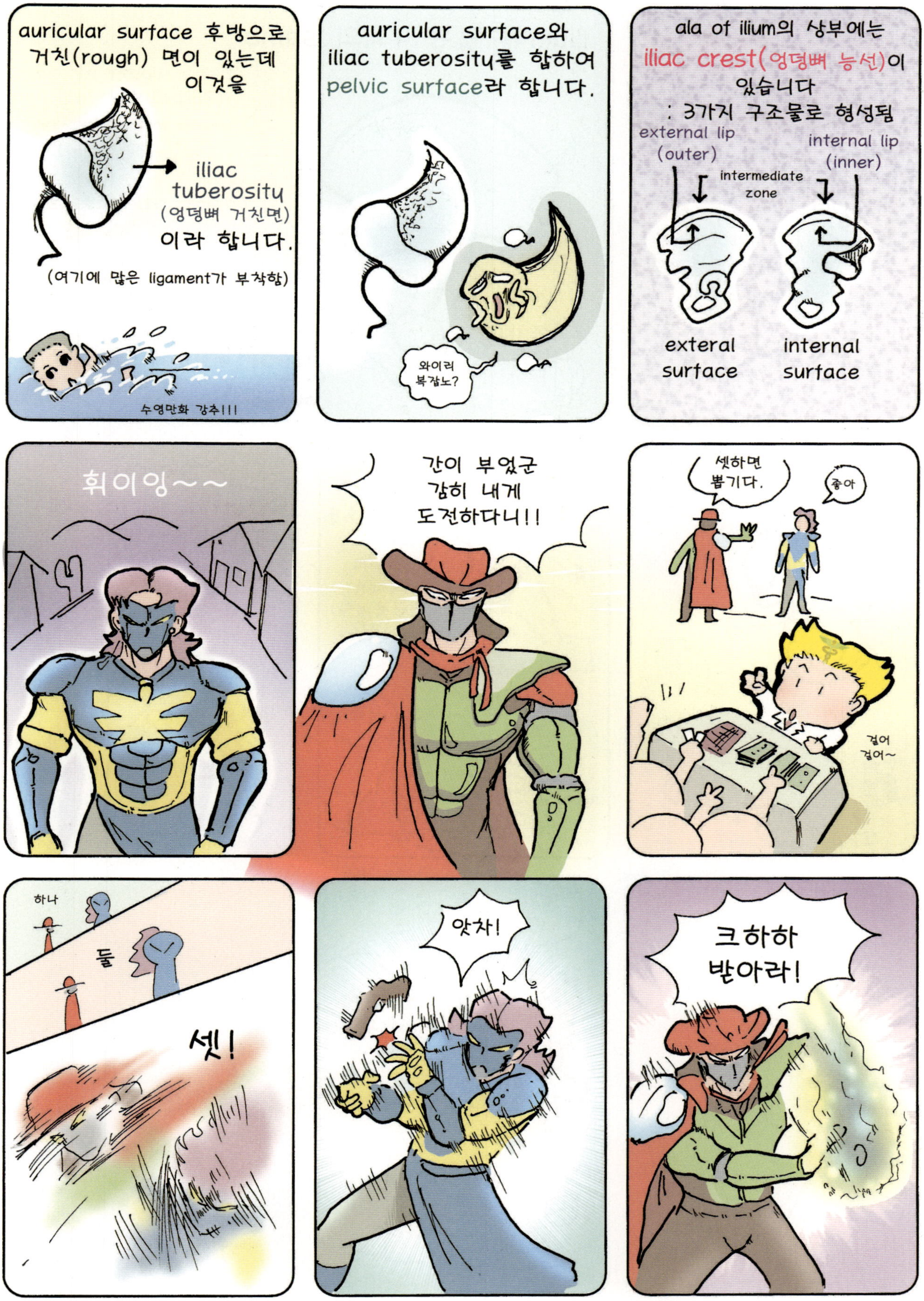
auricular surface 후방으로 거친(rough) 면이 있는데 이것을
iliac tuberosity (엉덩뼈 거친면) 이라 합니다.
(여기에 많은 ligament가 부착함)
수영만화 강추!!!
auricular surface와 iliac tuberosity를 합하여 pelvic surface라 합니다.
와이러 복잡노?
ala of ilium의 상부에는 iliac crest(엉덩뼈 능선)이 있습니다
: 3가지 구조물로 형성됨
external lip (outer)
intermediate zone
internal lip (inner)
exteral surface
internal surface
휘이잉~~
간이 부었군 감히 내게 도전하다니!!
셋하면 뽑기다.
좋아
걸어 걸어~
하나
둘
셋!
앗차!
크하하 받아라!

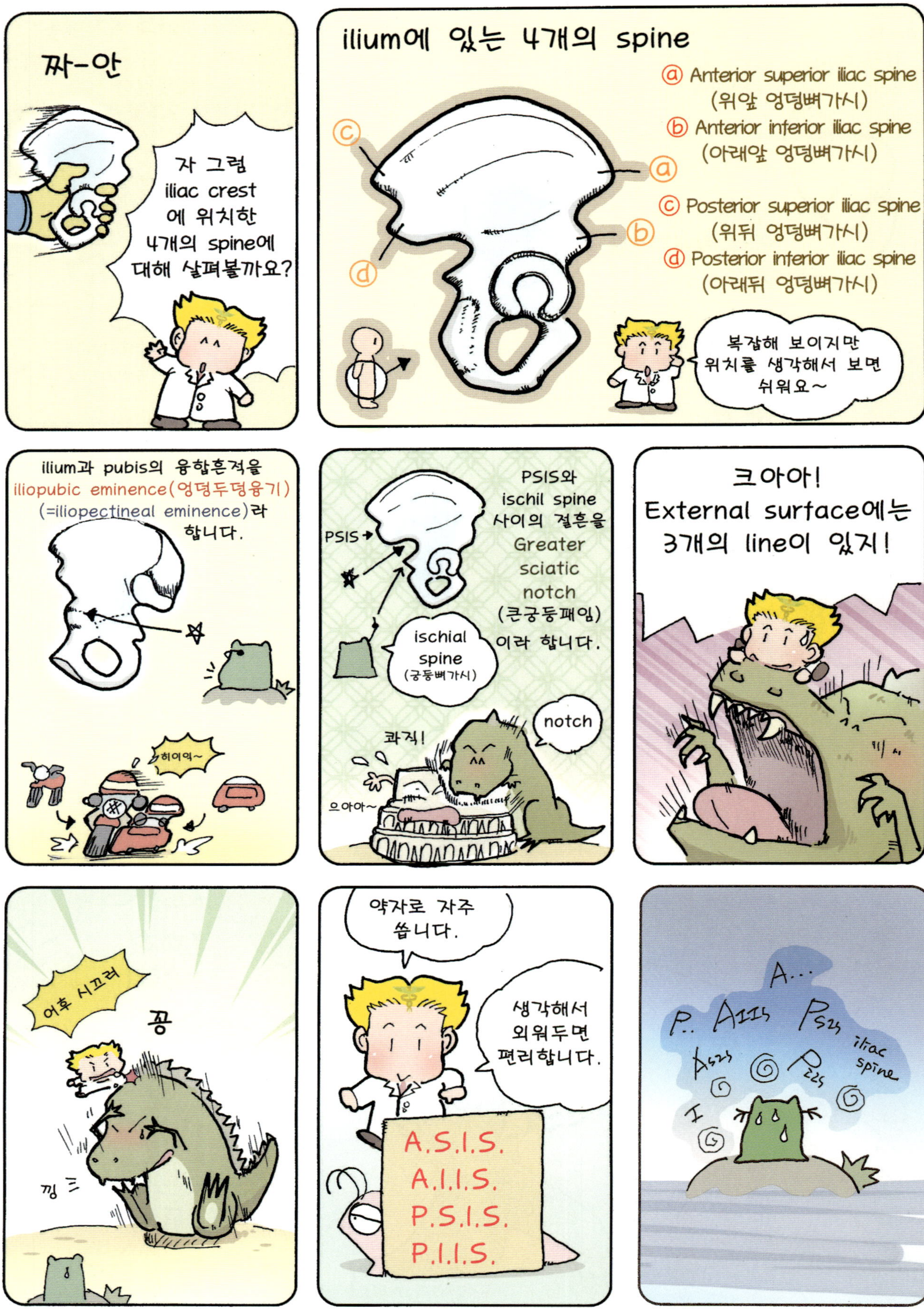
짜-안
자 그럼 iliac crest 에 위치한 4개의 spine에 대해 살펴볼까요?
ilium에 있는 4개의 spine
ⓐ Anterior superior iliac spine (위앞 엉덩뼈가시)
ⓑ Anterior inferior iliac spine (아래앞 엉덩뼈가시)
ⓒ Posterior superior iliac spine (위뒤 엉덩뼈가시)
ⓓ Posterior inferior iliac spine (아래뒤 엉덩뼈가시)
복잡해 보이지만 위치를 생각해서 보면 쉬워요~
ilium과 pubis의 융합흔적을 iliopubic eminence(엉덩두덩융기) (=iliopectineal eminence)라 합니다.
히이익~
PSIS와 ischil spine 사이의 절흔을 Greater sciatic notch (큰궁둥패임) 이라 합니다.
PSIS
ischial spine (궁둥뼈가시)
notch
콰직!
으아아~
크아아! External surface에는 3개의 line이 있지!
어후 시끄러
꽁
낑
약자로 자주 씁니다.
생각해서 외워두면 편리합니다.
A.S.I.S.
A.I.I.S.
P.S.I.S.
P.I.I.S.
A...
iliac spine

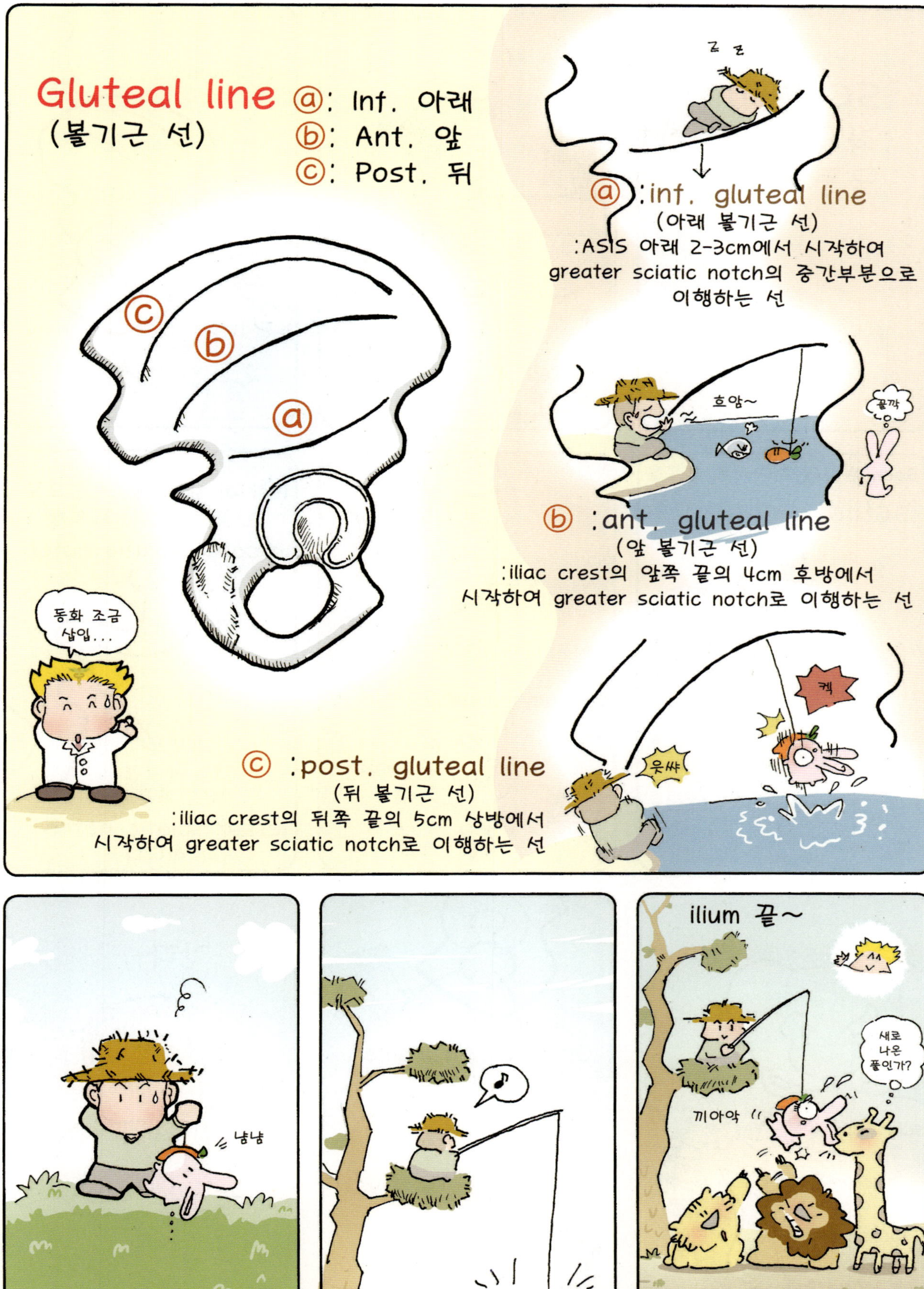
Gluteal line
(볼기근 선)
ⓐ: Inf. 아래
ⓑ: Ant. 앞
ⓒ: Post. 뒤
ⓒ
ⓑ
ⓐ
ㄹ ㄹ
ⓐ :inf. gluteal line
(아래 볼기근 선)
:ASIS 아래 2-3cm에서 시작하여 greater sciatic notch의 중간부분으로 이행하는 선
흐암~
ⓑ :ant. gluteal line
(앞 볼기근 선)
:iliac crest의 앞쪽 끝의 4cm 후방에서 시작하여 greater sciatic notch로 이행하는 선
동화 조금 삽입...
켁
읏쌰
ⓒ :post. gluteal line
(뒤 볼기근 선)
:iliac crest의 뒤쪽 끝의 5cm 상방에서 시작하여 greater sciatic notch로 이행하는 선
냠냠
ilium 끝~
새로 나온 풀인가?
끼아악

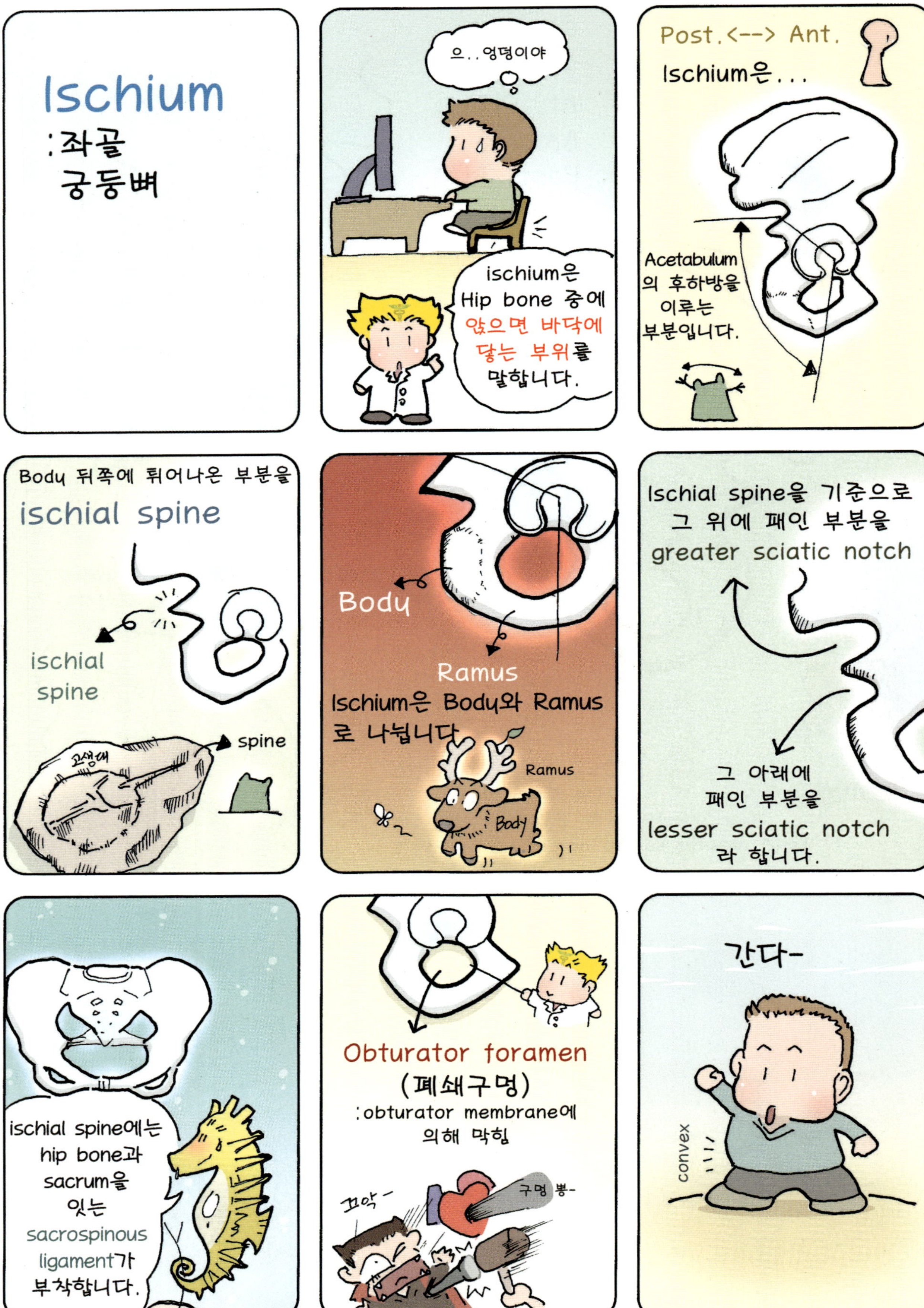

Ischium
:좌골
궁둥뼈
으..엉덩이야
ischium은 Hip bone 중에 앉으면 바닥에 닿는 부위를 말합니다.
Post.<--> Ant.
Ischium은...
Acetabulum의 후하방을 이루는 부분입니다.
Body 뒤쪽에 튀어나온 부분을
ischial spine
ischial spine
고생대
spine
Body
Ramus
Ischium은 Body와 Ramus로 나뉩니다
Ramus
Body
Ischial spine을 기준으로 그 위에 패인 부분을
greater sciatic notch
그 아래에 패인 부분을
lesser sciatic notch
라 합니다.
ischial spine에는 hip bone과 sacrum을 잇는 sacrospinous ligament가 부착합니다.
Obturator foramen
(폐쇄구멍)
:obturator membrane에 의해 막힘
끄악-
구멍 뽕-
간다-
convex

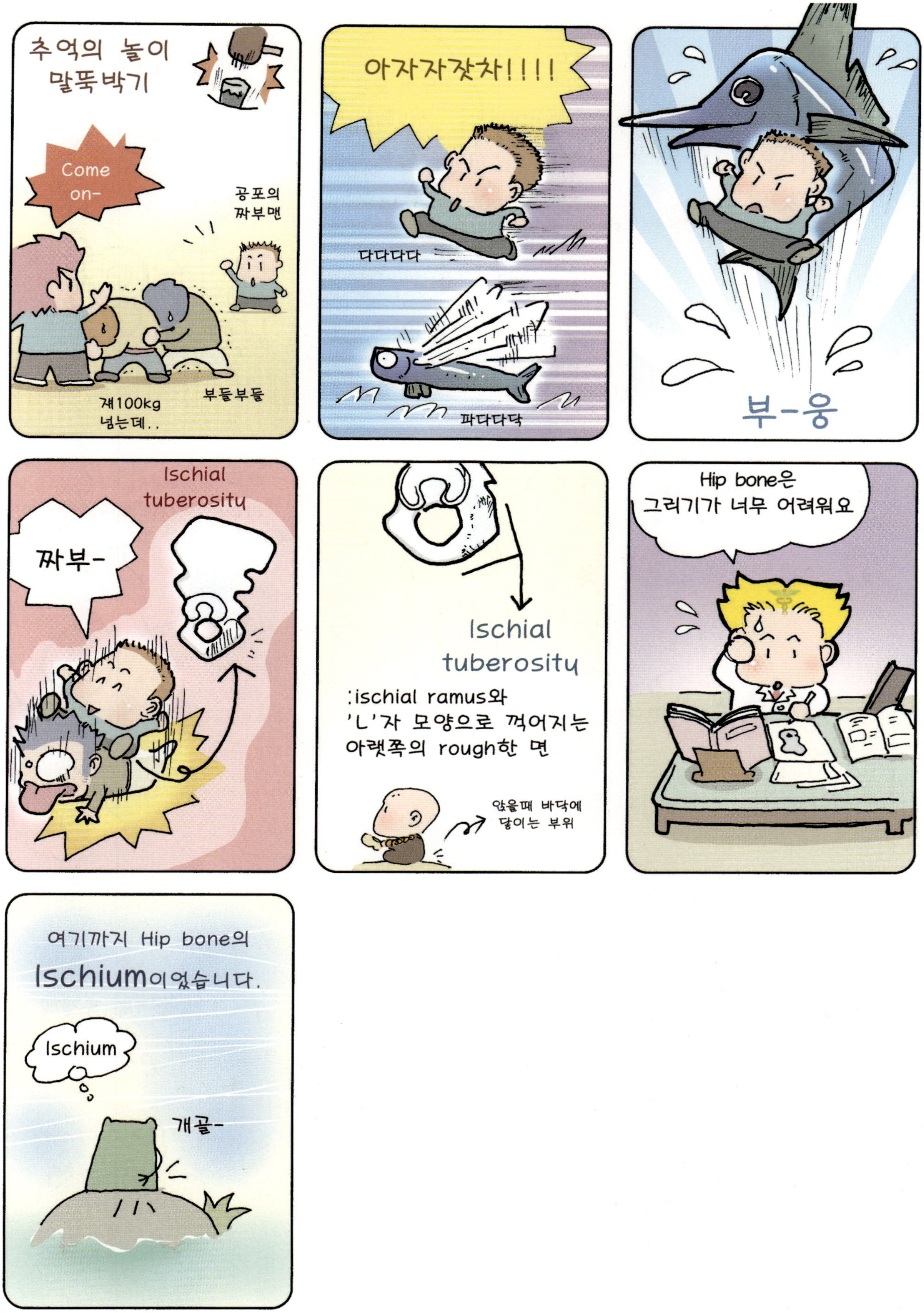
추억의 놀이
말뚝박기
Come on-
공포의
짜부맨
부들부들
쟤100kg
넘는데..
아자자잣차!!!!
다다다다
파다다닥
부-웅
Ischial
tuberosity
짜부-
Ischial
tuberosity
:ischial ramus와
'L'자 모양으로 꺾어지는
아랫쪽의 rough한 면
앉을때 바닥에
닿이는 부위
Hip bone은
그리기가 너무 어려워요
여기까지 Hip bone의
Ischium이었습니다.
Ischium
개골-

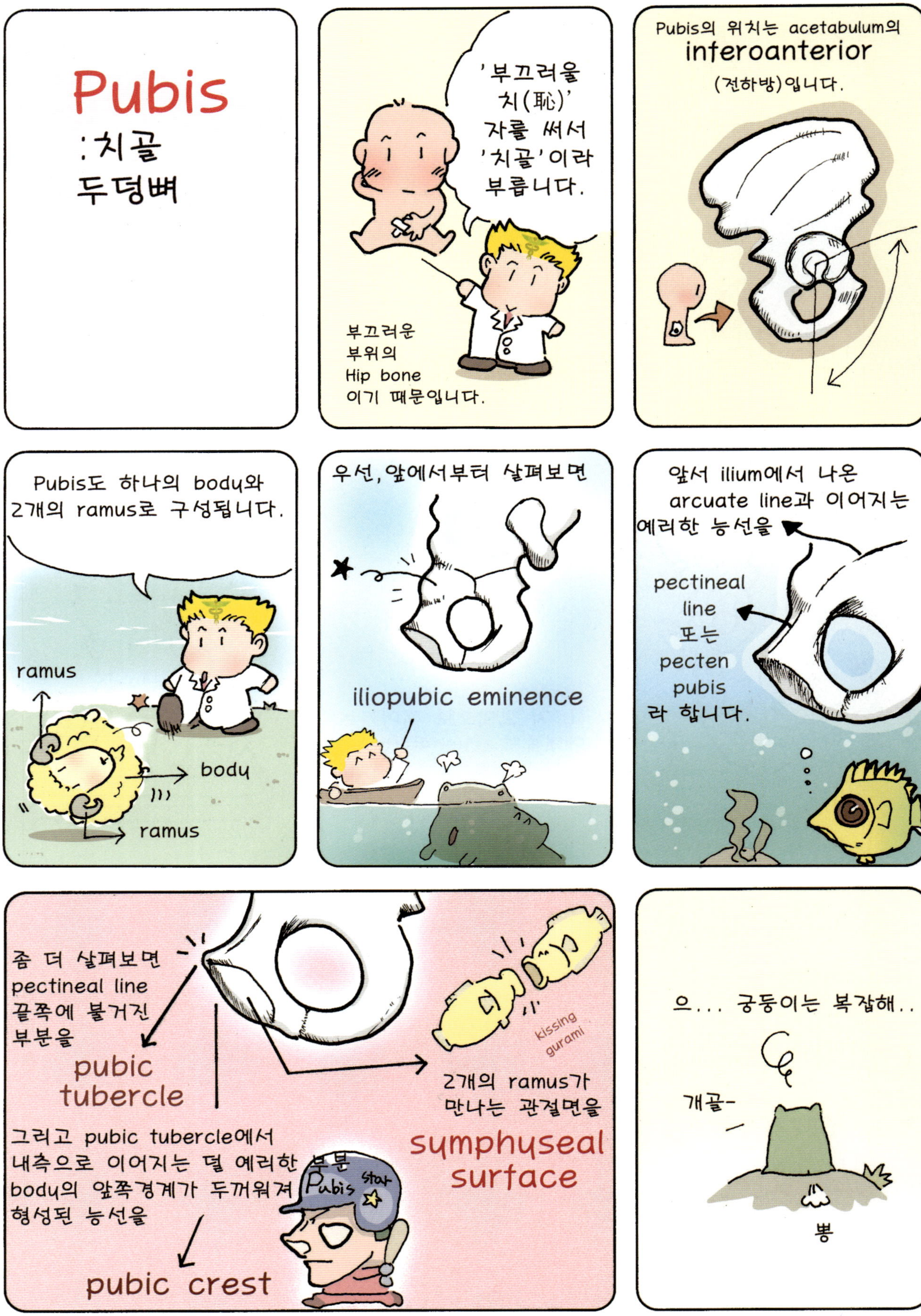

Pubis
:치골
두덩뼈
'부끄러울 치(恥)' 자를 써서 '치골'이라 부릅니다.
부끄러운 부위의 Hip bone 이기 때문입니다.
Pubis의 위치는 acetabulum의 inferoanterior (전하방)입니다.
Pubis도 하나의 body와 2개의 ramus로 구성됩니다.
ramus
body
ramus
우선, 앞에서부터 살펴보면
iliopubic eminence
앞서 ilium에서 나온 arcuate line과 이어지는 예리한 능선을
pectineal line 또는 pecten pubis 라 합니다.
좀 더 살펴보면 pectineal line 끝쪽에 불거진 부분을
pubic tubercle
그리고 pubic tubercle에서 내측으로 이어지는 덜 예리한 부분 body의 앞쪽경계가 두꺼워져 형성된 능선을
pubic crest
kissing gurami
2개의 ramus가 만나는 관절면을
symphyseal surface
Pubis star
으... 궁둥이는 복잡해..
개골-
뿅

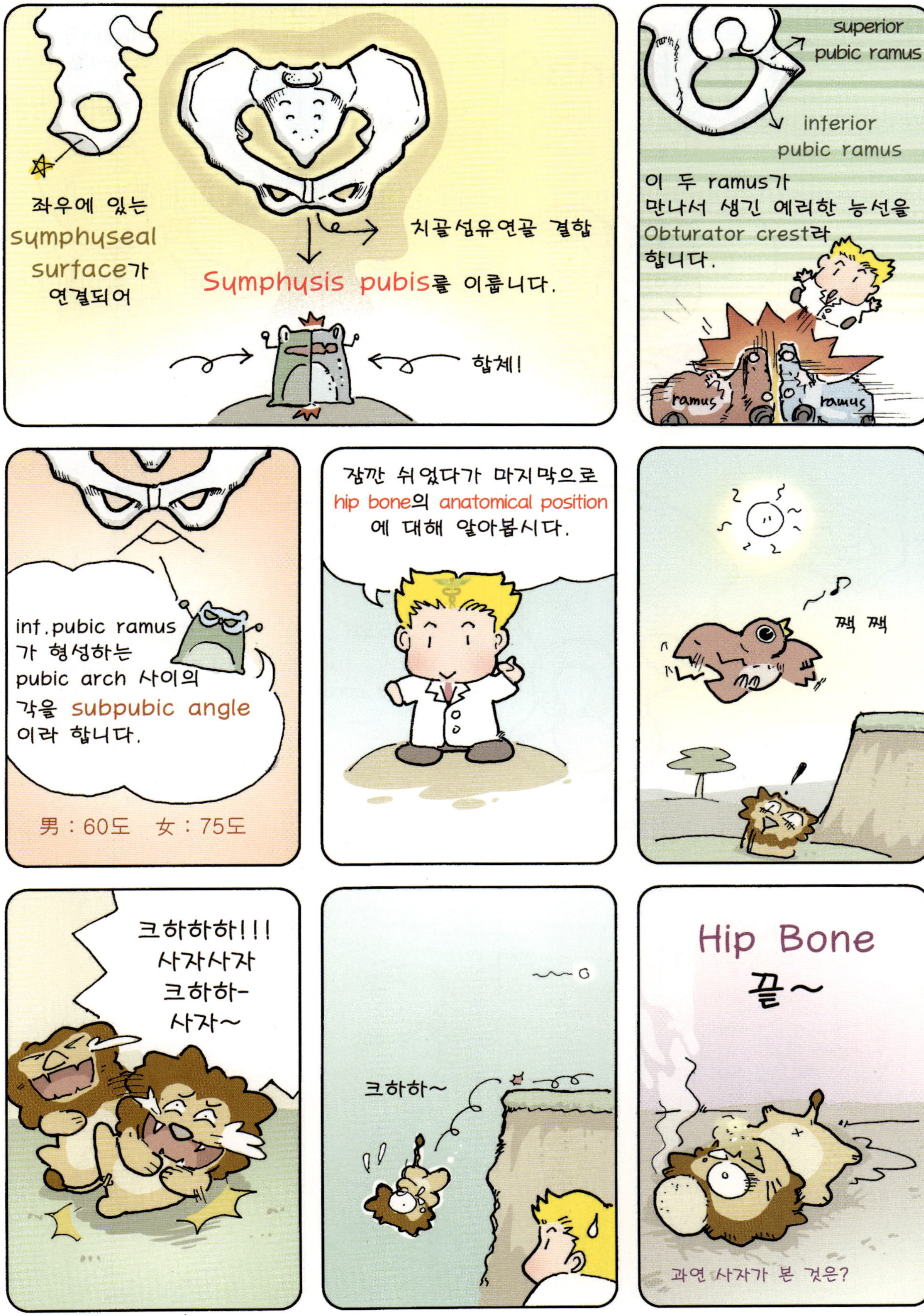

좌우에 있는
symphuseal
surface가
연결되어
Symphysis pubis를 이룹니다.
치골섬유연골 결합
합체!
superior
pubic ramus
inferior
pubic ramus
이 두 ramus가
만나서 생긴 예리한 능선을
Obturator crest라
합니다.
ramus
ramus
inf.pubic ramus
가 형성하는
pubic arch 사이의
각을 subpubic angle
이라 합니다.
男 : 60도 女 : 75도
잠깐 쉬었다가 마지막으로
hip bone의 anatomical position
에 대해 알아봅시다.
짹 짹
크하하하!!!
사자사자
크하하-
사자~
크하하~
Hip Bone
끝~
과연 사자가 본 것은?

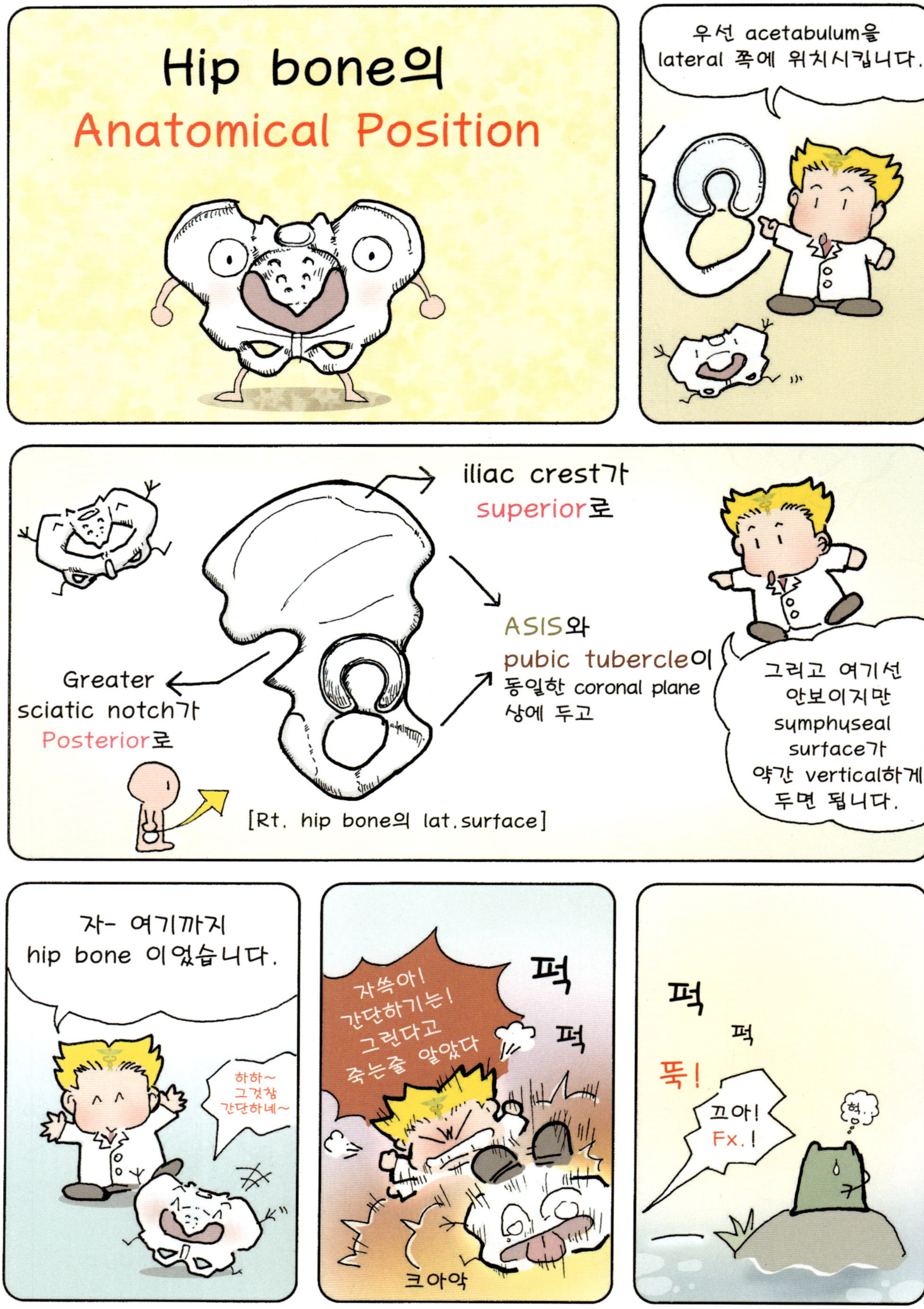
Hip bone의
Anatomical Position
우선 acetabulum을 lateral 쪽에 위치시킵니다.
iliac crest가 superior로
ASIS와 pubic tubercle이 동일한 coronal plane 상에 두고
Greater sciatic notch가 Posterior로
[Rt. hip bone의 lat.surface]
그리고 여기선 안보이지만 symphyseal surface가 약간 vertical하게 두면 됩니다.
자- 여기까지 hip bone 이었습니다.
하하~ 그것참 간단하네~
자쓱아! 간단하기는! 그런다고 죽는줄 알았다
퍽
퍽
크아악
퍽
퍽
뚝!
끄아! Fx.!

# Femur

:대퇴골
넙적다리뼈

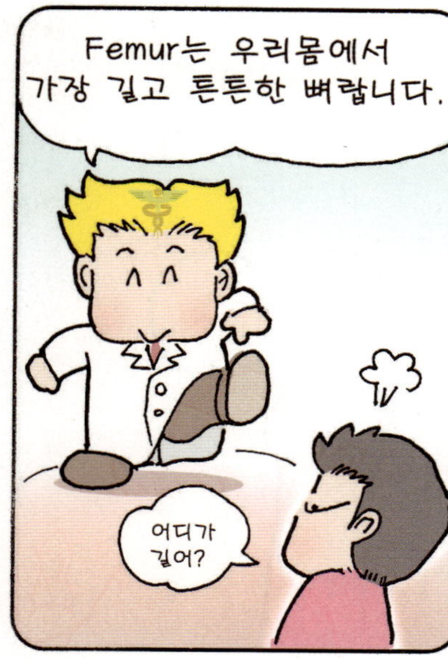
Femur는 우리몸에서 가장 길고 튼튼한 뼈랍니다.
어디가 길어?

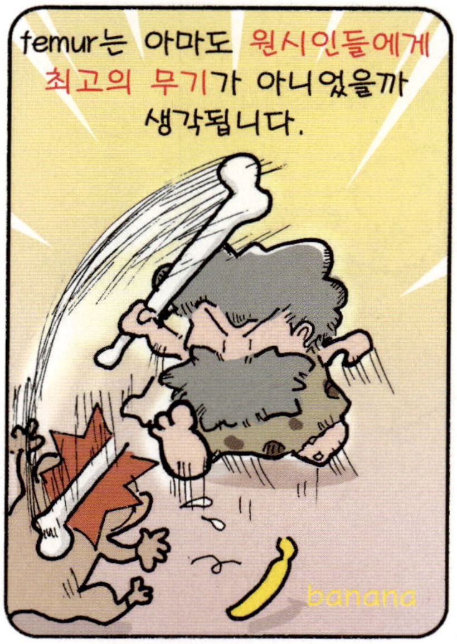
femur는 아마도 원시인들에게 최고의 무기가 아니었을까 생각됩니다.
banana

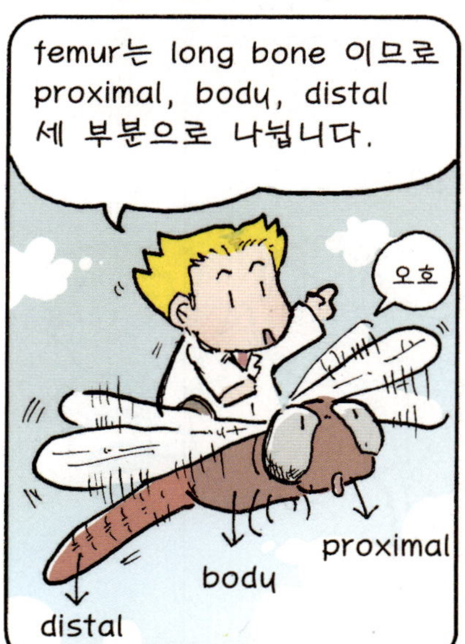
femur는 long bone 이므로 proximal, body, distal 세 부분으로 나뉩니다.
오호
proximal
body
distal

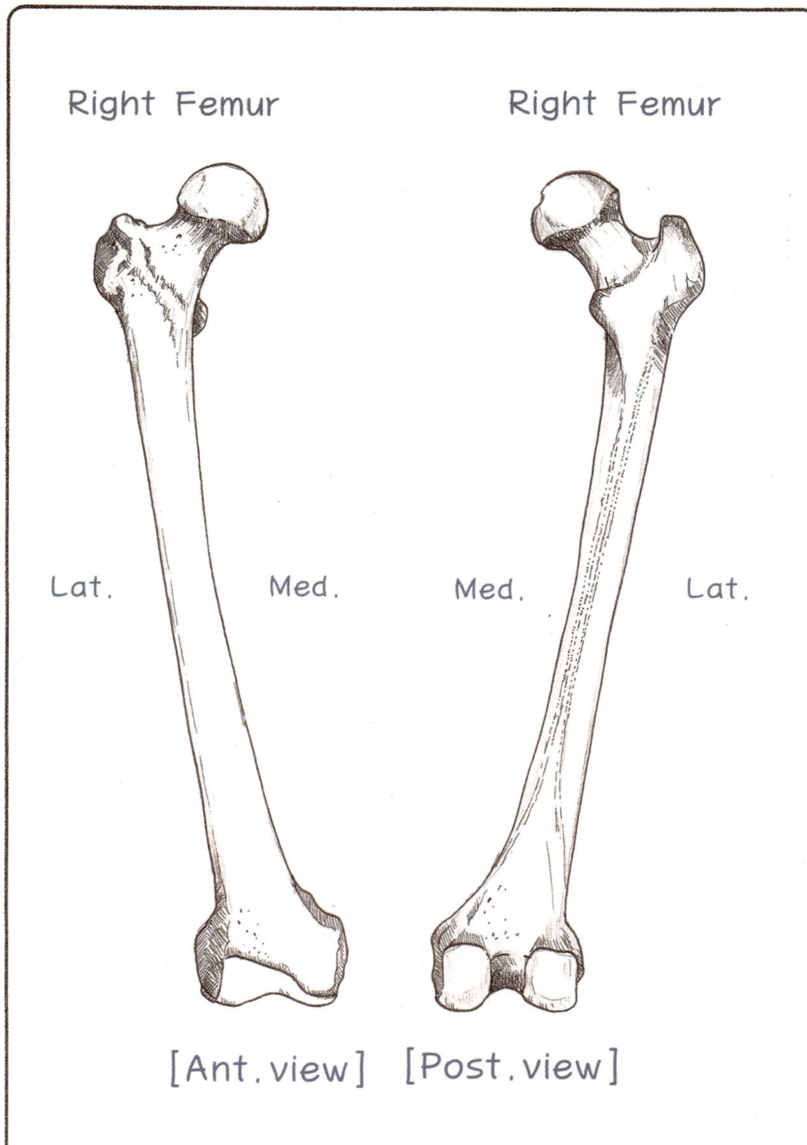

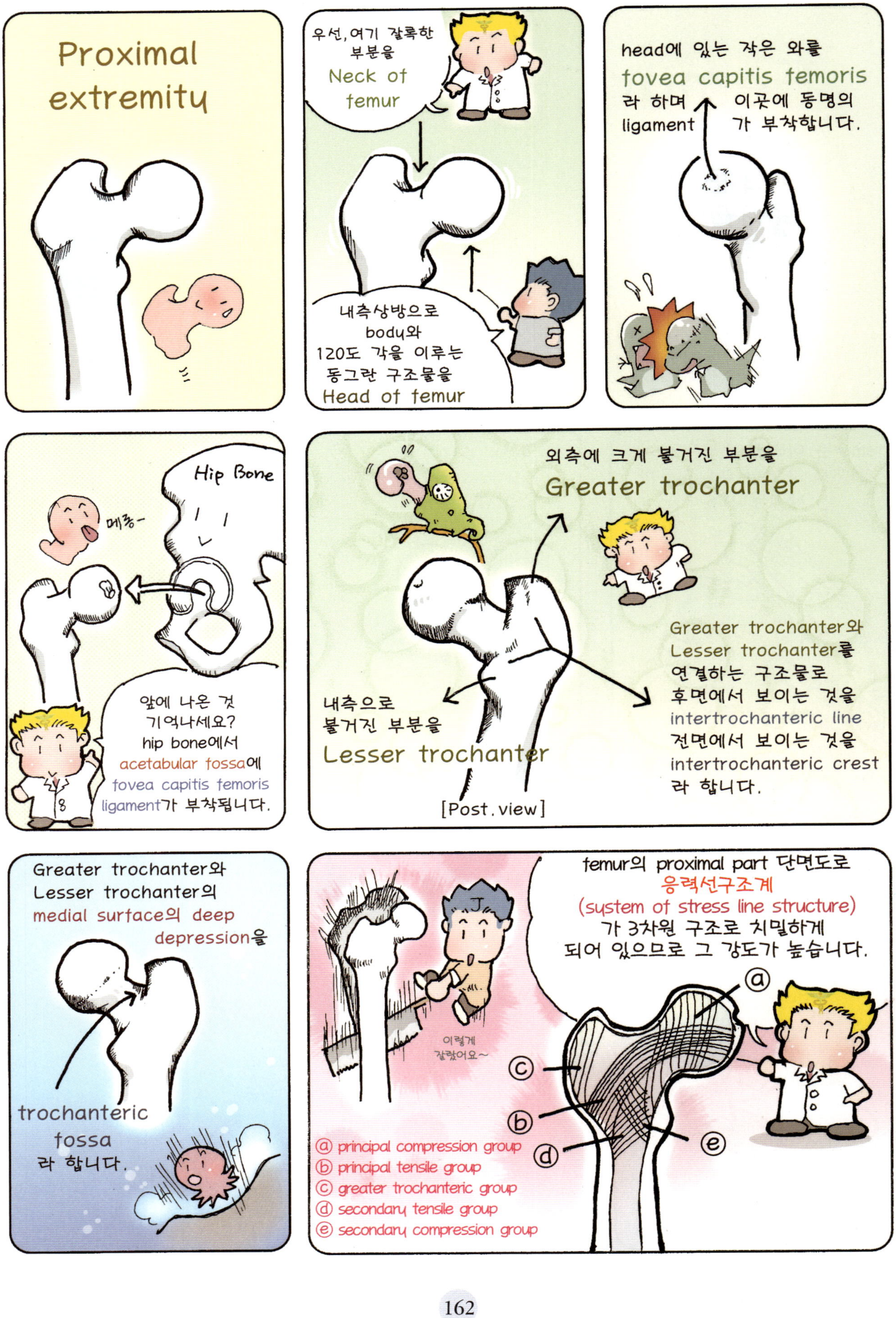
Proximal extremity
우선, 여기 잘록한 부분을
Neck of femur
내측상방으로 body와 120도 각을 이루는 동그란 구조물을
Head of femur
head에 있는 작은 와를
fovea capitis femoris
라 하며 이곳에 동명의 ligament가 부착합니다.
Hip Bone
메롱~
앞에 나온 것 기억나세요?
hip bone에서 acetabular fossa에 fovea capitis femoris ligament가 부착됩니다.
외측에 크게 불거진 부분을
Greater trochanter
내측으로 불거진 부분을
Lesser trochanter
Greater trochanter와 Lesser trochanter를 연결하는 구조물로 후면에서 보이는 것을 intertrochanteric line 전면에서 보이는 것을 intertrochanteric crest 라 합니다.
[Post. view]
Greater trochanter와 Lesser trochanter의 medial surface의 deep depression을
trochanteric fossa
라 합니다.
femur의 proximal part 단면도로 응력선구조계 (system of stress line structure)가 3차원 구조로 치밀하게 되어 있으므로 그 강도가 높습니다.
이렇게 잘랐어요~
ⓐ principal compression group
ⓑ principal tensile group
ⓒ greater trochanteric group
ⓓ secondary tensile group
ⓔ secondary compression group

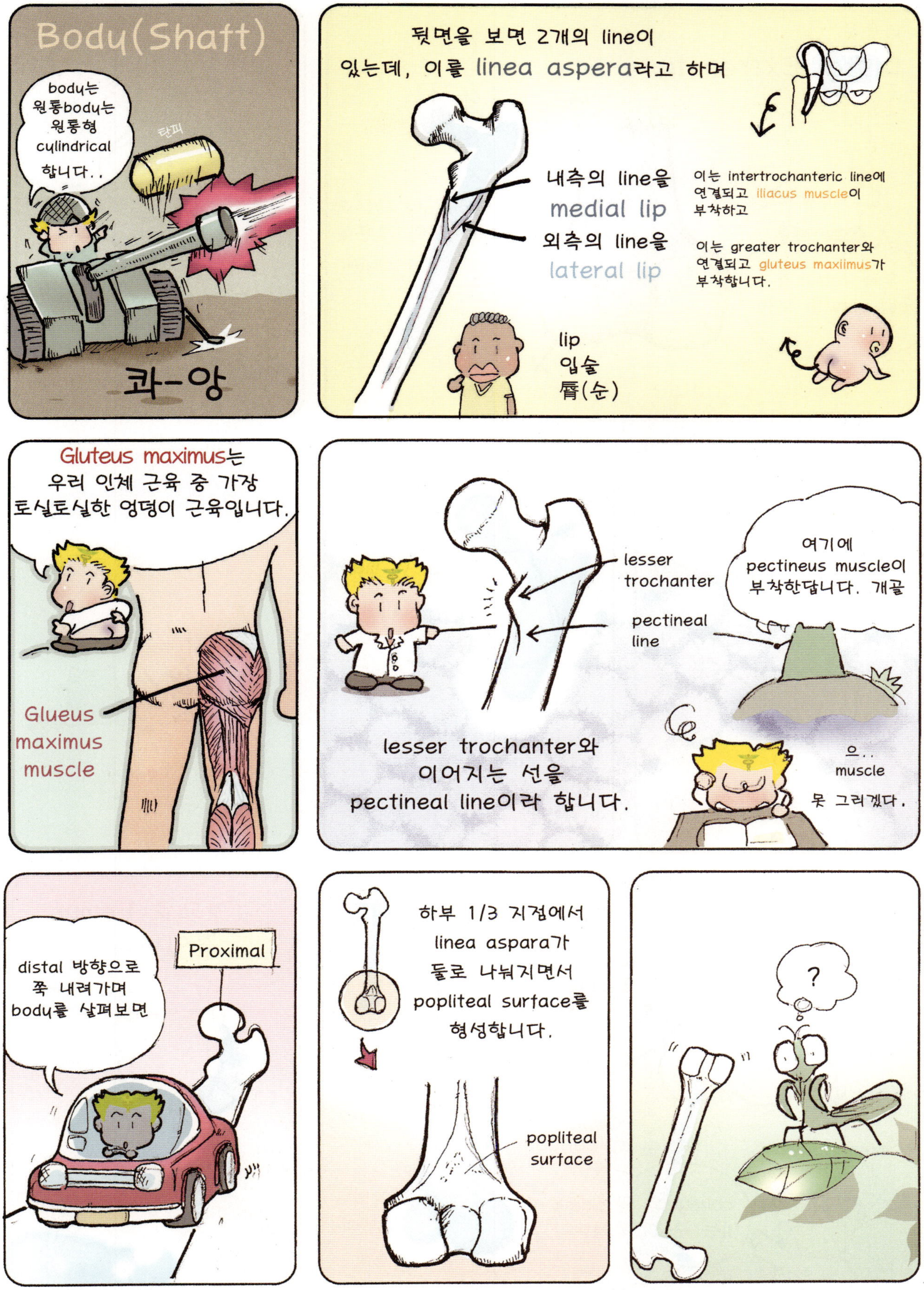

Body(Shaft)
body는 원통body는 원통형 cylindrical 합니다..
탄피
콰-앙
뒷면을 보면 2개의 line이 있는데, 이를 linea aspera라고 하며
내측의 line을 medial lip
외측의 line을 lateral lip
이는 intertrochanteric line에 연결되고 iliacus muscle이 부착하고
이는 greater trochanter와 연결되고 gluteus maxiimus가 부착합니다.
lip
입술
脣(순)
Gluteus maximus는 우리 인체 근육 중 가장 토실토실한 엉덩이 근육입니다.
Glueus maximus muscle
lesser trochanter
pectineal line
여기에 pectineus muscle이 부착한답니다. 개골
lesser trochanter와 이어지는 선을 pectineal line이라 합니다.
으.. muscle 못 그리겠다.
distal 방향으로 쭉 내려가며 body를 살펴보면
Proximal
하부 1/3 지점에서 linea aspara가 둘로 나눠지면서 popliteal surface를 형성합니다.
popliteal surface
?

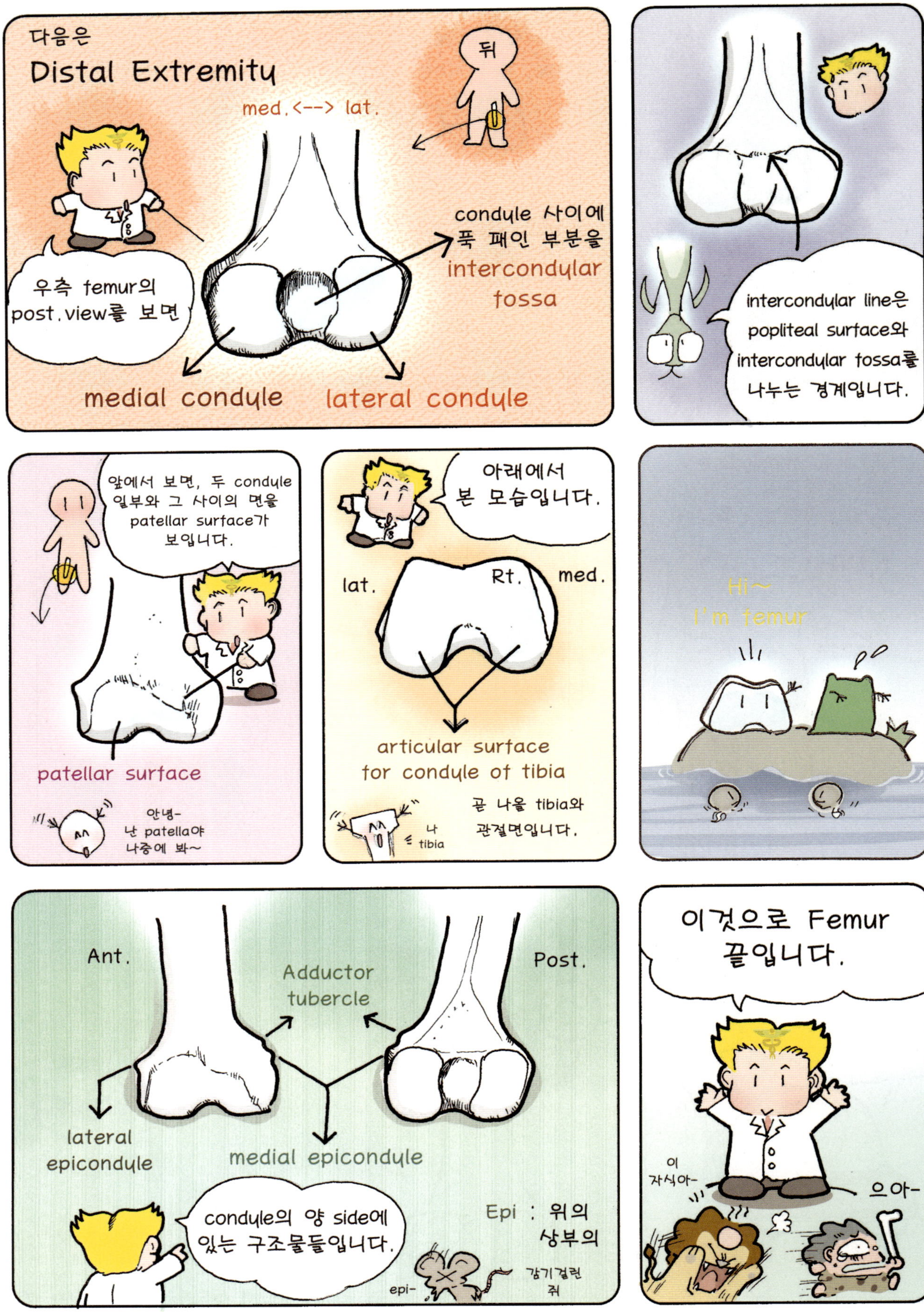

다음은
Distal Extremity
뒤
med.<--> lat.
우측 femur의 post.view를 보면
condyle 사이에 푹 패인 부분을
intercondylar fossa
medial condyle
lateral condyle
intercondylar line은 popliteal surface와 intercondylar fossa를 나누는 경계입니다.
앞에서 보면, 두 condyle 일부와 그 사이의 면을 patellar surface가 보입니다.
patellar surface
안녕- 난 patella야 나중에 봐~
아래에서 본 모습입니다.
lat.
Rt.
med.
articular surface for condyle of tibia
나 tibia
곧 나올 tibia와 관절면입니다.
Hi~ I'm femur
Ant.
Post.
Adductor tubercle
lateral epicondyle
medial epicondyle
condyle의 양 side에 있는 구조물들입니다.
Epi : 위의 상부의
epi-
감기걸린 쥐
이것으로 Femur 끝입니다.
이 자식아-
으아-

# Patella

: 슬개골
무릎뼈

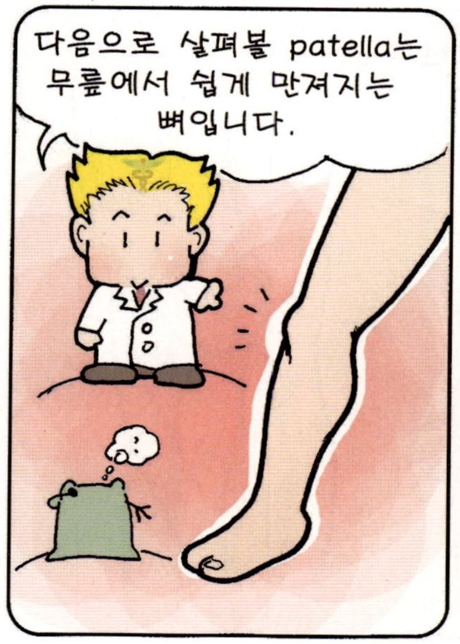

다음으로 살펴볼 patella는 무릎에서 쉽게 만져지는 뼈입니다.

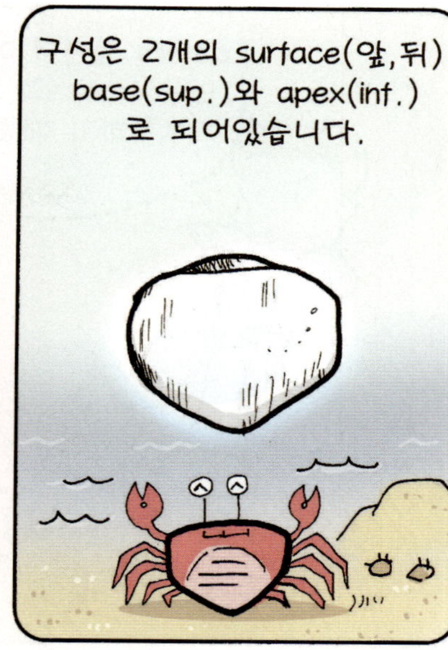

구성은 2개의 surface(앞,뒤), base(sup.)와 apex(inf.)로 되어있습니다.

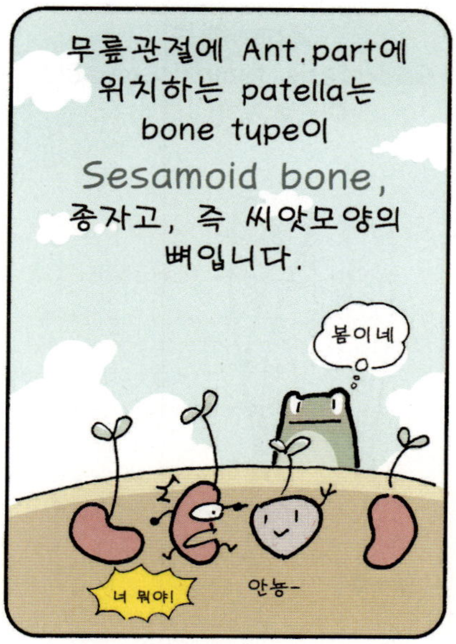

무릎관절에 Ant.part에 위치하는 patella는 bone type이
Sesamoid bone,
종자고, 즉 씨앗모양의 뼈입니다.
봄이네
너 뭐야!
안뇽-

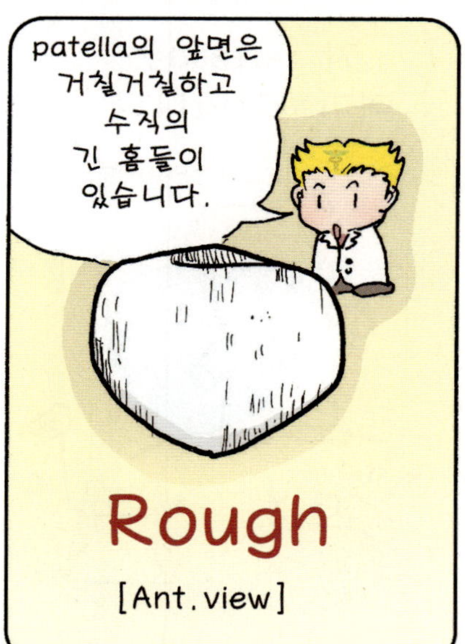

patella의 앞면은 거칠거칠하고 수직의 긴 홈들이 있습니다.
Rough
[Ant.view]

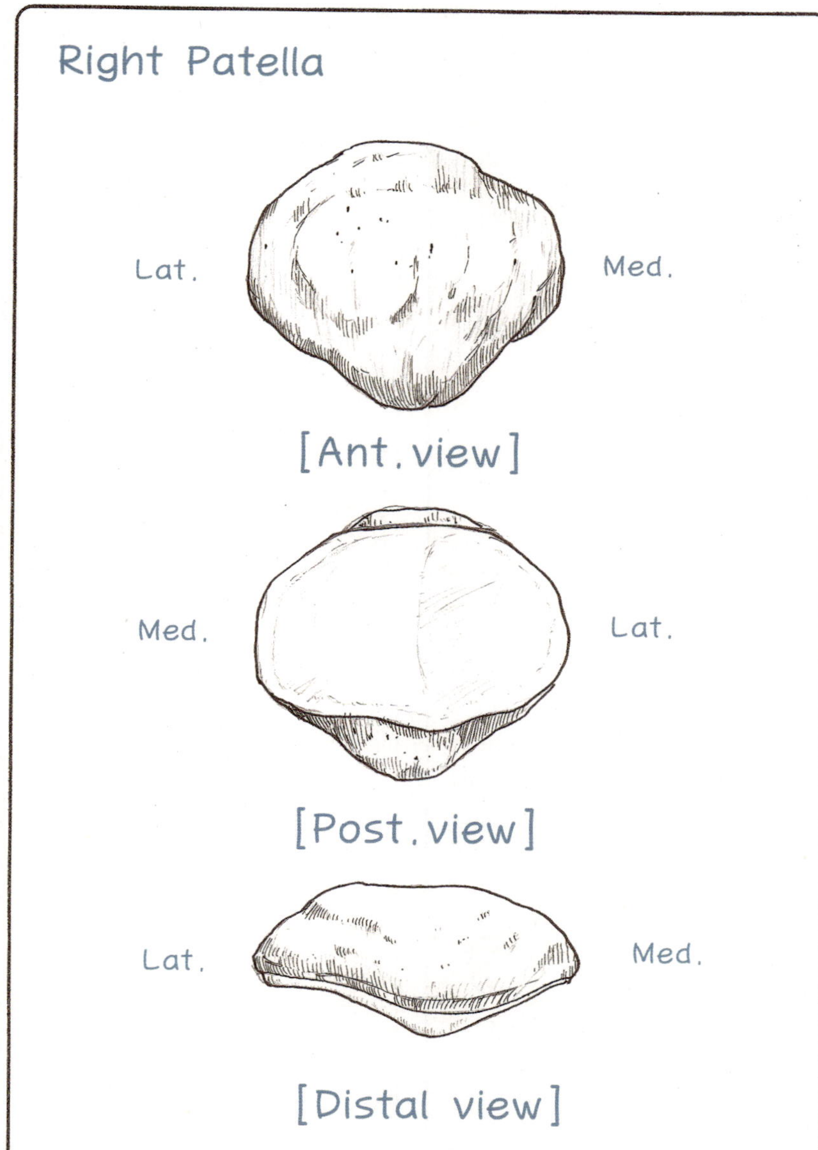

Right Patella
Lat.
Med.
[Ant.view]
Med.
Lat.
[Post.view]
Lat.
Med.
[Distal view]

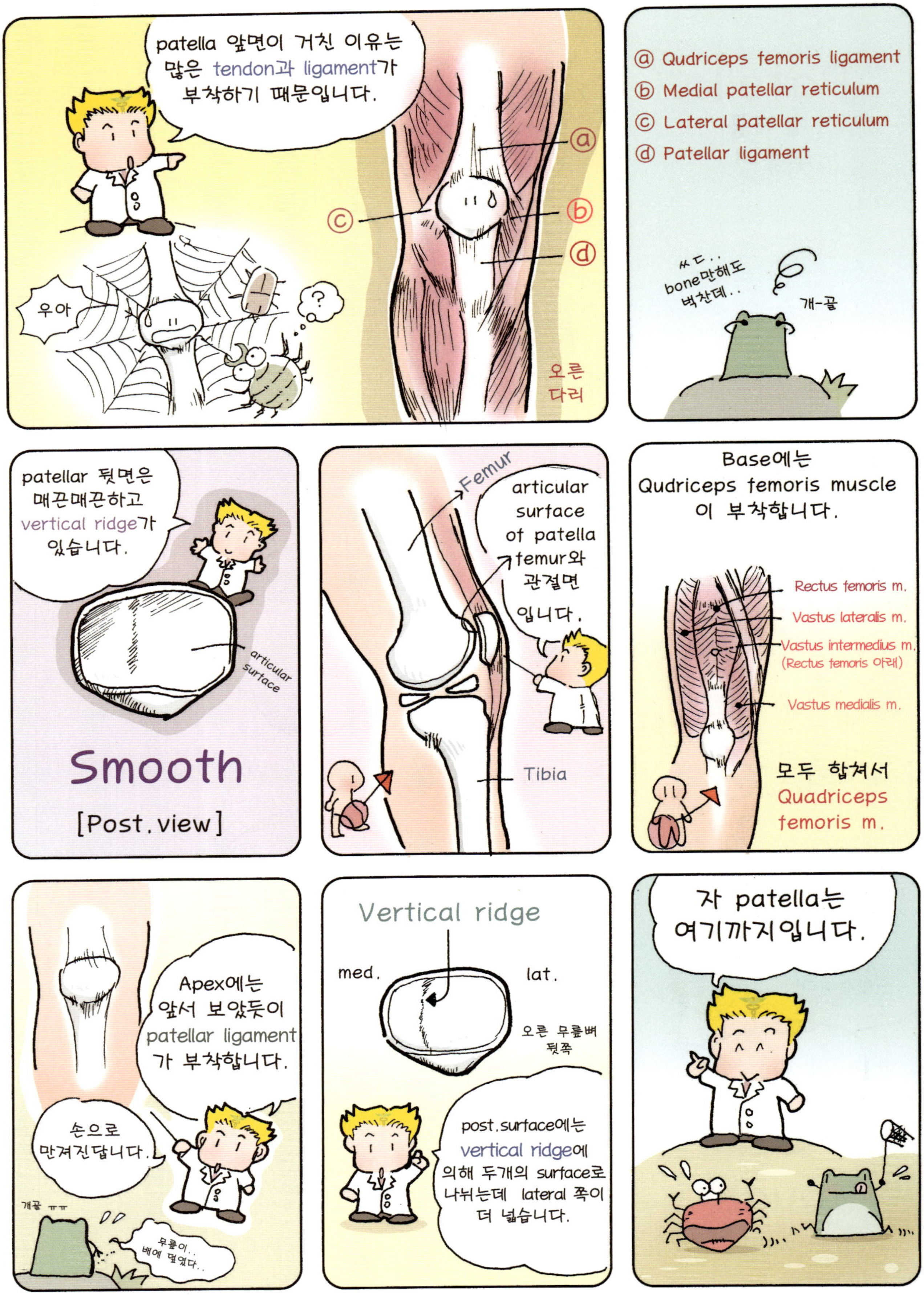

patella 앞면이 거친 이유는 많은 tendon과 ligament가 부착하기 때문입니다.
우아
?
ⓐ
ⓑ
ⓒ
ⓓ
오른 다리
ⓐ Qudriceps femoris ligament
ⓑ Medial patellar reticulum
ⓒ Lateral patellar reticulum
ⓓ Patellar ligament
쓰ㄷ.. bone만해도 벅찬데..
개-골
patellar 뒷면은 매끈매끈하고 vertical ridge가 있습니다.
articular surface
Smooth
[Post. view]
Femur
articular surface of patella
femur와 관절면 입니다.
Tibia
Base에는 Qudriceps femoris muscle이 부착합니다.
Rectus femoris m.
Vastus lateralis m.
Vastus intermedius m. (Rectus femoris 아래)
Vastus medialis m.
모두 합쳐서 Quadriceps femoris m.
Apex에는 앞서 보았듯이 patellar ligament가 부착합니다.
손으로 만져진답니다.
개골 ㅠㅠ
무릎이.. 배에 떨였다..
Vertical ridge
med.
lat.
오른 무릎뼈 뒷쪽
post. surface에는 vertical ridge에 의해 두개의 surface로 나뉘는데 lateral 쪽이 더 넓습니다.
자 patella는 여기까지입니다.

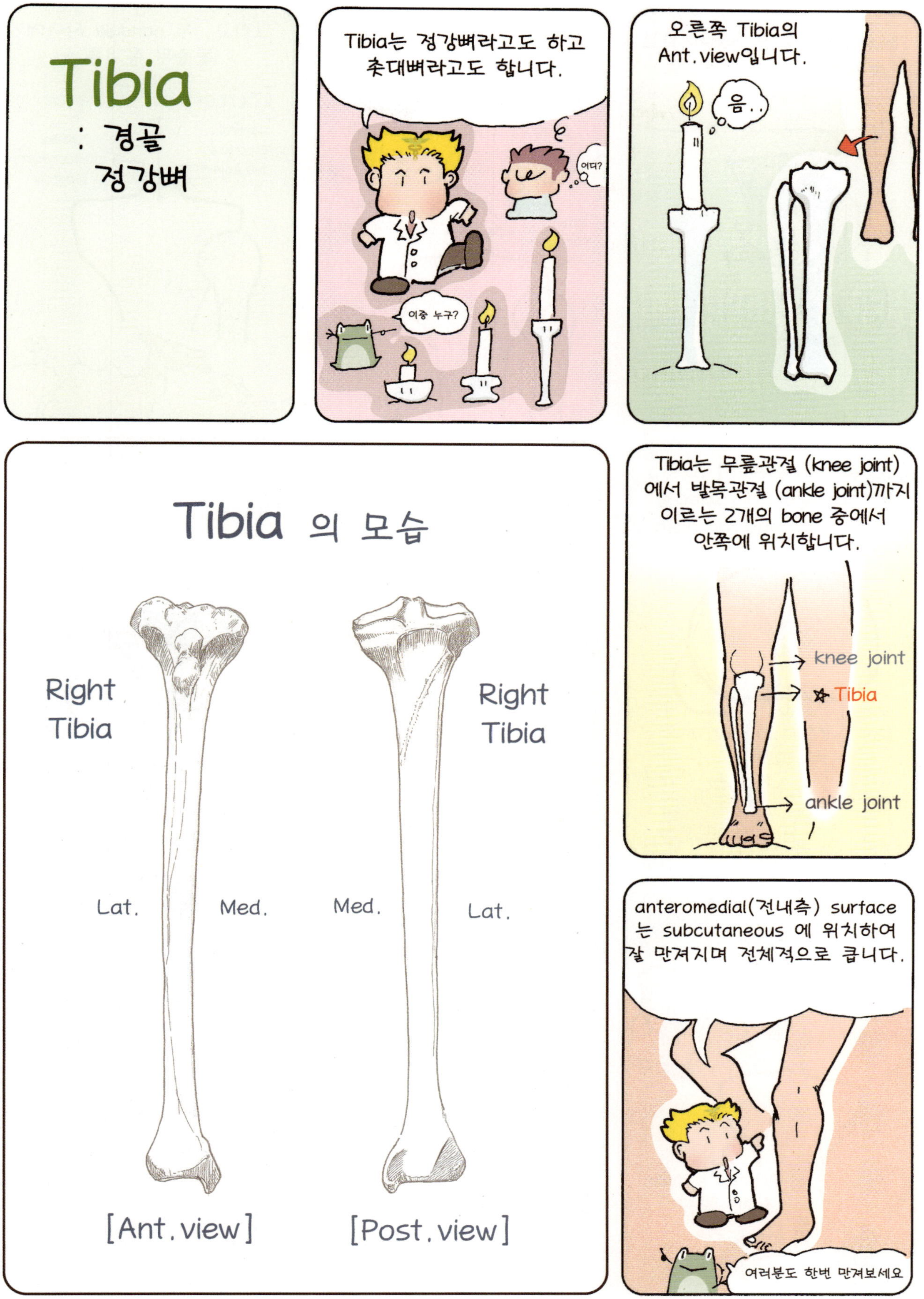
Tibia
: 경골
정강뼈
Tibia는 정강뼈라고도 하고
촛대뼈라고도 합니다.
어디?
이중 누구?
오른쪽 Tibia의
Ant. view입니다.
음..
Tibia 의 모습
Right Tibia
Lat.
Med.
Right Tibia
Med.
Lat.
[Ant. view]
[Post. view]
Tibia는 무릎관절 (knee joint)
에서 발목관절 (ankle joint)까지
이르는 2개의 bone 중에서
안쪽에 위치합니다.
knee joint
Tibia
ankle joint
anteromedial(전내측) surface
는 subcutaneous 에 위치하여
잘 만져지며 전체적으로 큽니다.
여러분도 한번 만져보세요

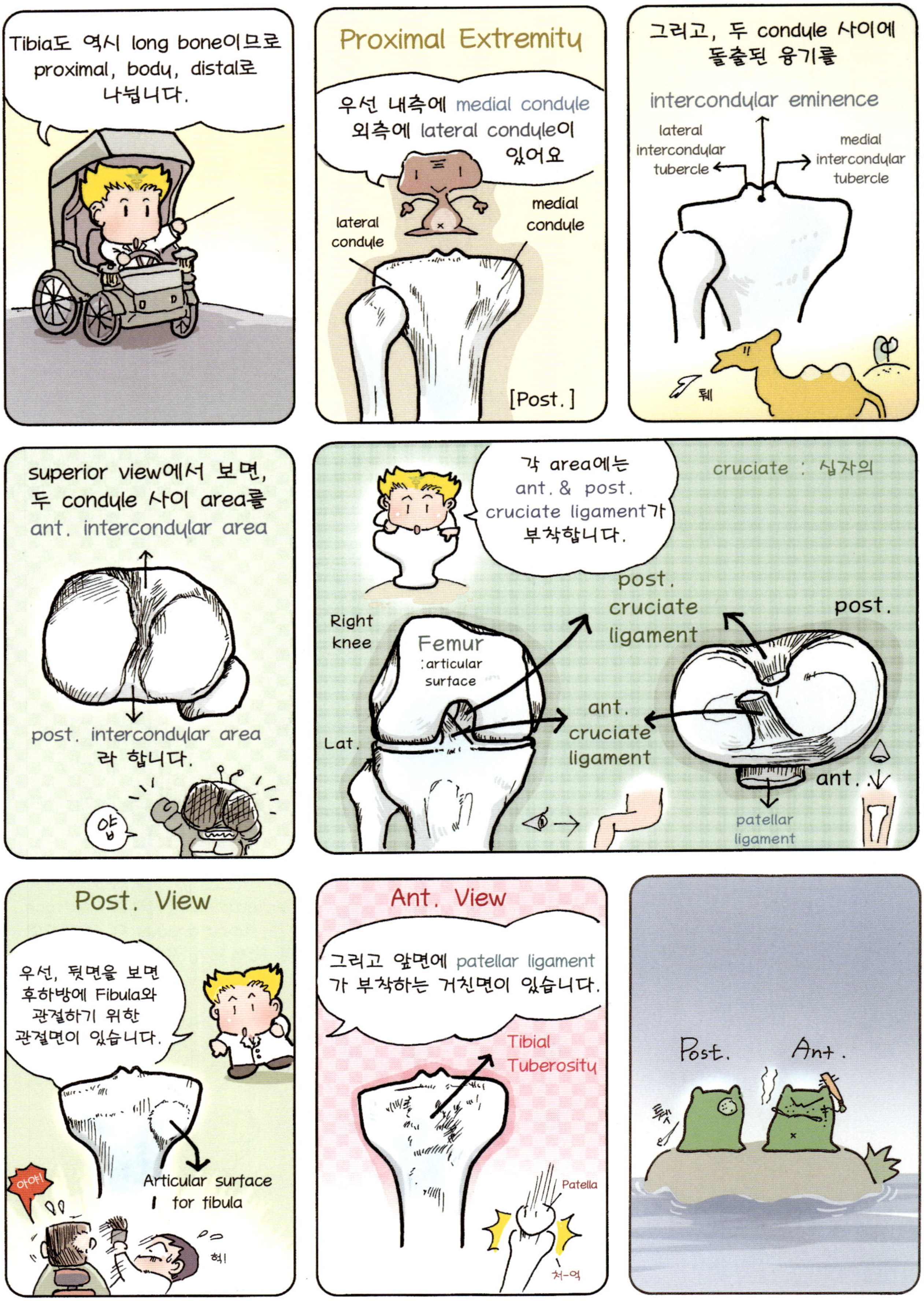
Tibia도 역시 long bone이므로 proximal, body, distal로 나뉩니다.
Proximal Extremity
우선 내측에 medial condyle 외측에 lateral condyle이 있어요
lateral condyle
medial condyle
[Post.]
그리고, 두 condyle 사이에 돌출된 융기를
intercondylar eminence
lateral intercondylar tubercle
medial intercondylar tubercle
퉤
superior view에서 보면, 두 condyle 사이 area를 ant. intercondylar area
post. intercondylar area 라 합니다.
얍
각 area에는 ant. & post. cruciate ligament가 부착합니다.
cruciate : 십자의
Right knee
Femur
:articular surface
Lat.
post. cruciate ligament
ant. cruciate ligament
post.
ant.
patellar ligament
Post. View
우선, 뒷면을 보면 후하방에 Fibula와 관절하기 위한 관절면이 있습니다.
Articular surface for fibula
아야!
헉!
Ant. View
그리고 앞면에 patellar ligament 가 부착하는 거친면이 있습니다.
Tibial Tuberosity
Patella
처-억
Post.
Ant.
툭

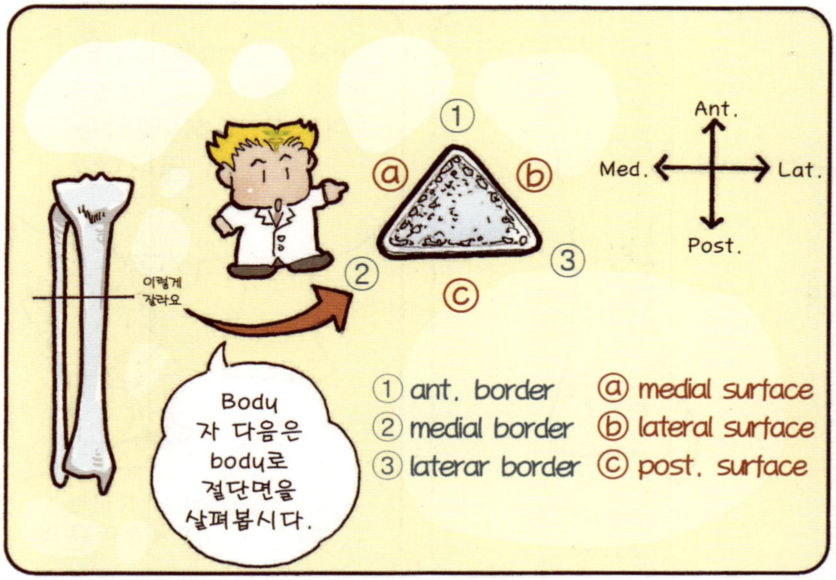
이렇게 잘라요
Body 자 다음은 body로 절단면을 살펴봅시다.
①
ⓐ
ⓑ
②
③
ⓒ
Ant.
Med.
Lat.
Post.
① ant. border
② medial border
③ laterar border
ⓐ medial surface
ⓑ lateral surface
ⓒ post. surface

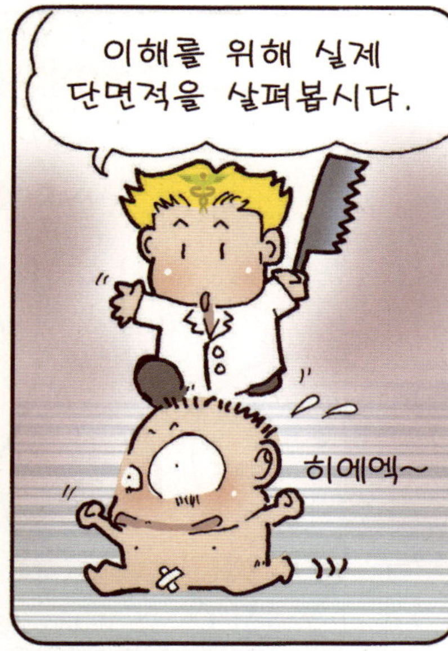
이해를 위해 실제 단면적을 살펴봅시다.
히에엑~

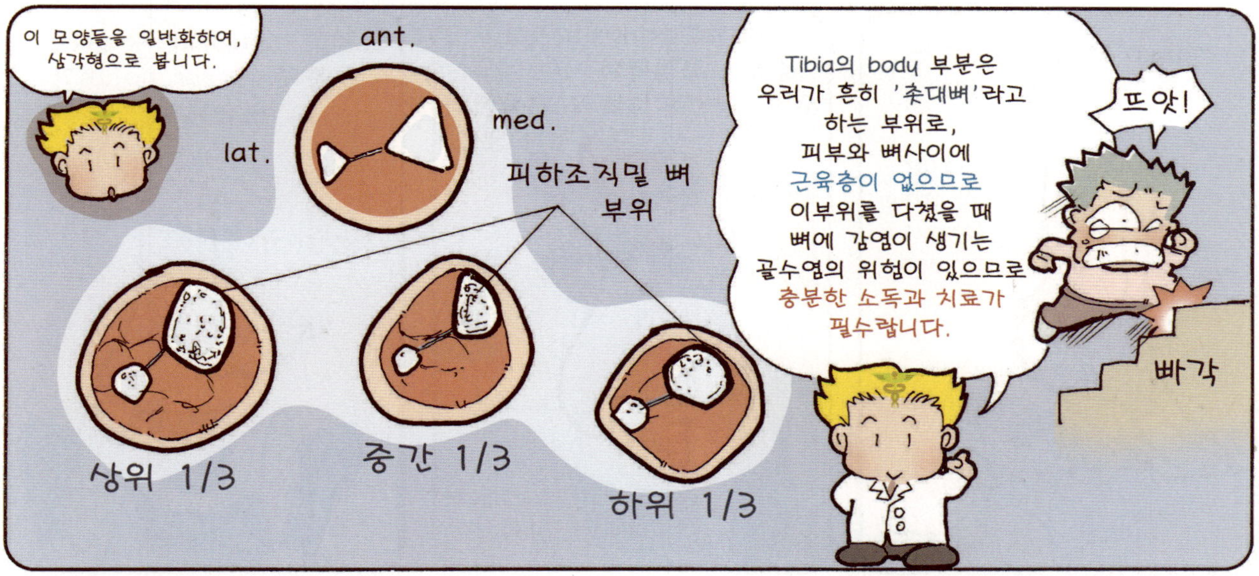
이 모양들을 일반화하여, 삼각형으로 봅니다.
ant.
med.
lat.
피하조직밀 뼈 부위
상위 1/3
중간 1/3
하위 1/3
Tibia의 body 부분은 우리가 흔히 '촛대뼈'라고 하는 부위로, 피부와 뼈사이에 근육층이 없으므로 이부위를 다쳤을 때 뼈에 감염이 생기는 골수염의 위험이 있으므로 충분한 소독과 치료가 필수랍니다.
뜨앗!
빠각

여기까지
Proximal extremity
다음은
Distal extremity
입니다♡

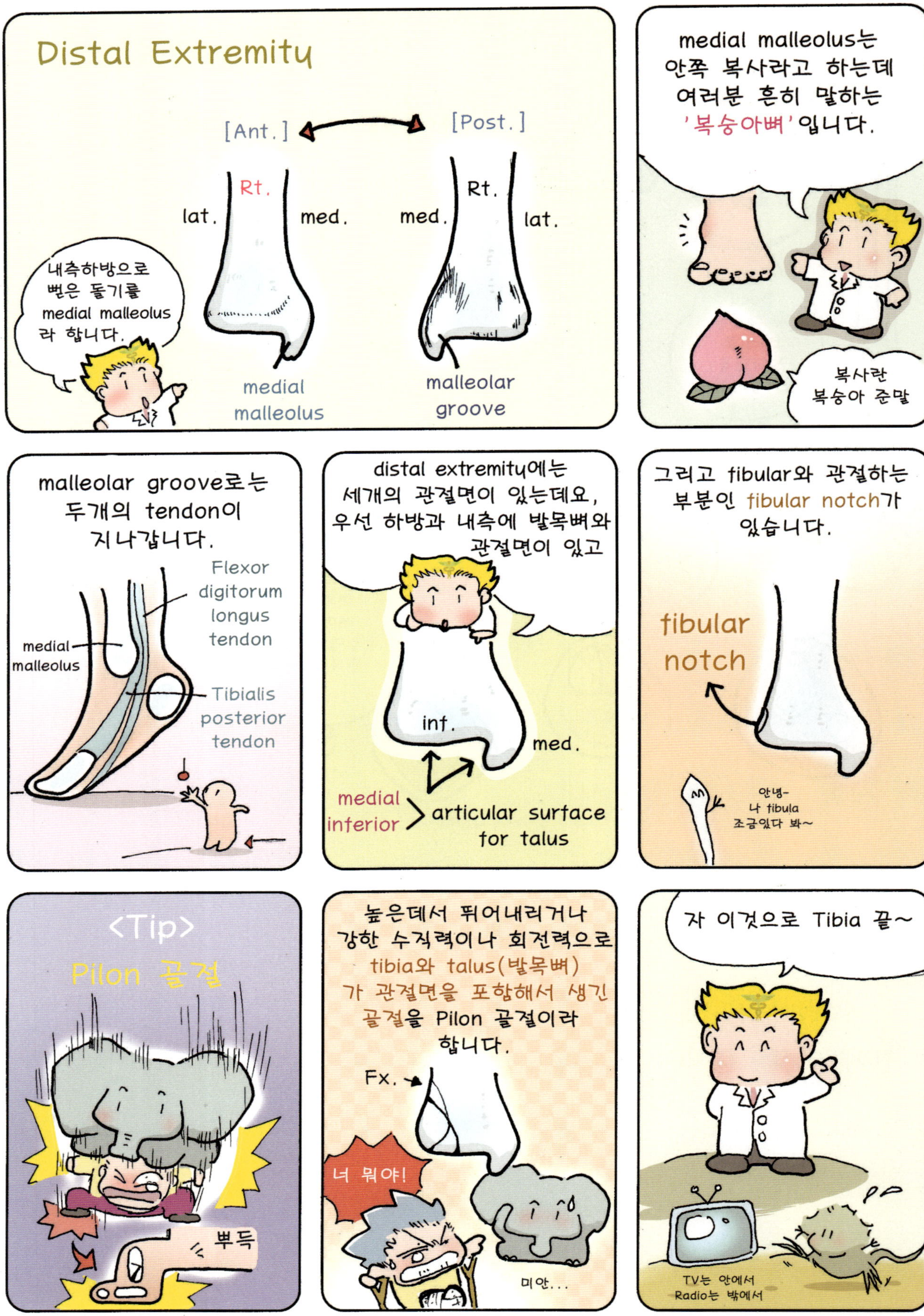

Distal Extremity
[Ant.]
[Post.]
Rt.
lat.
med.
med.
Rt.
lat.
내측하방으로 뻗은 돌기를 medial malleolus 라 합니다.
medial malleolus
malleolar groove
medial malleolus는 안쪽 복사라고 하는데 여러분 흔히 말하는 '복숭아뼈'입니다.
복사란 복숭아 준말
malleolar groove로는 두개의 tendon이 지나갑니다.
Flexor digitorum longus tendon
medial malleolus
Tibialis posterior tendon
distal extremity에는 세개의 관절면이 있는데요, 우선 하방과 내측에 발목뼈와 관절면이 있고
inf.
med.
medial
inferior
articular surface for talus
그리고 fibular와 관절하는 부분인 fibular notch가 있습니다.
fibular notch
안녕~ 나 fibula 조금있다 봐~
<Tip>
Pilon 골절
뿌득
높은데서 뛰어내리거나 강한 수직력이나 회전력으로 tibia와 talus(발목뼈)가 관절면을 포함해서 생긴 골절을 Pilon 골절이라 합니다.
Fx.
너 뭐야!
미안...
자 이것으로 Tibia 끝~
TV는 안에서 Radio는 밖에서

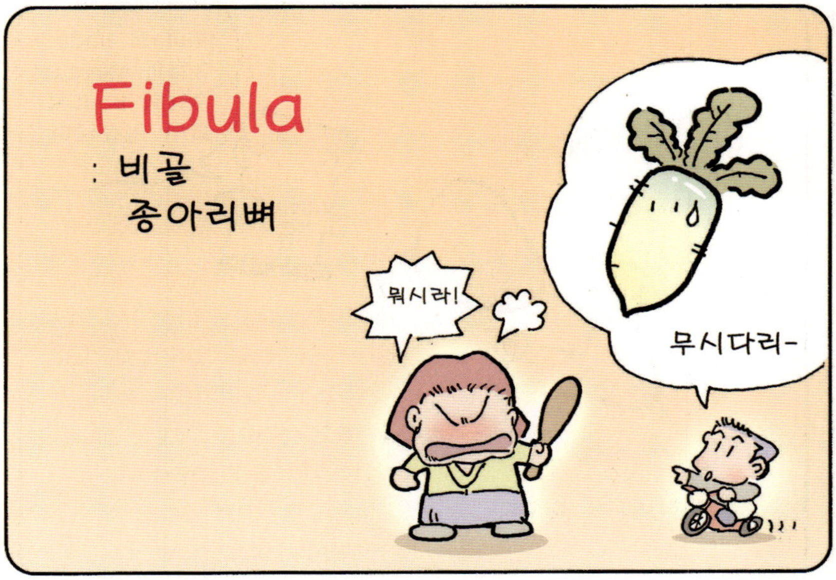
Fibula
: 비골
종아리뼈
뭐시라!
무시다리-

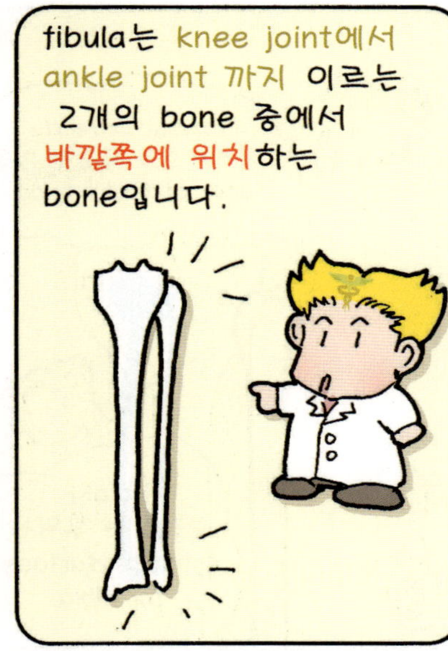
fibula는 knee joint에서
ankle joint 까지 이르는
2개의 bone 중에서
바깥쪽에 위치하는
bone입니다.

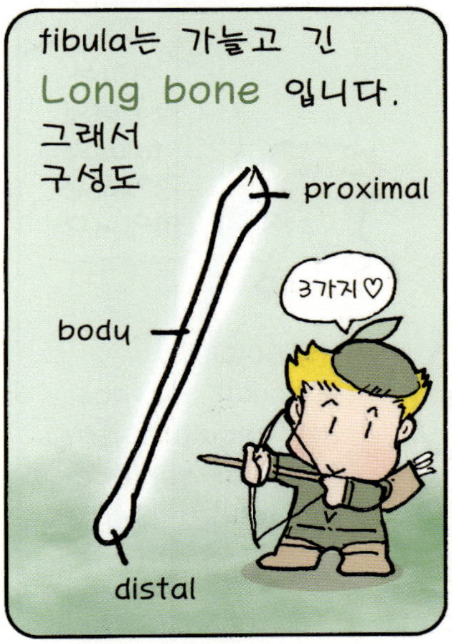
fibula는 가늘고 긴
Long bone 입니다.
그래서
구성도
proximal
body
distal
3가지♡

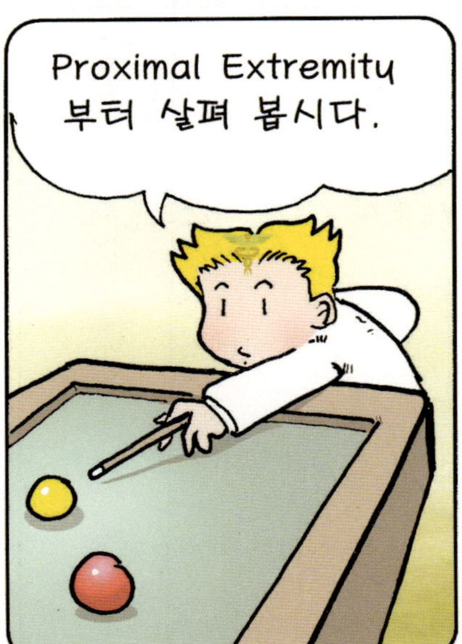
Proximal Extremity
부터 살펴 봅시다.

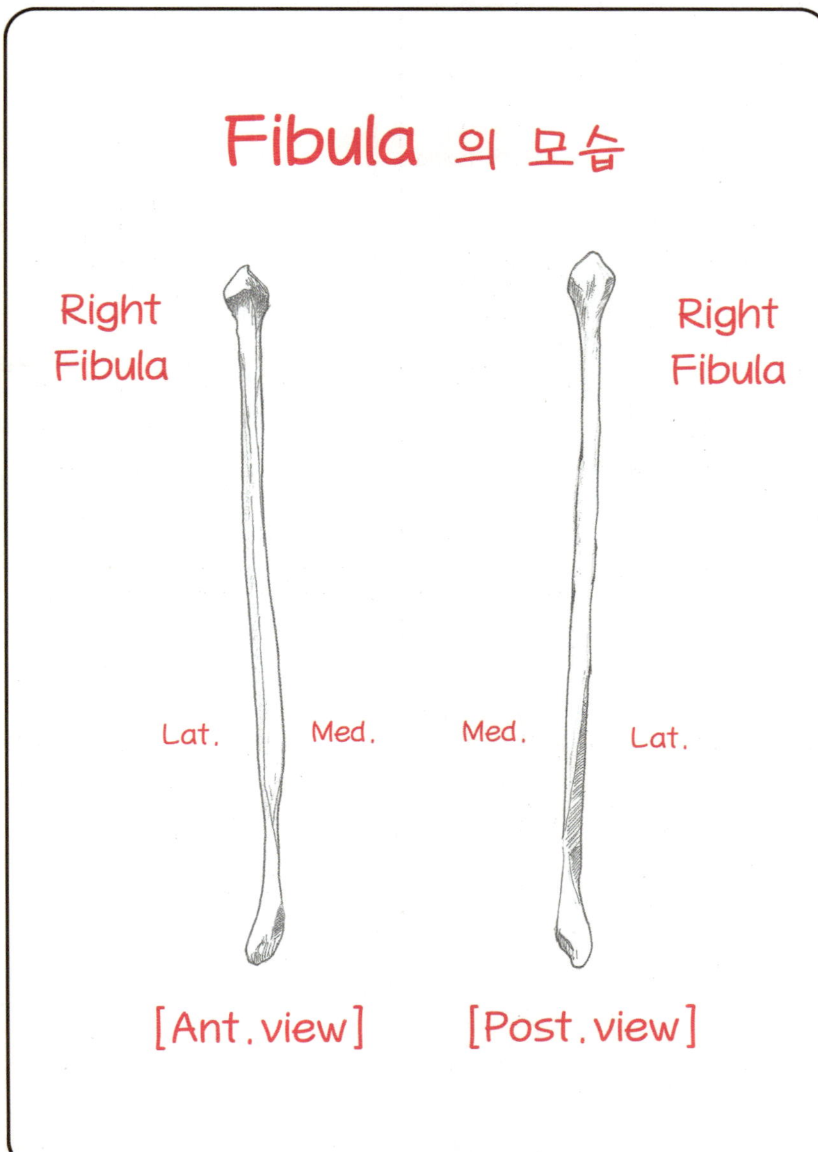
Fibula 의 모습
Right Fibula
Right Fibula
Lat.
Med.
Med.
Lat.
[Ant. view]
[Post. view]

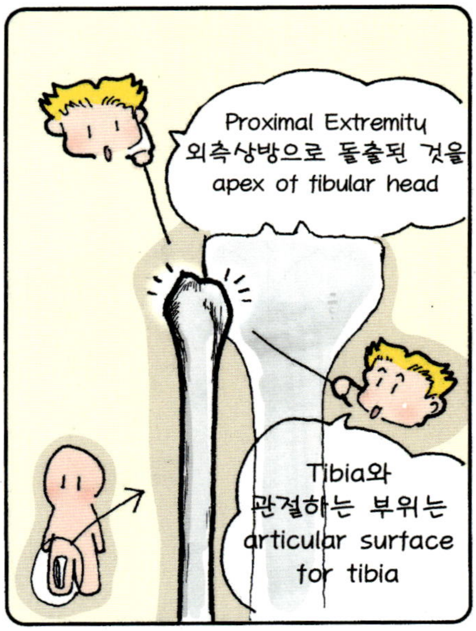
Proximal Extremity
외측상방으로 돌출된 것을
apex of fibular head
Tibia와
관절하는 부위는
articular surface
for tibia

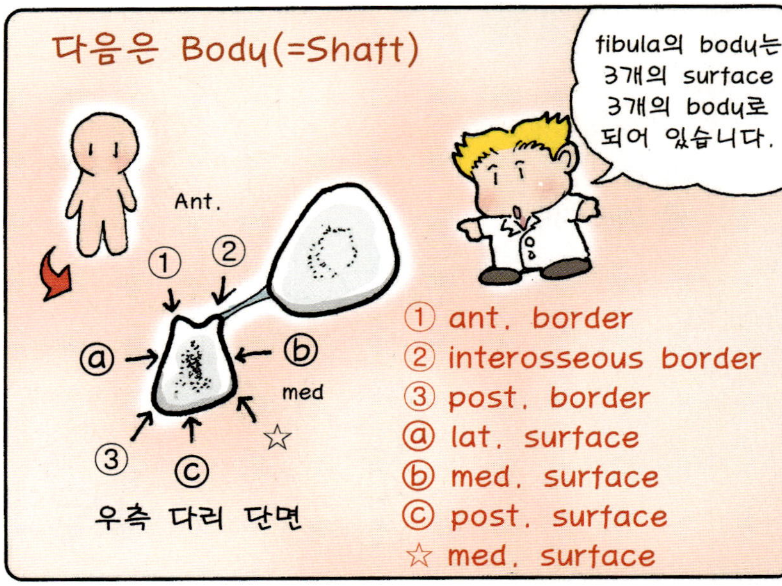
다음은 Body(=Shaft)
fibula의 body는
3개의 surface
3개의 body로
되어 있습니다.
Ant.
①
②
ⓐ
ⓑ
med
③
ⓒ
☆
우측 다리 단면
① ant. border
② interosseous border
③ post. border
ⓐ lat. surface
ⓑ med. surface
ⓒ post. surface
☆ med. surface

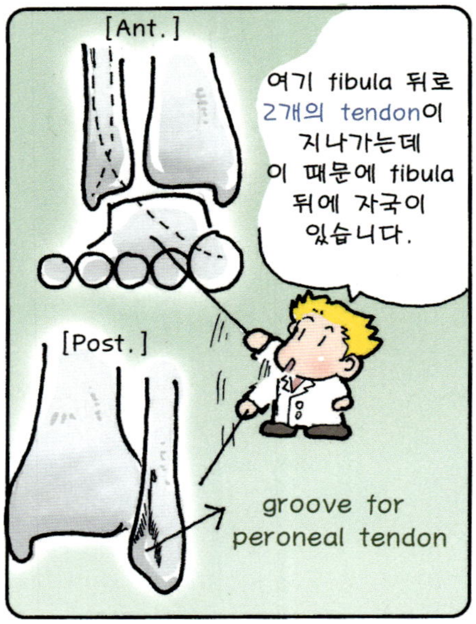
[Ant.]
여기 fibula 뒤로
2개의 tendon이
지나가는데
이 때문에 fibula
뒤에 자국이
있습니다.
[Post.]
groove for
peroneal tendon

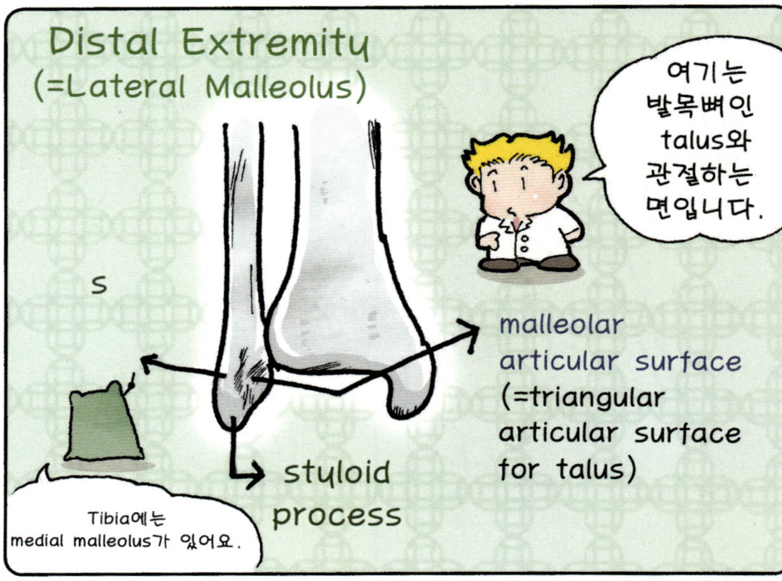
Distal Extremity
(=Lateral Malleolus)
여기는
발목뼈인
talus와
관절하는
면입니다.
S
malleolar
articular surface
(=triangular
articular surface
for talus)
styloid
process
Tibia에는
medial malleolus가 있어요.

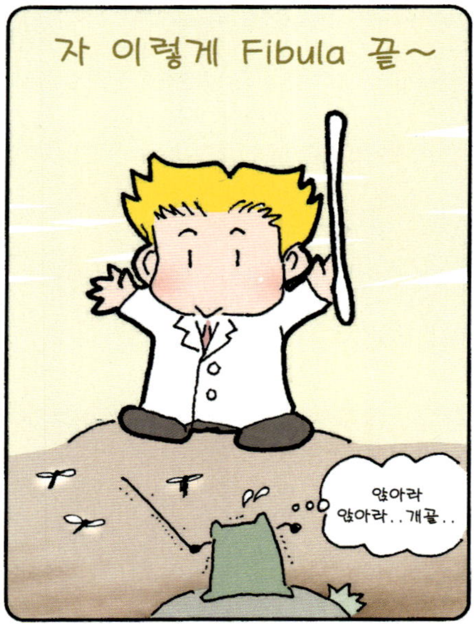
자 이렇게 Fibula 끝~
앉아라
앉아라.. 개골..

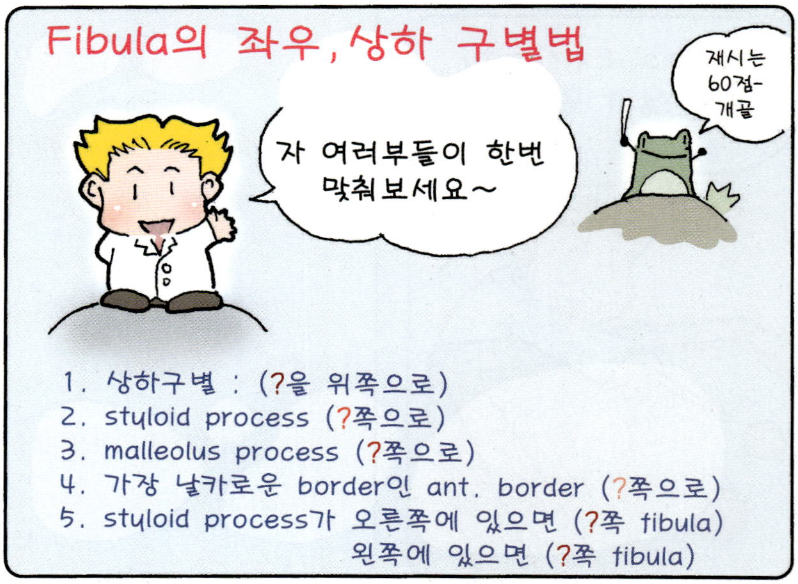
Fibula의 좌우, 상하 구별법
제시는
60점-
개골
자 여러부들이 한번
맞춰보세요~
1. 상하구별 : (?을 위쪽으로)
2. styloid process (?쪽으로)
3. malleolus process (?쪽으로)
4. 가장 날카로운 border인 ant. border (?쪽으로)
5. styloid process가 오른쪽에 있으면 (?쪽 fibula)
왼쪽에 있으면 (?쪽 fibula)

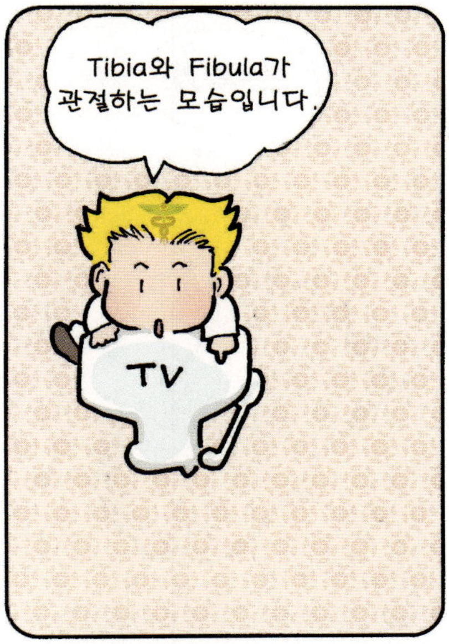
Tibia와 Fibula가
관절하는 모습입니다.
TV

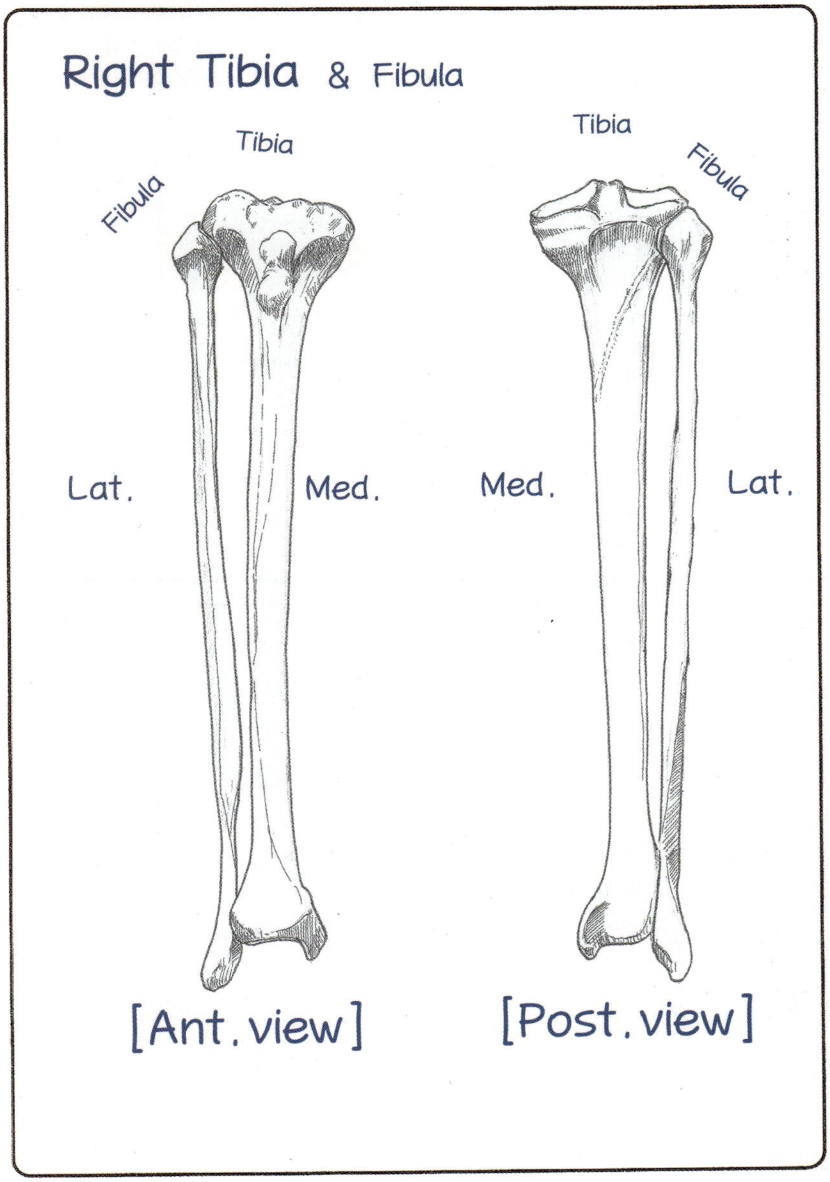
Right Tibia & Fibula
Tibia
Fibula
Tibia
Fibula
Lat.
Med.
Med.
Lat.
[Ant. view]
[Post. view]

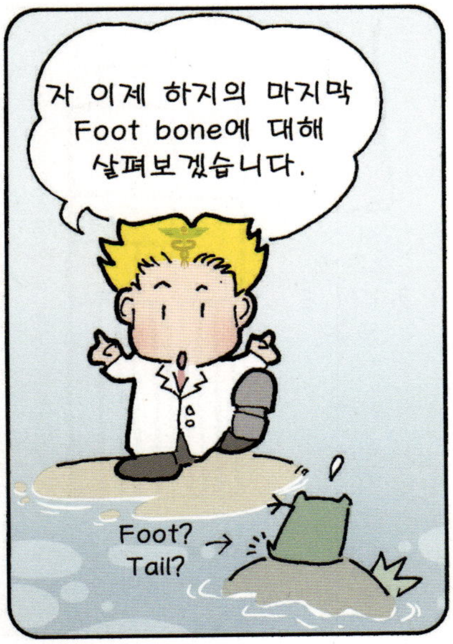
자 이제 하지의 마지막
Foot bone에 대해
살펴보겠습니다.
Foot?
Tail?

# The Bones of the Foot

구성 : Tarsal bone
Metatarsal bone
Phalanges

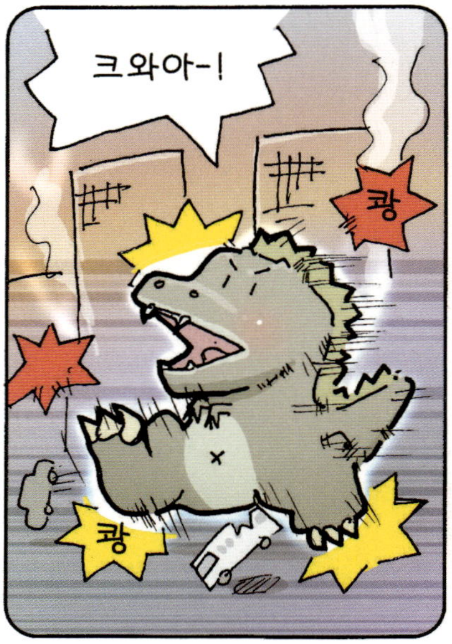

크와아-!
쾅
쾅

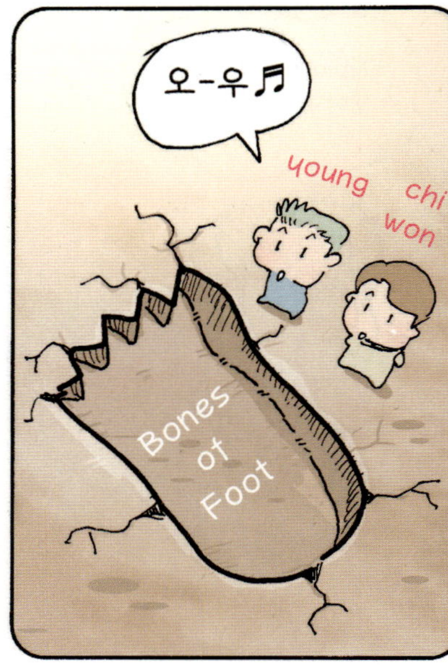

오-우♬
young chi won
Bones of Foot

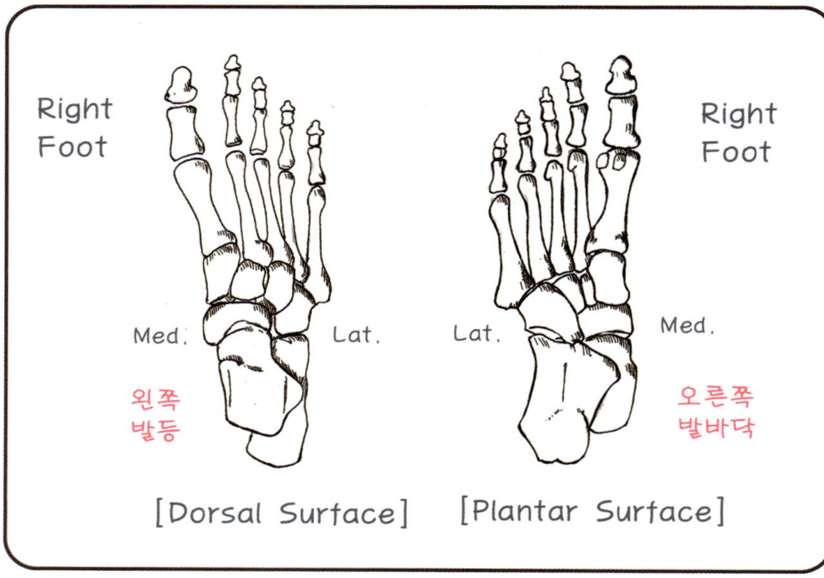

Right Foot
Med.
Lat.
왼쪽 발등
[Dorsal Surface]
Right Foot
Lat.
Med.
오른쪽 발바닥
[Plantar Surface]

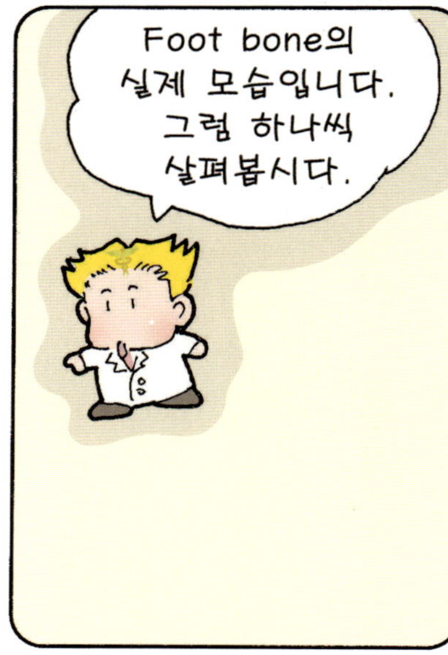

Foot bone의 실제 모습입니다. 그럼 하나씩 살펴봅시다.

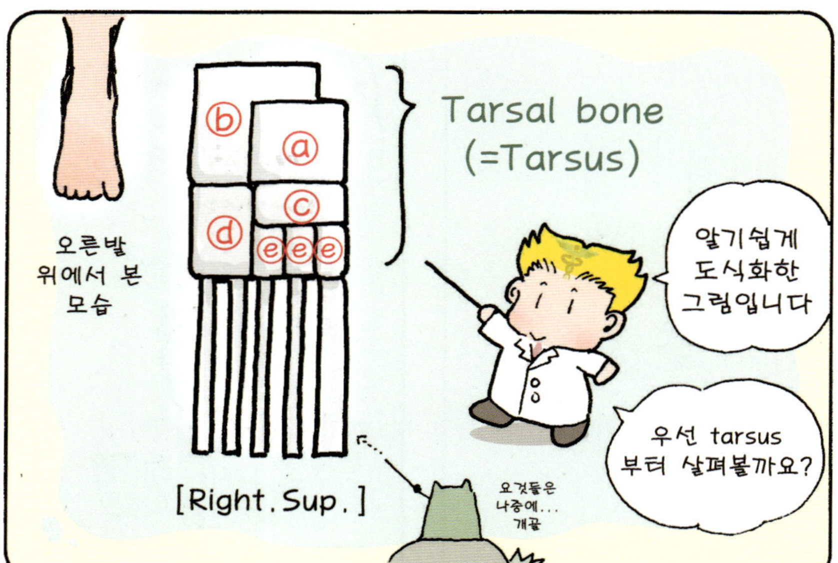

오른발 위에서 본 모습
ⓑ ⓐ ⓒ ⓓ ⓔ ⓔ ⓔ
Tarsal bone (=Tarsus)
[Right. Sup.]
알기쉽게 도식화한 그림입니다
우선 tarsus 부터 살펴볼까요?
요것들은 나중에... 개골

ⓐ Talus
ⓑ Calcaneous
ⓒ Navicular bone
ⓓ Cuboid bone
ⓔ Cuneiform

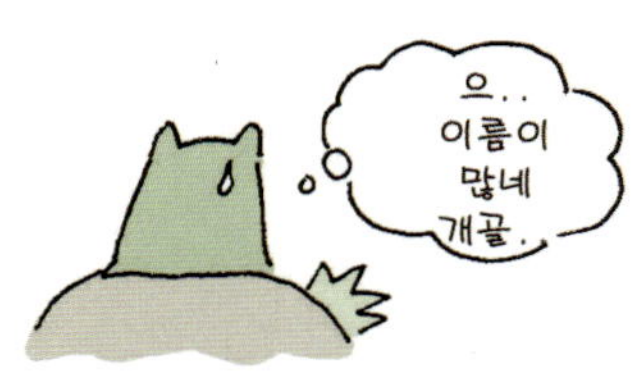

으.. 이름이 많네 개골.

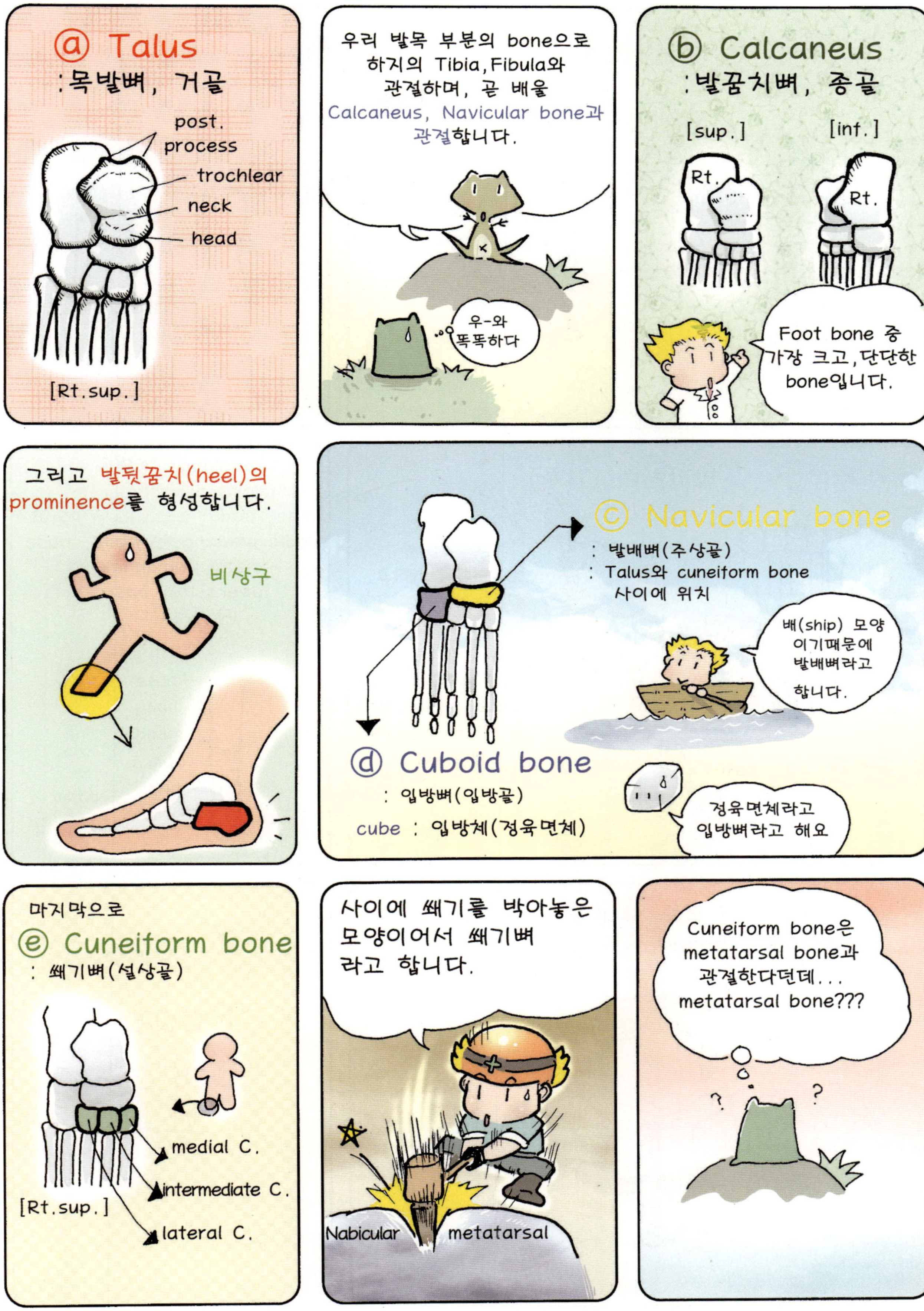
ⓐ Talus
: 목발뼈, 거골
post. process
trochlear
neck
head
[Rt.sup.]
우리 발목 부분의 bone으로 하지의 Tibia, Fibula와 관절하며, 곧 배울 Calcaneus, Navicular bone과 관절합니다.
우-와 똑똑하다
ⓑ Calcaneus
: 발꿈치뼈, 종골
[sup.]
[inf.]
Rt.
Rt.
Foot bone 중 가장 크고, 단단한 bone입니다.
그리고 발뒷꿈치(heel)의 prominence를 형성합니다.
비상구
ⓒ Navicular bone
: 발배뼈(주상골)
: Talus와 cuneiform bone 사이에 위치
배(ship) 모양 이기때문에 발배뼈라고 합니다.
ⓓ Cuboid bone
: 입방뼈(입방골)
cube : 입방체(정육면체)
정육면체라고 입방뼈라고 해요
마지막으로
ⓔ Cuneiform bone
: 쐐기뼈(설상골)
medial C.
intermediate C.
lateral C.
[Rt.sup.]
사이에 쐐기를 박아놓은 모양이어서 쐐기뼈라고 합니다.
Nabicular
metatarsal
Cuneiform bone은 metatarsal bone과 관절한다던데... metatarsal bone???
? ?

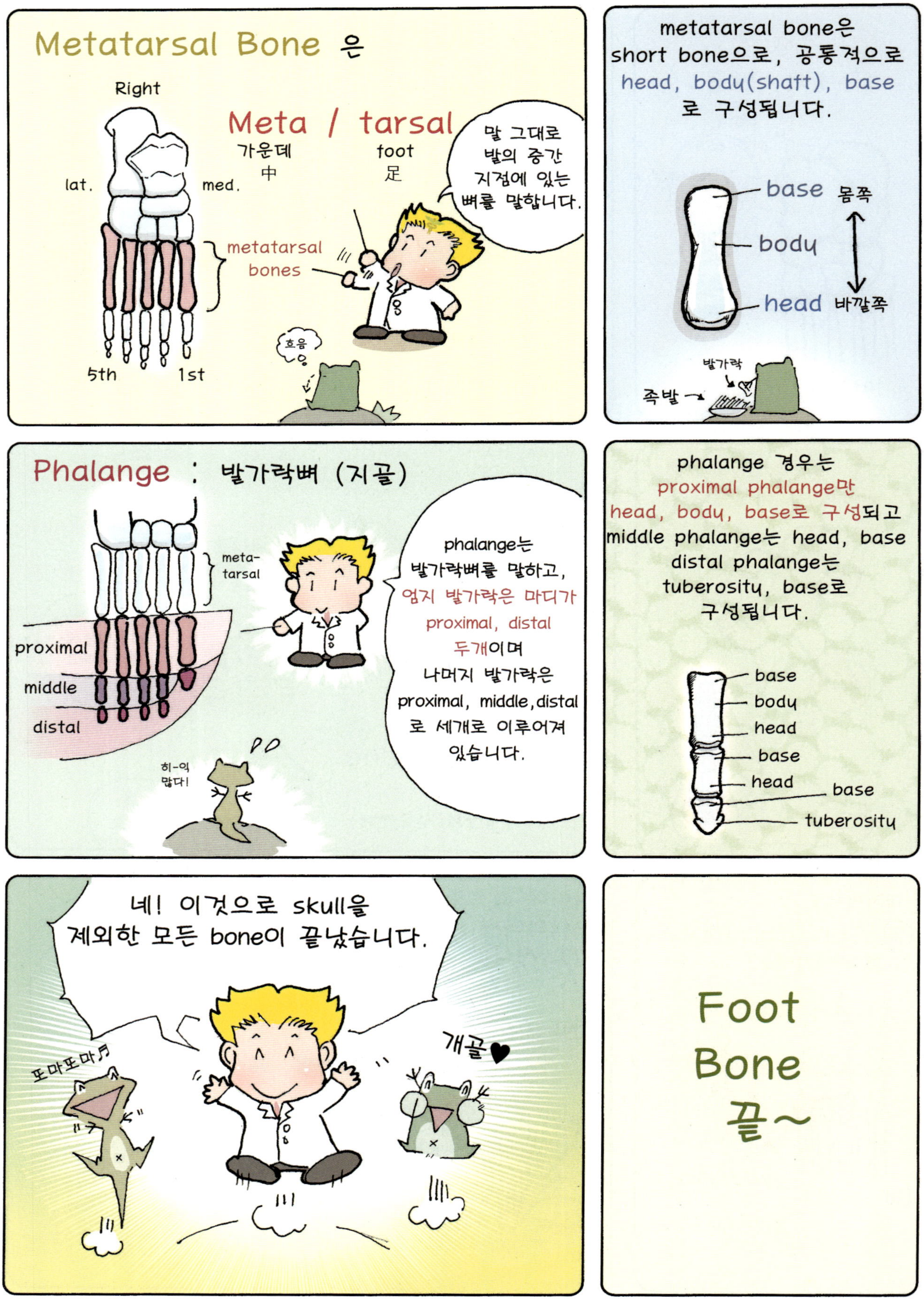

Metatarsal Bone 은
Right
lat.
med.
5th
1st
Meta / tarsal
가운데 中
foot 足
metatarsal bones
말 그대로 발의 중간 지점에 있는 뼈를 말합니다.
흐음
metatarsal bone은 short bone으로, 공통적으로 head, body(shaft), base로 구성됩니다.
base 몸쪽
body
head 바깥쪽
발가락
족발
Phalange : 발가락뼈 (지골)
meta-tarsal
proximal
middle
distal
phalange는 발가락뼈를 말하고, 엄지 발가락은 마디가 proximal, distal 두개이며 나머지 발가락은 proximal, middle, distal로 세개로 이루어져 있습니다.
히-익 많다!
phalange 경우는 proximal phalange만 head, body, base로 구성되고 middle phalange는 head, base distal phalange는 tuberosity, base로 구성됩니다.
base
body
head
base
head
base
tuberosity
네! 이것으로 skull을 제외한 모든 bone이 끝났습니다.
또마또마♪
개골♥
Foot Bone 끝~

# The Lower Limb : General Aspects
## Overview of the skeleton of the lower limb

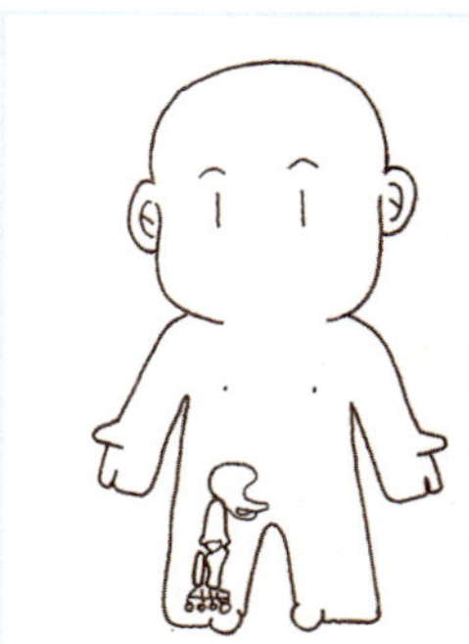

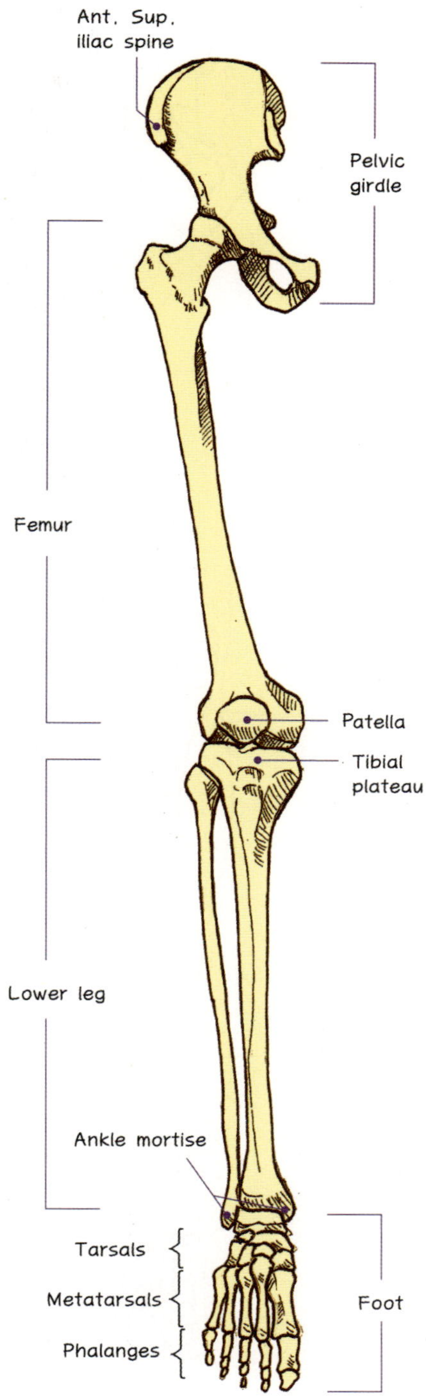


Right lower limb
[Ant. view]

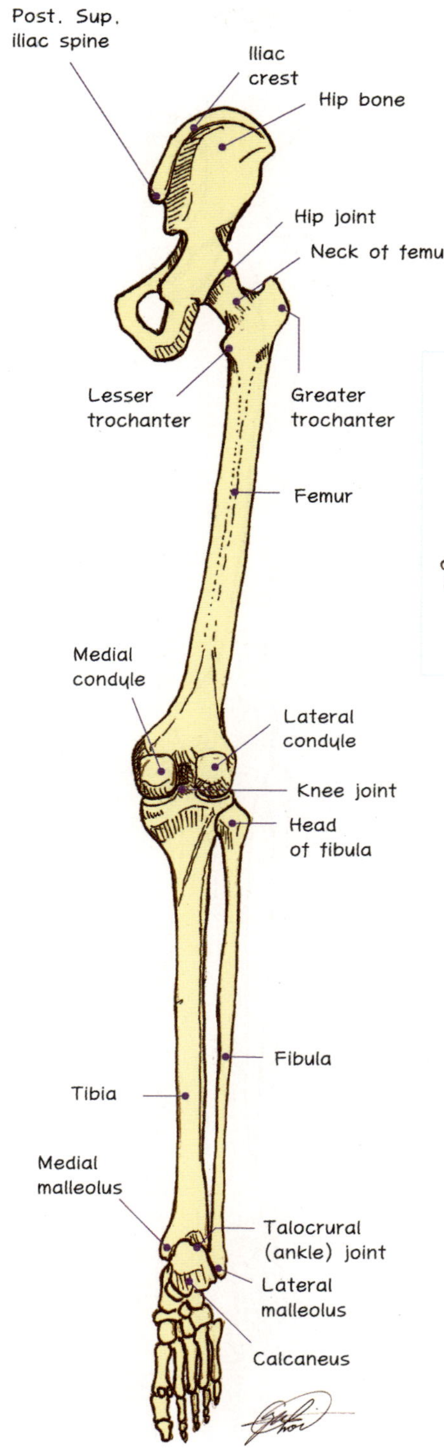


Right lower limb
[Post. view]

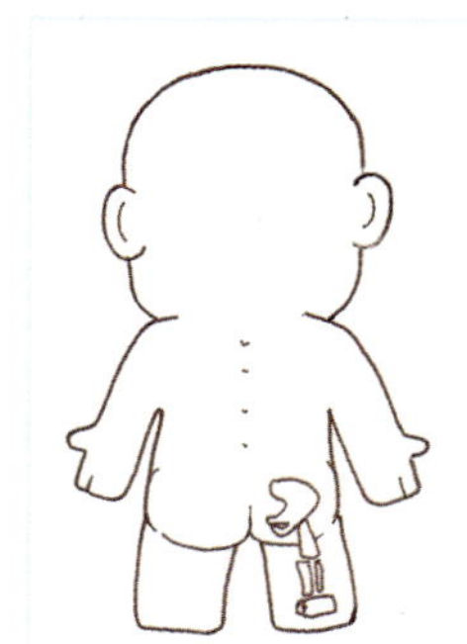

# The Lower Limb : General Aspects
# Palpable bony prominences of the right lower limb

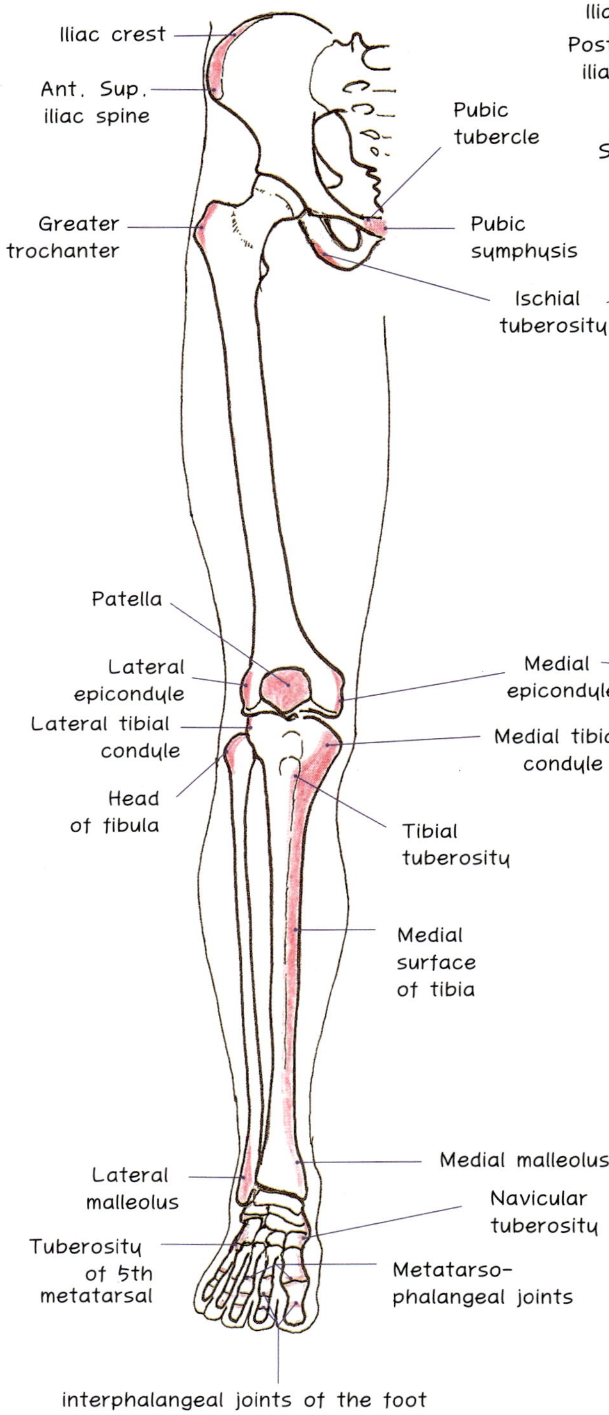


[Anterior view]

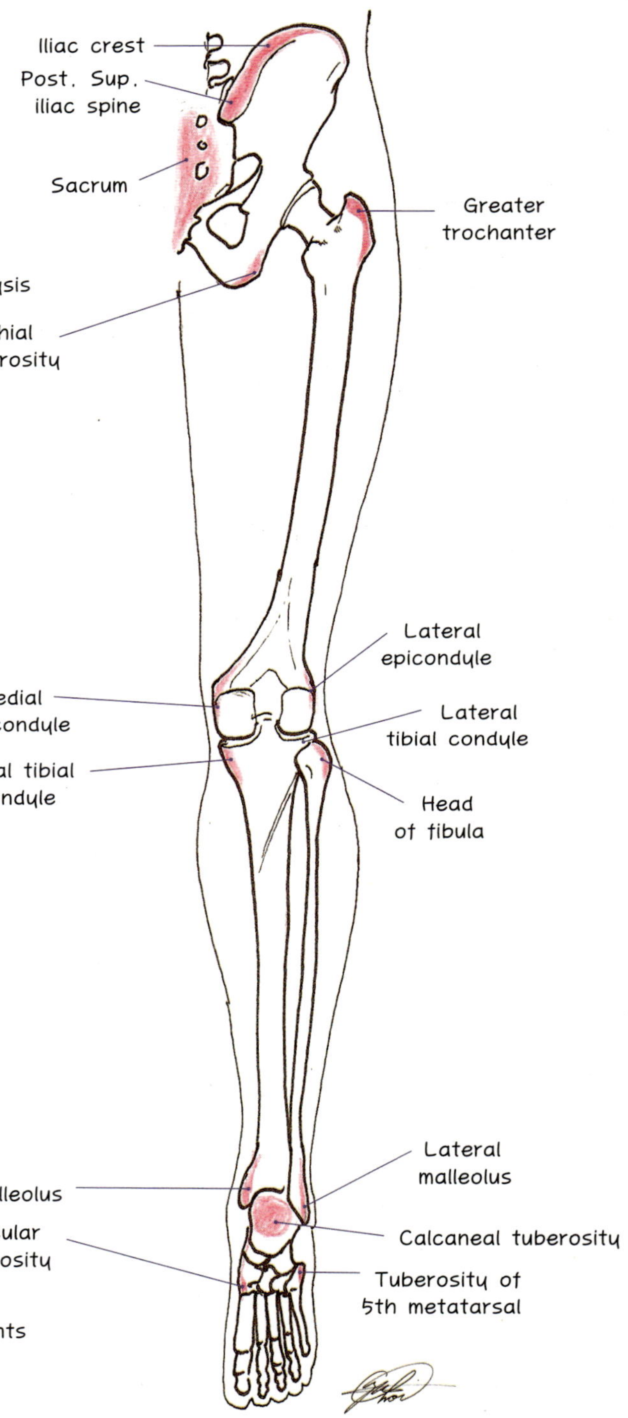


[Posterior view]

# The Bony Pevis
## The male pelvis

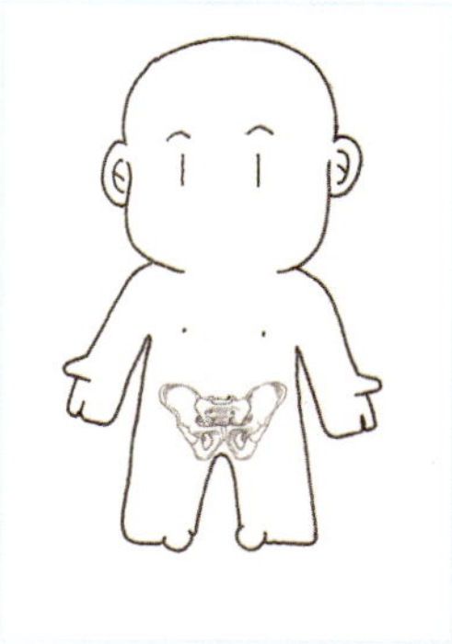

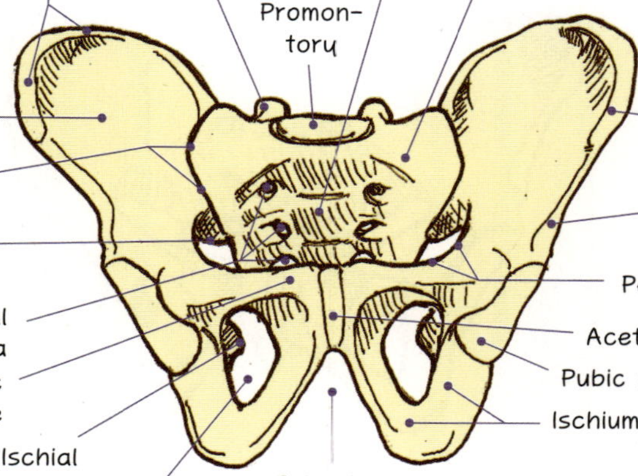


[Ant. view]

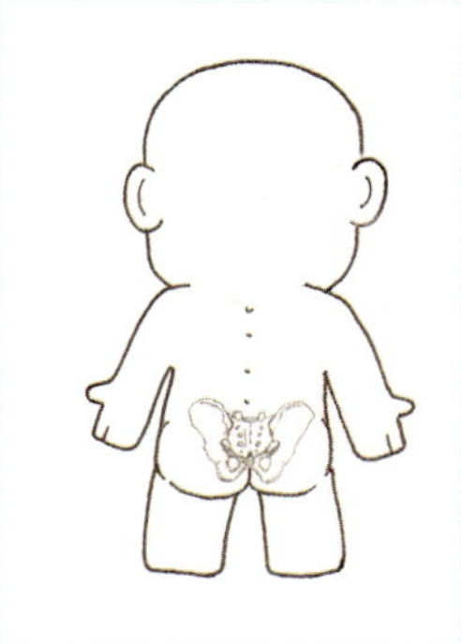

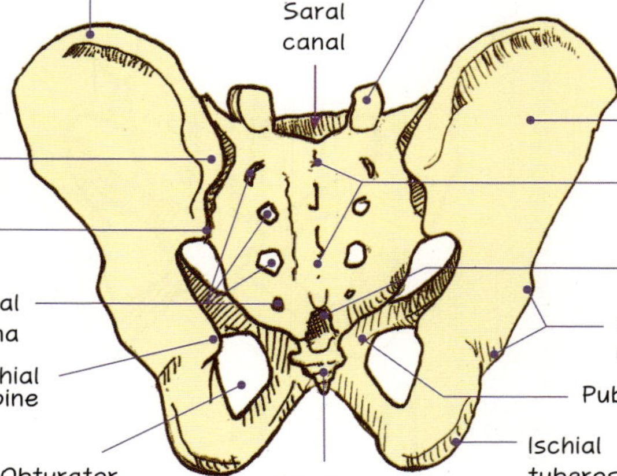


[Post. view]

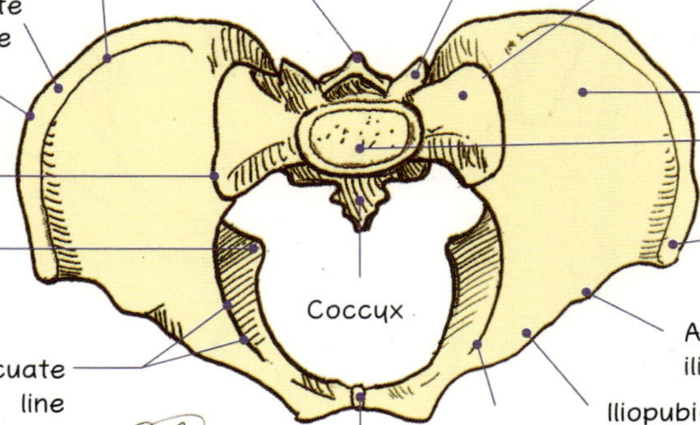


[Sup view]

# The Bony Pevis

## The female pelvis

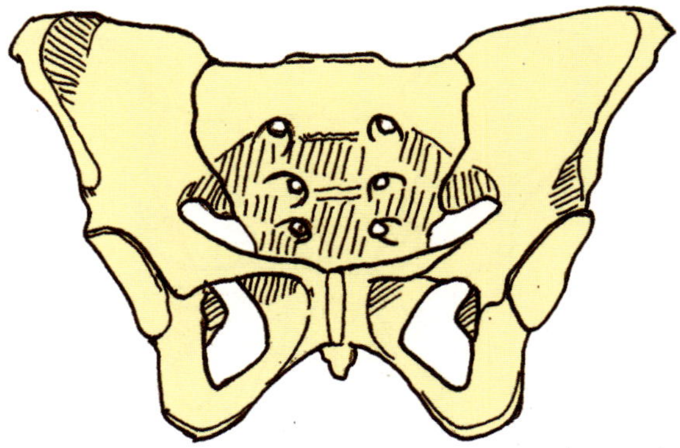

[Ant. view]

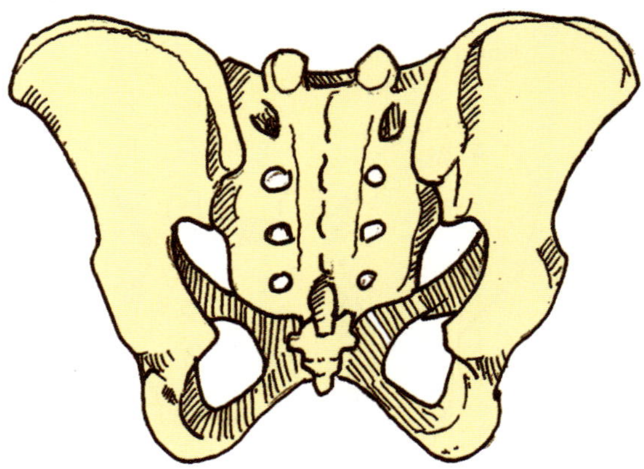

[Post. view]

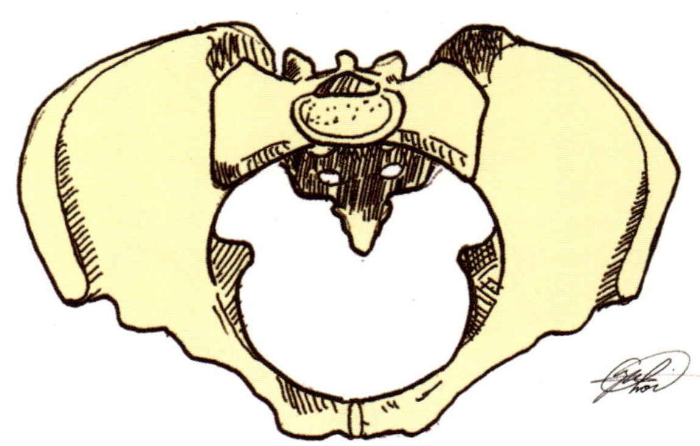

[Sup. view]

# The Bones of the Pelvic Girdle

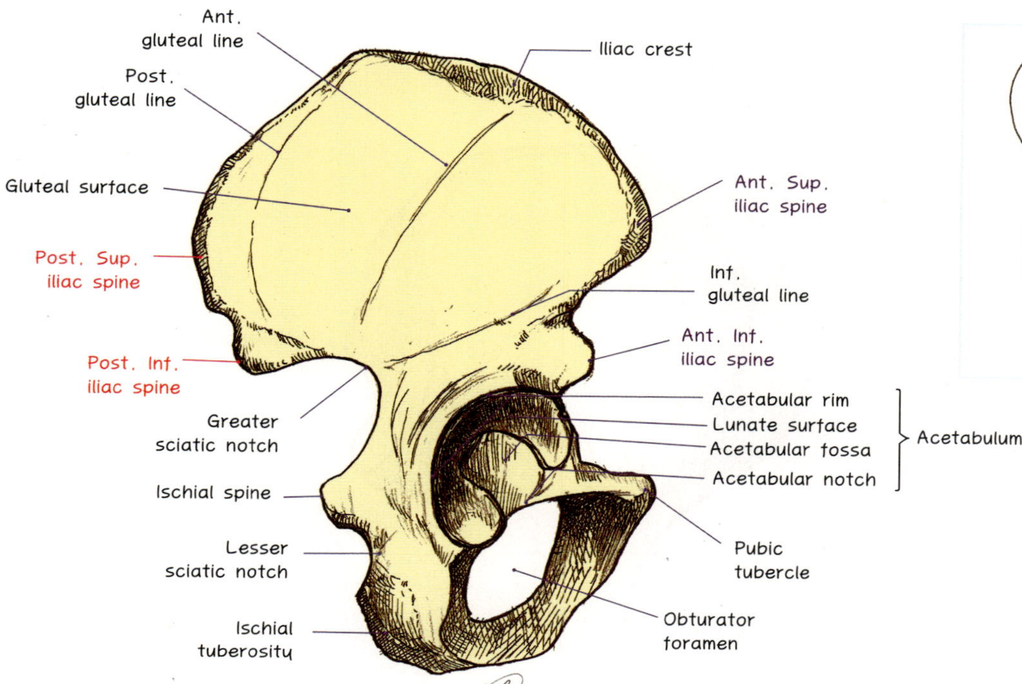


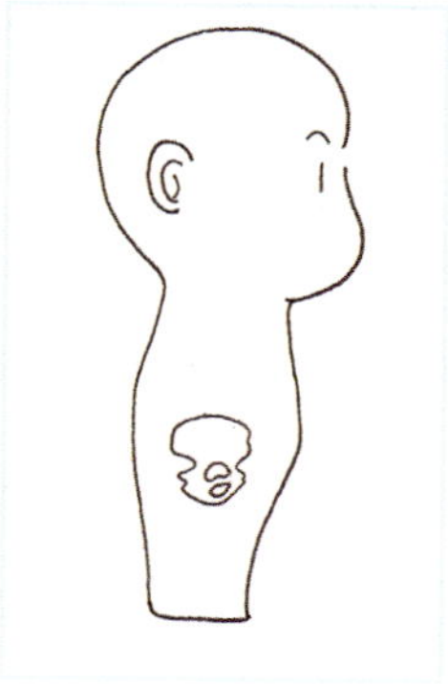

**Right hip bone [Lat. view]**

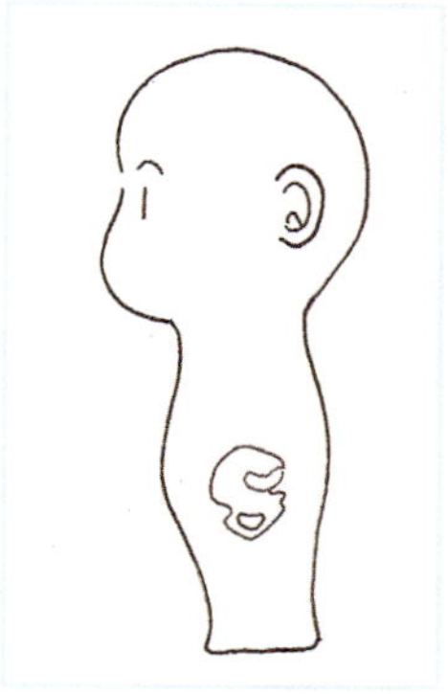

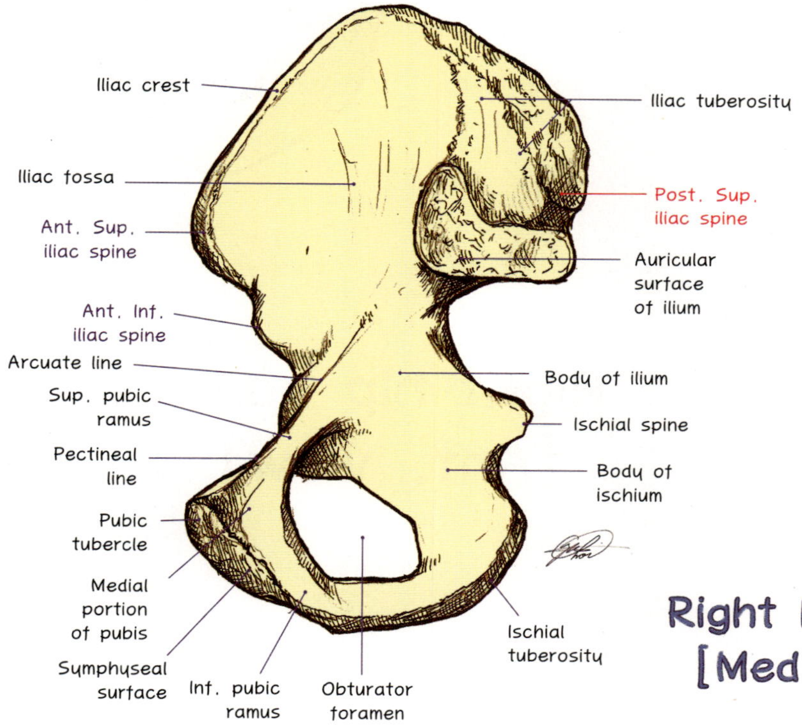


**Right hip bone [Med. view]**

# The Bones of the Pelvic Girdle

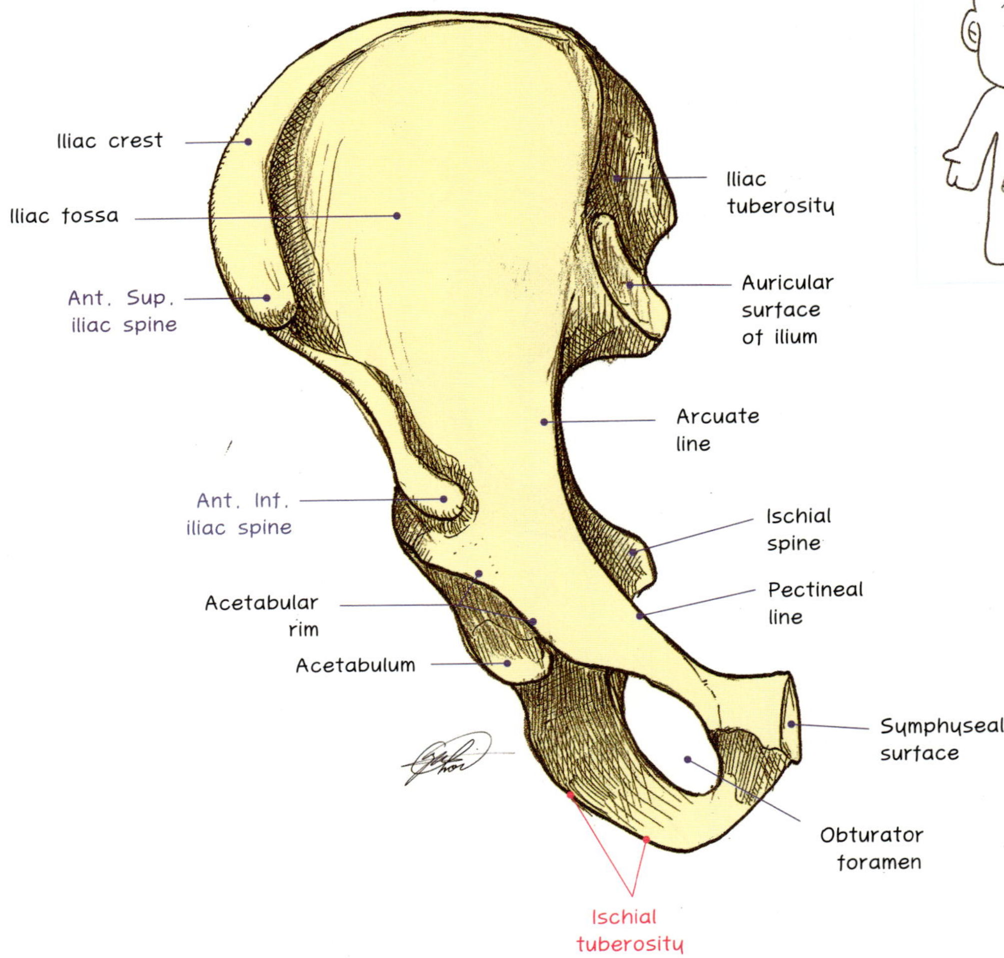


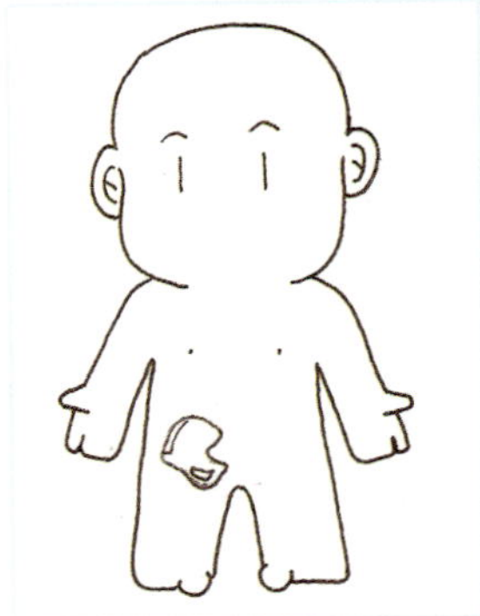

## Right hip bone [Ant. view]

# The Femur

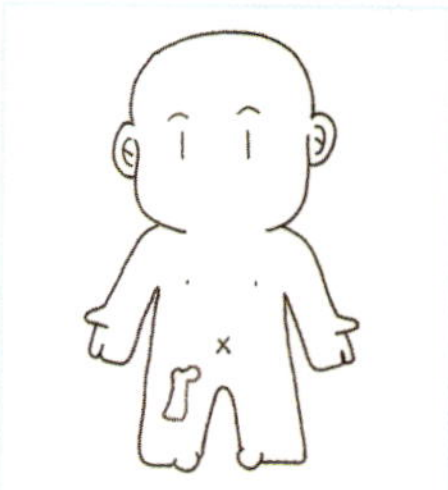

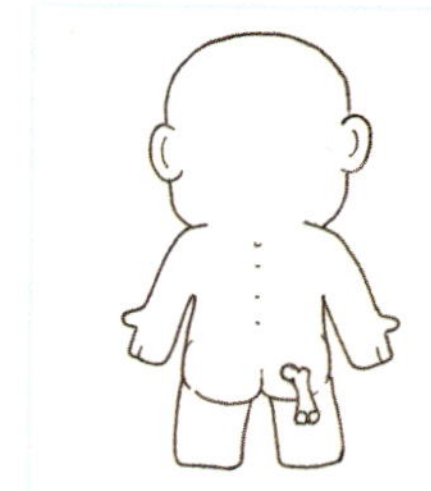

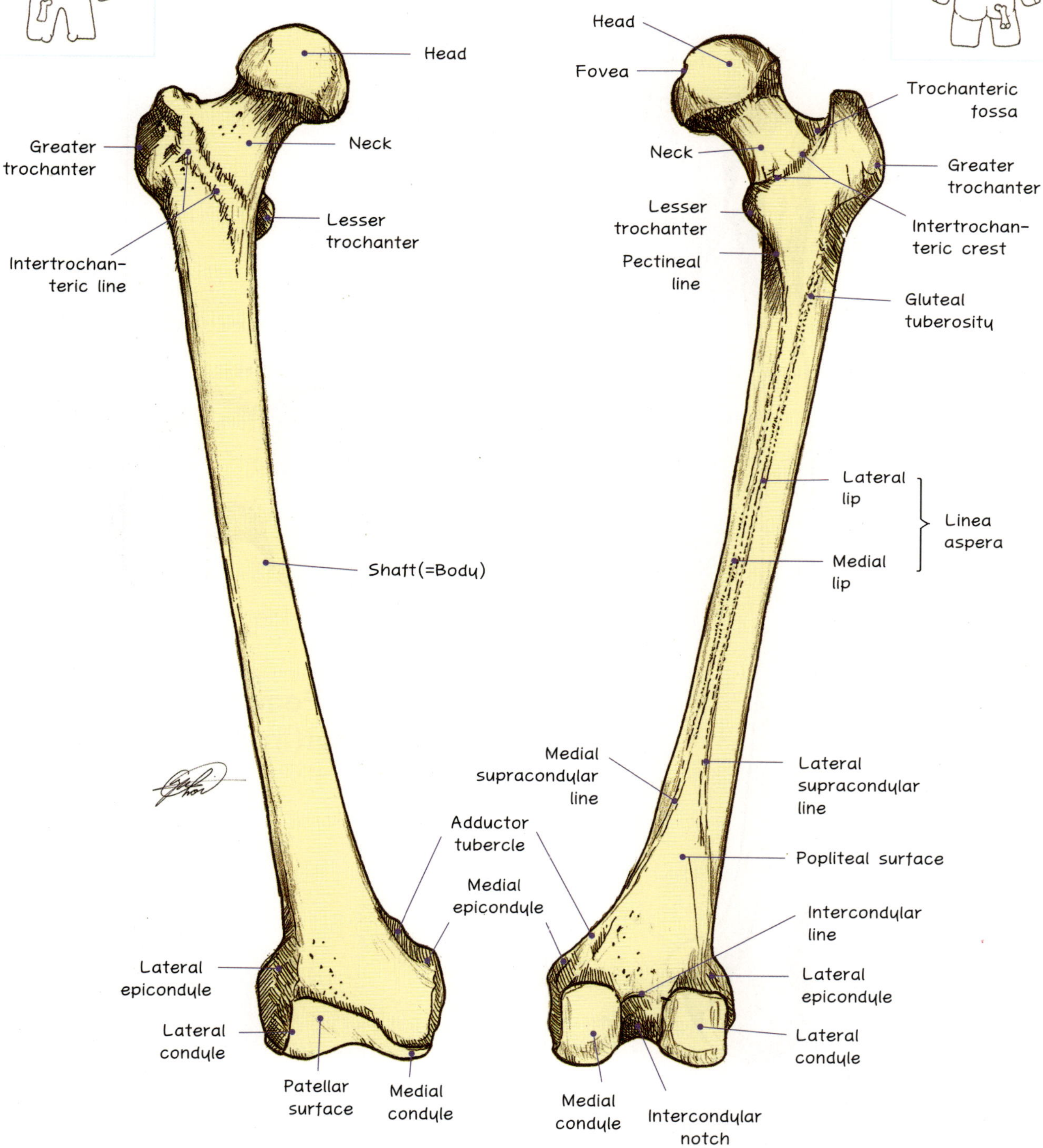


**Right Femur [Ant. view]**

**Right Femur [Post. view]**

# The Femur

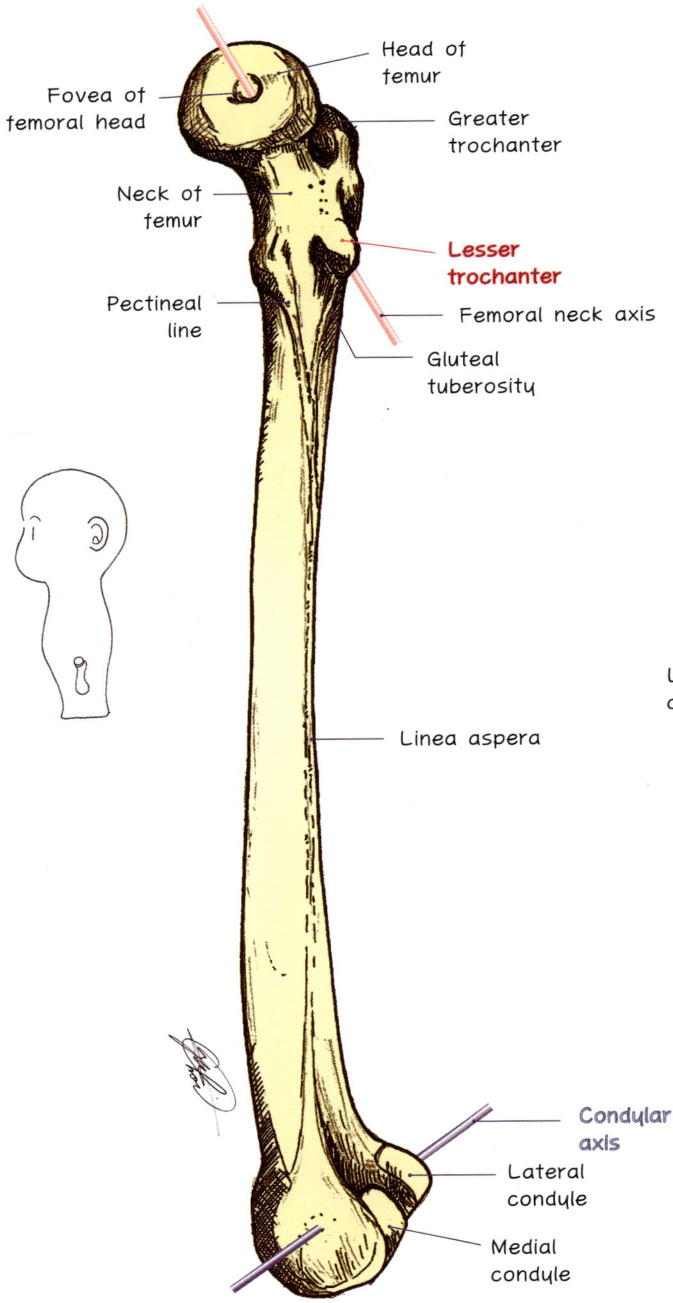


Right Femur
[Med. view]

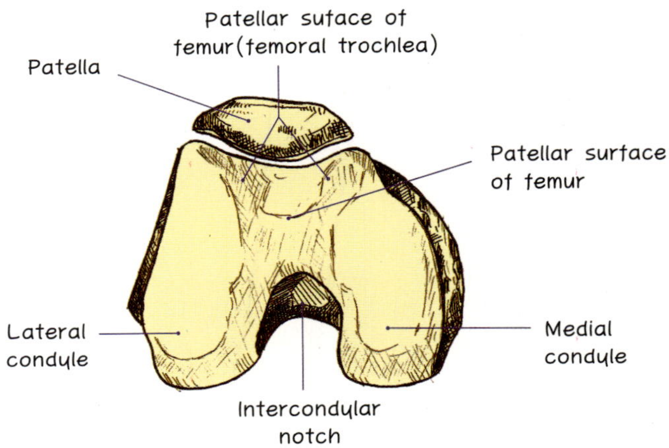


Right Femur & Patella
[Distal(Inferior) view]

# The Patella

## Right patella

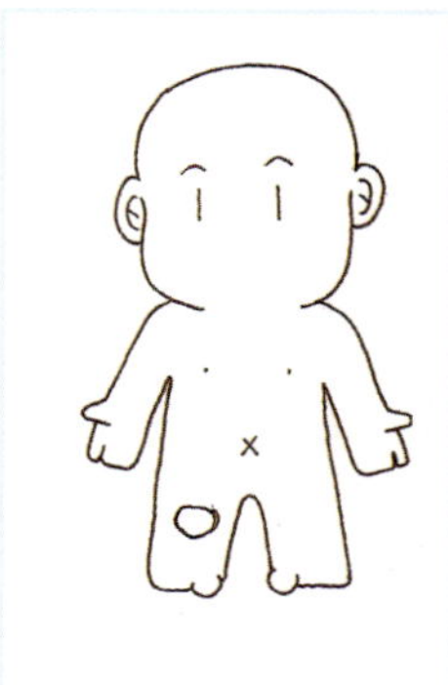

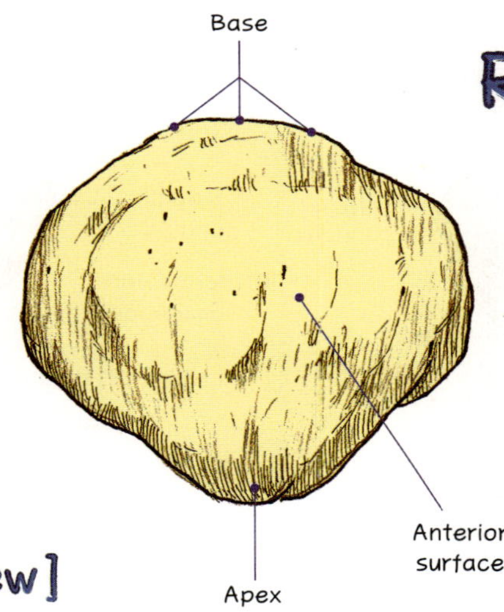


[Ant. view]

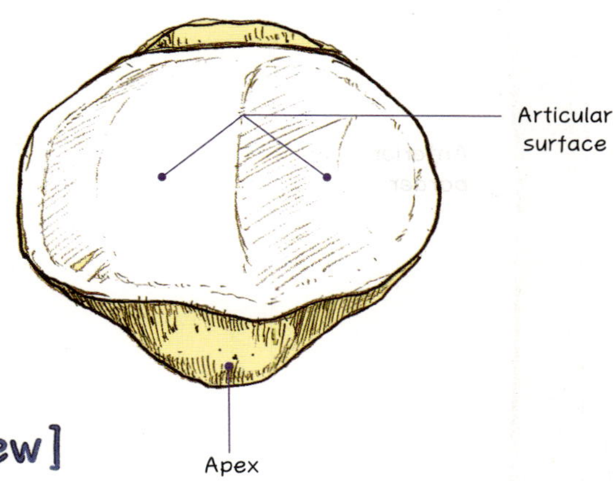


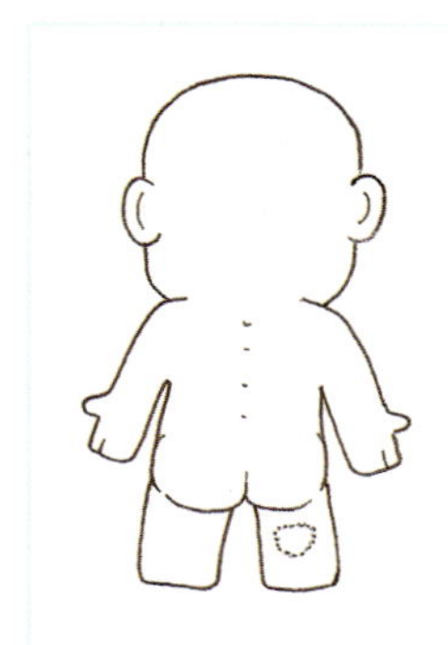

[Post. view]

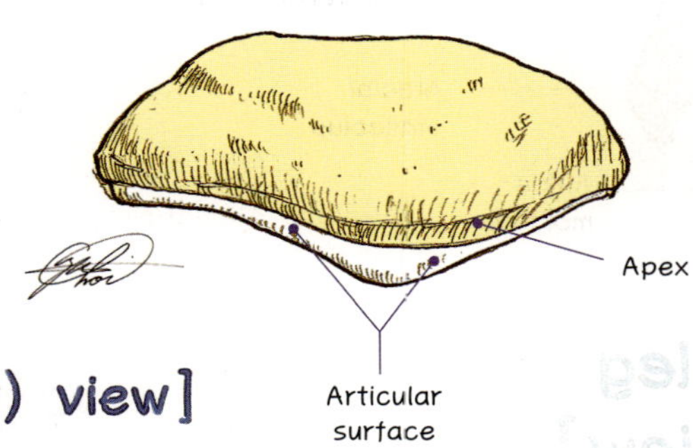


[Distal(Inferior) view]

# The Tibia and Fibula

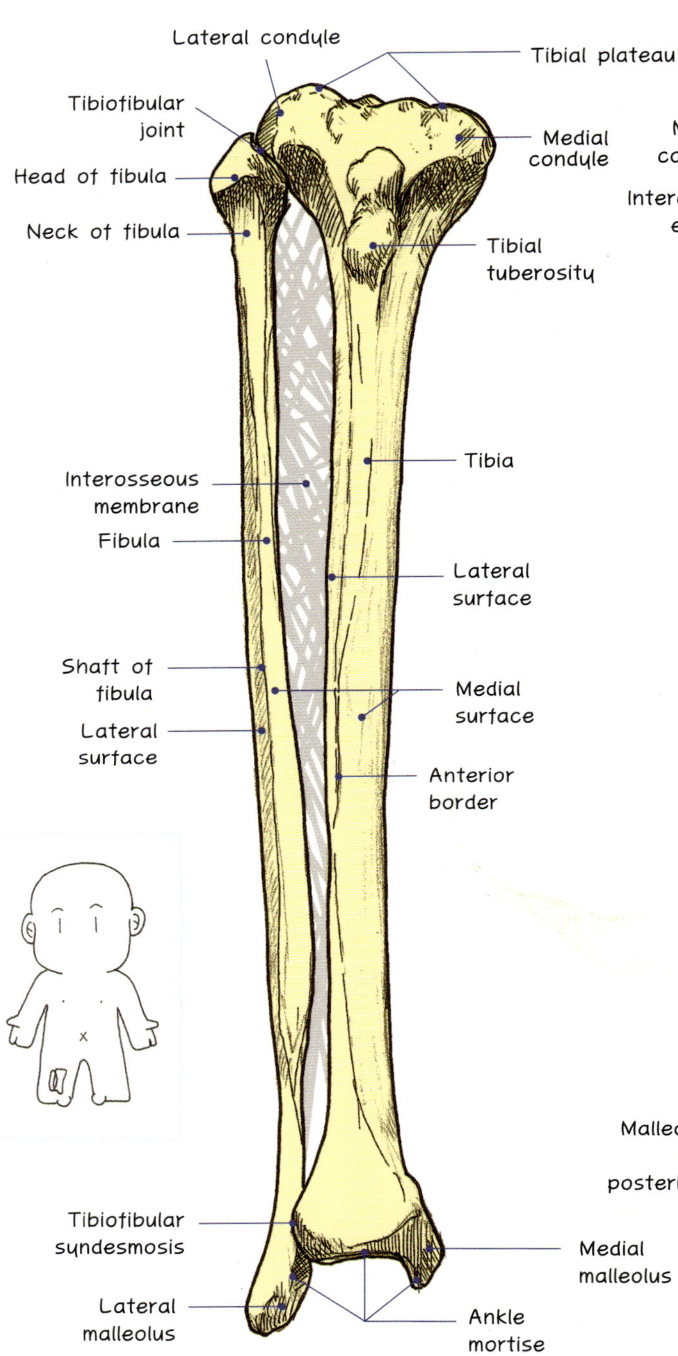


Right leg
[Ant. view]

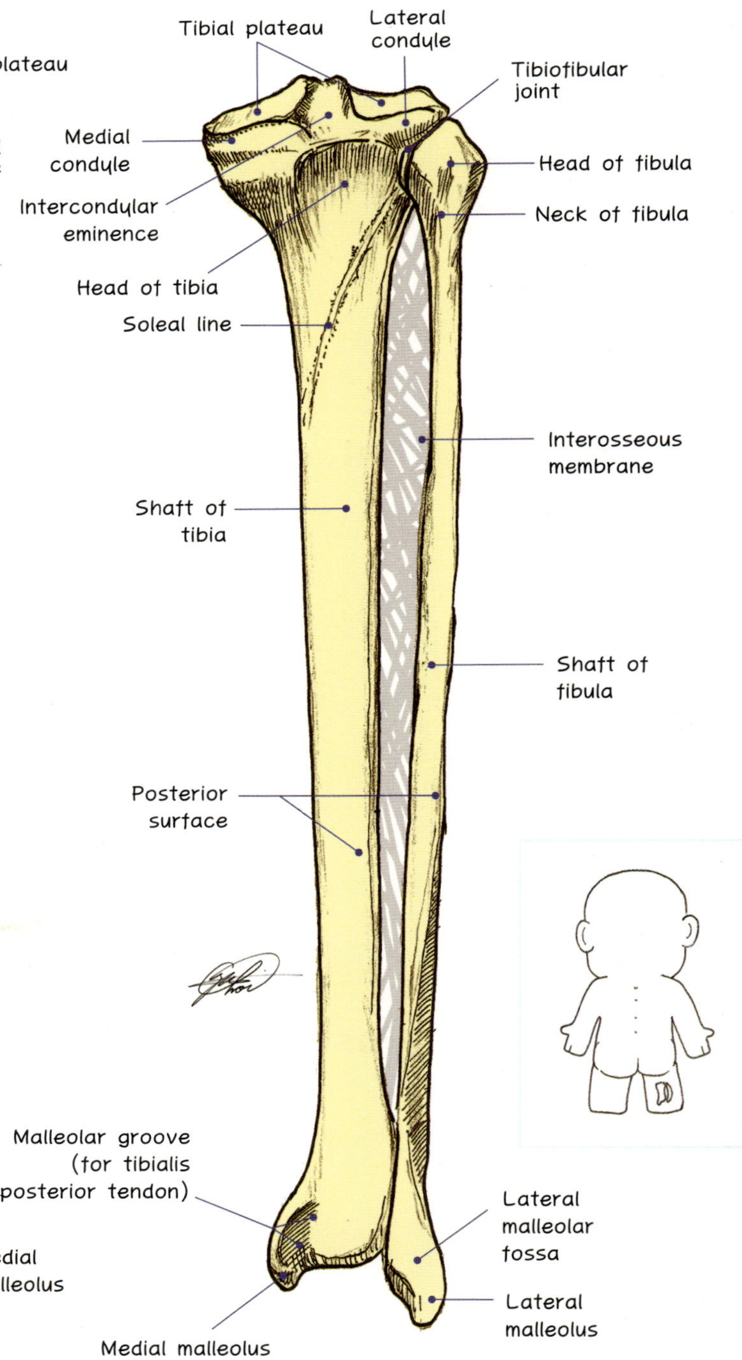


Right leg
[Post. view]

# The Tibia and Fibula

## Right tibial plateau Proximal view

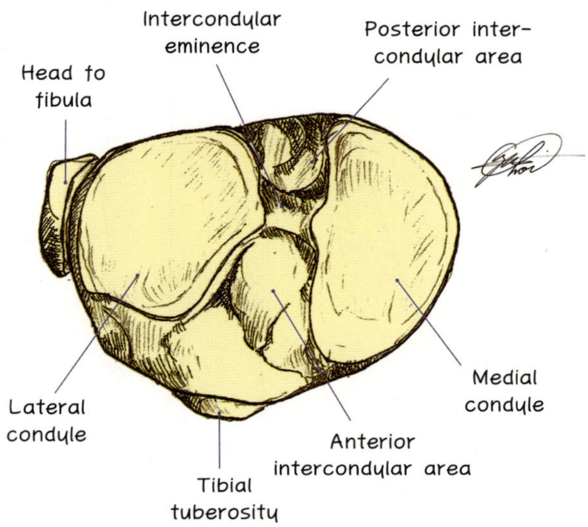


## Right ankle mortise Distal view

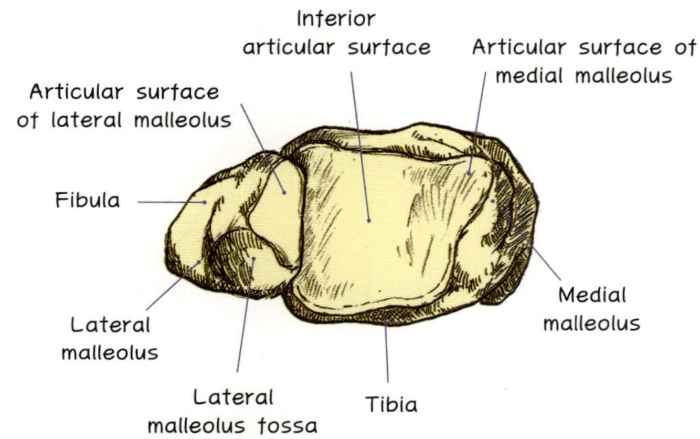


## Right leg middle third cross section

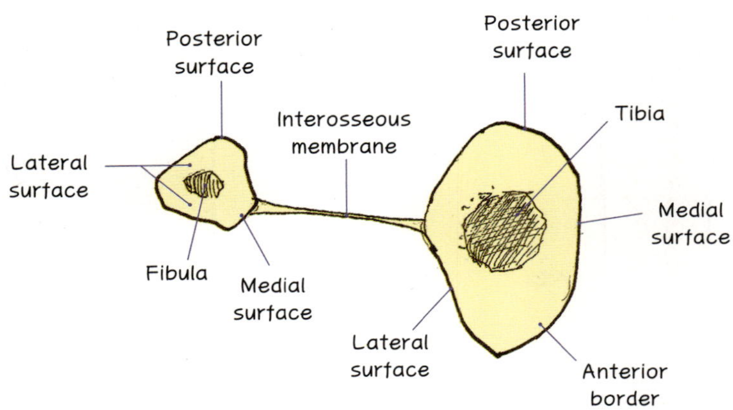

# The Knee Joint : Articulating Bones

## Right knee joint

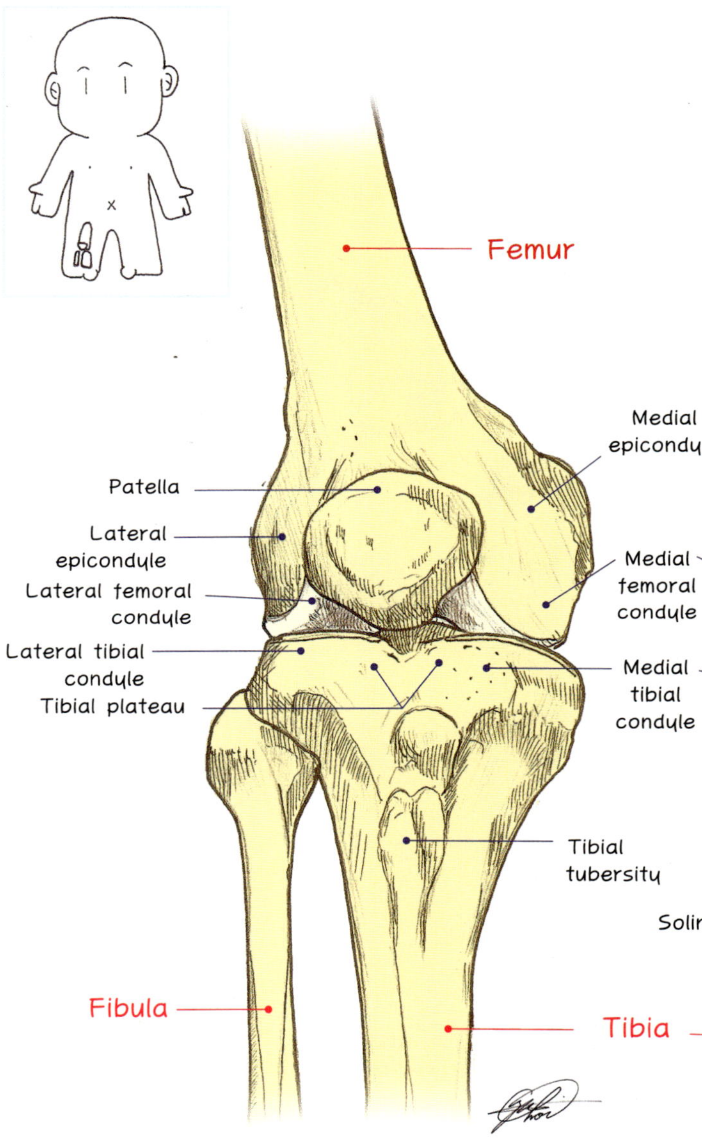


[Ant. view]

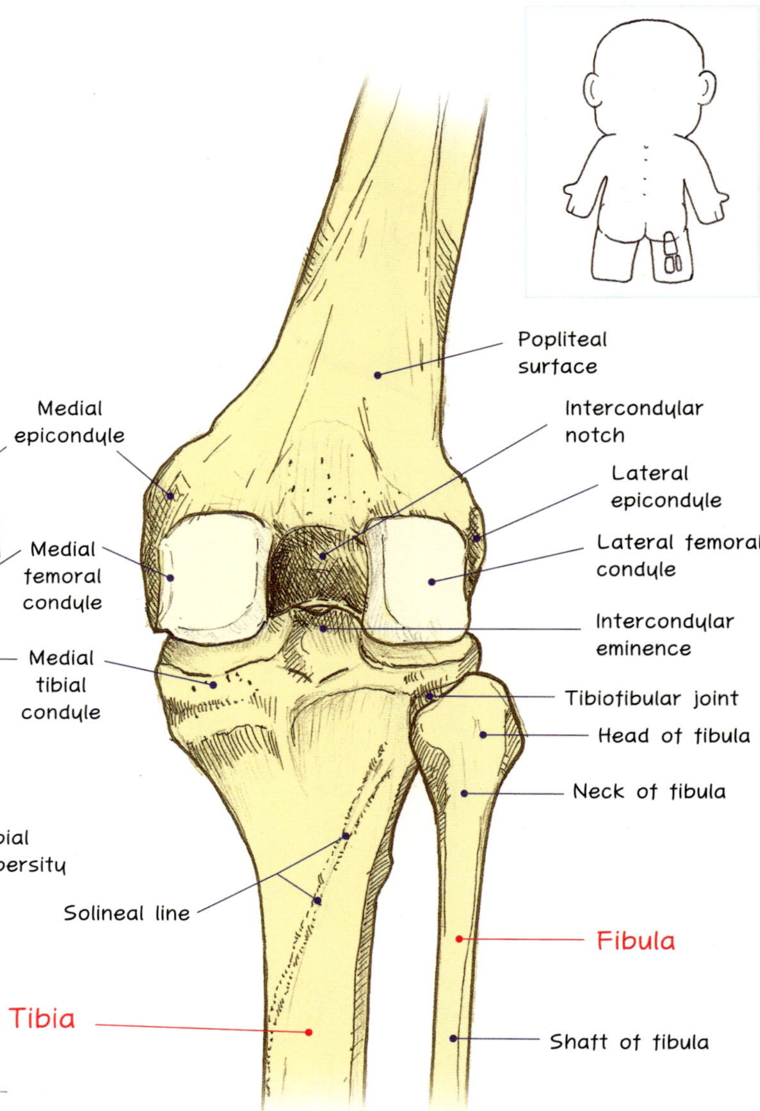


[Post. view]

# The Knee Joint
# : Articulating Bones

## Right knee joint

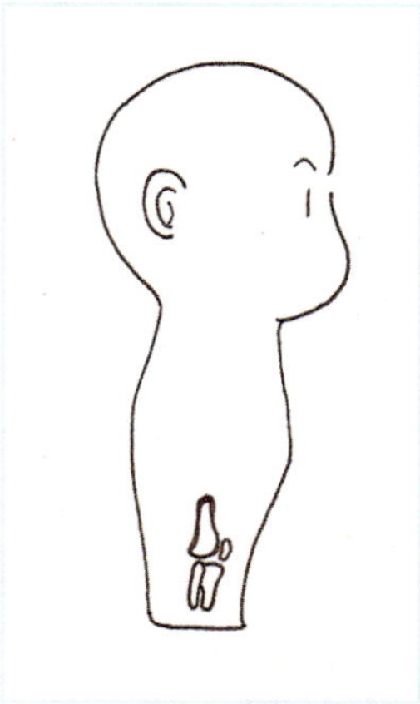

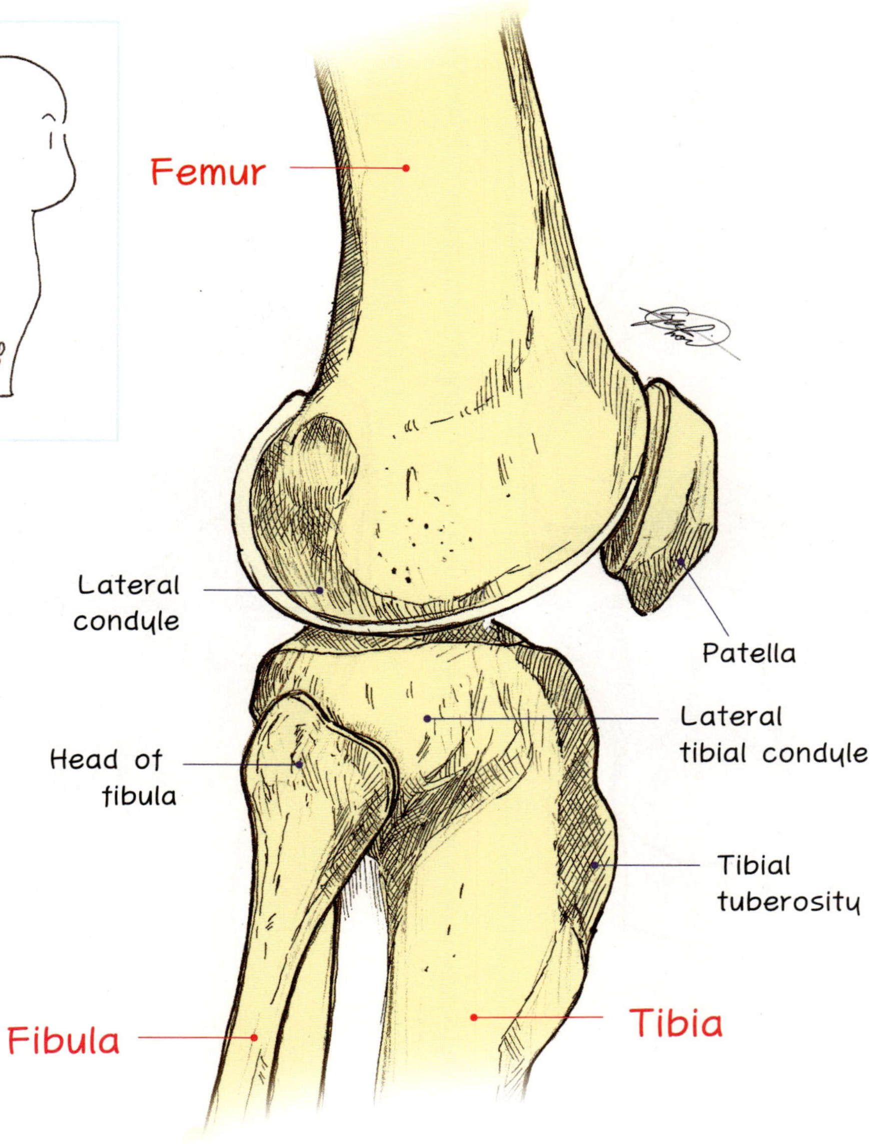


[Lat.view]

# The Knee Joint
# : The Cruciate and Collateral Ligament

## Right knee joint

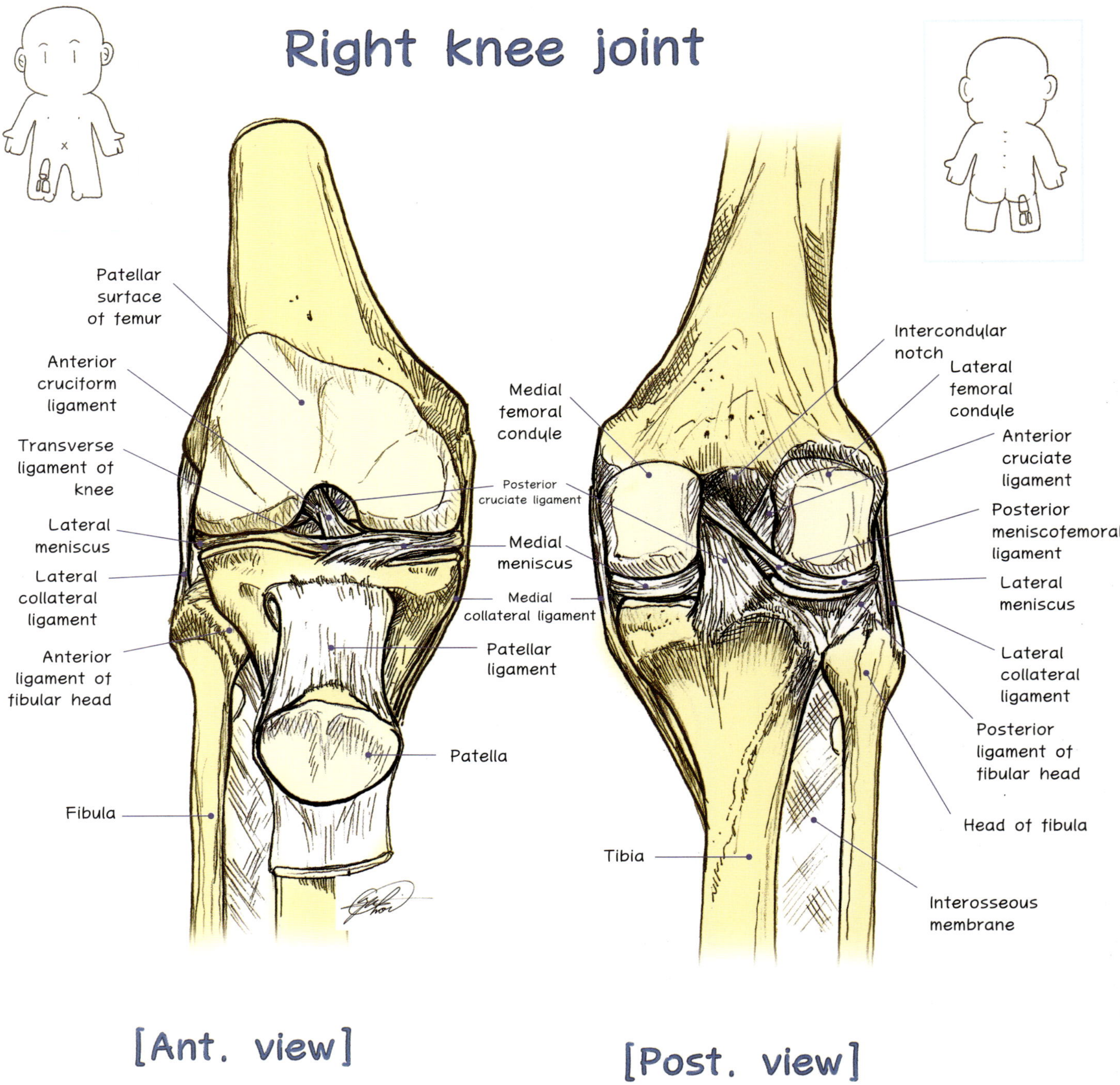

# The Knee Joint
# : The Cruciate and Collateral Ligament

## Right knee joint [Med. view]

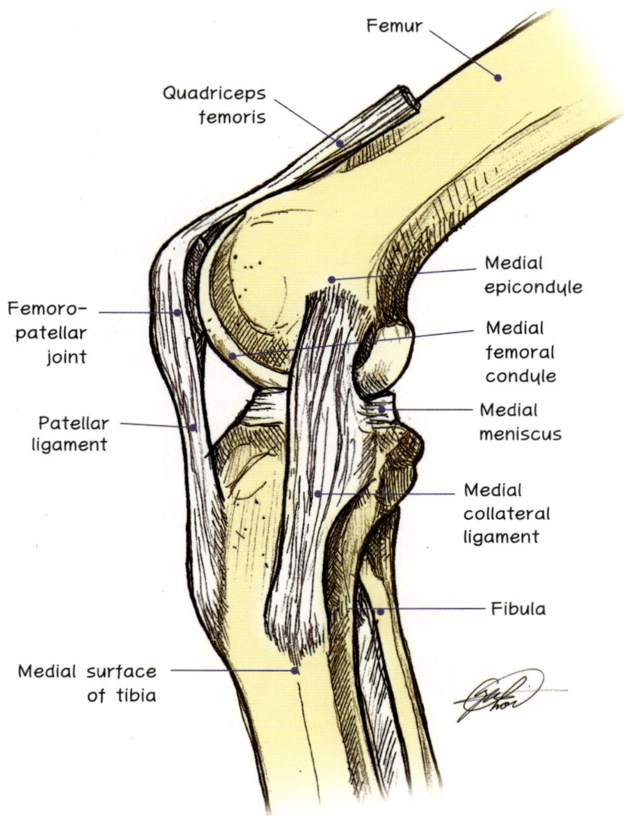


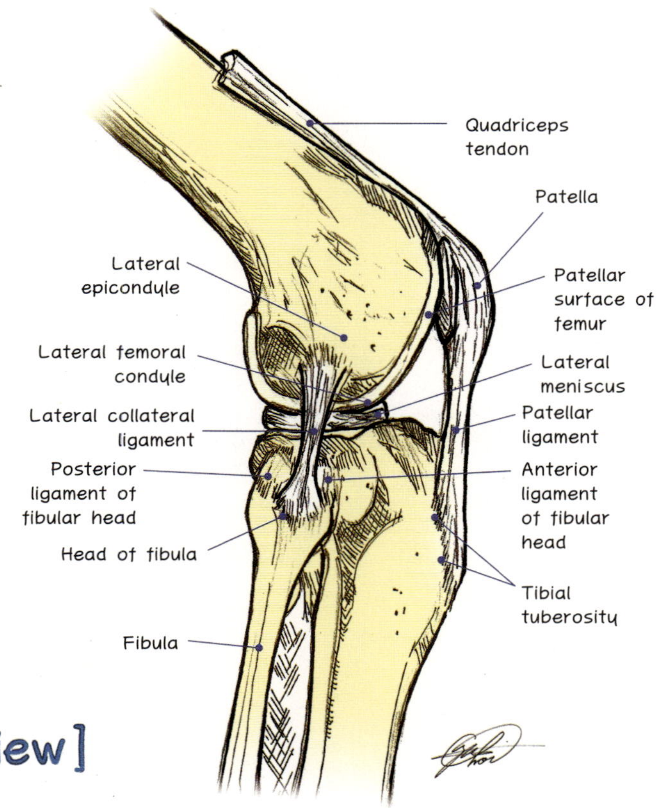


## [Lat. view]

# The Tibia and Fibula

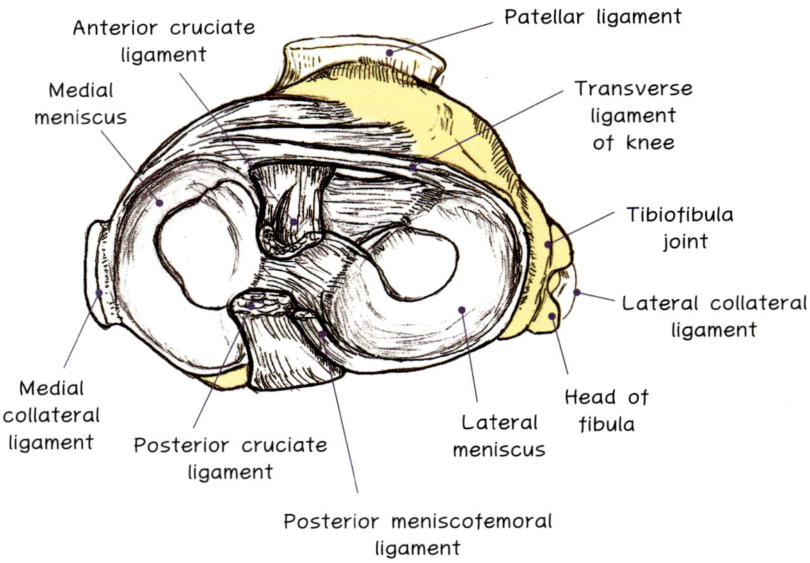


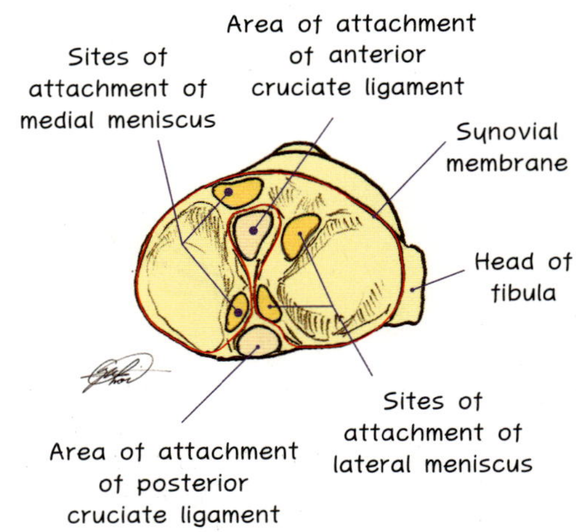


## Right tibial plateau
## Proximal view

# The Bones of the Foot from the Dorsal and Plantar Views

## Right Foot

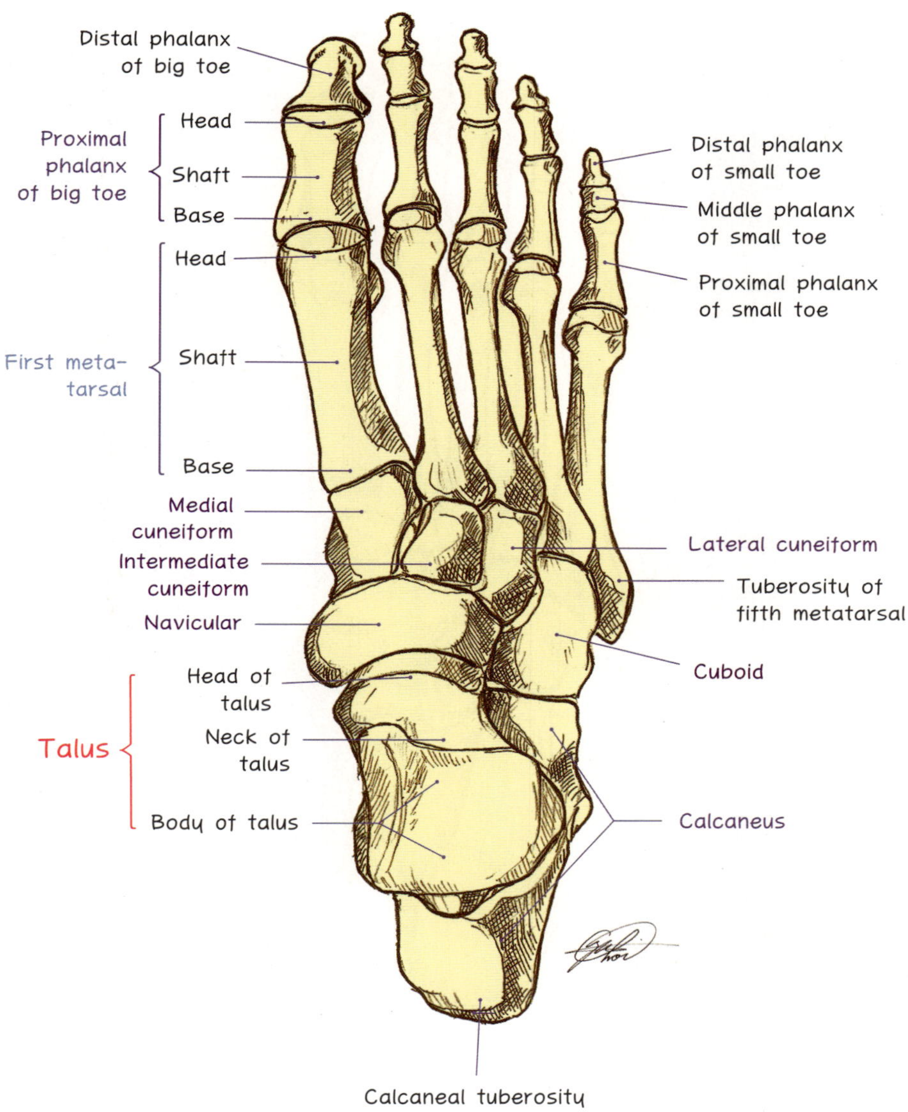


## [Dorsal view]

# The Bones of the Foot from the Dorsal and Plantar Views

## Right Foot

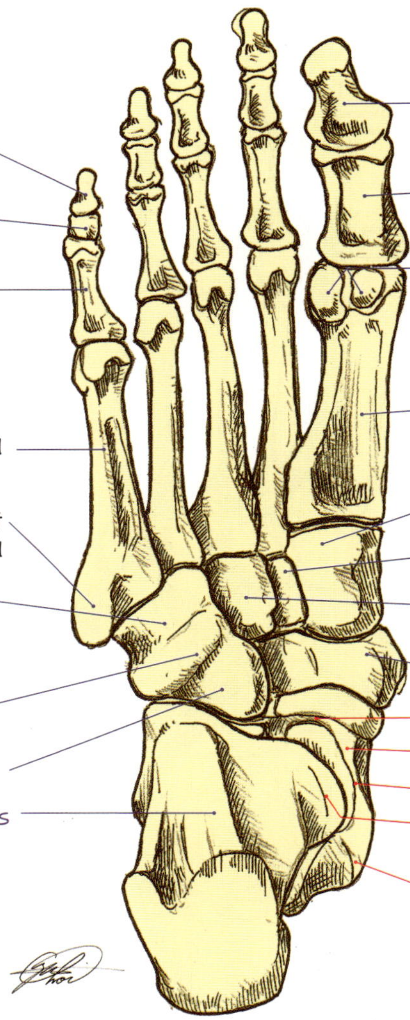


## [Plantar view]

# The Bones of the Foot from the Lateral and Medial Views

## Right Foot

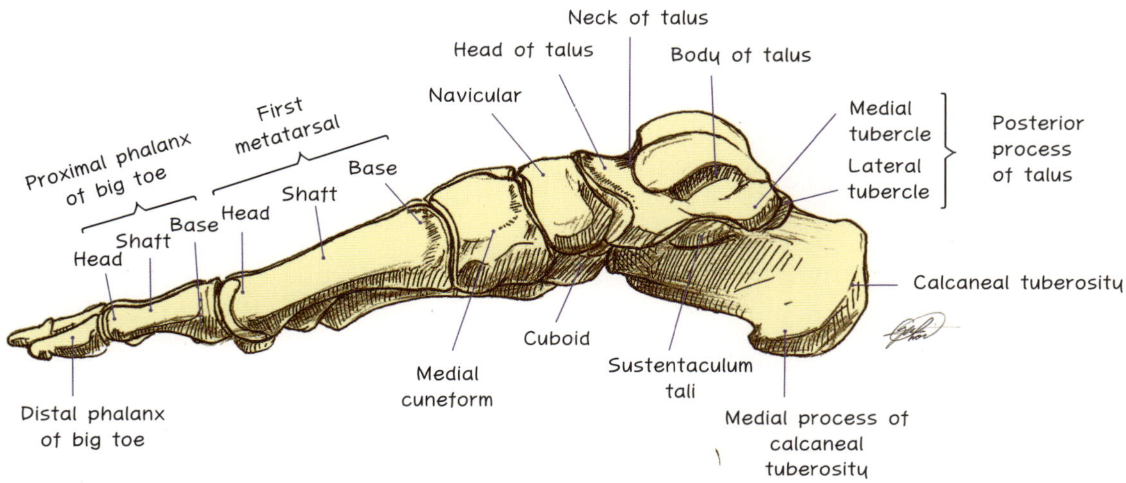


**[Medial view]**

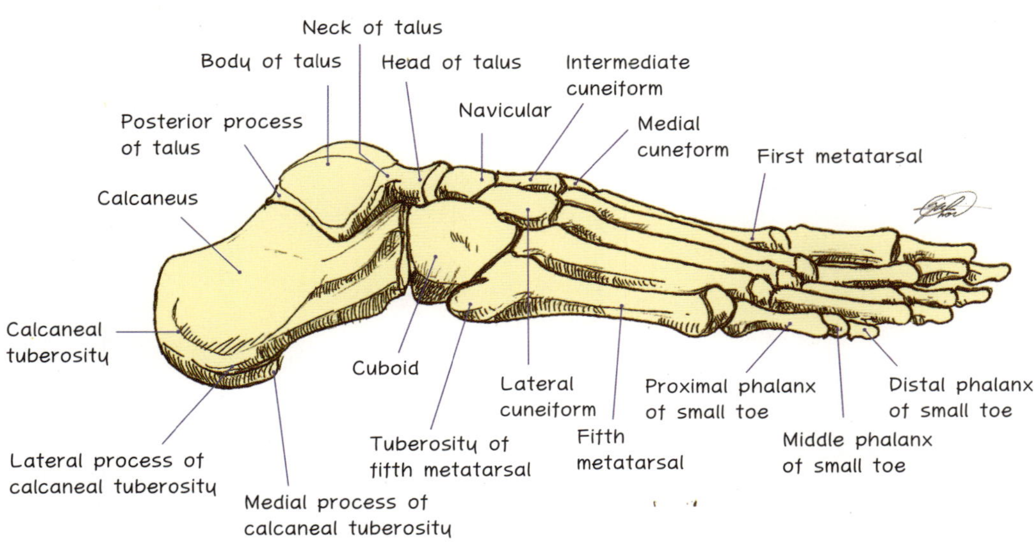


**[Lateral view]**

Young's Cartoon of Osteology

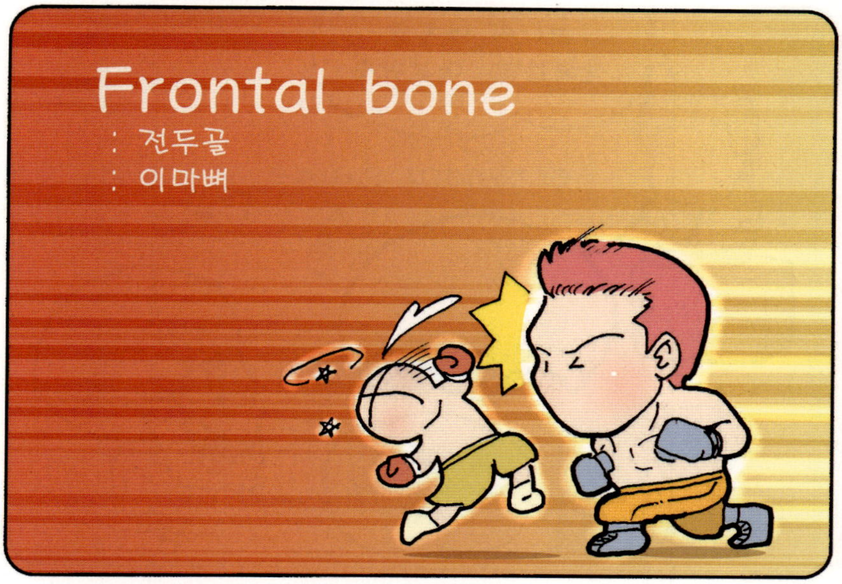

Frontal bone
: 전두골
: 이마뼈


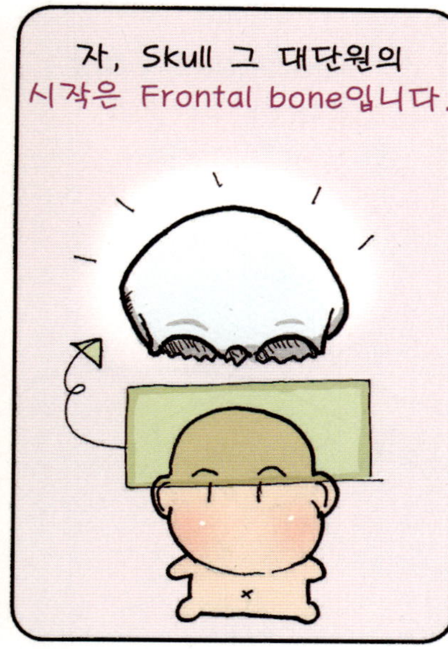

자, Skull 그 대단원의
시작은 Frontal bone입니다.


## Frontal Bone 모습

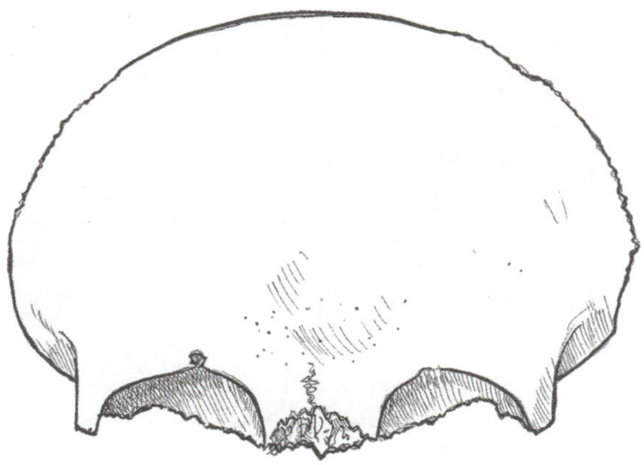

[Ant. view]

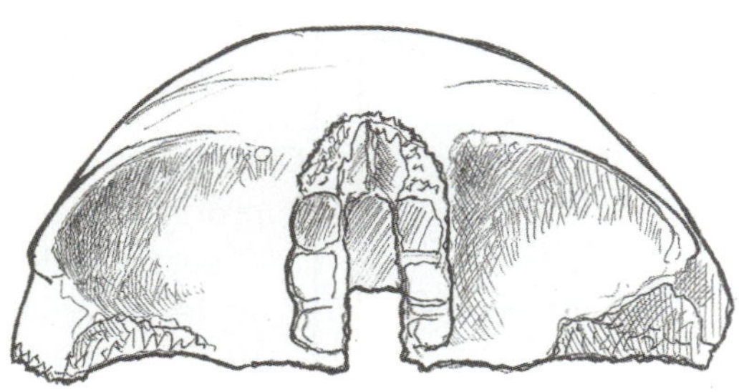

[Int. view]

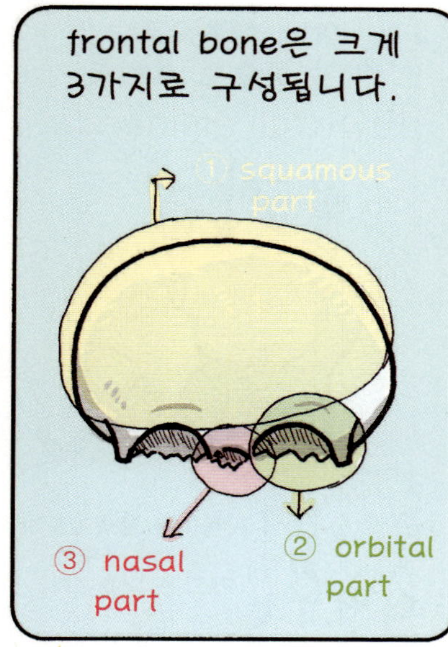


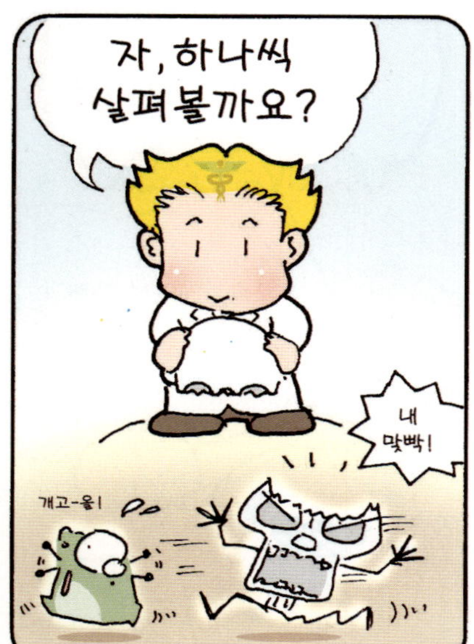

자, 하나씩
살펴볼까요?
내 맞빡!
개고-올!

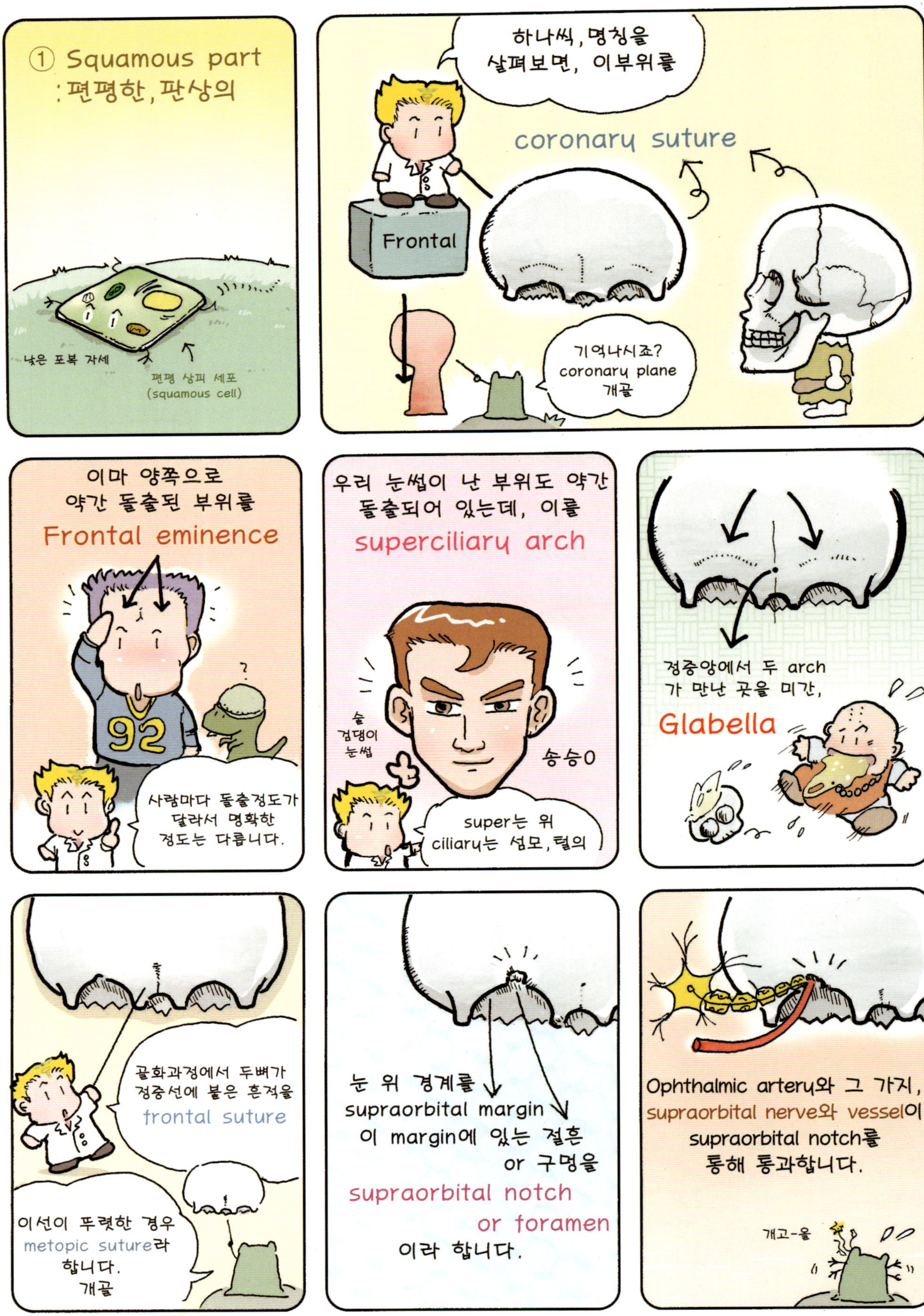
① Squamous part
: 편평한, 판상의
낮은 포복 자세
편평 상피 세포
(squamous cell)
하나씩, 명칭을
살펴보면, 이부위를
coronary suture
Frontal
기억나시죠?
coronary plane
개골
이마 양쪽으로
약간 돌출된 부위를
Frontal eminence
92
사람마다 돌출정도가
달라서 명확한
정도는 다릅니다.
우리 눈썹이 난 부위도 약간
돌출되어 있는데, 이를
superciliary arch
숯
검댕이
눈썹
송승0
super는 위
ciliary는 섬모, 털의
정중앙에서 두 arch
가 만난 곳을 미간,
Glabella
골화과정에서 두뼈가
정중선에 붙은 흔적을
frontal suture
이선이 뚜렷한 경우
metopic suture라
합니다.
개골
눈 위 경계를
supraorbital margin
이 margin에 있는 절흔
or 구멍을
supraorbital notch
or foramen
이라 합니다.
Ophthalmic artery와 그 가지,
supraorbital nerve와 vessel이
supraorbital notch를
통해 통과합니다.
개고-울

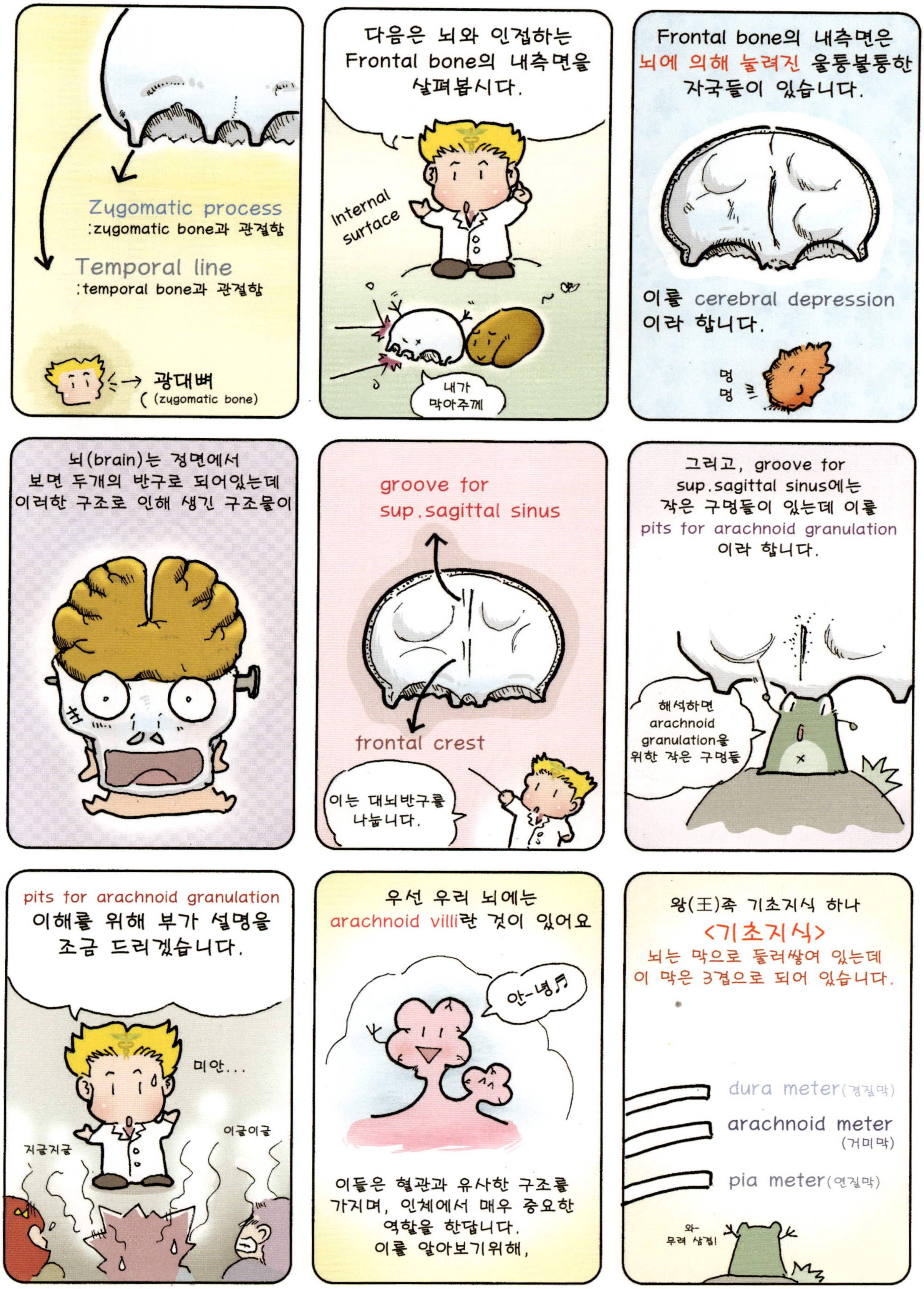

Zygomatic process
:zygomatic bone과 관절함
Temporal line
:temporal bone과 관절함
광대뼈
(zygomatic bone)
다음은 뇌와 인접하는
Frontal bone의 내측면을
살펴봅시다.
Internal surface
내가 막아주께
Frontal bone의 내측면은
뇌에 의해 눌려진 울퉁불퉁한
자국들이 있습니다.
이를 cerebral depression
이라 합니다.
멍 멍
뇌(brain)는 정면에서
보면 두개의 반구로 되어있는데
이러한 구조로 인해 생긴 구조물이
groove for
sup.sagittal sinus
frontal crest
이는 대뇌반구를
나눕니다.
그리고, groove for
sup.sagittal sinus에는
작은 구멍들이 있는데 이를
pits for arachnoid granulation
이라 합니다.
해석하면
arachnoid
granulation을
위한 작은 구멍들
pits for arachnoid granulation
이해를 위해 부가 설명을
조금 드리겠습니다.
미안...
지글지글
이글이글
우선 우리 뇌에는
arachnoid villi란 것이 있어요
안-녕♪
이들은 혈관과 유사한 구조를
가지며, 인체에서 매우 중요한
역할을 한답니다.
이를 알아보기위해,
왕(王)족 기초지식 하나
<기초지식>
뇌는 막으로 둘러쌓여 있는데
이 막은 3겹으로 되어 있습니다.
dura meter(경질막)
arachnoid meter
(거미막)
pia meter(연질막)
와- 무려 삼겹!

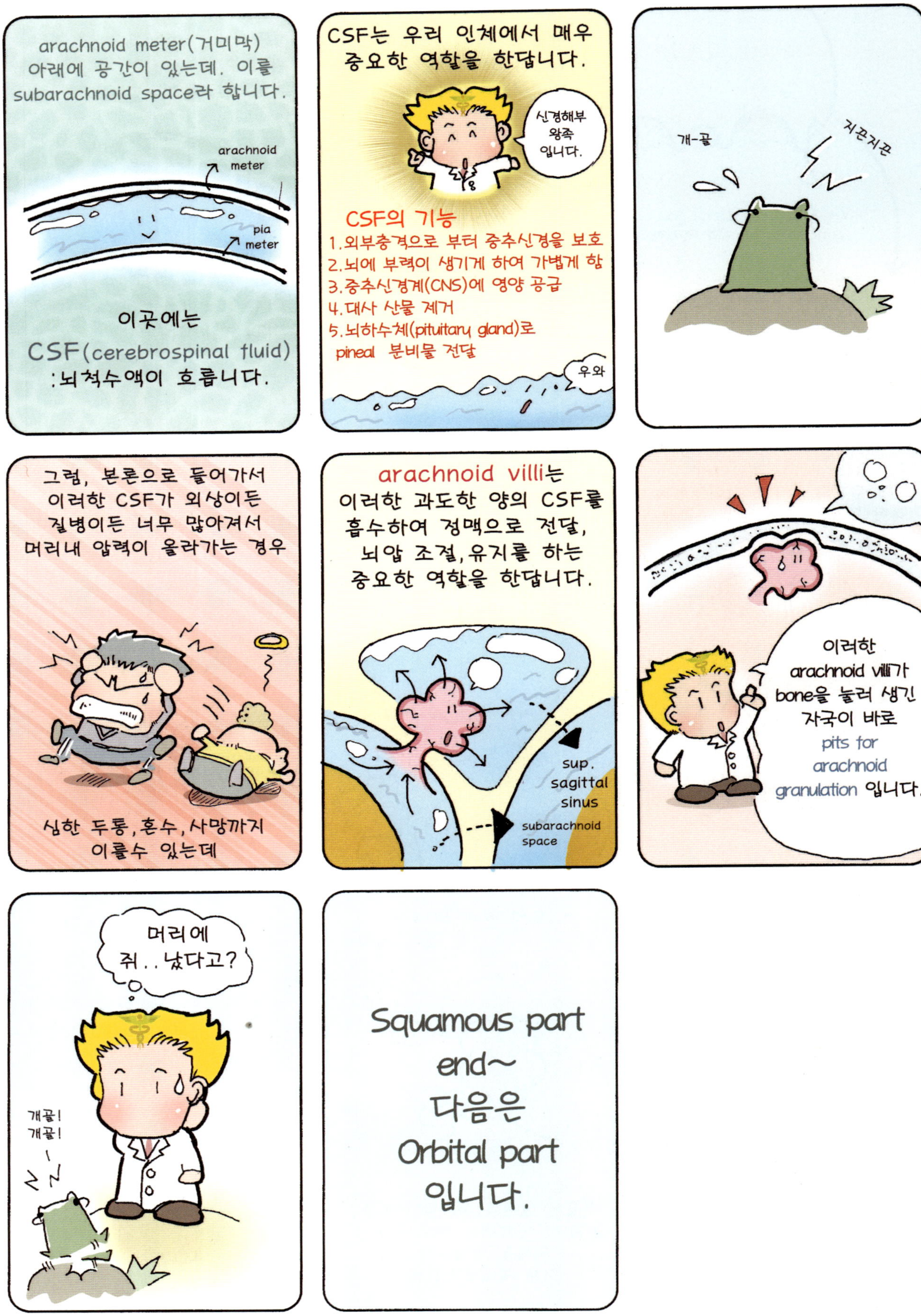
arachnoid meter(거미막) 아래에 공간이 있는데. 이를 subarachnoid space라 합니다.
arachnoid meter
pia meter
이곳에는 CSF(cerebrospinal fluid) :뇌척수액이 흐릅니다.
CSF는 우리 인체에서 매우 중요한 역할을 한답니다.
신경해부 왕족 입니다.
CSF의 기능
1.외부충격으로 부터 중추신경을 보호
2.뇌에 부력이 생기게 하여 가볍게 함
3.중추신경계(CNS)에 영양 공급
4.대사 산물 제거
5.뇌하수체(pituitary gland)로 pineal 분비물 전달
우와
개-골
지끈지끈
그럼, 본론으로 들어가서 이러한 CSF가 외상이든 질병이든 너무 많아져서 머리내 압력이 올라가는 경우
심한 두통, 혼수, 사망까지 이를수 있는데
arachnoid villi는 이러한 과도한 양의 CSF를 흡수하여 정맥으로 전달, 뇌압 조절, 유지를 하는 중요한 역할을 한답니다.
sup. sagittal sinus
subarachnoid space
이러한 arachnoid villi가 bone을 눌러 생긴 자국이 바로 pits for arachnoid granulation 입니다.
머리에 쥐..났다고?
개골! 개골!
Squamous part end~ 다음은 Orbital part 입니다.

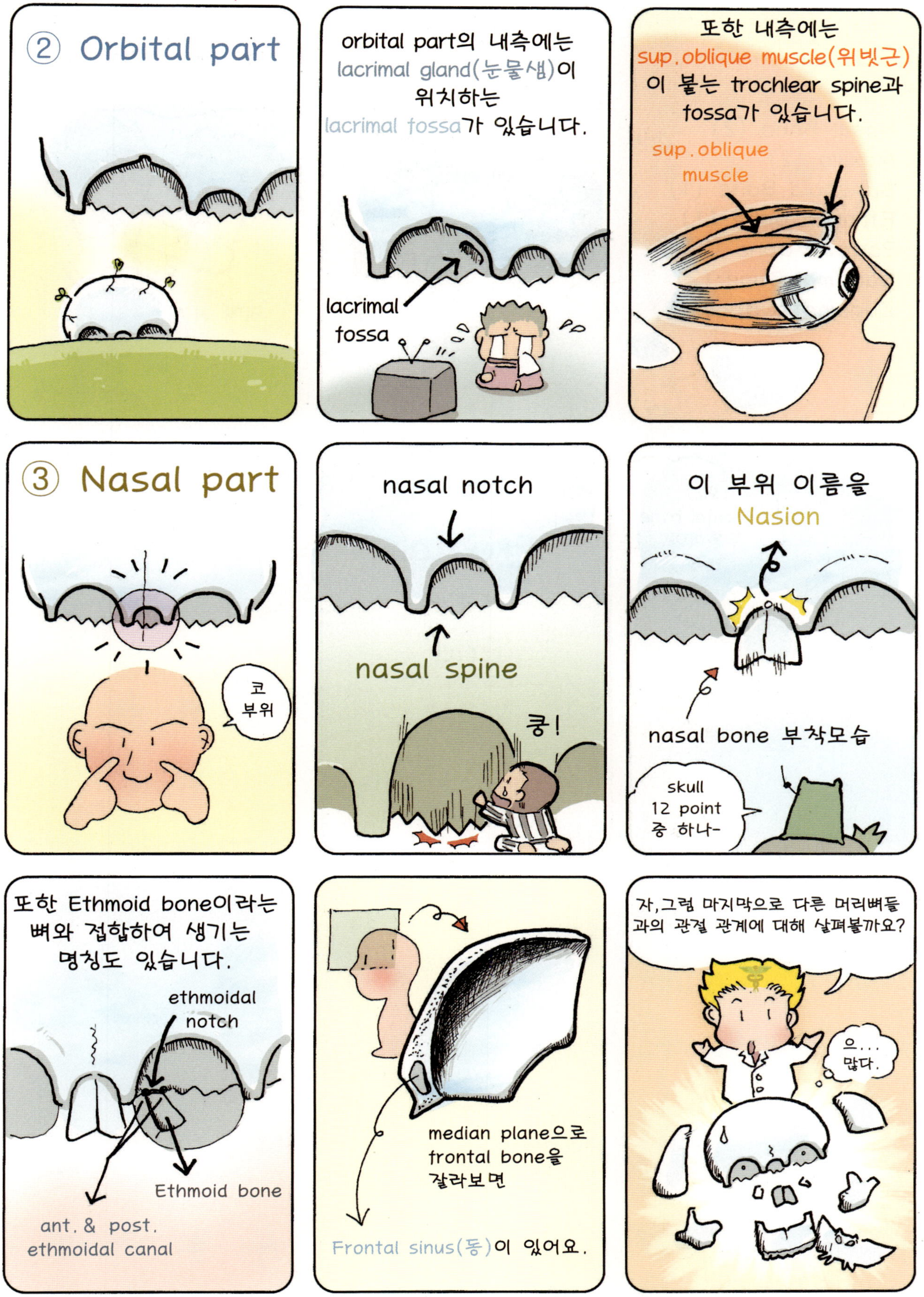
② Orbital part
orbital part의 내측에는 lacrimal gland(눈물샘)이 위치하는 lacrimal fossa가 있습니다.
lacrimal fossa
또한 내측에는 sup.oblique muscle(위빗근)이 붙는 trochlear spine과 fossa가 있습니다.
sup.oblique muscle
③ Nasal part
코 부위
nasal notch
nasal spine
쿵!
이 부위 이름을 Nasion
nasal bone 부착모습
skull 12 point 중 하나-
또한 Ethmoid bone이라는 뼈와 접합하여 생기는 명칭도 있습니다.
ethmoidal notch
Ethmoid bone
ant. & post. ethmoidal canal
median plane으로 frontal bone을 잘라보면
Frontal sinus(동)이 있어요.
자,그럼 마지막으로 다른 머리뼈들과의 관절 관계에 대해 살펴볼까요?
으... 많다.

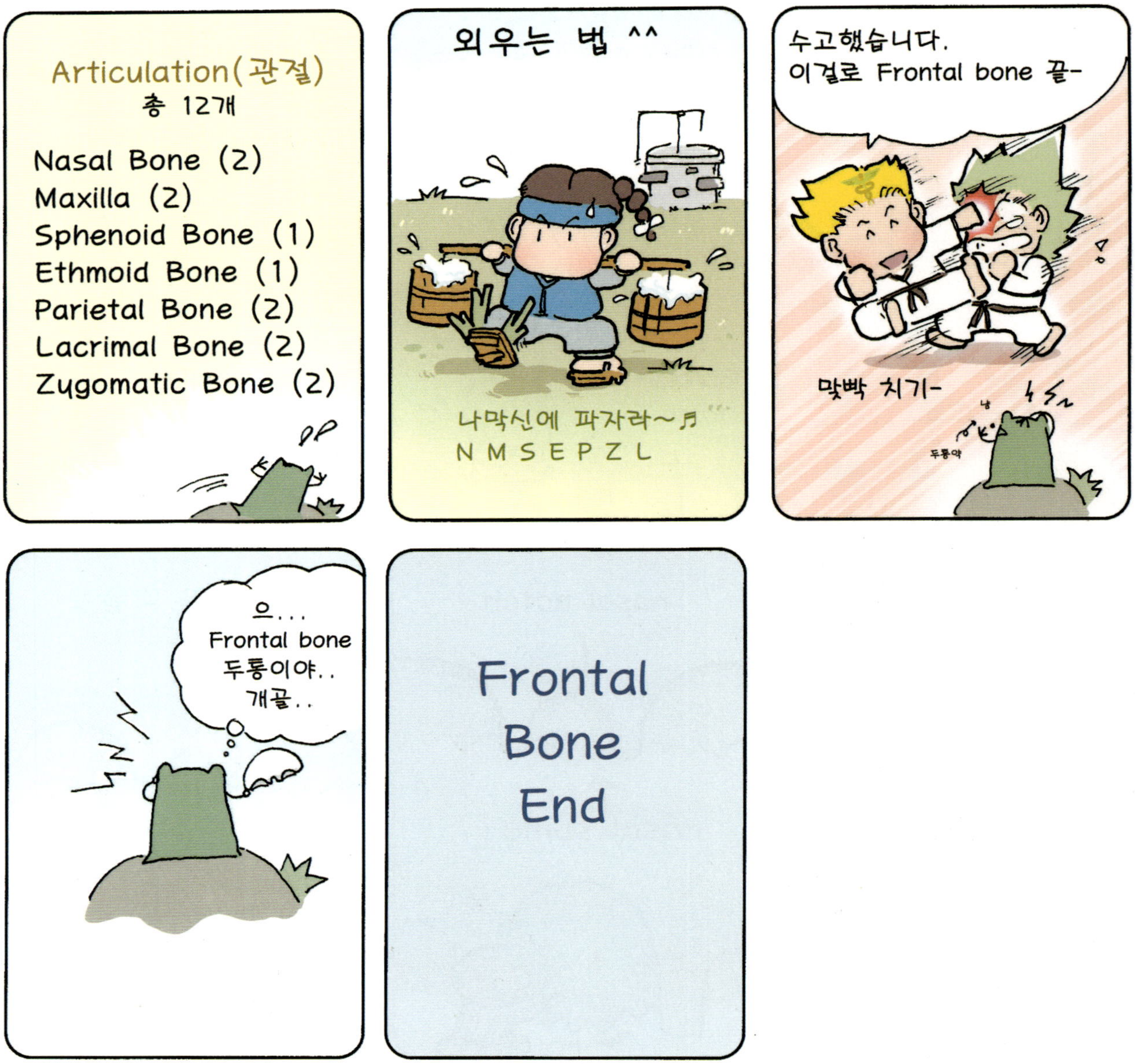
Articulation(관절)
총 12개
Nasal Bone (2)
Maxilla (2)
Sphenoid Bone (1)
Ethmoid Bone (1)
Parietal Bone (2)
Lacrimal Bone (2)
Zygomatic Bone (2)
외우는 법 ^^
나막신에 파자라~♬
N M S E P Z L
수고했습니다.
이걸로 Frontal bone 끝-
맞빡 치기-
두통약
으...
Frontal bone
두통이야..
개골..
Frontal
Bone
End

# Occipital bone

: 후두골
뒤통수뼈

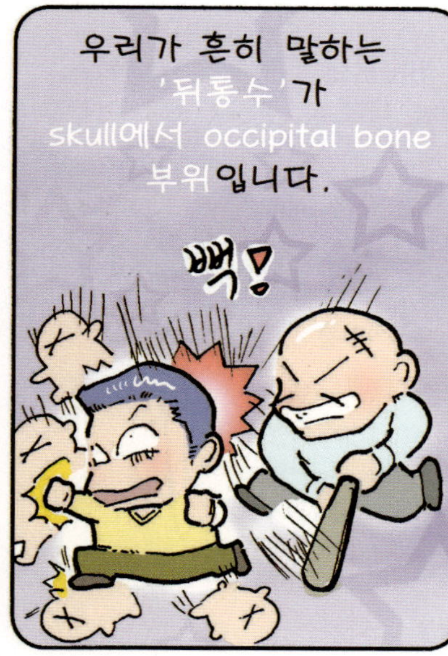

우리가 흔히 말하는
'뒤통수'가
skull에서 occipital bone
부위입니다.
빽!


## Occipital bone 모습

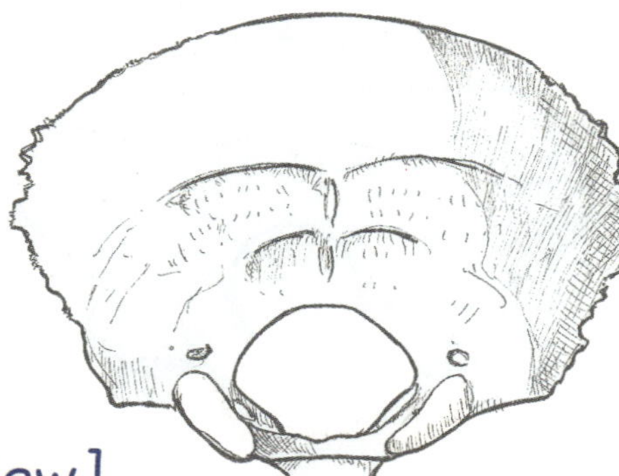


[Inf. view]
[Externl surface]

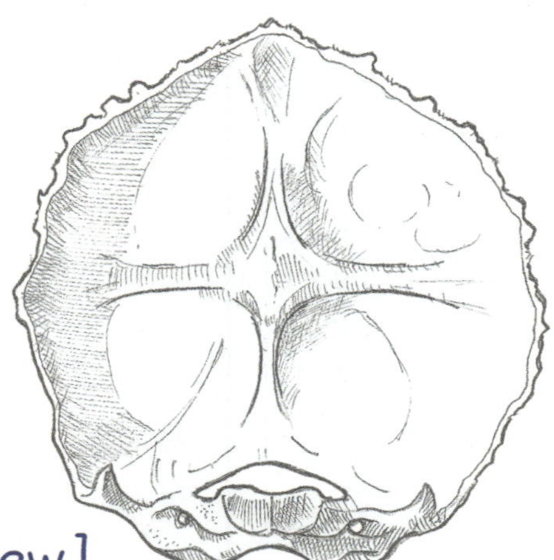


[Ant. view]
[Internal surface]

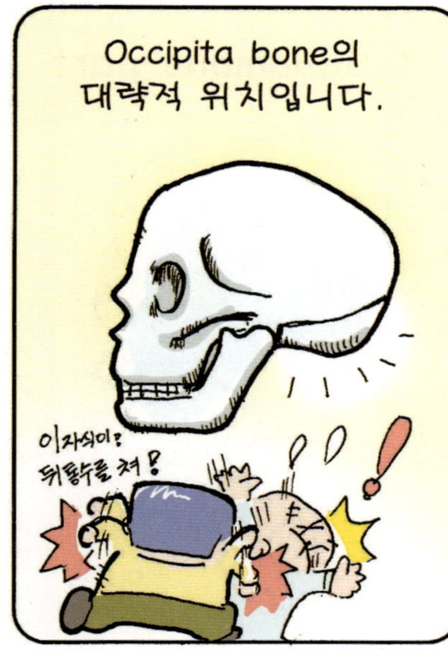

Occipita bone의
대략적 위치입니다.
이자식이?
뒤통수를 쳐!


Occipital bone의 구성은

Squamous port
Lateral part
Basilar part

로 되어있습니다.

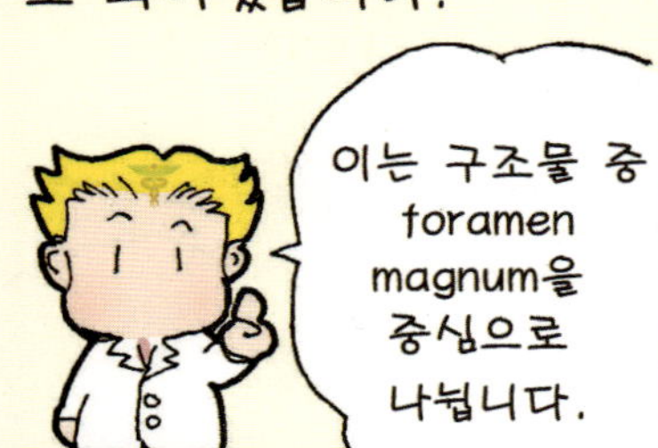

이는 구조물 중
foramen
magnum을
중심으로
나뉩니다.

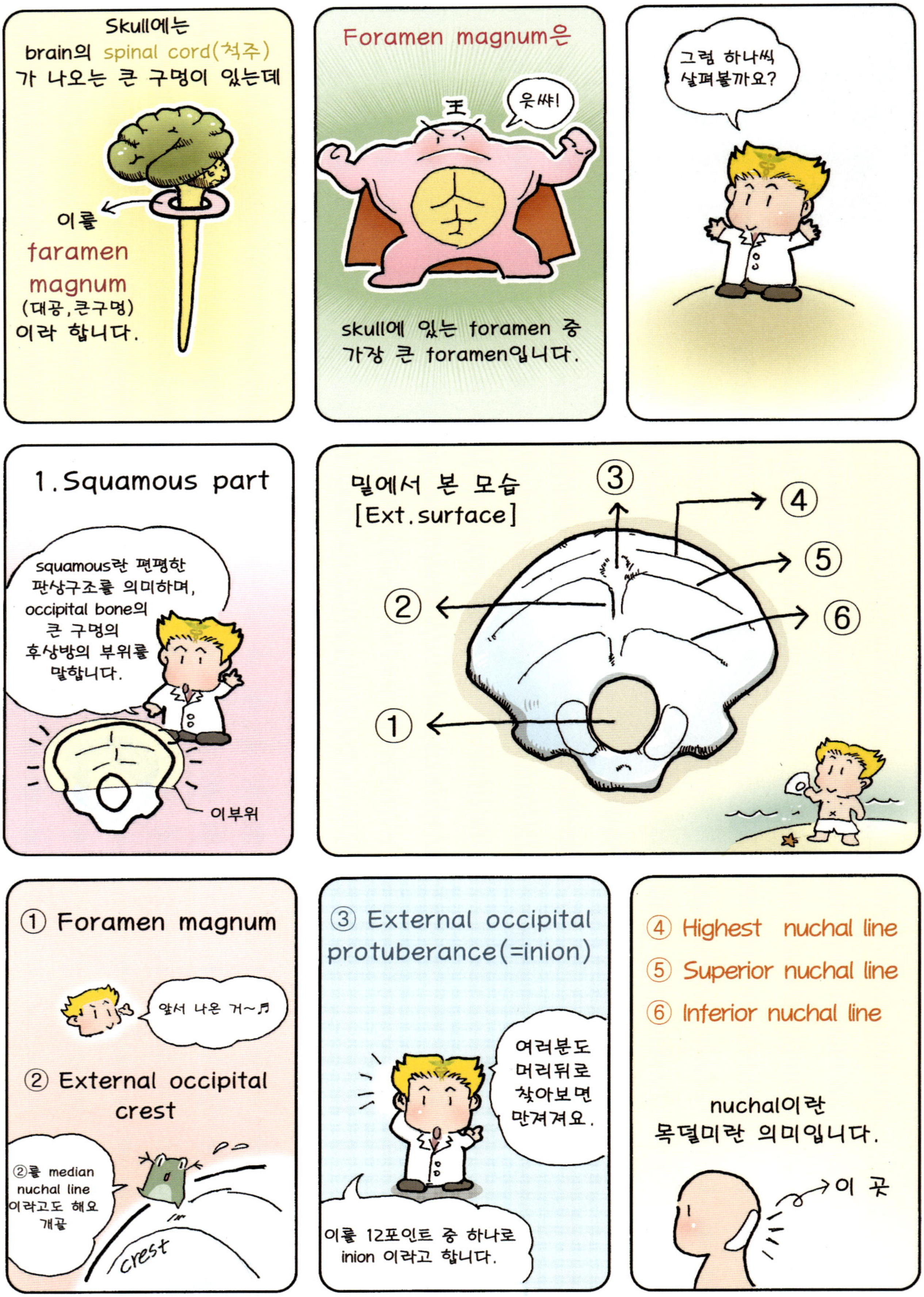

Skull에는
brain의 spinal cord(척주)
가 나오는 큰 구멍이 있는데
이를
faramen
magnum
(대공, 큰구멍)
이라 합니다.
Foramen magnum은
웃싸!
王
skull에 있는 foramen 중
가장 큰 foramen입니다.
그럼 하나씩
살펴볼까요?
1. Squamous part
squamous란 편평한
판상구조를 의미하며,
occipital bone의
큰 구멍의
후상방의 부위를
말합니다.
이부위
밑에서 본 모습
[Ext. surface]
①
②
③
④
⑤
⑥
① Foramen magnum
앞서 나온 거~♬
② External occipital
crest
②를 median
nuchal line
이라고도 해요
개골
crest
③ External occipital
protuberance(=inion)
여러분도
머리뒤로
찾아보면
만져져요.
이를 12포인트 중 하나로
inion 이라고 합니다.
④ Highest nuchal line
⑤ Superior nuchal line
⑥ Inferior nuchal line
nuchal이란
목덜미란 의미입니다.
이 곳

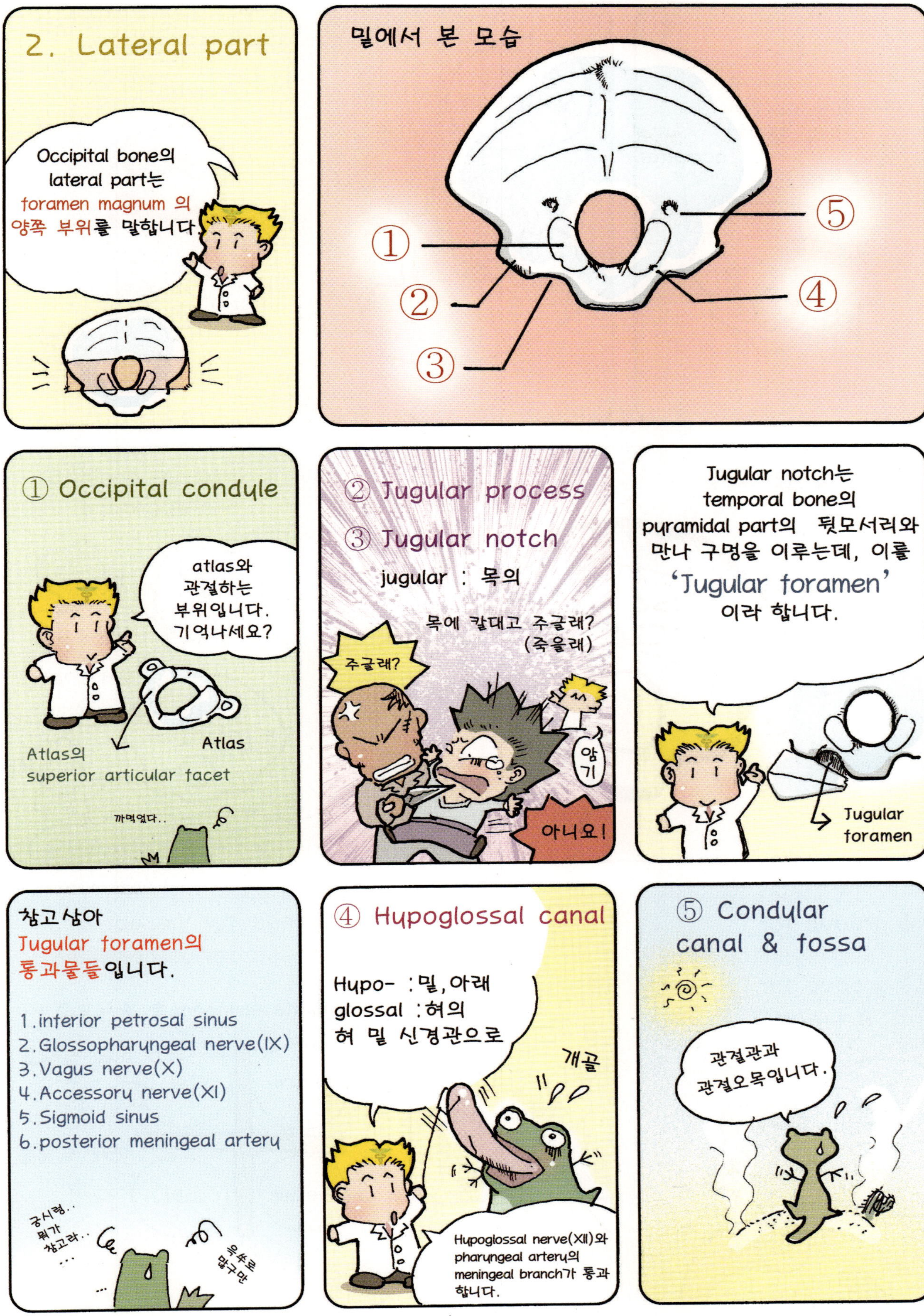

2. Lateral part
Occipital bone의 lateral part는 foramen magnum 의 양쪽 부위를 말합니다.
밑에서 본 모습
①
②
③
④
⑤
① Occipital condyle
atlas와 관절하는 부위입니다. 기억나세요?
Atlas
Atlas의 superior articular facet
까먹었다..
② Jugular process
③ Jugular notch
jugular : 목의
목에 칼대고 주글래? (죽을래)
주글래?
암기
아니요!
Jugular notch는 temporal bone의 pyramidal part의 뒷모서리와 만나 구멍을 이루는데, 이를 'Jugular foramen' 이라 합니다.
Jugular foramen
참고삼아
Jugular foramen의 통과물들입니다.
1. inferior petrosal sinus
2. Glossopharyngeal nerve(IX)
3. Vagus nerve(X)
4. Accessory nerve(XI)
5. Sigmoid sinus
6. posterior meningeal artery
궁시렁.. 뭐가 참고라...
④ Hypoglossal canal
Hypo- : 밑, 아래
glossal : 혀의
혀 밑 신경관으로
개골
Hypoglossal nerve(XII)와 pharyngeal artery의 meningeal branch가 통과합니다.
⑤ Condylar canal & fossa
관절관과 관절오목입니다.

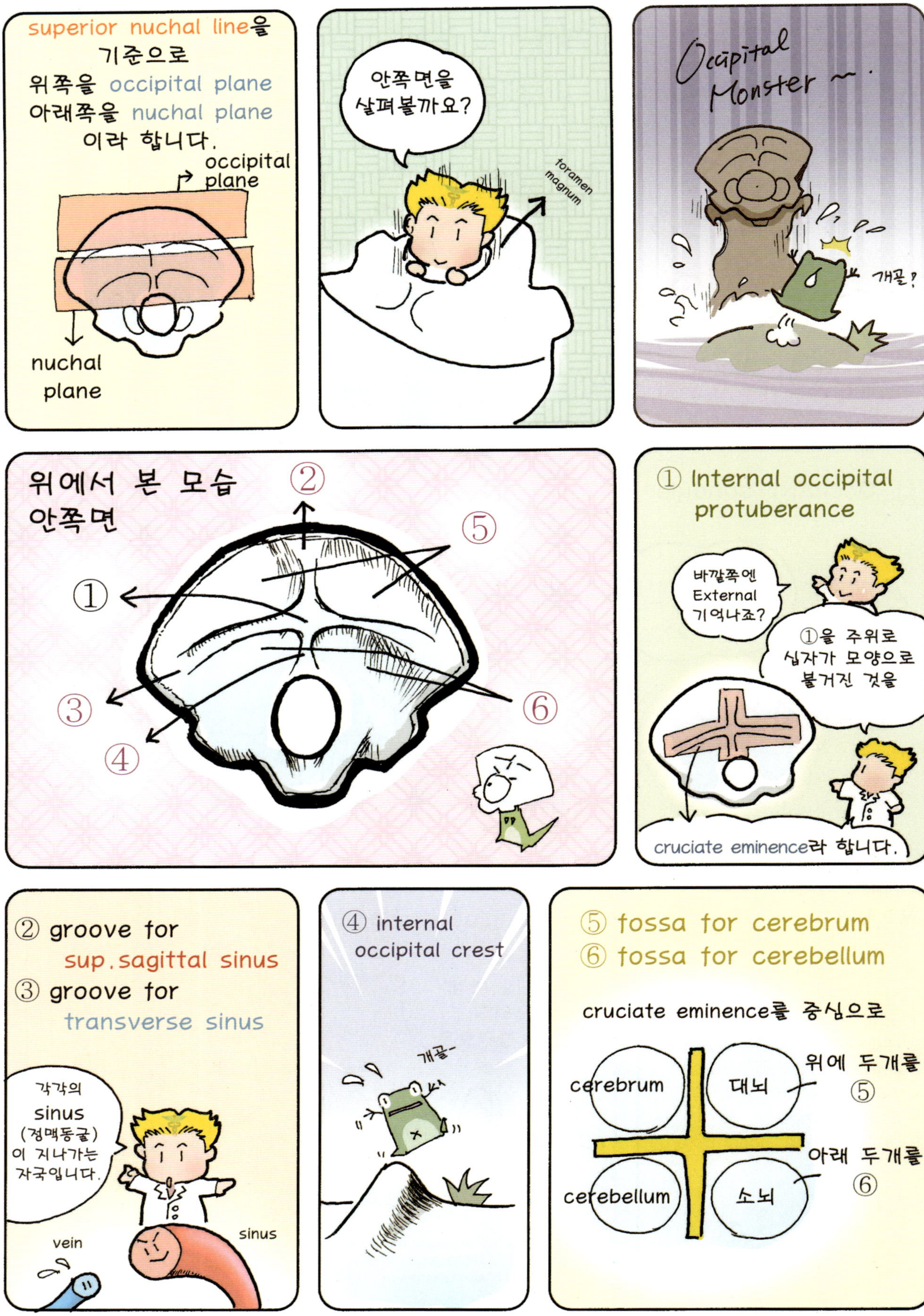

superior nuchal line을 기준으로 위쪽을 occipital plane 아래쪽을 nuchal plane 이라 합니다.
occipital plane
nuchal plane
안쪽면을 살펴볼까요?
foramen magnum
Occipital Monster ~.
개골!
위에서 본 모습 안쪽면
①
②
③
④
⑤
⑥
① Internal occipital protuberance
바깥쪽엔 External 기억나죠?
①을 주위로 십자가 모양으로 볼거진 것을
cruciate eminence라 합니다.
② groove for sup. sagittal sinus
③ groove for transverse sinus
각각의 sinus (정맥동굴)이 지나가는 자국입니다.
vein
sinus
④ internal occipital crest
개골~
⑤ fossa for cerebrum
⑥ fossa for cerebellum
cruciate eminence를 중심으로
cerebrum
대뇌
위에 두개를 ⑤
cerebellum
소뇌
아래 두개를 ⑥

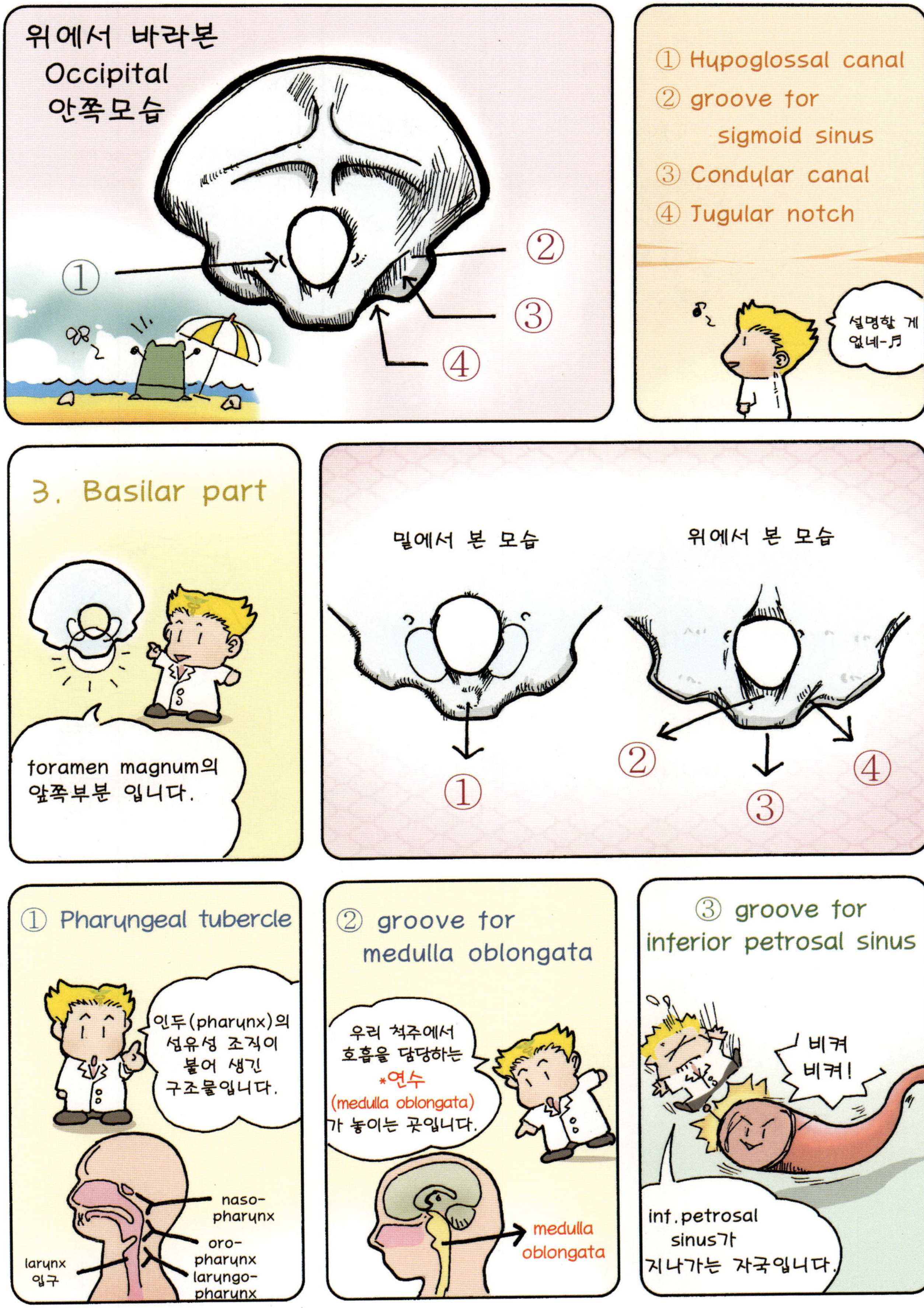

위에서 바라본
Occipital
안쪽모습
①
②
③
④
① Hypoglossal canal
② groove for
sigmoid sinus
③ Condylar canal
④ Jugular notch
설명할 게
없네-♬
3. Basilar part
foramen magnum의
앞쪽부분 입니다.
밑에서 본 모습
위에서 본 모습
①
②
③
④
① Pharyngeal tubercle
인두(pharynx)의
섬유성 조직이
붙어 생긴
구조물입니다.
naso-
pharynx
oro-
pharynx
laryngo-
pharynx
larynx
입구
② groove for
medulla oblongata
우리 척주에서
호흡을 담당하는
*연수
(medulla oblongata)
가 놓이는 곳입니다.
medulla
oblongata
③ groove for
inferior petrosal sinus
비켜
비켜!
inf.petrosal
sinus가
지나가는 자국입니다.

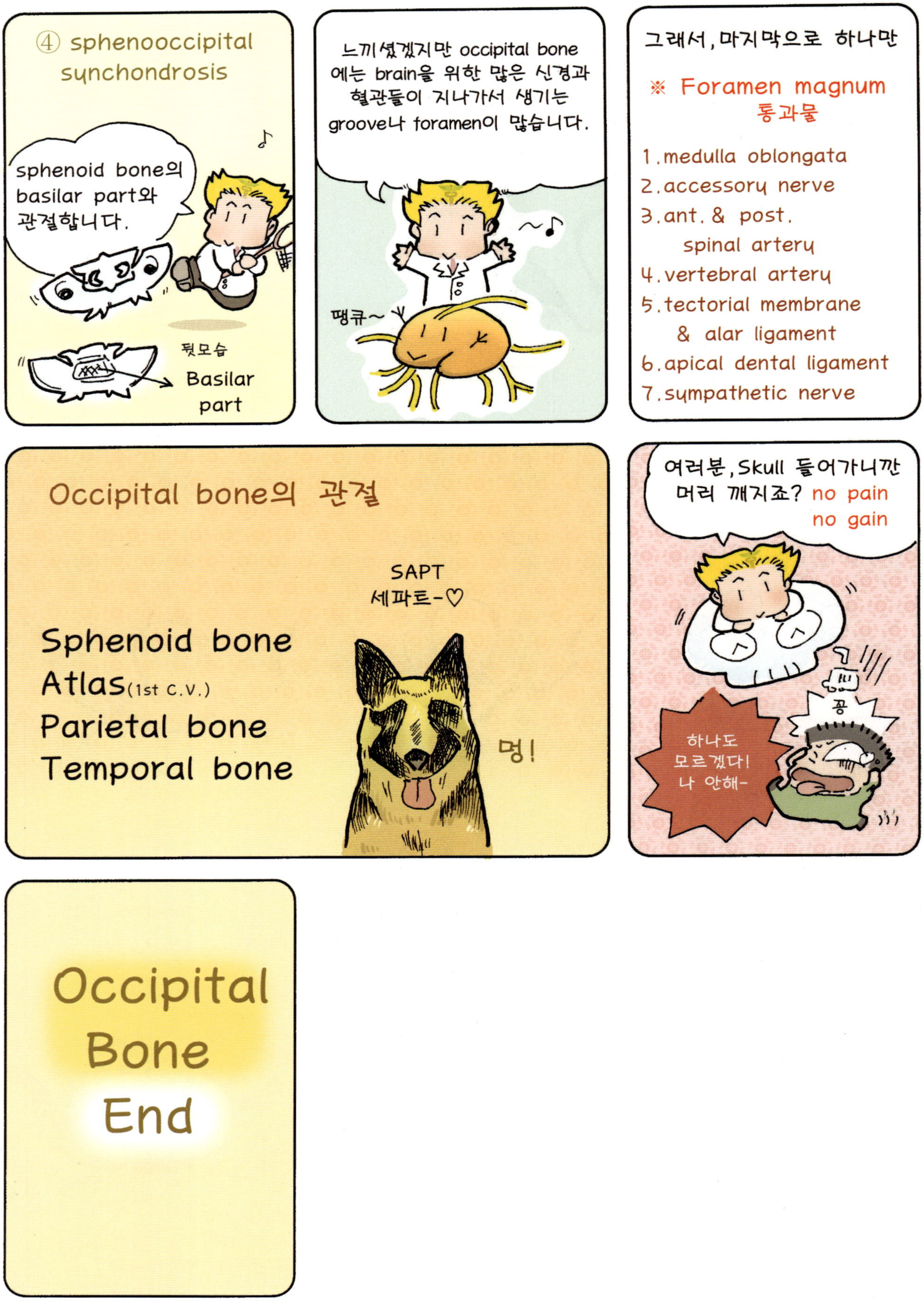
④ sphenooccipital synchondrosis
sphenoid bone의 basilar part와 관절합니다.
뒷모습
Basilar part
느끼셨겠지만 occipital bone에는 brain을 위한 많은 신경과 혈관들이 지나가서 생기는 groove나 foramen이 많습니다.
땡큐~
그래서, 마지막으로 하나만
※ Foramen magnum 통과물
1. medulla oblongata
2. accessory nerve
3. ant. & post. spinal artery
4. vertebral artery
5. tectorial membrane & alar ligament
6. apical dental ligament
7. sympathetic nerve
Occipital bone의 관절
Sphenoid bone
Atlas(1st C.V.)
Parietal bone
Temporal bone
SAPT
세파트-♡
멍!
여러분, Skull 들어가니깐 머리 깨지죠? no pain no gain
콩
하나도 모르겠다! 나 안해-
Occipital Bone End

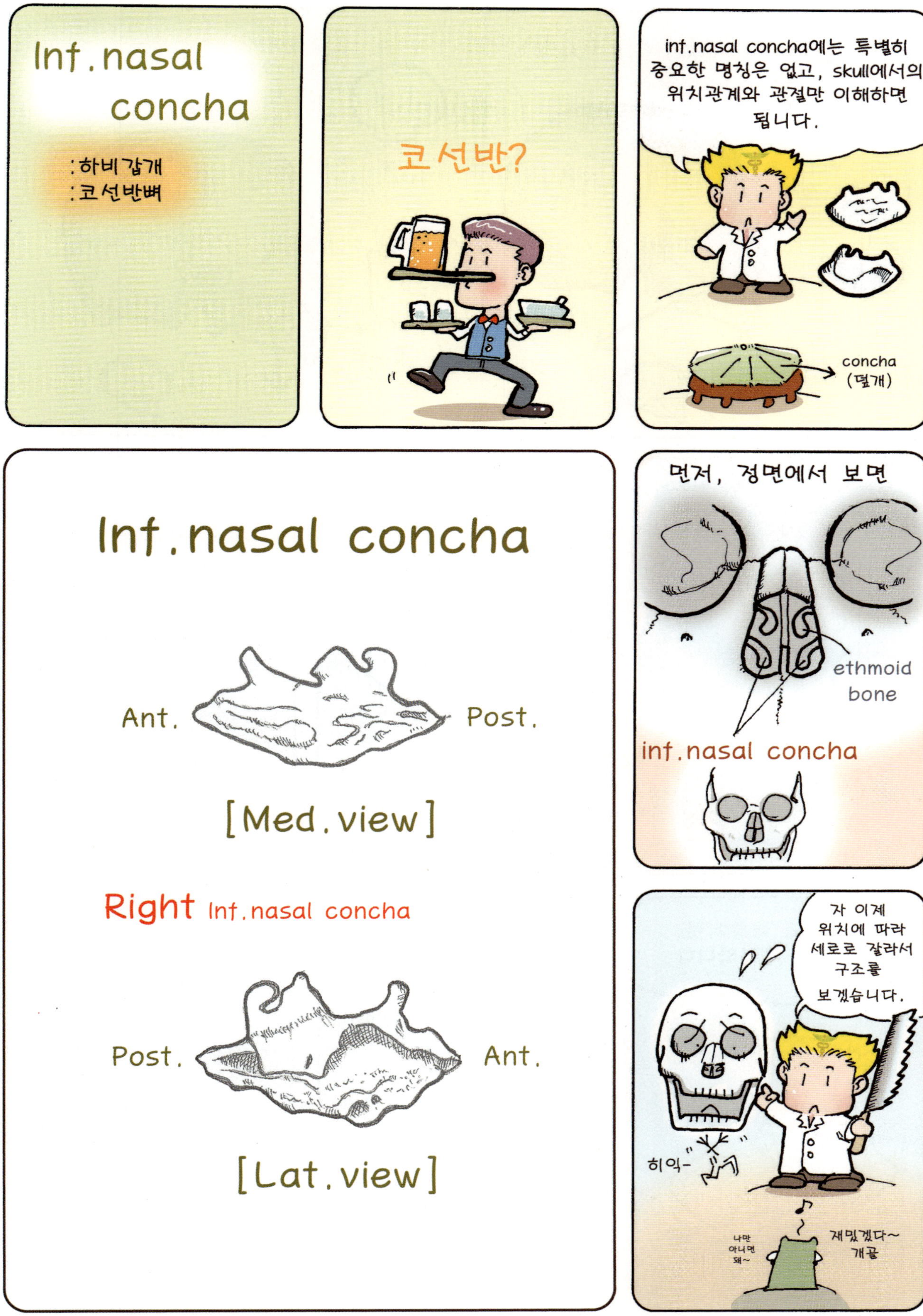
Inf.nasal concha
:하비갑개
:코선반뼈
코선반?
inf.nasal concha에는 특별히 중요한 명칭은 없고, skull에서의 위치관계와 관절만 이해하면 됩니다.
concha (덮개)
Inf.nasal concha
Ant.
Post.
[Med.view]
Right Inf.nasal concha
Post.
Ant.
[Lat.view]
먼저, 정면에서 보면
ethmoid bone
inf.nasal concha
자 이제 위치에 따라 세로로 잘라서 구조를 보겠습니다.
히익-
나만 아니면 돼~
재밌겠다~ 개골

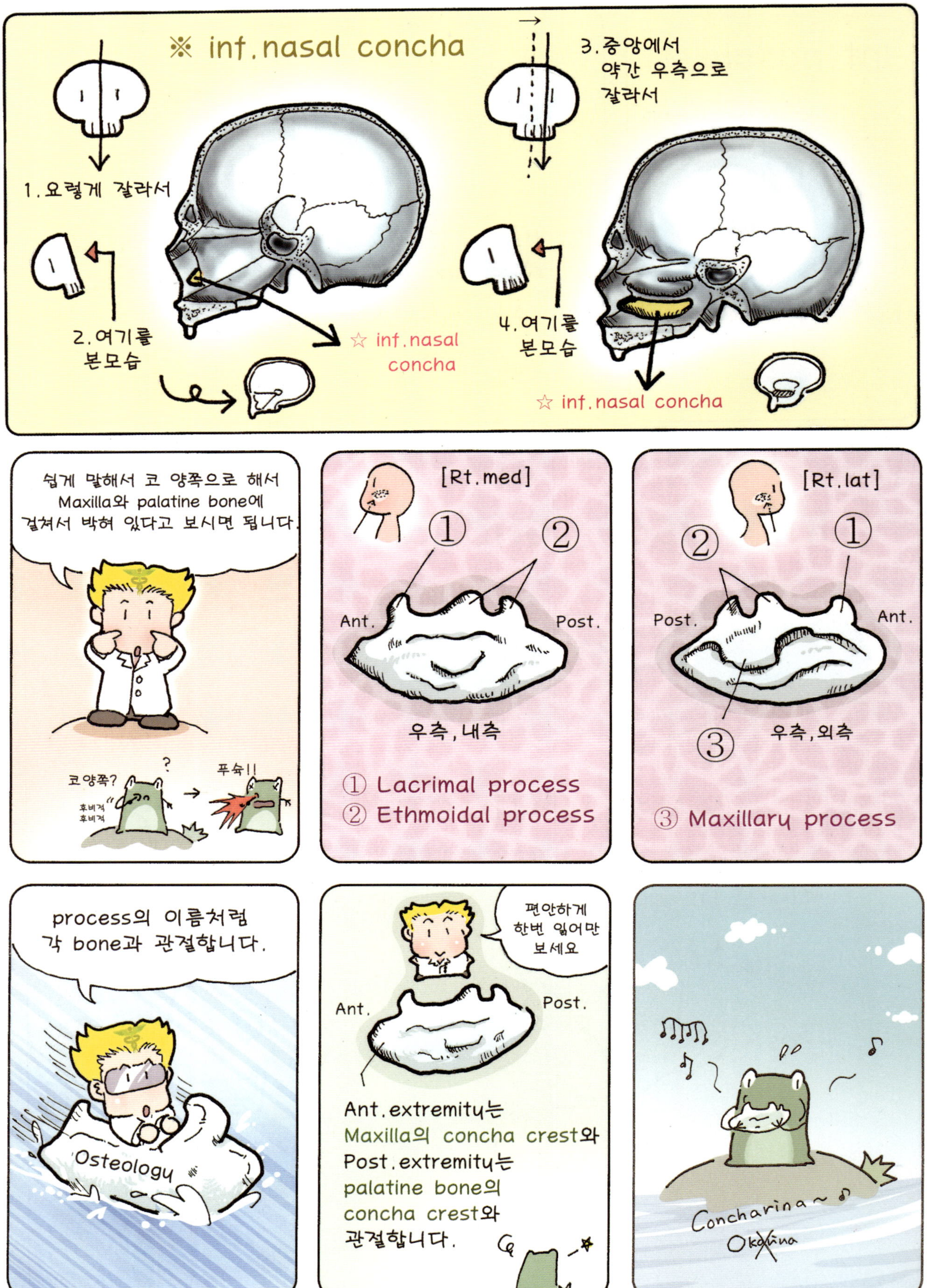
※ inf. nasal concha
1. 요렇게 잘라서
2. 여기를 본모습
☆ inf. nasal concha
3. 중앙에서 약간 우측으로 잘라서
4. 여기를 본모습
☆ inf. nasal concha
쉽게 말해서 코 양쪽으로 해서 Maxilla와 palatine bone에 걸쳐서 박혀 있다고 보시면 됩니다.
코 양쪽?
?
후비적 후비적
푸슉!!
[Rt. med]
①
②
Ant.
Post.
우측, 내측
① Lacrimal process
② Ethmoidal process
[Rt. lat]
②
①
Post.
Ant.
③
우측, 외측
③ Maxillary process
process의 이름처럼 각 bone과 관절합니다.
Osteology
편안하게 한번 읽어만 보세요
Ant.
Post.
Ant. extremity는 Maxilla의 concha crest와 Post. extremity는 palatine bone의 concha crest와 관절합니다.
Concharina~
Okarina

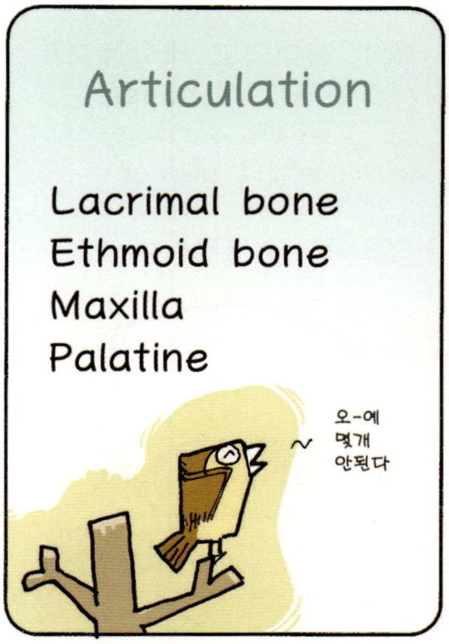
Articulation
Lacrimal bone
Ethmoid bone
Maxilla
Palatine
오-예
몇개
안된다

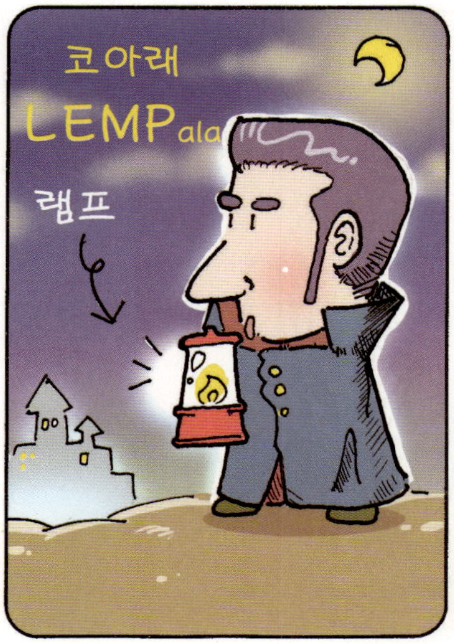
코아래
LEMPala
램프

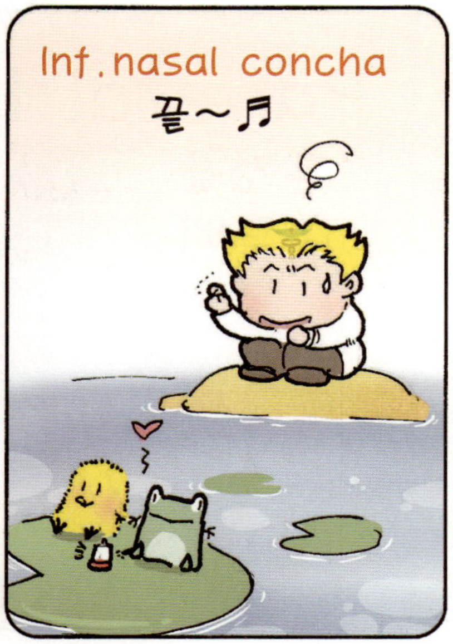
Inf.nasal concha
끌~♬

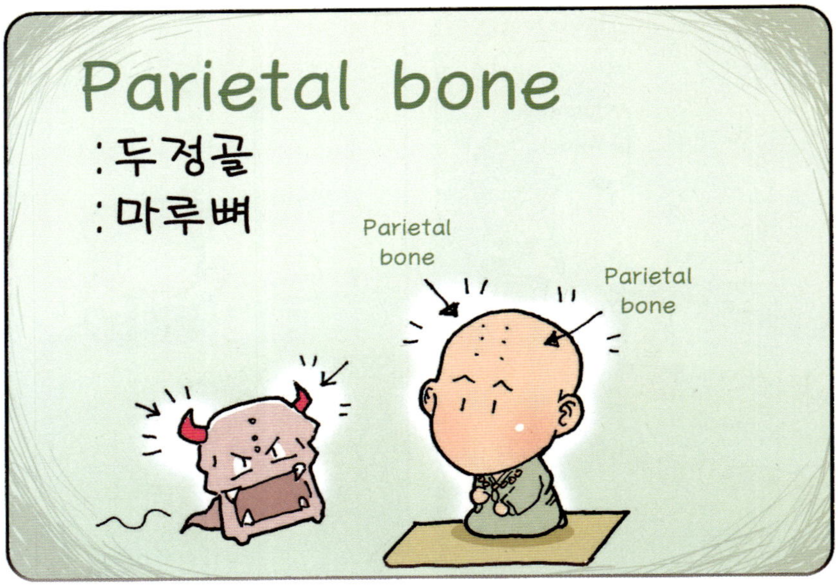

Parietal bone
:두정골
:마루뼈
Parietal bone
Parietal bone


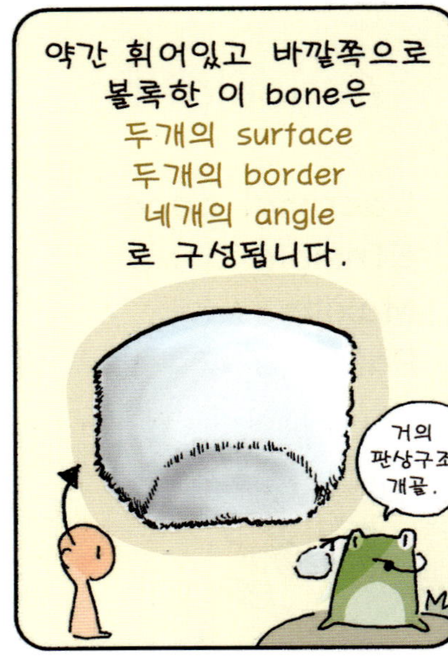

약간 휘어있고 바깥쪽으로 볼록한 이 bone은
두개의 surface
두개의 border
네개의 angle
로 구성됩니다.
거의 판상구조 개골.


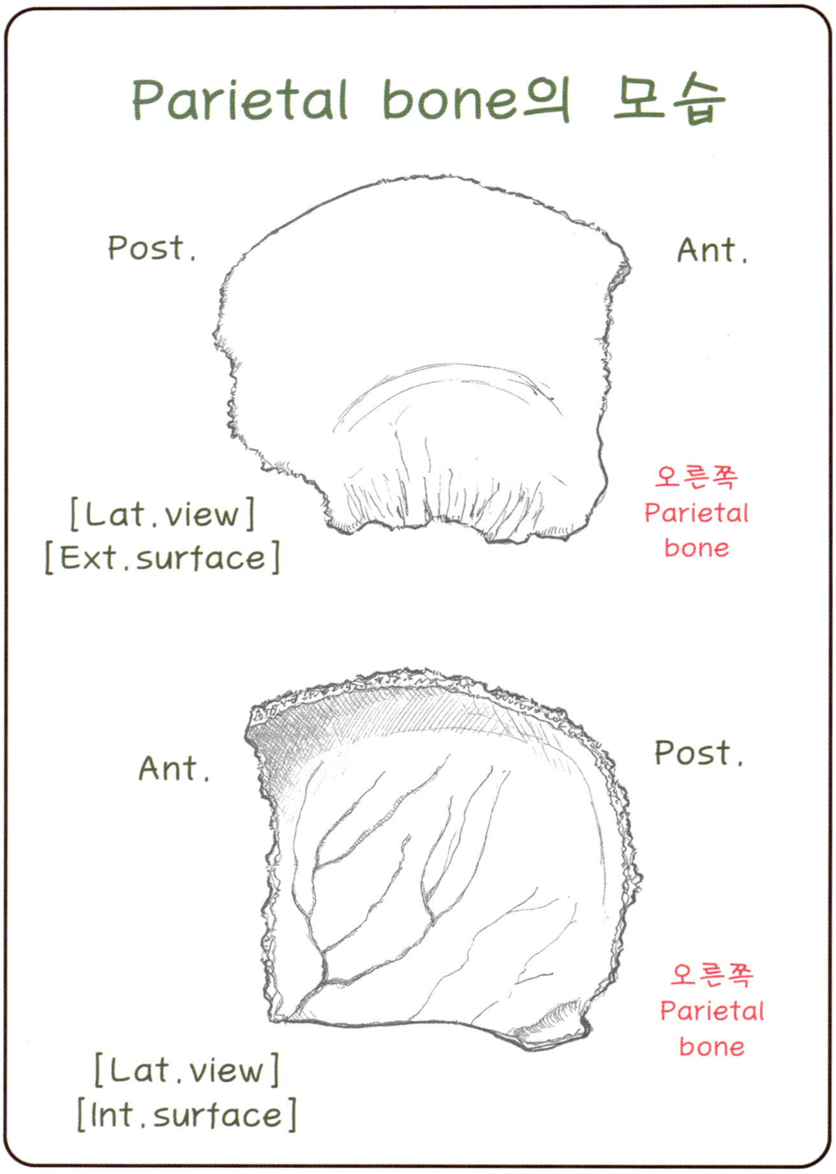

Parietal bone의 모습
Post.
Ant.
[Lat.view]
[Ext.surface]
오른쪽 Parietal bone
Ant.
Post.
[Lat.view]
[Int.surface]
오른쪽 Parietal bone


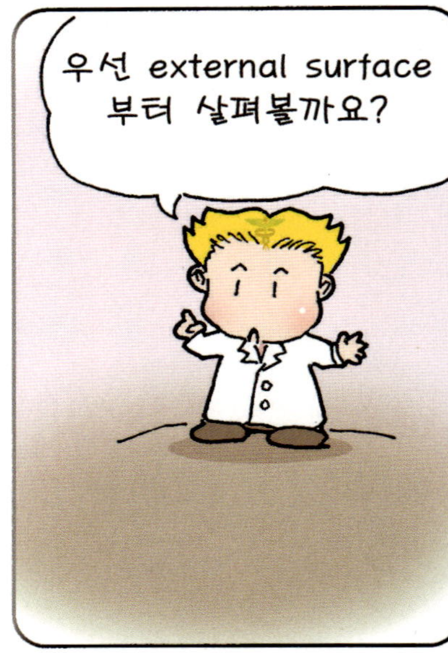

우선 external surface 부터 살펴볼까요?


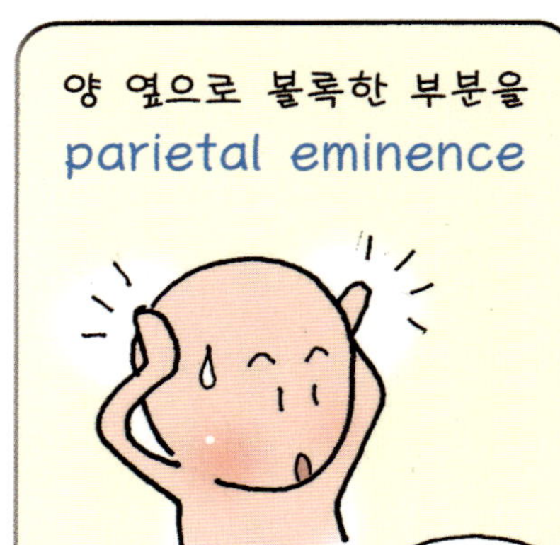

양 옆으로 볼록한 부분을
parietal eminence
여러분도 한번 만져보세요 쉽게 알수 있답니다.

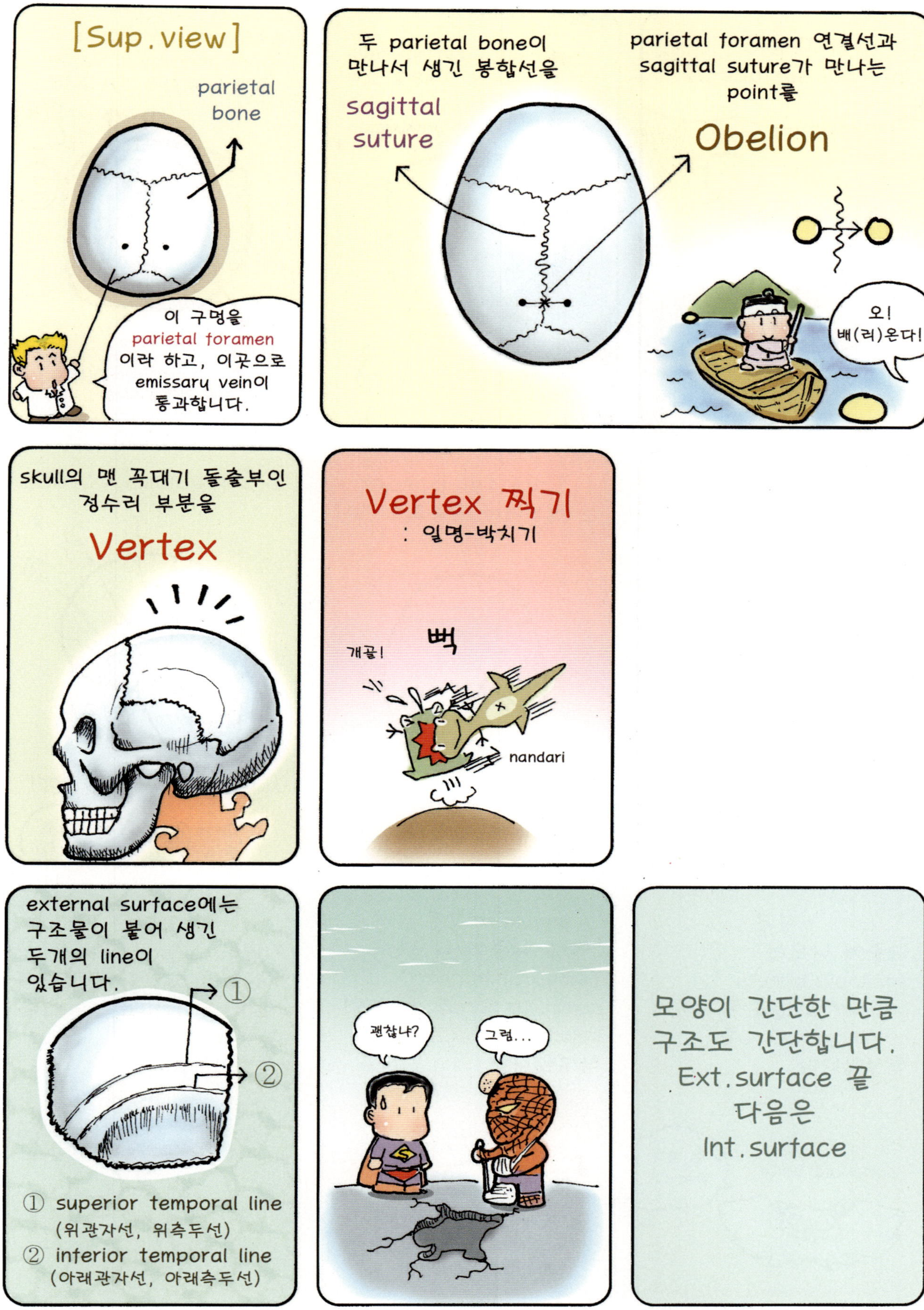

[Sup. view]
parietal bone
이 구멍을 parietal foramen 이라 하고, 이곳으로 emissary vein이 통과합니다.
두 parietal bone이 만나서 생긴 봉합선을
sagittal suture
parietal foramen 연결선과 sagittal suture가 만나는 point를
Obelion
오! 배(러)온다!
skull의 맨 꼭대기 돌출부인 정수리 부분을
Vertex
Vertex 찍기
: 일명-박치기
개골!
뻑
nandari
external surface에는 구조물이 붙어 생긴 두개의 line이 있습니다.
①
②
① superior temporal line (위관자선, 위측두선)
② inferior temporal line (아래관자선, 아래측두선)
괜찮나?
그럼...
모양이 간단한 만큼 구조도 간단합니다.
Ext. surface 끝
다음은
Int. surface

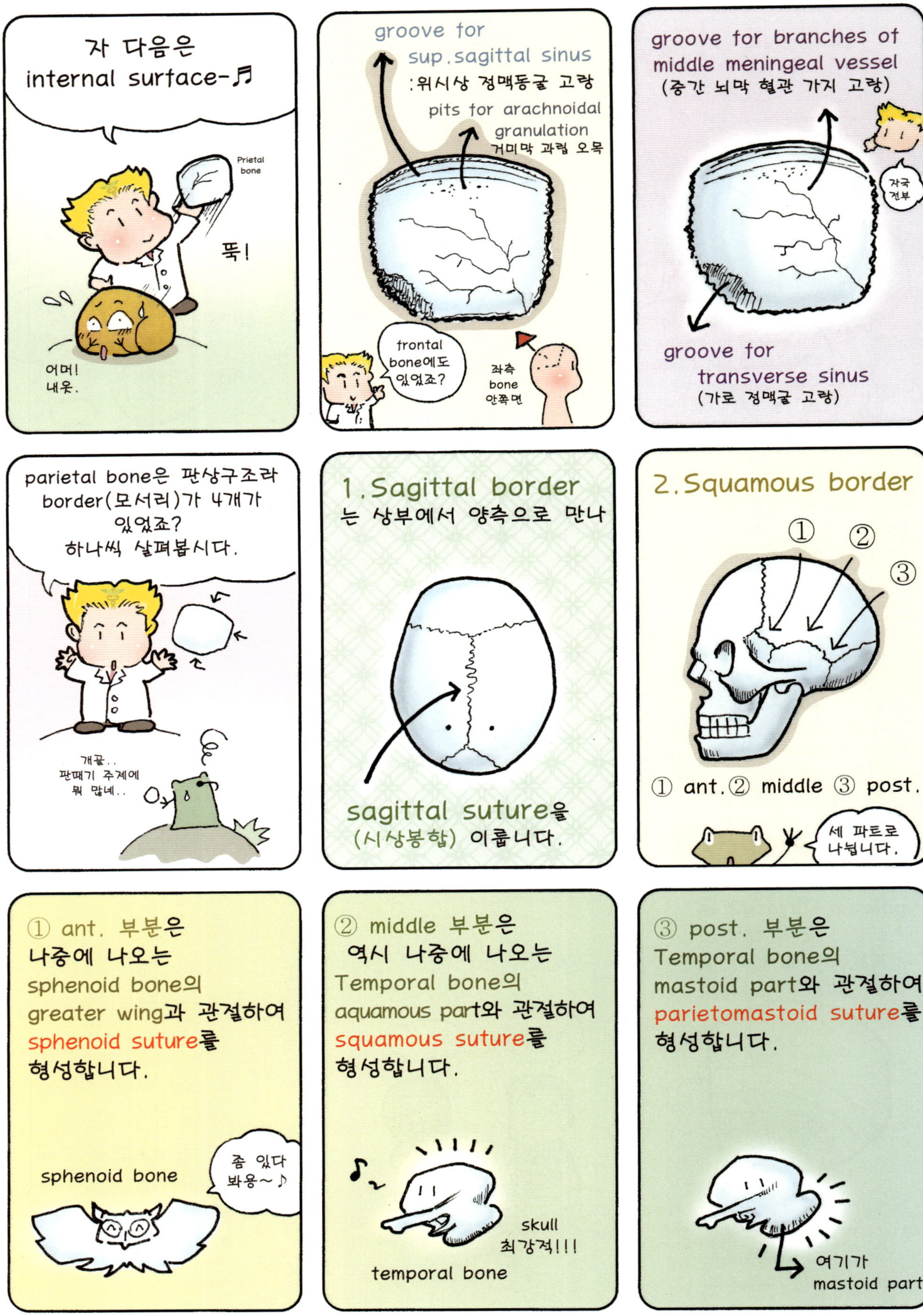

자 다음은
internal surface-♬
Prietal bone
뚝!
어머!
내웃.
groove for
sup. sagittal sinus
:위시상 정맥동굴 고랑
pits for arachnoidal
granulation
거미막 과립 오목
frontal
bone에도
있었죠?
좌측
bone
안쪽면
groove for branches of
middle meningeal vessel
(중간 뇌막 혈관 가지 고랑)
자극
전부
groove for
transverse sinus
(가로 정맥굴 고랑)
parietal bone은 판상구조라
border(모서리)가 4개가
있었죠?
하나씩 살펴봅시다.
개골..
판때기 주제에
뭐 많네..
1. Sagittal border
는 상부에서 양측으로 만나
sagittal suture을
(시상봉합) 이룹니다.
2. Squamous border
① ② ③
① ant. ② middle ③ post.
세 파트로
나뉩니다.
① ant. 부분은
나중에 나오는
sphenoid bone의
greater wing과 관절하여
sphenoid suture를
형성합니다.
sphenoid bone
좀 있다
봐용~♪
② middle 부분은
역시 나중에 나오는
Temporal bone의
aquamous part와 관절하여
squamous suture를
형성합니다.
skull
최강적!!!
temporal bone
③ post. 부분은
Temporal bone의
mastoid part와 관절하여
parietomastoid suture를
형성합니다.
여기가
mastoid part

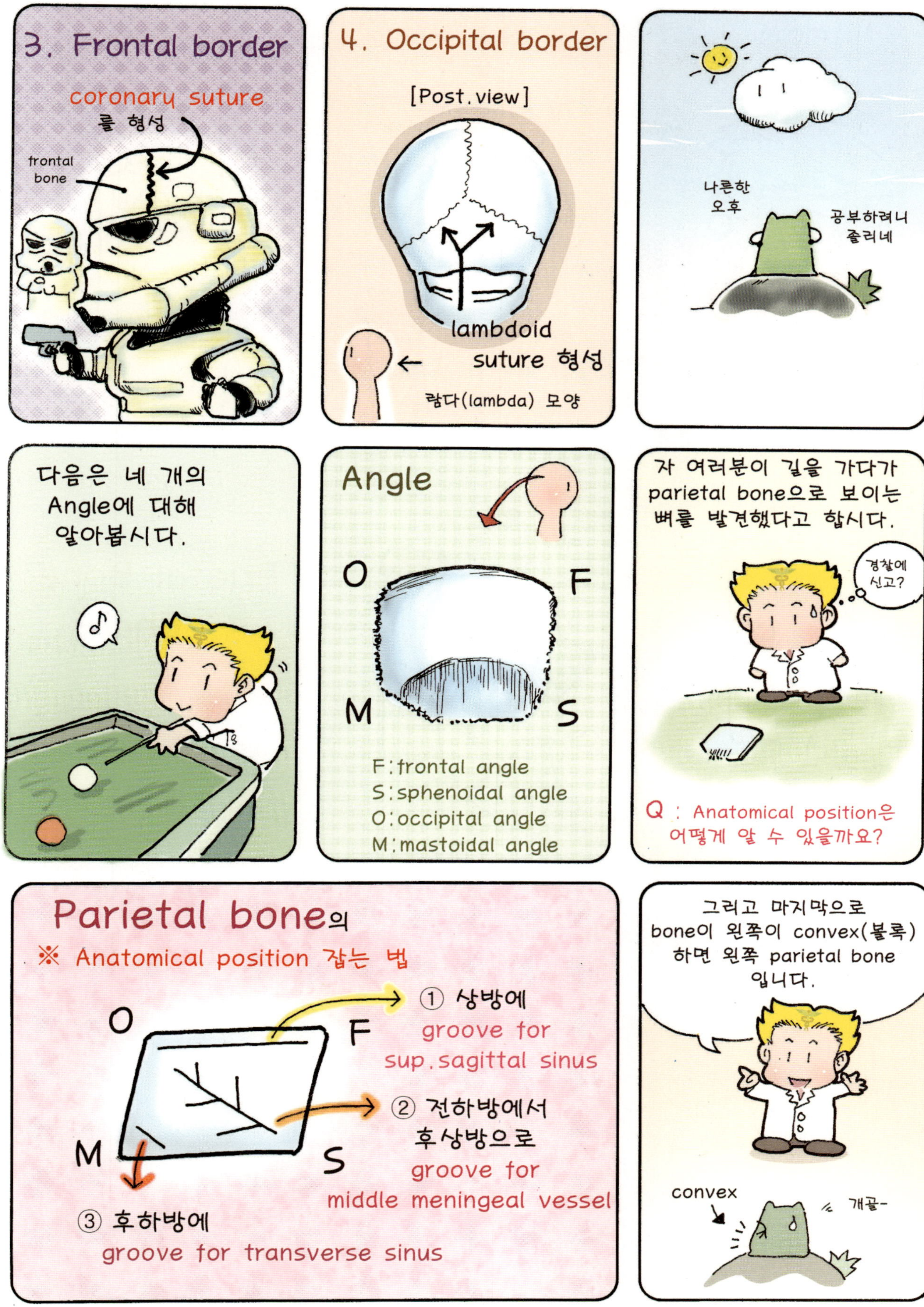
3. Frontal border
coronary suture
를 형성
frontal bone
4. Occipital border
[Post. view]
lambdoid suture 형성
람다(lambda) 모양
나른한 오후
공부하려니 졸리네
다음은 네 개의 Angle에 대해 알아봅시다.
Angle
O
F
M
S
F : frontal angle
S : sphenoidal angle
O : occipital angle
M : mastoidal angle
자 여러분이 길을 가다가 parietal bone으로 보이는 뼈를 발견했다고 합시다.
경찰에 신고?
Q : Anatomical position은 어떻게 알 수 있을까요?
Parietal bone의
※ Anatomical position 잡는 법
O
F
M
S
① 상방에 groove for sup. sagittal sinus
② 전하방에서 후상방으로 groove for middle meningeal vessel
③ 후하방에 groove for transverse sinus
그리고 마지막으로 bone이 왼쪽이 convex(볼록)하면 왼쪽 parietal bone입니다.
convex
개골-

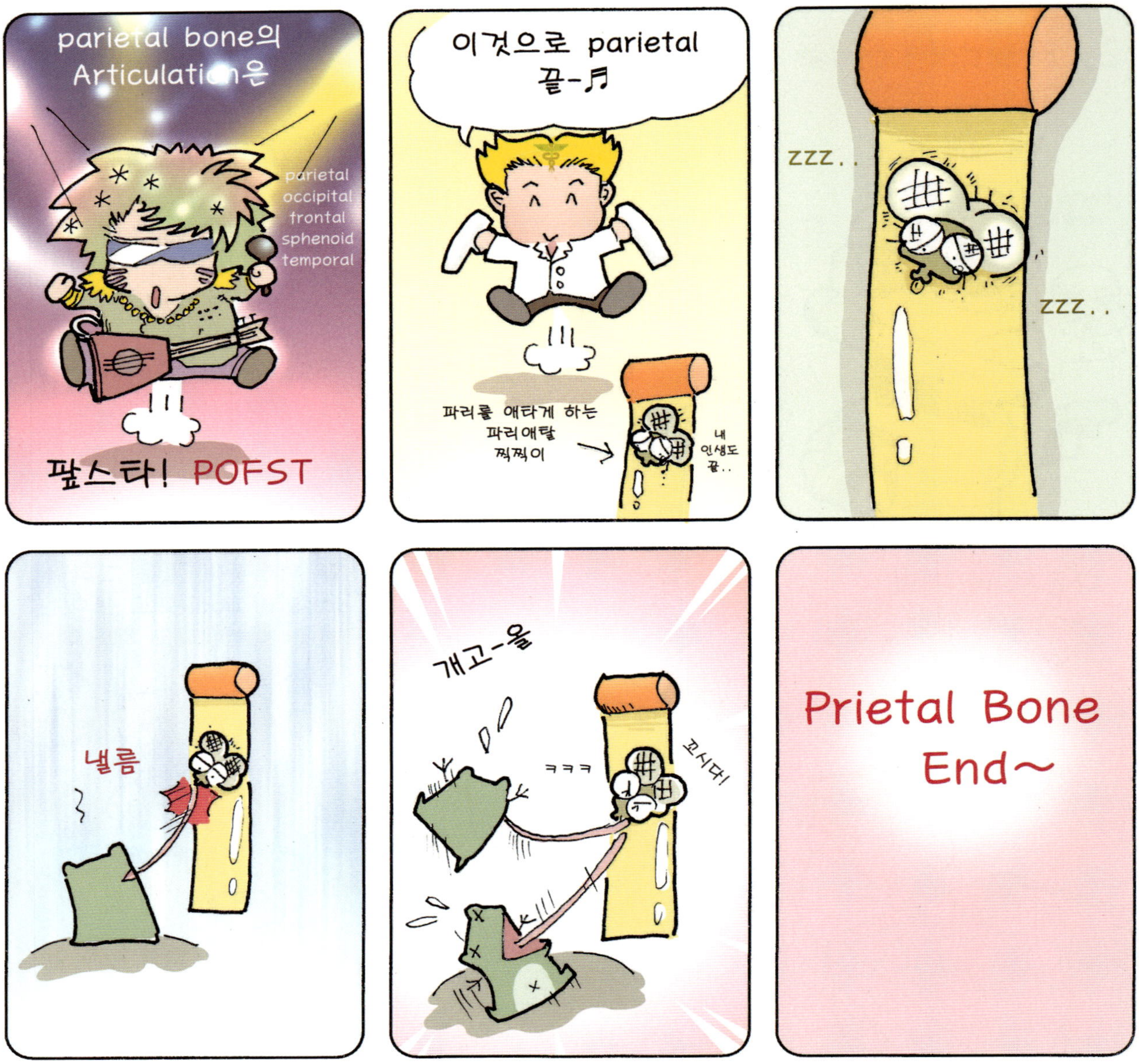
parietal bone의
Articulation은
parietal
occipital
frontal
sphenoid
temporal
팦스타! POFST
이것으로 parietal
끝-♬
파리를 애타게 하는
파리애탈
찍찍이
내
인생도
끝..
zzz..
zzz..
낼름
개고-올
ㅋㅋㅋ
꼬시다
Prietal Bone
End~

# Temporal bone

:측두골
:관자뼈

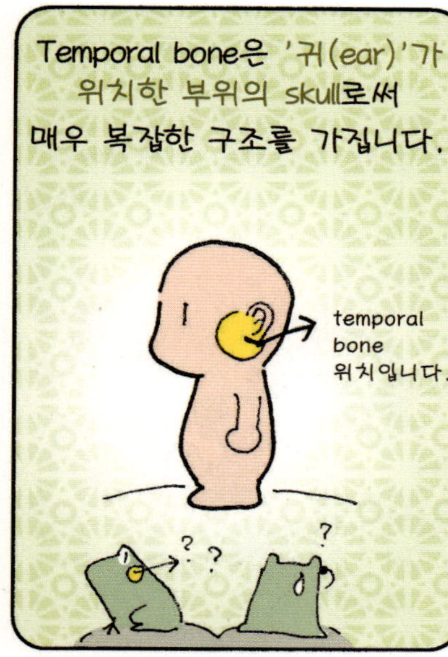

Temporal bone은 '귀(ear)'가
위치한 부위의 skull로써
매우 복잡한 구조를 가집니다.
temporal
bone
위치입니다.


## Temporal bone의 모양

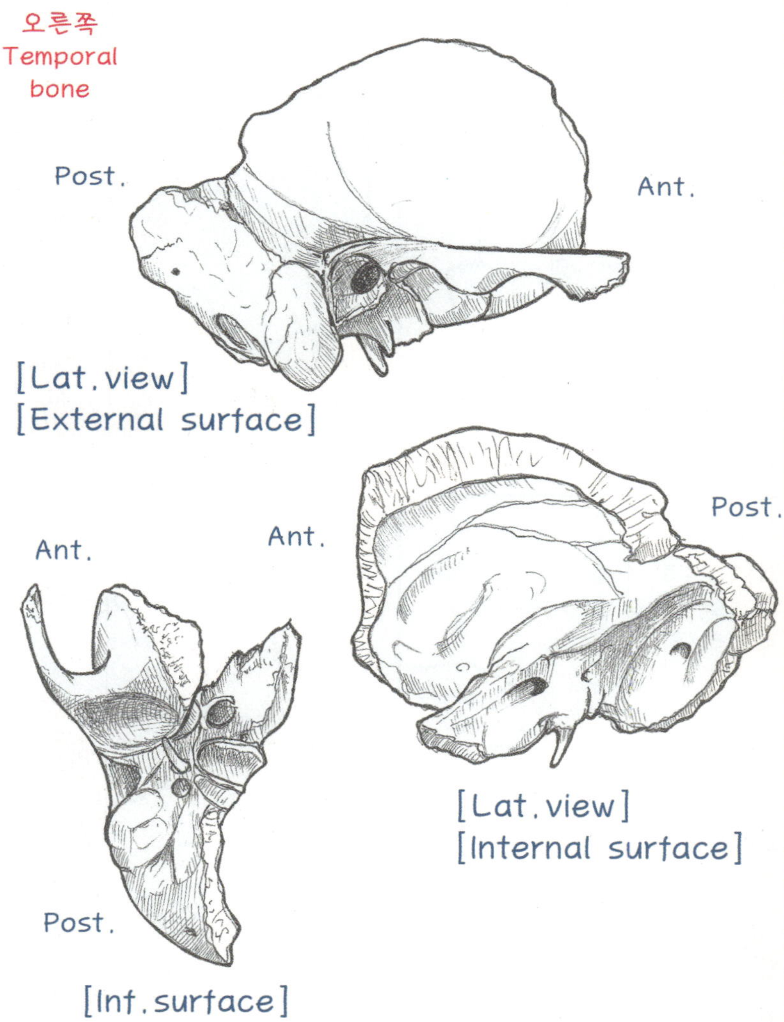


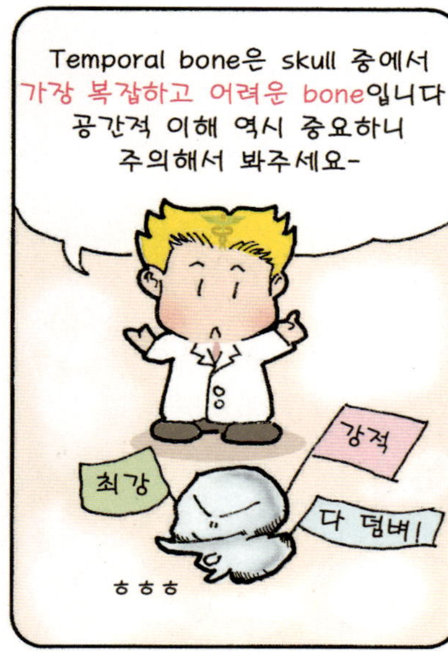

Temporal bone은 skull 중에서
가장 복잡하고 어려운 bone입니다.
공간적 이해 역시 중요하니
주의해서 봐주세요-
강적
최강
다 덤벼!
ㅎㅎㅎ


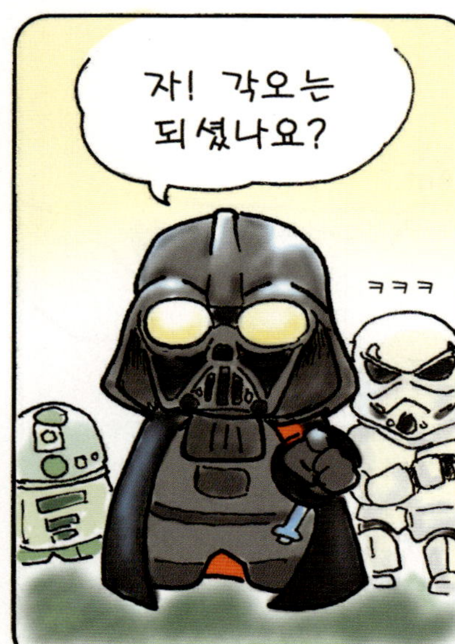

자! 각오는
되셨나요?
ㅋㅋㅋ

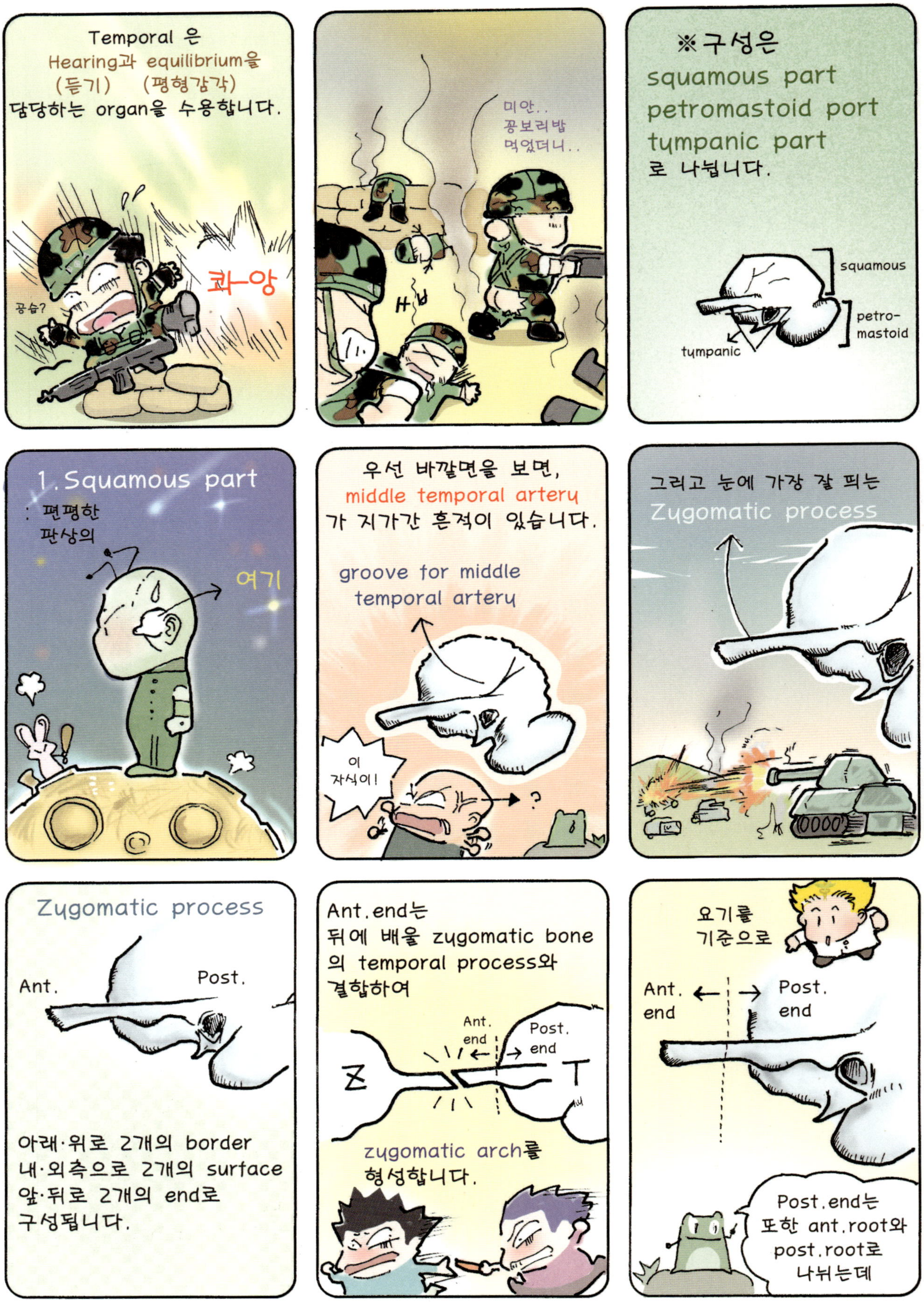

Temporal 은
Hearing과 equilibrium을
(듣기) (평형감각)
담당하는 organ을 수용합니다.
공습?
콰-앙
미안..
꽁보리밥
먹었더니..
※구성은
squamous part
petromastoid port
tympanic part
로 나뉩니다.
squamous
petro-
mastoid
tympanic
1. Squamous part
: 편평한
판상의
여기
우선 바깥면을 보면,
middle temporal artery
가 지나간 흔적이 있습니다.
groove for middle
temporal artery
이
자식이!
그리고 눈에 가장 잘 띄는
Zygomatic process
Zygomatic process
Ant.
Post.
아래·위로 2개의 border
내·외측으로 2개의 surface
앞·뒤로 2개의 end로
구성됩니다.
Ant.end는
뒤에 배울 zygomatic bone
의 temporal process와
결합하여
Ant.
end
Post.
end
Z
T
zygomatic arch를
형성합니다.
요기를
기준으로
Ant.
end
Post.
end
Post.end는
또한 ant.root와
post.root로
나뉘는데

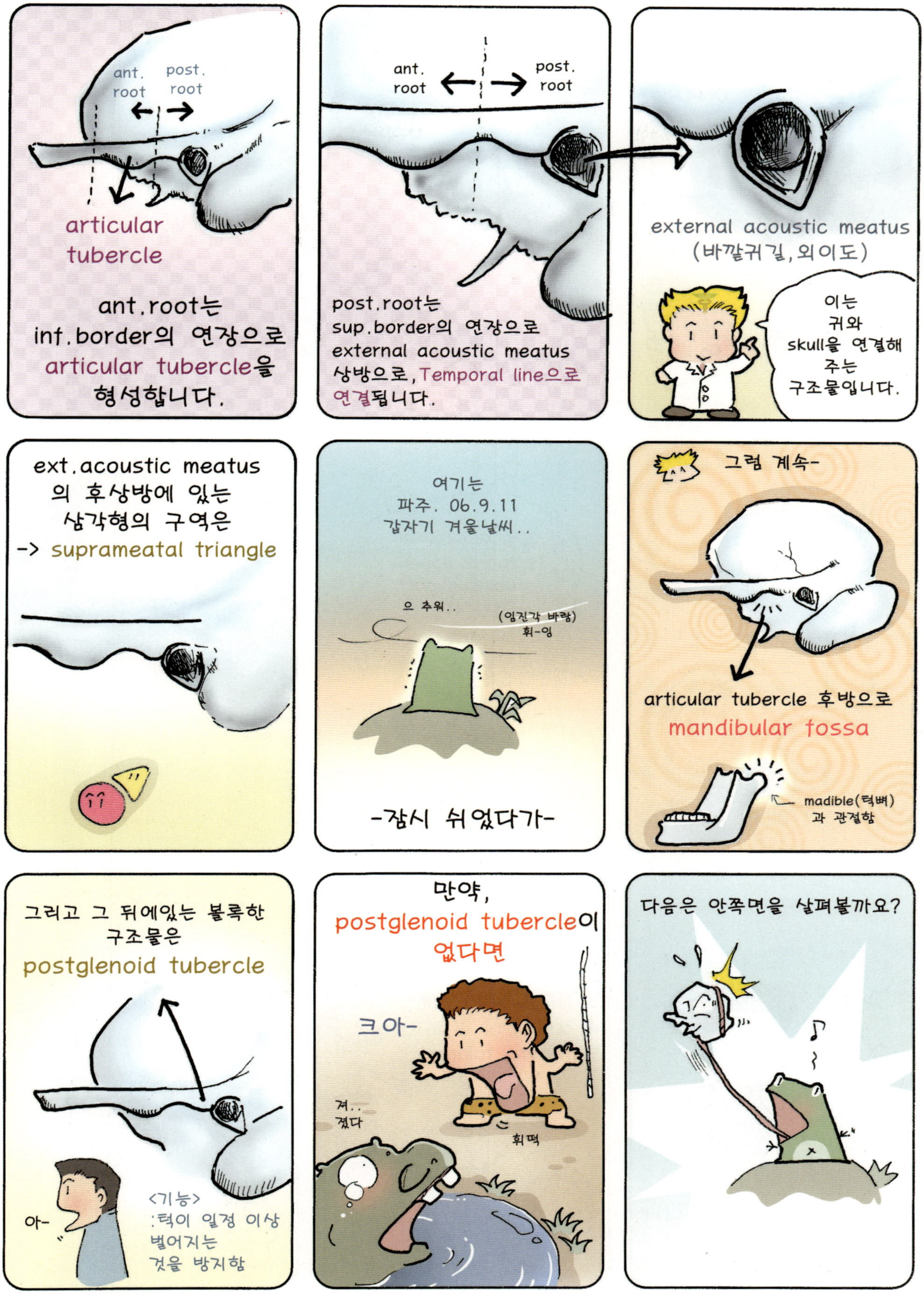

ant. root
post. root
articular tubercle
ant.root는
inf.border의 연장으로
articular tubercle을
형성합니다.
ant. root
post. root
post.root는
sup.border의 연장으로
external acoustic meatus
상방으로, Temporal line으로
연결됩니다.
external acoustic meatus
(바깥귀길, 외이도)
이는
귀와
skull을 연결해
주는
구조물입니다.
ext.acoustic meatus
의 후상방에 있는
삼각형의 구역은
-> suprameatal triangle
여기는
파주. 06.9.11
갑자기 겨울날씨..
으 추워..
(임진각 바람)
휘-잉
-잠시 쉬었다가-
그럼 계속-
articular tubercle 후방으로
mandibular fossa
madible(턱뼈)
과 관절함
그리고 그 뒤에있는 볼록한
구조물은
postglenoid tubercle
아-
<기능>
:턱이 일정 이상
벌어지는
것을 방지함
만약,
postglenoid tubercle이
없다면
크아-
겨..
겄다
휘떡
다음은 안쪽면을 살펴볼까요?

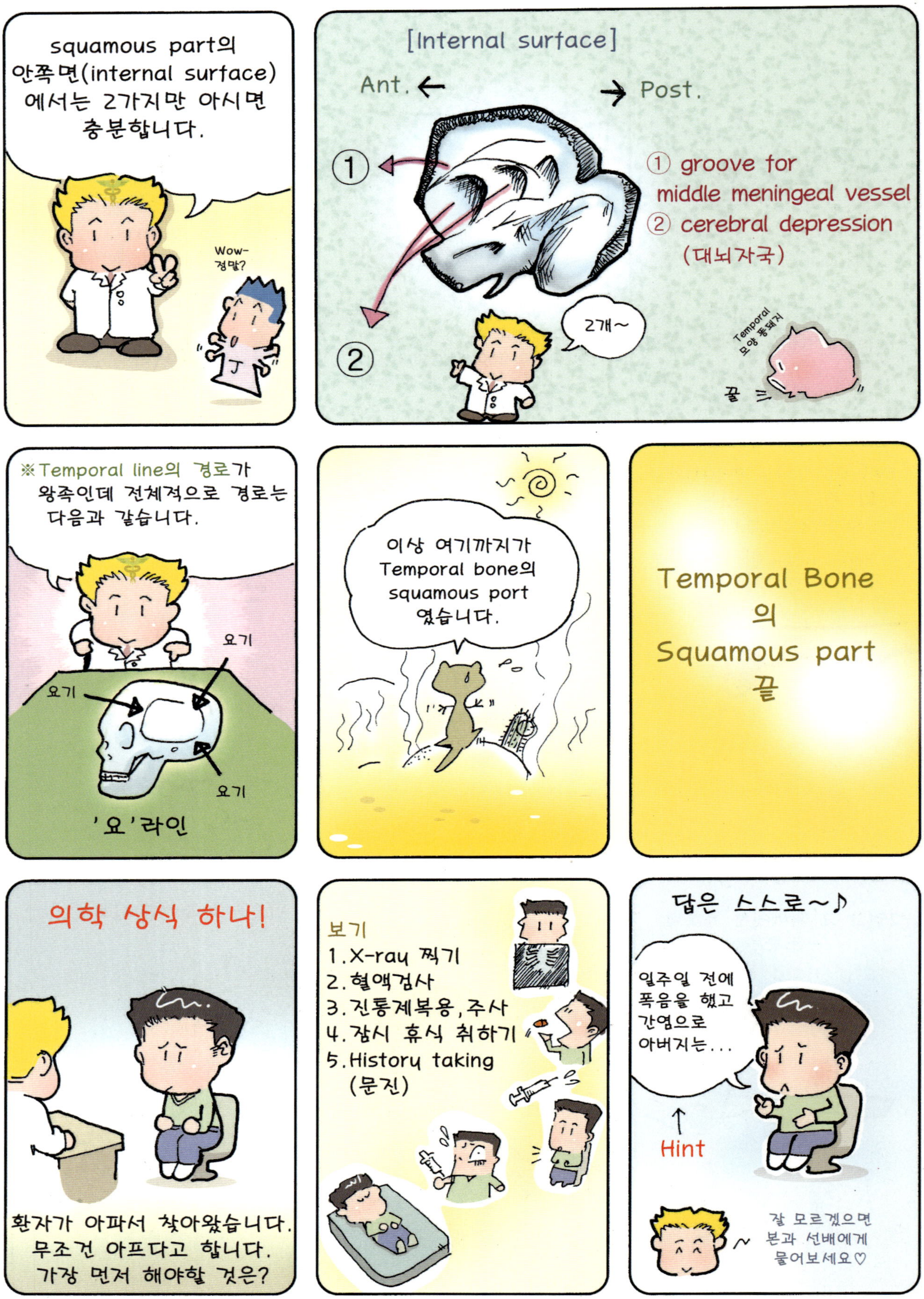

squamous part의 안쪽면(internal surface)에서는 2가지만 아시면 충분합니다.
Wow- 정말?
[Internal surface]
Ant.
Post.
① groove for middle meningeal vessel
② cerebral depression (대뇌자국)
2개~
Temporal 모양 통돼지
꿀
※Temporal line의 경로가 왕족인데 전체적으로 경로는 다음과 같습니다.
요기
요기
요기
'요'라인
이상 여기까지가 Temporal bone의 squamous port 였습니다.
Temporal Bone 의 Squamous part 끝
의학 상식 하나!
환자가 아파서 찾아왔습니다. 무조건 아프다고 합니다. 가장 먼저 해야할 것은?
보기
1. X-ray 찍기
2. 혈액검사
3. 진통제복용, 주사
4. 잠시 휴식 취하기
5. History taking (문진)
답은 스스로~♪
일주일 전에 폭음을 했고 간염으로 아버지는...
Hint
잘 모르겠으면 본과 선배에게 물어보세요♡

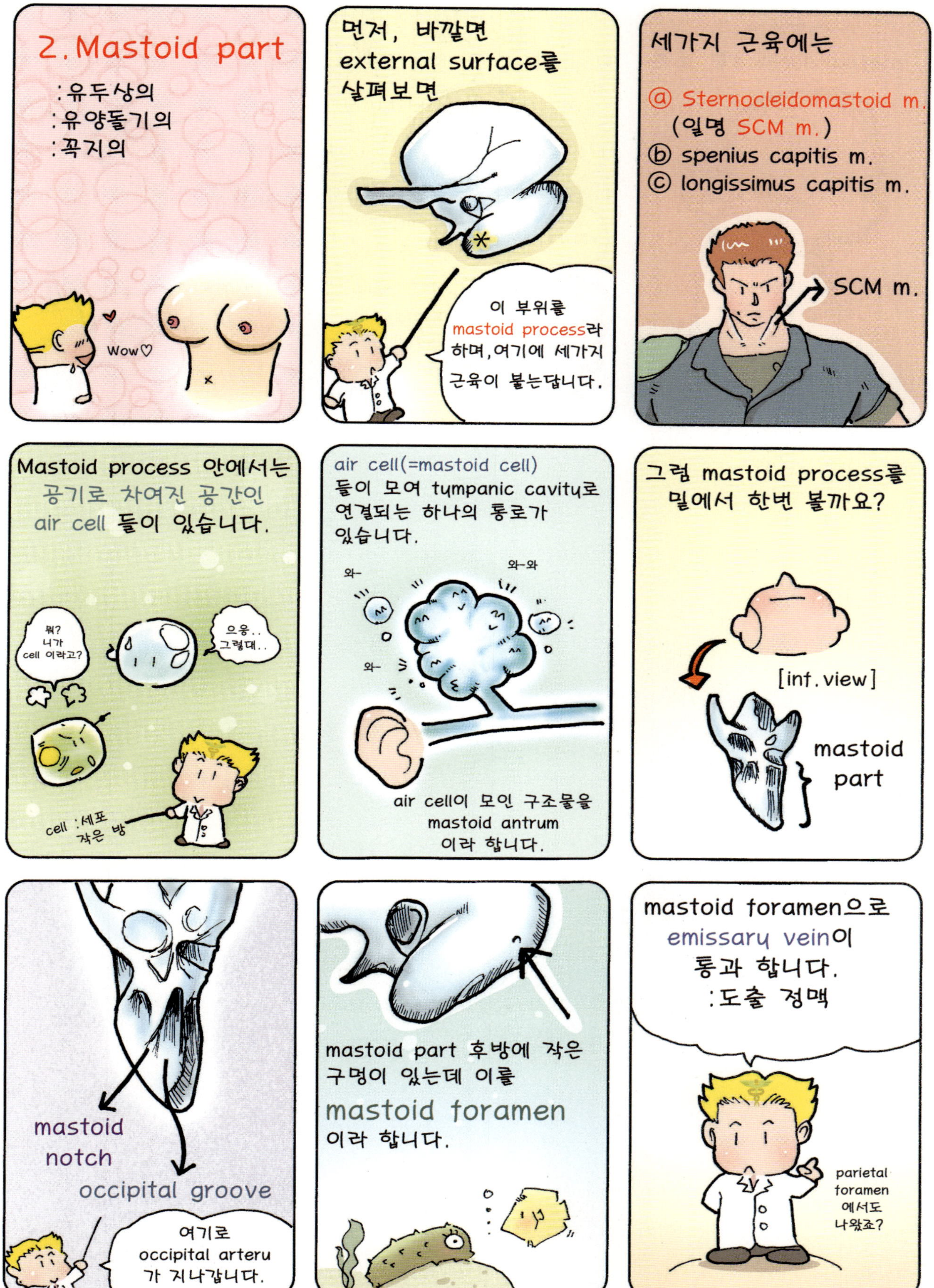
2. Mastoid part
:유두상의
:유양돌기의
:꼭지의
Wow♡
먼저, 바깥면
external surface를
살펴보면
이 부위를
mastoid process라
하며, 여기에 세가지
근육이 붙는답니다.
세가지 근육에는
ⓐ Sternocleidomastoid m.
(일명 SCM m.)
ⓑ spenius capitis m.
ⓒ longissimus capitis m.
SCM m.
Mastoid process 안에서는
공기로 차여진 공간인
air cell 들이 있습니다.
뭐?
니가
cell 이라고?
으응..
그렇대..
cell :세포
작은 방
air cell(=mastoid cell)
들이 모여 tympanic cavity로
연결되는 하나의 통로가
있습니다.
와-
와-와
와-
air cell이 모인 구조물을
mastoid antrum
이라 합니다.
그럼 mastoid process를
밑에서 한번 볼까요?
[inf. view]
mastoid
part
mastoid
notch
occipital groove
여기로
occipital arteru
가 지나갑니다.
mastoid part 후방에 작은
구멍이 있는데 이를
mastoid foramen
이라 합니다.
mastoid foramen으로
emissary vein이
통과 합니다.
:도출 정맥
parietal
foramen
에서도
나왔죠?

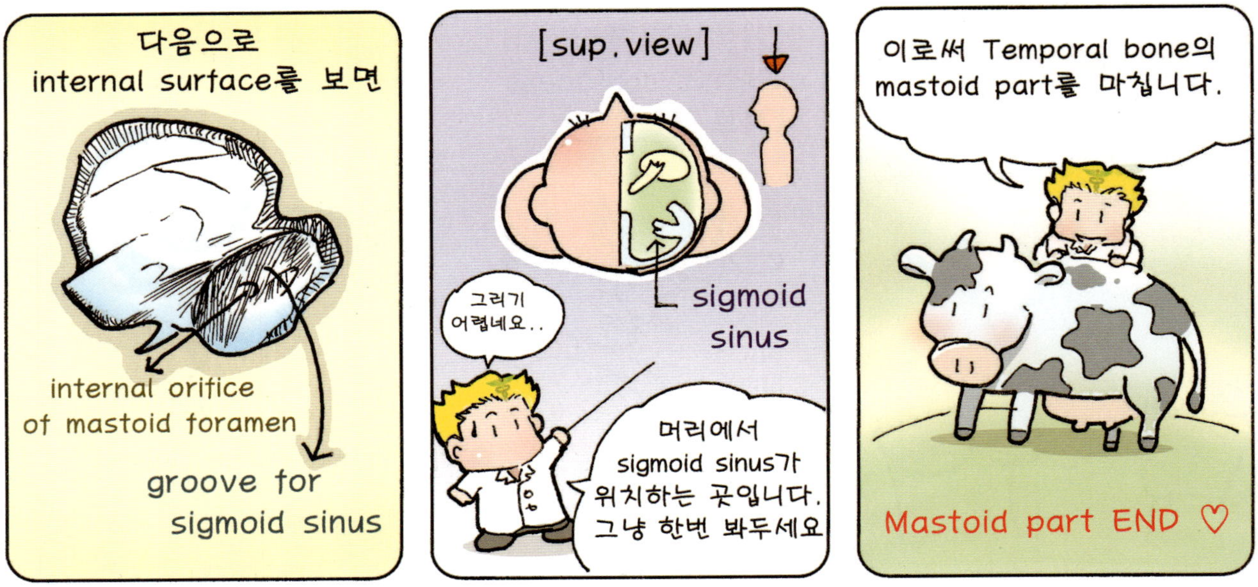
다음으로
internal surface를 보면
internal orifice
of mastoid foramen
groove for
sigmoid sinus
[sup. view]
sigmoid
sinus
그러기
어렵네요..
머리에서
sigmoid sinus가
위치하는 곳입니다.
그냥 한번 봐두세요
이로써 Temporal bone의
mastoid part를 마칩니다.
Mastoid part END ♡

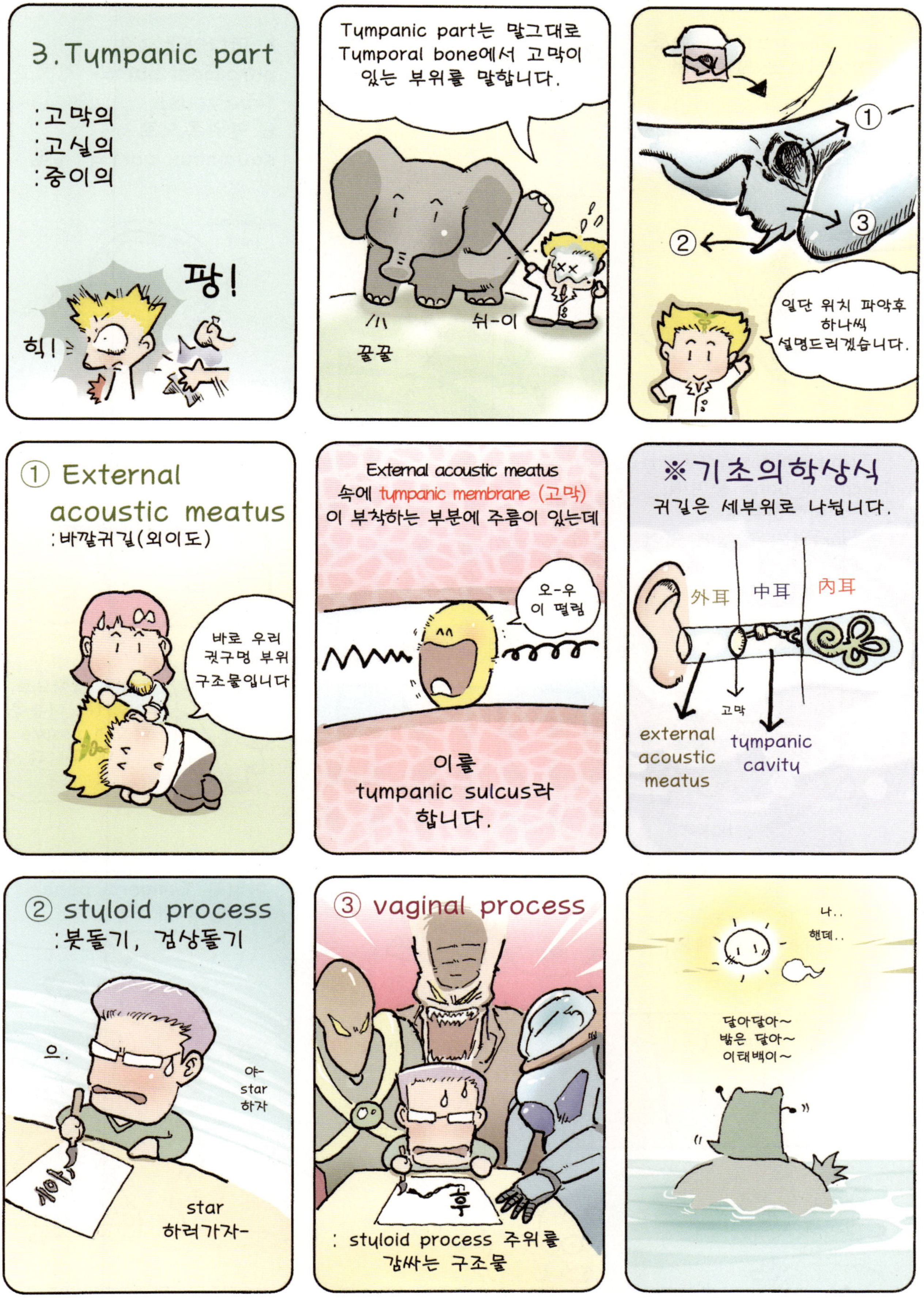
3. Tympanic part
:고막의
:고실의
:중이의
팡!
힉!
Tympanic part는 말그대로 Tymporal bone에서 고막이 있는 부위를 말합니다.
쉬-이
꿀꿀
①
②
③
일단 위치 파악후 하나씩 설명드리겠습니다.
① External acoustic meatus
:바깥귀길(외이도)
바로 우리 귓구멍 부위 구조물입니다
External acoustic meatus 속에 tympanic membrane (고막)이 부착하는 부분에 주름이 있는데
오-우 이 떨림
이를 tympanic sulcus라 합니다.
※기초의학상식
귀길은 세부위로 나뉩니다.
外耳
中耳
內耳
고막
external acoustic meatus
tympanic cavity
② styloid process
:붓돌기, 검상돌기
으.
야- star 하자
star 하러가자-
③ vaginal process
: styloid process 주위를 감싸는 구조물
나.. 핸데..
달아달아~
밝은 달아~
이태백이~

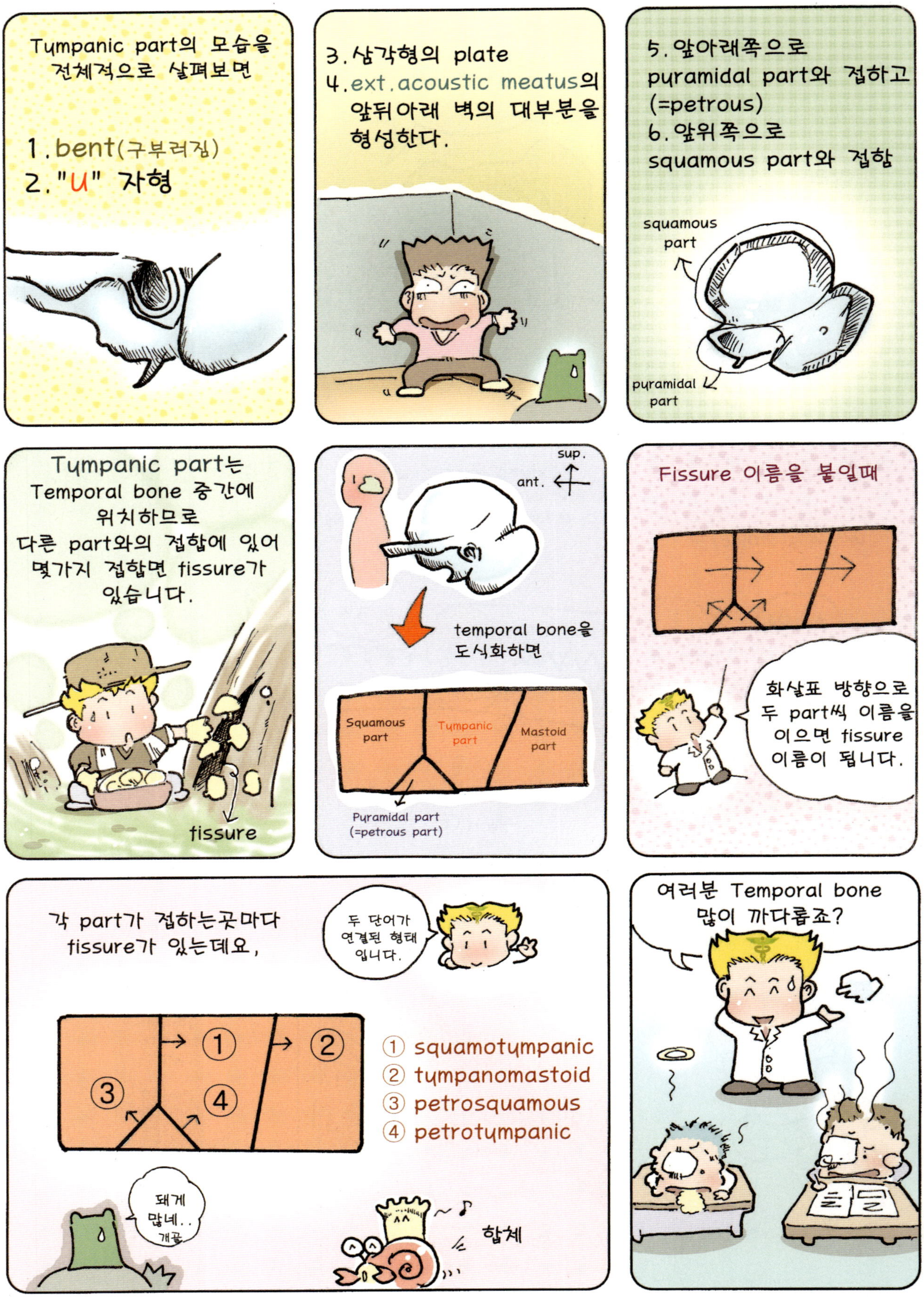
Tympanic part의 모습을 전체적으로 살펴보면
1. bent(구부러짐)
2. "U" 자형
3. 삼각형의 plate
4. ext. acoustic meatus의 앞뒤아래 벽의 대부분을 형성한다.
5. 앞아래쪽으로 pyramidal part와 접하고 (=petrous)
6. 앞위쪽으로 squamous part와 접함
squamous part
pyramidal part
Tympanic part는 Temporal bone 중간에 위치하므로 다른 part와의 접합에 있어 몇가지 접합면 fissure가 있습니다.
fissure
sup.
ant.
temporal bone을 도식화하면
Squamous part
Tympanic part
Mastoid part
Pyramidal part (=petrous part)
Fissure 이름을 붙일때
화살표 방향으로 두 part씩 이름을 이으면 fissure 이름이 됩니다.
각 part가 접하는곳마다 fissure가 있는데요,
두 단어가 연결된 형태 입니다.
① squamotympanic
② tympanomastoid
③ petrosquamous
④ petrotympanic
돼게 많네.. 개골
합체
여러분 Temporal bone 많이 까다롭죠?

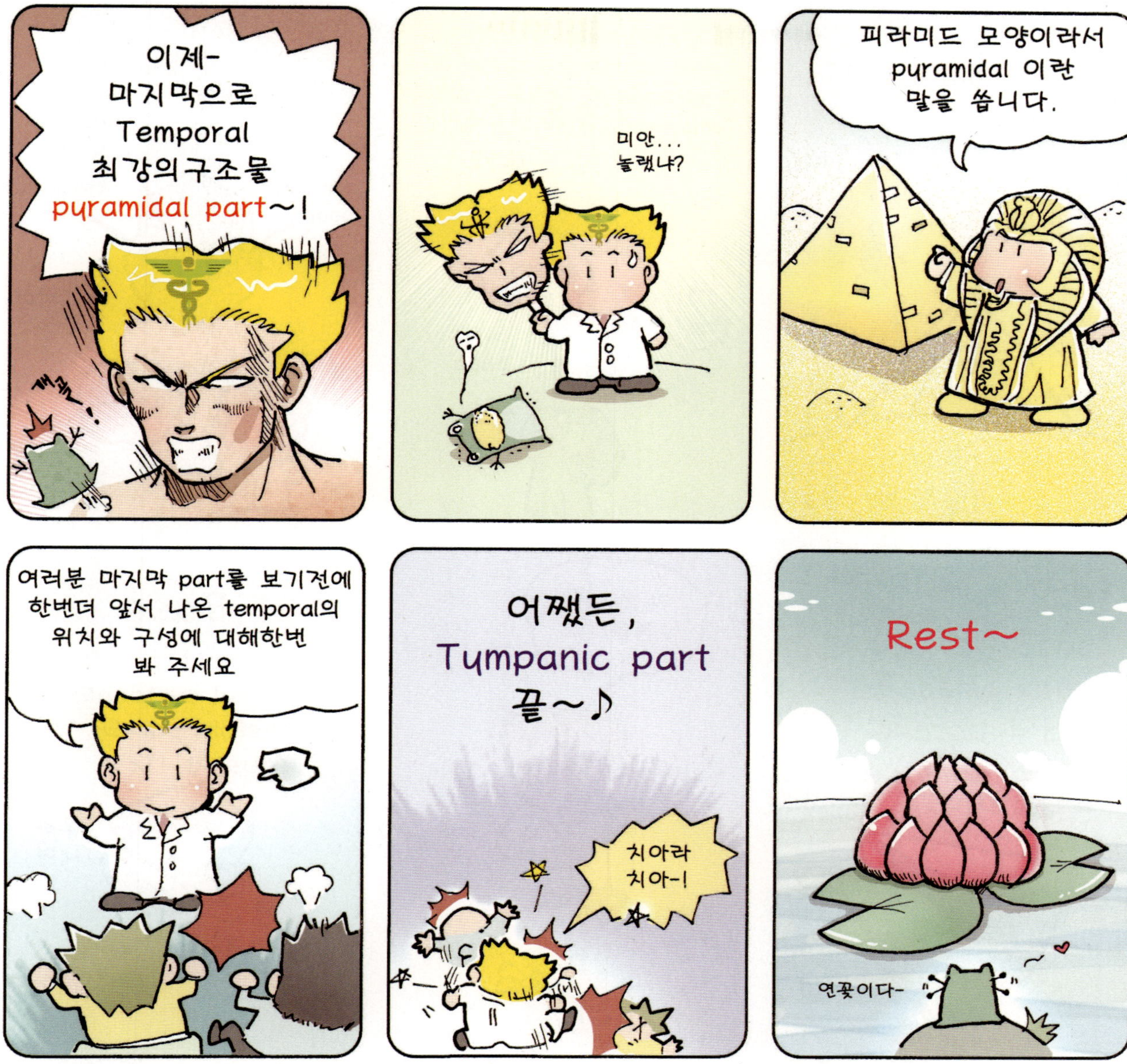
이제-
마지막으로
Temporal
최강의구조물
pyramidal part~!
미안...
놀랬냐?
피라미드 모양이라서
pyramidal 이란
말을 씁니다.
여러분 마지막 part를 보기전에
한번더 앞서 나온 temporal의
위치와 구성에 대해한번
봐 주세요
어쨌든,
Tympanic part
끝~♪
치아라
치아-!
Rest~
연꽃이다-

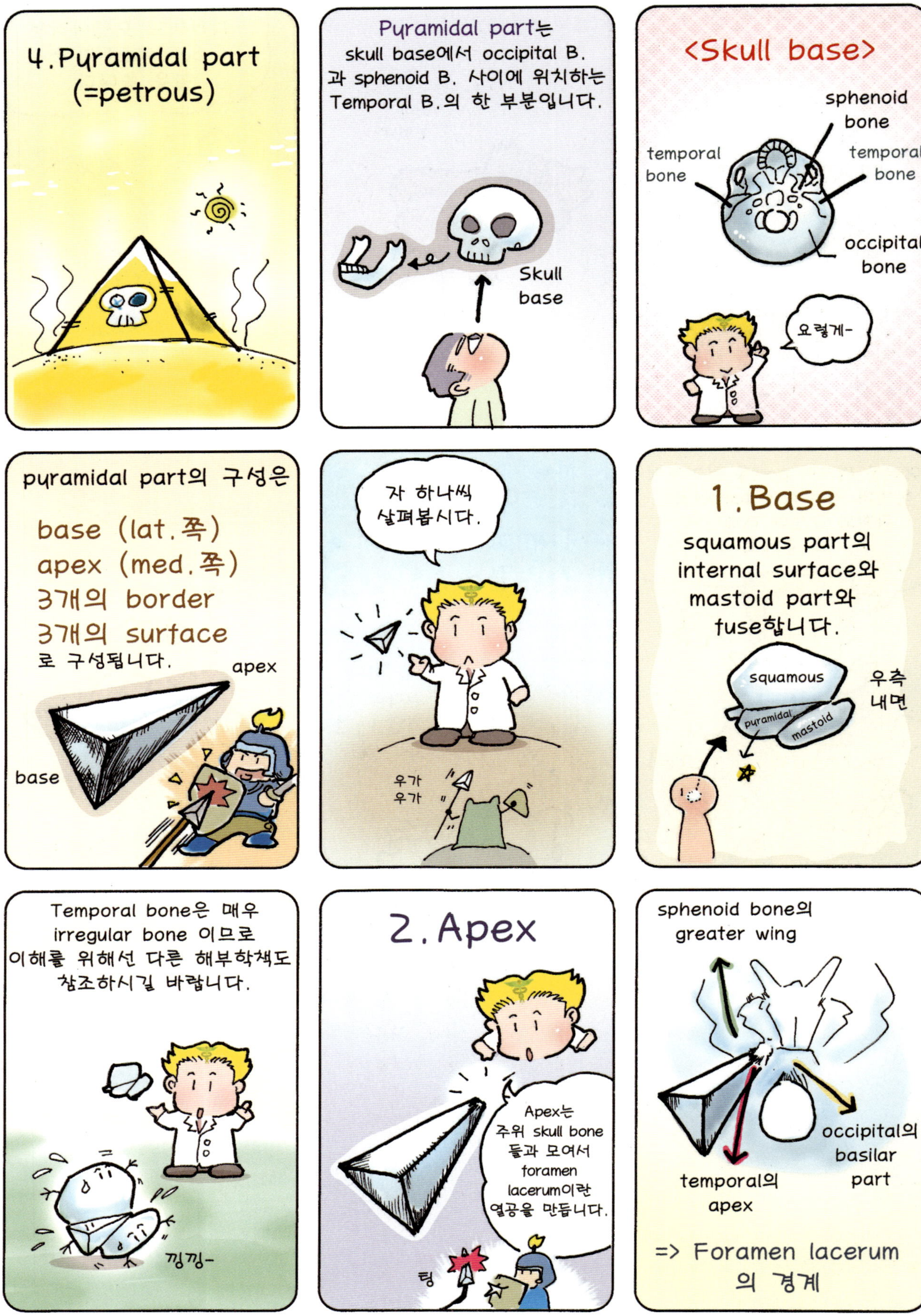
4. Pyramidal part
(=petrous)
Pyramidal part는 skull base에서 occipital B. 과 sphenoid B. 사이에 위치하는 Temporal B.의 한 부분입니다.
Skull base
<Skull base>
sphenoid bone
temporal bone
temporal bone
occipital bone
요렇게-
pyramidal part의 구성은
base (lat. 쪽)
apex (med. 쪽)
3개의 border
3개의 surface
로 구성됩니다.
apex
base
자 하나씩 살펴봅시다.
우가 우가
1. Base
squamous part의 internal surface와 mastoid part와 fuse합니다.
squamous
pyramidal
mastoid
우측 내면
Temporal bone은 매우 irregular bone 이므로 이해를 위해선 다른 해부학책도 참조하시길 바랍니다.
낑낑-
2. Apex
Apex는 주위 skull bone 들과 모여서 foramen lacerum이란 열공을 만듭니다.
팅
sphenoid bone의 greater wing
occipital의 basilar part
temporal의 apex
=> Foramen lacerum 의 경계

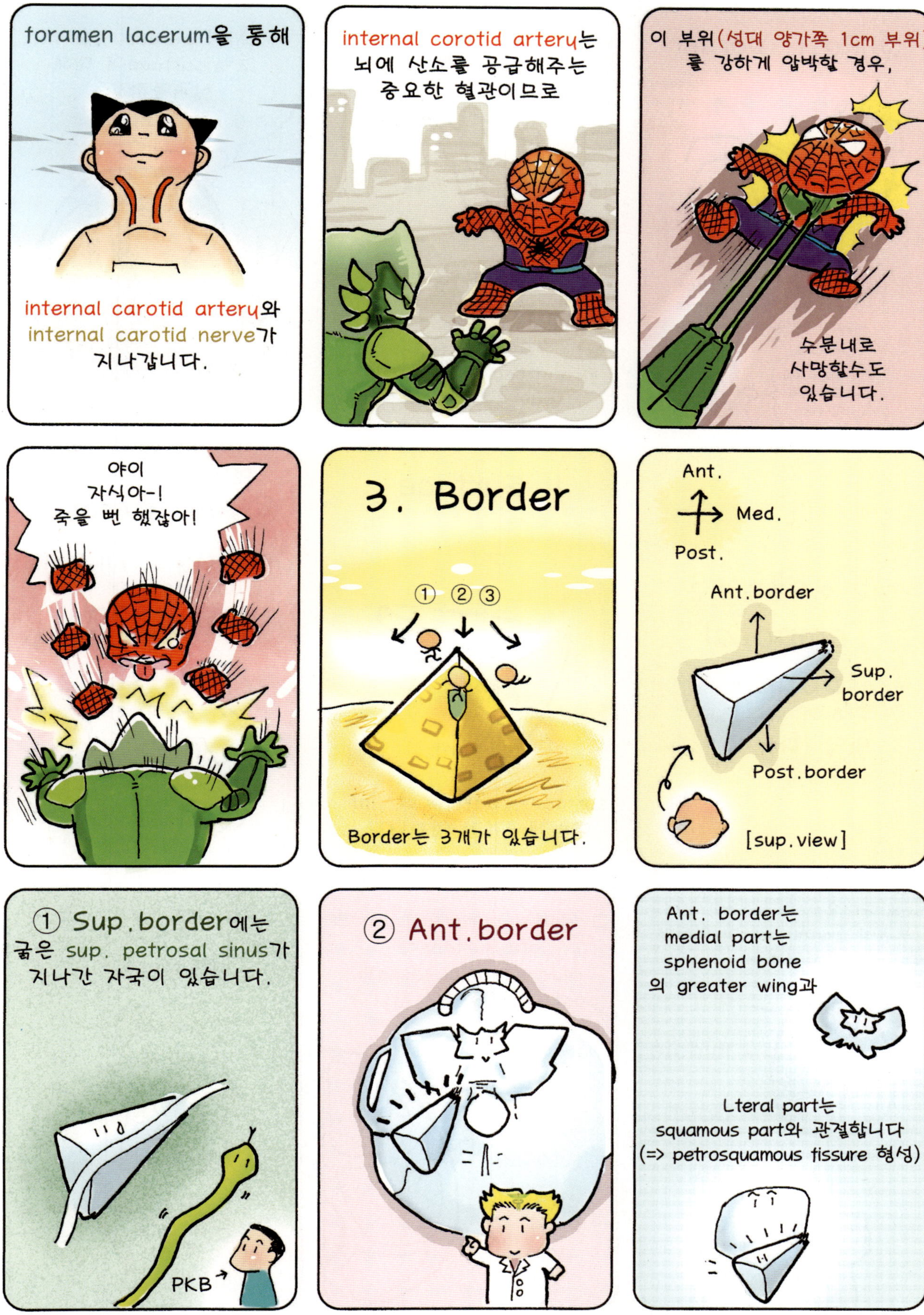
foramen lacerum을 통해
internal carotid artery와
internal carotid nerve가
지나갑니다.
internal corotid artery는
뇌에 산소를 공급해주는
중요한 혈관이므로
이 부위(성대 양가쪽 1cm 부위)
를 강하게 압박할 경우,
수분내로
사망할수도
있습니다.
야이
자식아-!
죽을 뻔 했잖아!
3. Border
① ② ③
Border는 3개가 있습니다.
Ant.
Med.
Post.
Ant.border
Sup.
border
Post.border
[sup.view]
① Sup.border에는
굵은 sup. petrosal sinus가
지나간 자국이 있습니다.
PKB
② Ant.border
Ant. border는
medial part는
sphenoid bone
의 greater wing과
Lteral part는
squamous part와 관절합니다
(=> petrosquamous fissure 형성)

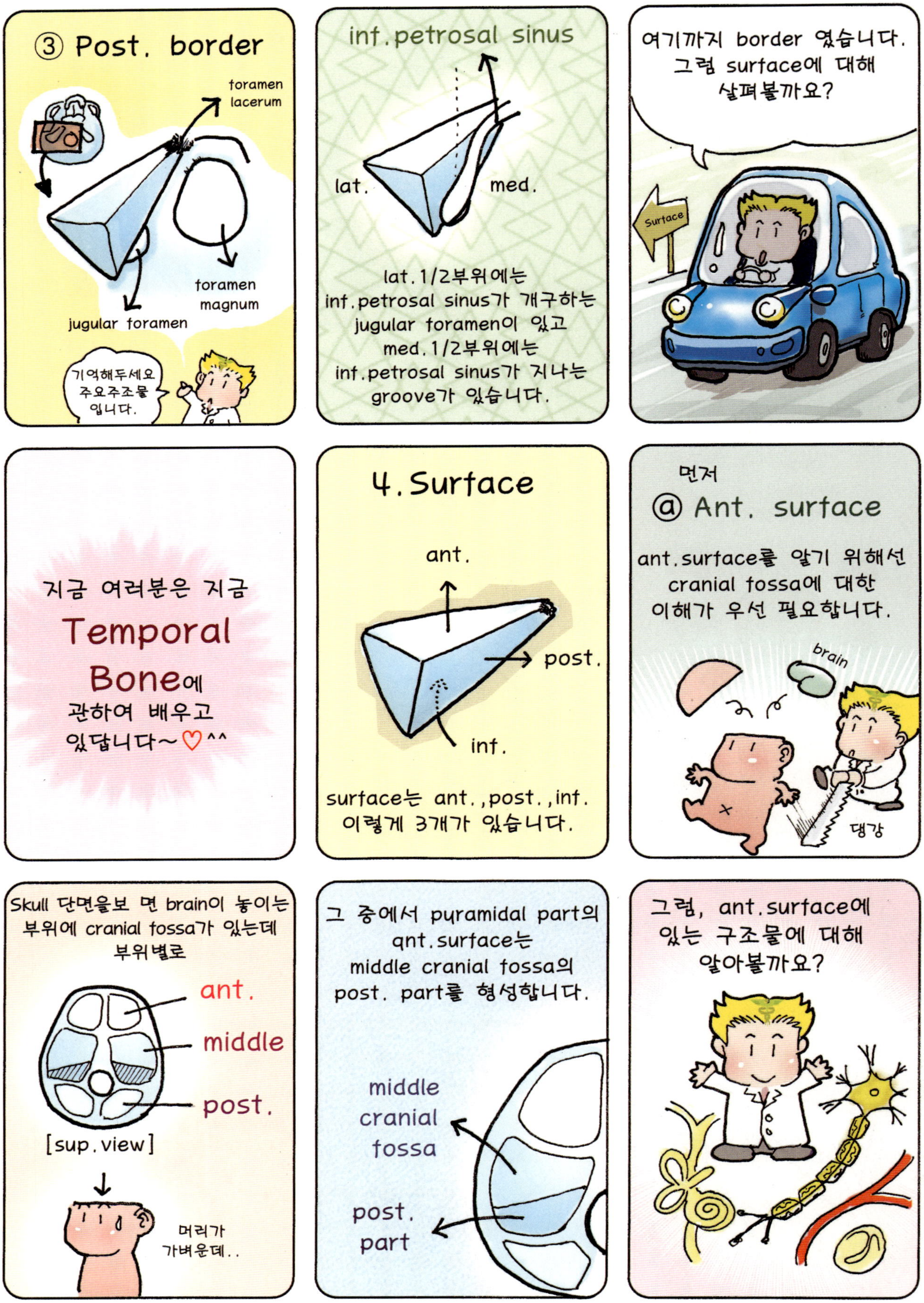
③ Post. border
foramen lacerum
foramen magnum
jugular foramen
기억해두세요 주요주조물 입니다.
inf. petrosal sinus
lat.
med.
lat. 1/2부위에는 inf. petrosal sinus가 개구하는 jugular foramen이 있고 med. 1/2부위에는 inf. petrosal sinus가 지나는 groove가 있습니다.
여기까지 border 였습니다. 그럼 surface에 대해 살펴볼까요?
Surface
지금 여러분은 지금 Temporal Bone에 관하여 배우고 있답니다~♡^^
4. Surface
ant.
post.
inf.
surface는 ant., post., inf. 이렇게 3개가 있습니다.
먼저 ⓐ Ant. surface
ant. surface를 알기 위해선 cranial fossa에 대한 이해가 우선 필요합니다.
brain
댕강
Skull 단면을보 면 brain이 놓이는 부위에 cranial fossa가 있는데 부위별로
ant.
middle
post.
[sup. view]
머리가 가벼운데..
그 중에서 pyramidal part의 ant. surface는 middle cranial fossa의 post. part를 형성합니다.
middle cranial fossa
post. part
그럼, ant. surface에 있는 구조물에 대해 알아볼까요?

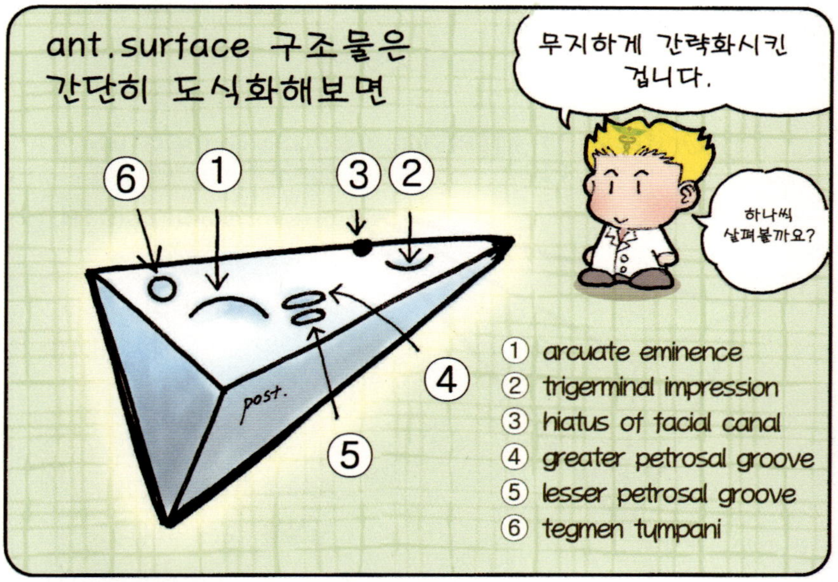
ant.surface 구조물은
간단히 도식화해보면
무지하게 간략화시킨
겁니다.
하나씩
살펴볼까요?
⑥
①
③
②
④
⑤
post.
① arcuate eminence
② trigerminal impression
③ hiatus of facial canal
④ greater petrosal groove
⑤ lesser petrosal groove
⑥ tegmen tympani

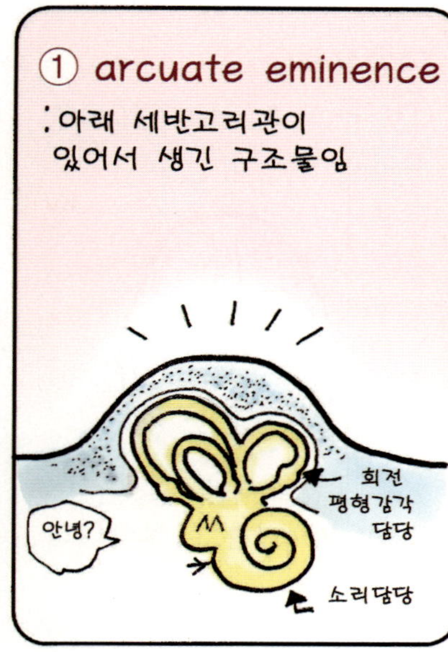
① arcuate eminence
: 아래 세반고리관이
있어서 생긴 구조물임
회전
평형감각
담당
안녕?
소리담당

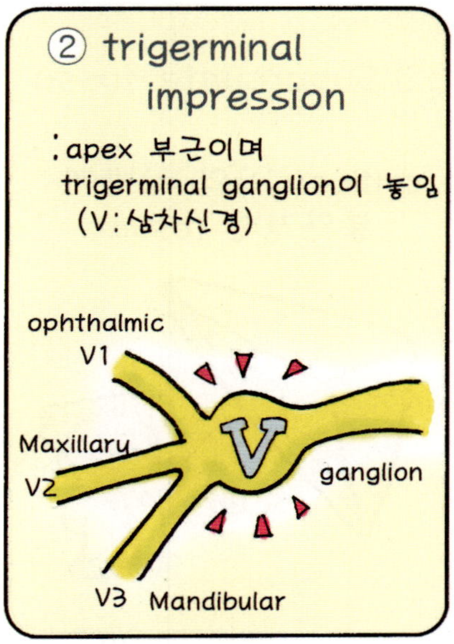
② trigerminal
impression
: apex 부근이며
trigerminal ganglion이 놓임
(V: 삼차신경)
ophthalmic
V1
Maxillary
V2
V
ganglion
V3 Mandibular

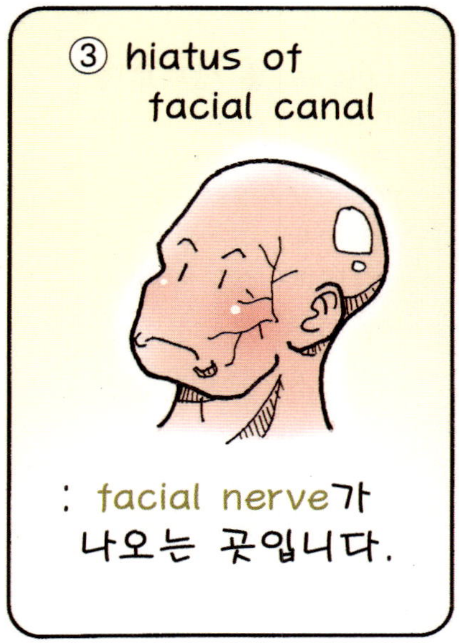
③ hiatus of
facial canal
: facial nerve가
나오는 곳입니다.

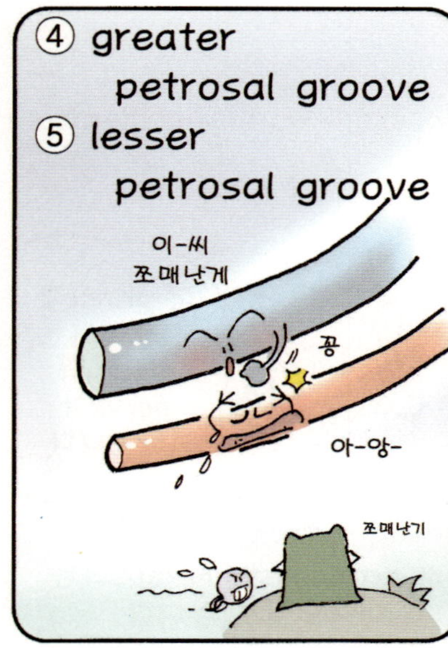
④ greater
petrosal groove
⑤ lesser
petrosal groove
이-씨
쪼매난게
콩
아-앙-
쪼매난기

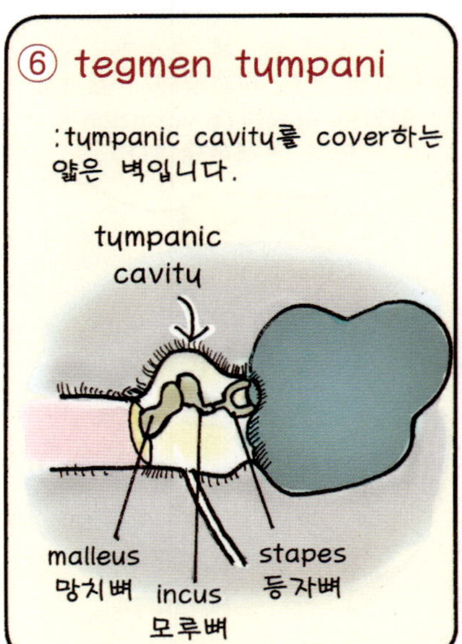
⑥ tegmen tympani
: tympanic cavity를 cover하는
얇은 벽입니다.
tympanic
cavity
malleus
망치뼈
incus
모루뼈
stapes
등자뼈

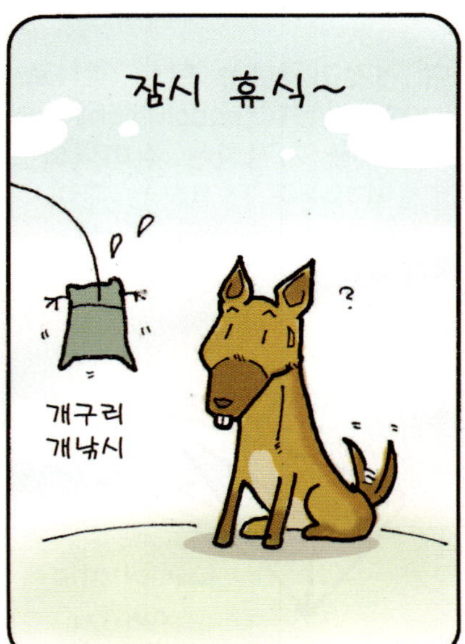
잠시 휴식~
개구리
개낚시
?

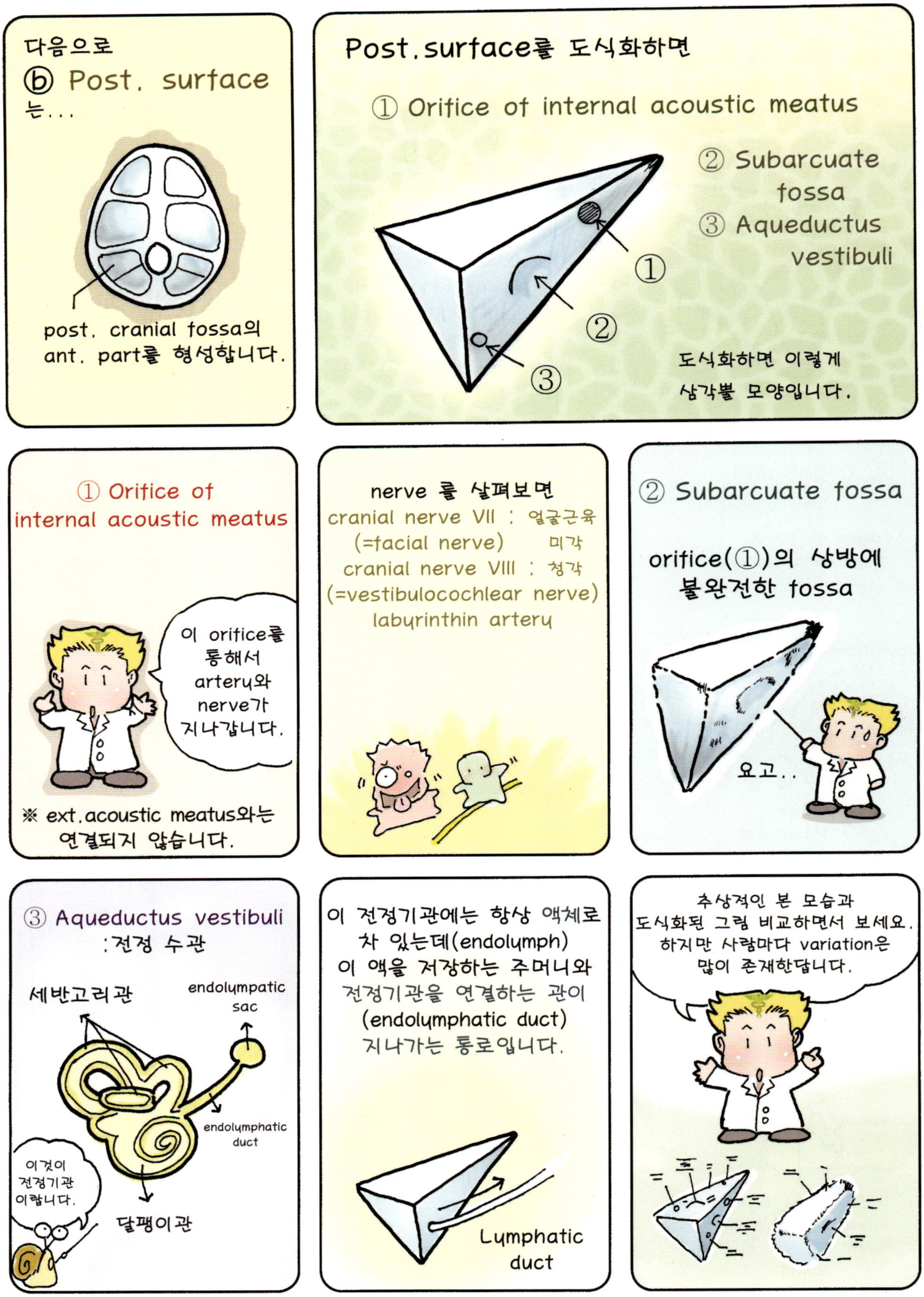
다음으로
ⓑ Post. surface
는...
post. cranial fossa의
ant. part를 형성합니다.
Post.surface를 도식화하면
① Orifice of internal acoustic meatus
② Subarcuate fossa
③ Aqueductus vestibuli
①
②
③
도식화하면 이렇게
삼각뿔 모양입니다.
① Orifice of
internal acoustic meatus
이 orifice를
통해서
artery와
nerve가
지나갑니다.
※ ext.acoustic meatus와는
연결되지 않습니다.
nerve 를 살펴보면
cranial nerve VII : 얼굴근육
(=facial nerve) 미각
cranial nerve VIII : 청각
(=vestibulocochlear nerve)
labyrinthin artery
② Subarcuate fossa
orifice(①)의 상방에
불완전한 fossa
요고..
③ Aqueductus vestibuli
:전정 수관
세반고리관
endolympatic
sac
endolymphatic
duct
이것이
전정기관
이랍니다.
달팽이관
이 전정기관에는 항상 액체로
차 있는데(endolymph)
이 액을 저장하는 주머니와
전정기관을 연결하는 관이
(endolymphatic duct)
지나가는 통로입니다.
Lymphatic
duct
추상적인 본 모습과
도식화된 그림 비교하면서 보세요.
하지만 사람마다 variation은
많이 존재한답니다.

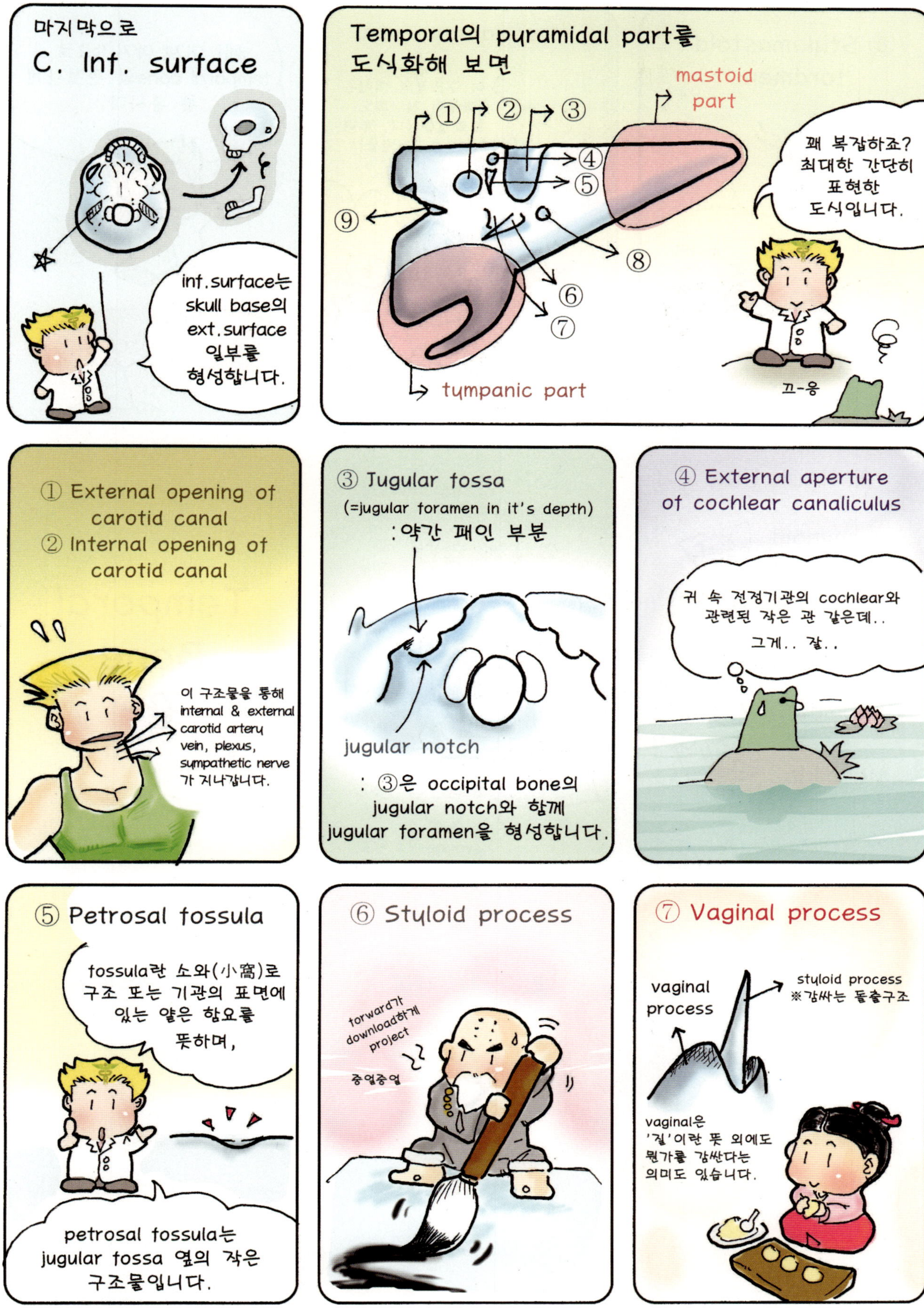
마지막으로
C. Inf. surface
inf.surface는
skull base의
ext.surface
일부를
형성합니다.
Temporal의 pyramidal part를
도식화해 보면
mastoid
part
①
②
③
④
⑤
⑥
⑦
⑧
⑨
tympanic part
꽤 복잡하죠?
최대한 간단히
표현한
도식입니다.
끄-응
① External opening of
carotid canal
② Internal opening of
carotid canal
이 구조물을 통해
internal & external
carotid artery
vein, plexus,
sympathetic nerve
가 지나갑니다.
③ Jugular fossa
(=jugular foramen in it's depth)
: 약간 패인 부분
jugular notch
: ③은 occipital bone의
jugular notch와 함께
jugular foramen을 형성합니다.
④ External aperture
of cochlear canaliculus
귀 속 전정기관의 cochlear와
관련된 작은 관 같은데..
그게.. 잘..
⑤ Petrosal fossula
fossula란 소와(小窩)로
구조 또는 기관의 표면에
있는 얕은 함요를
뜻하며,
petrosal fossula는
jugular fossa 옆의 작은
구조물입니다.
⑥ Styloid process
forward가
download하게
project
중얼중얼
⑦ Vaginal process
vaginal
process
styloid process
※감싸는 돌출구조
vaginal은
'질'이란 뜻 외에도
뭔가를 감싼다는
의미도 있습니다.

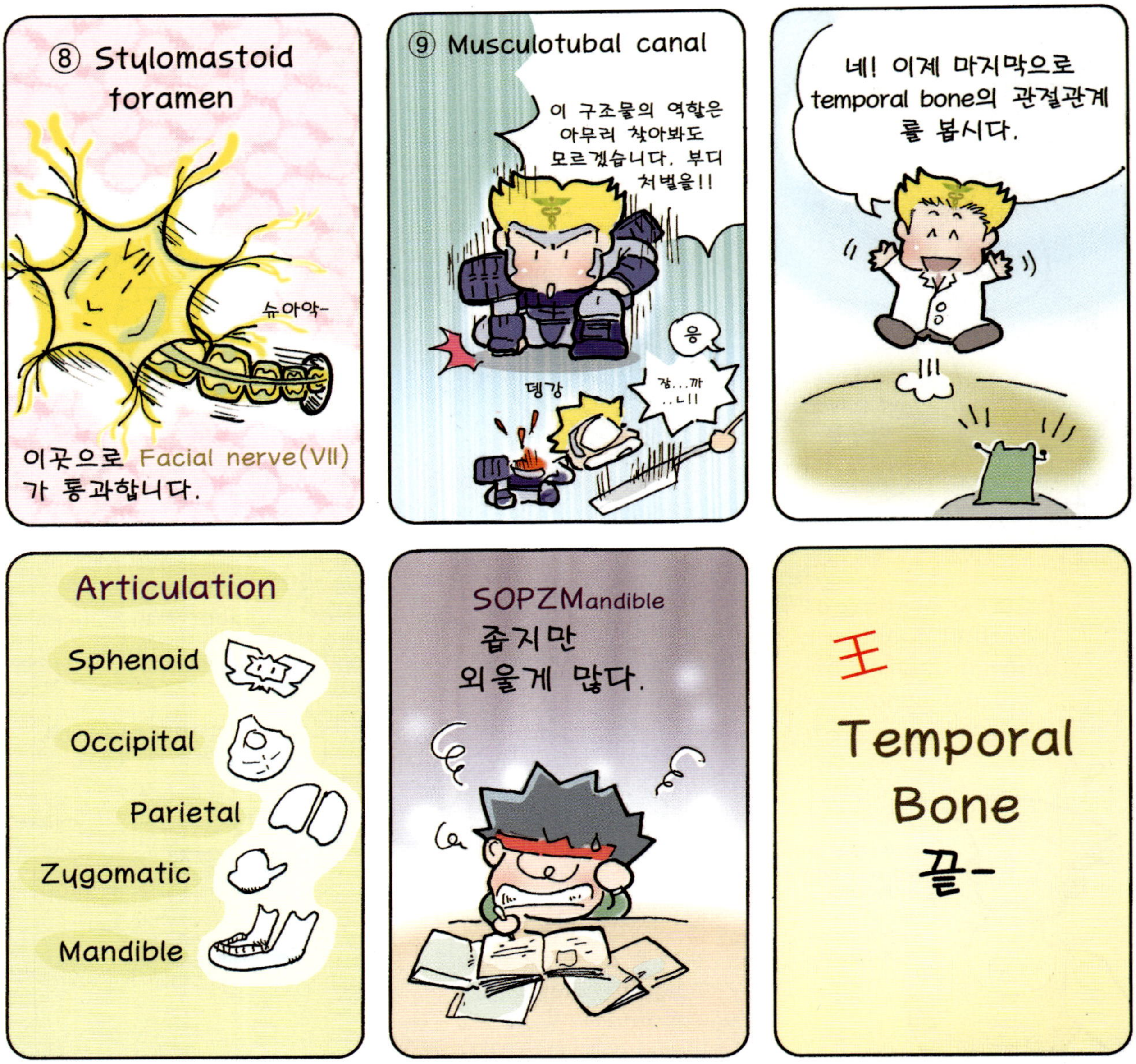
⑧ Stylomastoid foramen
슈아악-
이곳으로 Facial nerve(VII) 가 통과합니다.
⑨ Musculotubal canal
이 구조물의 역할은 아무리 찾아봐도 모르겠습니다. 부디 처벌을!!
응
뎅강
잠...까 ..니!!
네! 이제 마지막으로 temporal bone의 관절관계를 봅시다.
Articulation
Sphenoid
Occipital
Parietal
Zygomatic
Mandible
SOPZMandible
좁지만 외울게 많다.
王
Temporal Bone
끝-

# Palatine bone
:구개골
입천장뼈

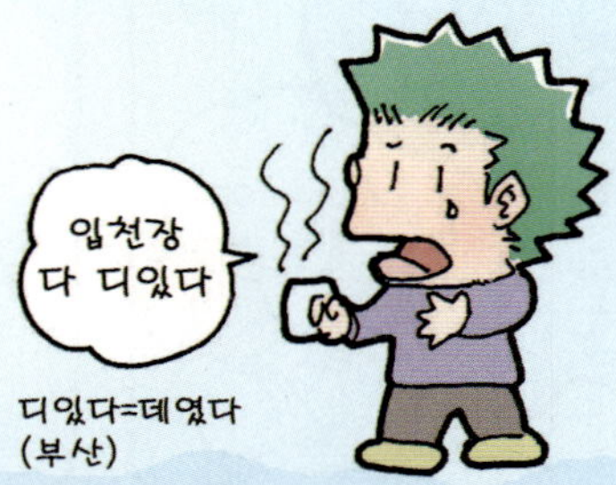
입천장
다 디있다
디있다=데였다
(부산)

Palatine bone은
우리가 입천장을 만져 보면
딱딱한 부위가 있는데
이를 hard palate라 하는데

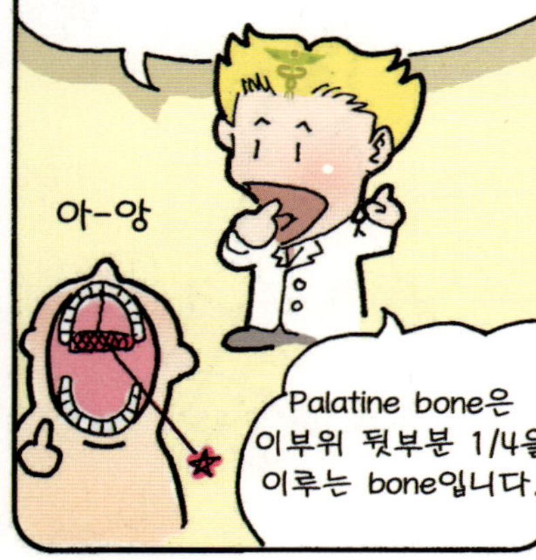
아-앙
Palatine bone은
이부위 뒷부분 1/4을
이루는 bone입니다.

## Palatine Bone의 모습

오른쪽
Palatine
Bone

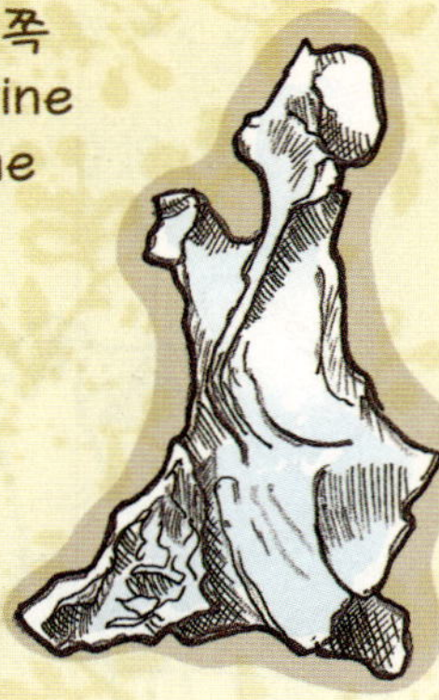

[Lat. view]
{External surface}

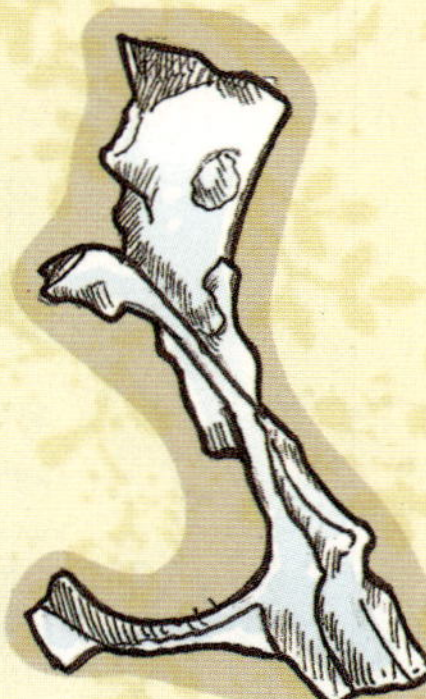

[Post. surface]

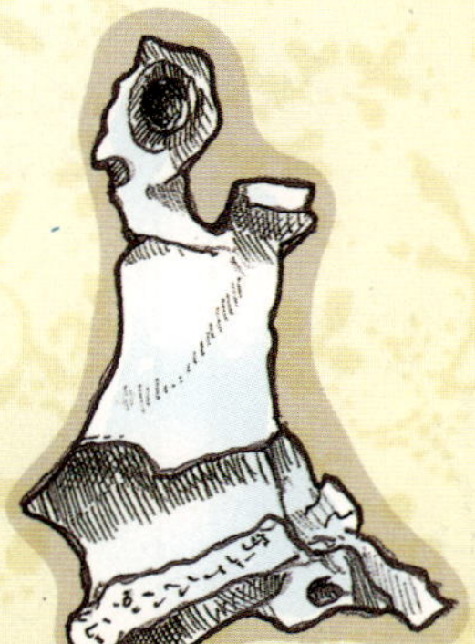

[Lat. view]
{Internal surface}

구성은
수평부 horizontal part
수직부 vertical part
그리고 3개의 process로
이루어져 있습니다.

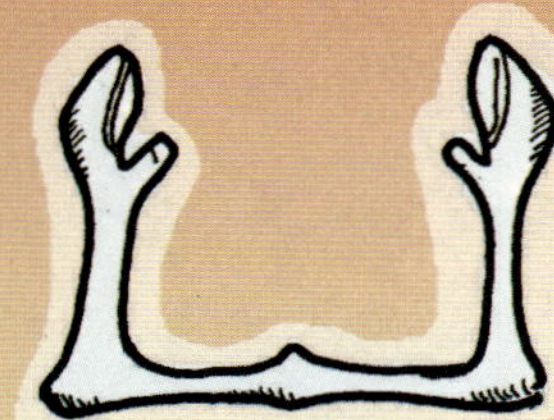

[정면 모습]

간단히 도식화하면

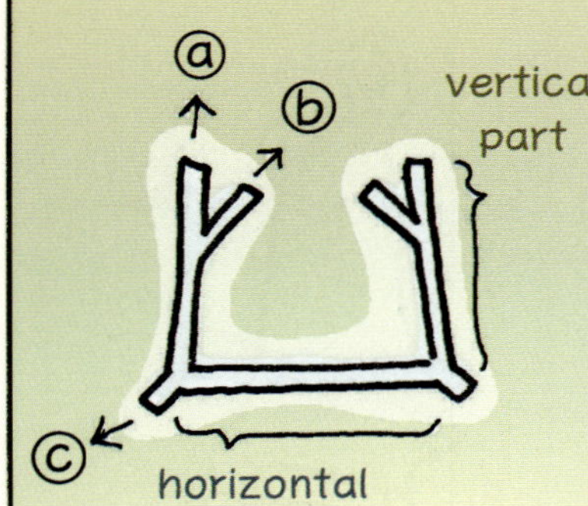
ⓐ
ⓑ
vertical part
ⓒ
horizontal part

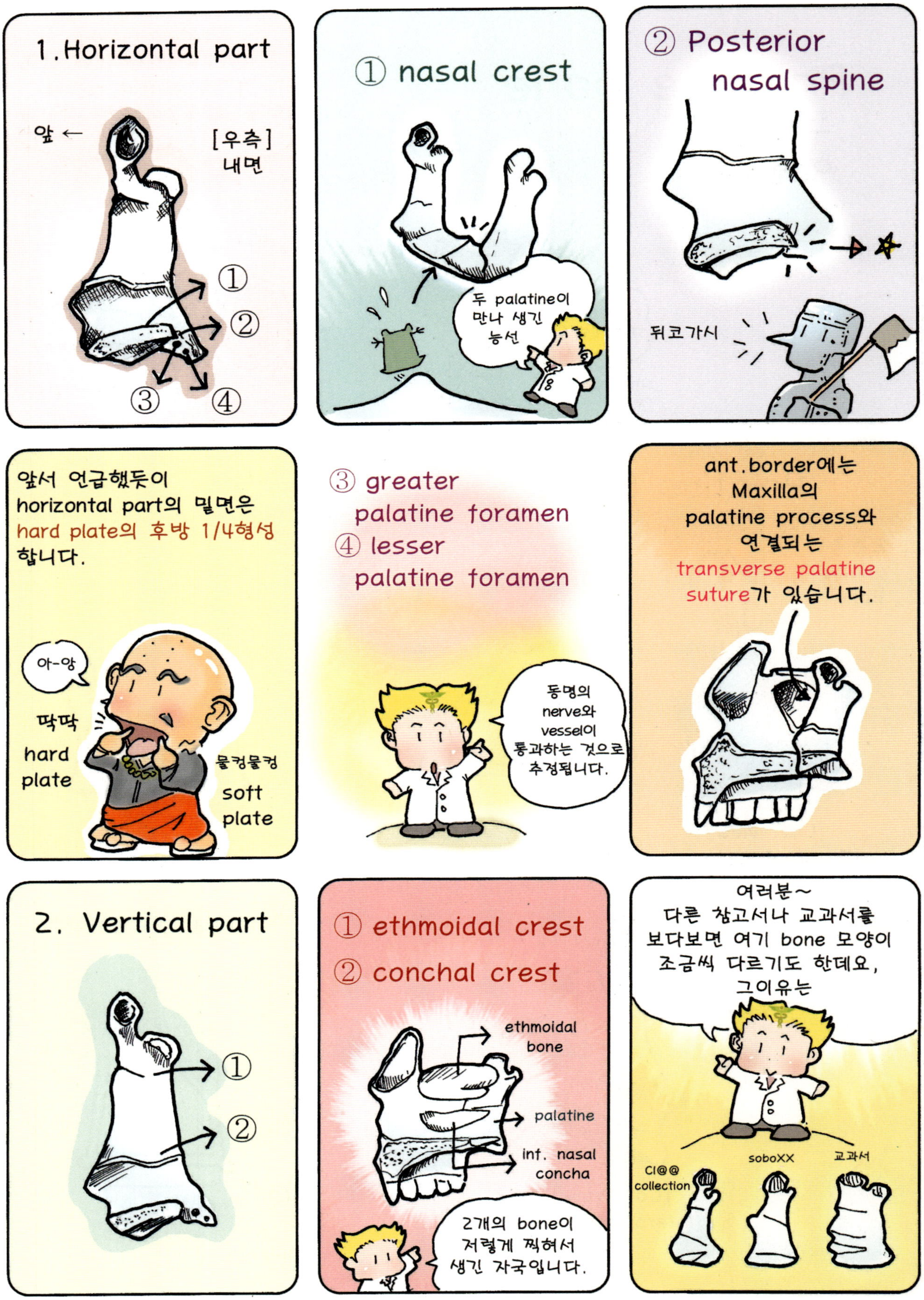
1. Horizontal part
앞 ←
[우측] 내면
①
②
③
④
① nasal crest
두 palatine이 만나 생긴 능선
② Posterior nasal spine
뒤코가시
앞서 언급했듯이 horizontal part의 밑면은 hard plate의 후방 1/4형성 합니다.
아-앙
딱딱
hard plate
물컹물컹
soft plate
③ greater palatine foramen
④ lesser palatine foramen
동명의 nerve와 vessel이 통과하는 것으로 추정됩니다.
ant. border에는 Maxilla의 palatine process와 연결되는 transverse palatine suture가 있습니다.
2. Vertical part
①
②
① ethmoidal crest
② conchal crest
ethmoidal bone
palatine
inf. nasal concha
2개의 bone이 저렇게 찍혀서 생긴 자국입니다.
여러분~ 다른 참고서나 교과서를 보다보면 여기 bone 모양이 조금씩 다르기도 한데요, 그이유는
Cl@@ collection
soboXX
교과서

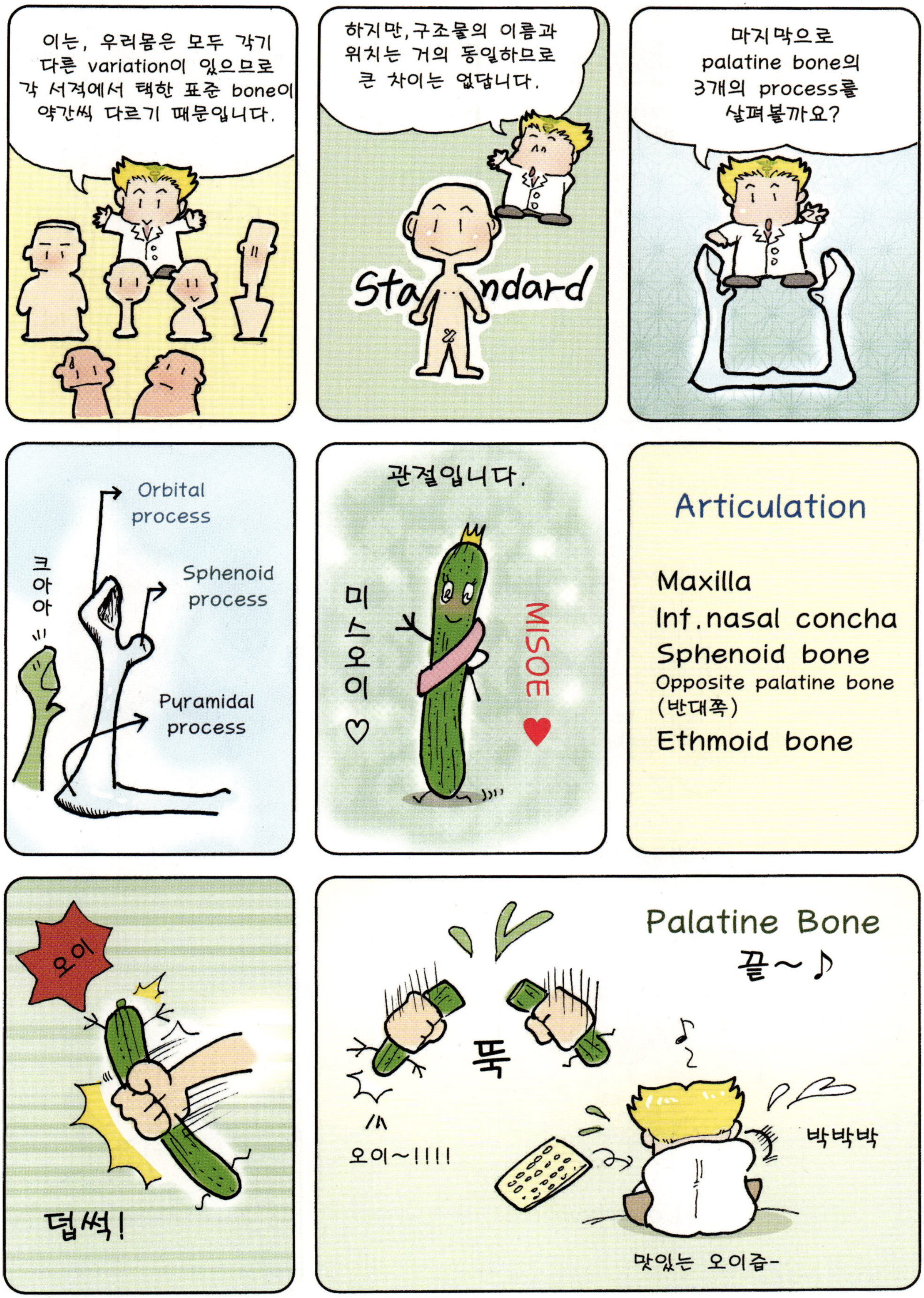
이는, 우리몸은 모두 각기 다른 variation이 있으므로 각 서적에서 택한 표준 bone이 약간씩 다르기 때문입니다.
하지만, 구조물의 이름과 위치는 거의 동일하므로 큰 차이는 없답니다.
Standard
마지막으로 palatine bone의 3개의 process를 살펴볼까요?
크아아
Orbital process
Sphenoid process
Pyramidal process
관절입니다.
미스오이 ♡
MISOE ♥
Articulation
Maxilla
Inf. nasal concha
Sphenoid bone
Opposite palatine bone (반대쪽)
Ethmoid bone
오이
덥썩!
Palatine Bone
끝~♪
뚝
오이~!!!!
박박박
맛있는 오이즙-

# Ethmoid bone

:사상골
사골
벌집뼈

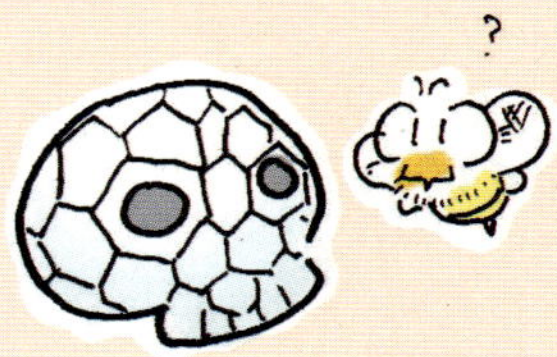

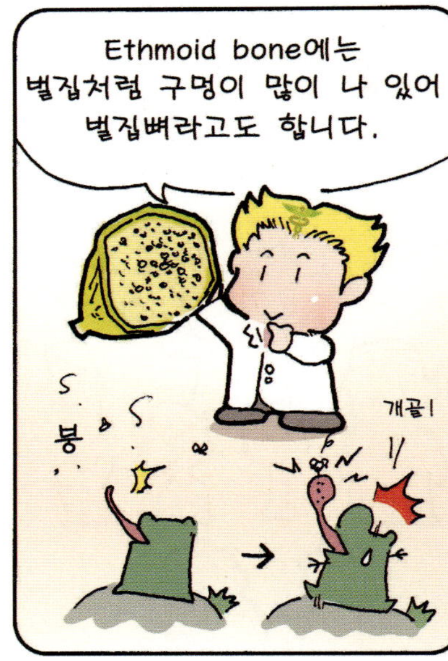
Ethmoid bone에는
벌집처럼 구멍이 많이 나 있어
벌집뼈라고도 합니다.
봉
개골!

## Ethmoid Bone의 모습

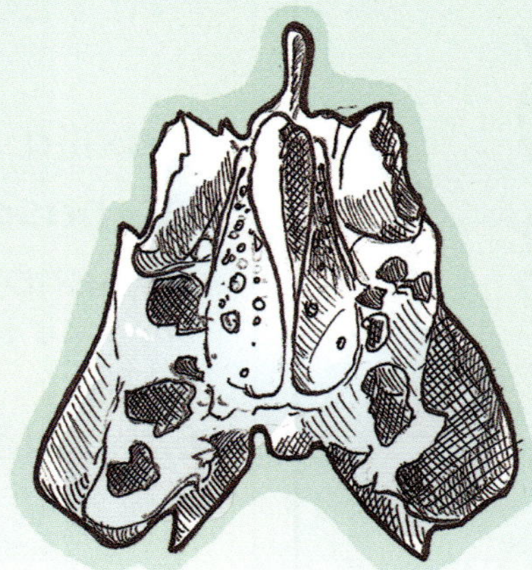

[Sup. view]

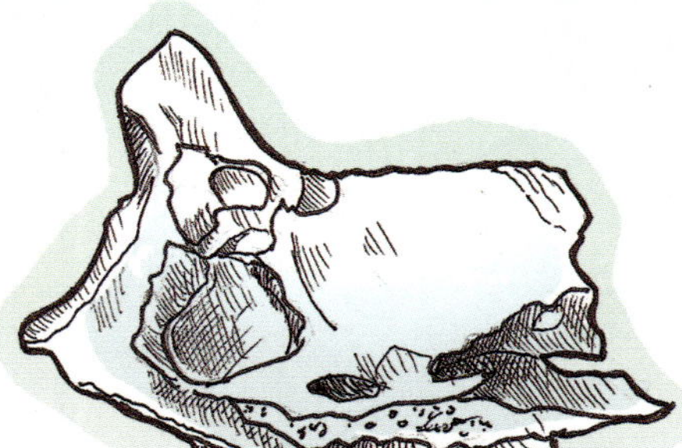

[Lat. view]

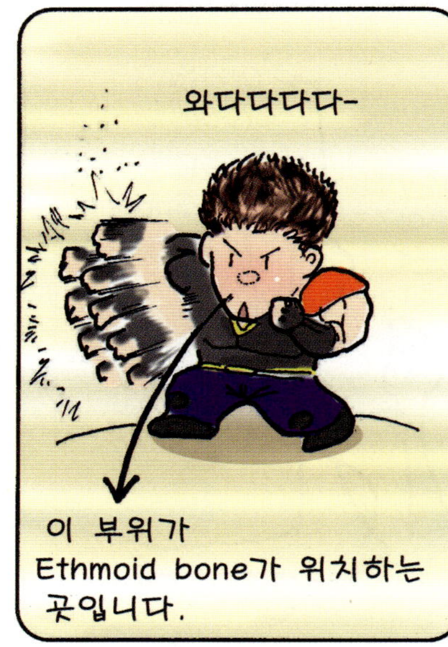
와다다다다-
이 부위가
Ethmoid bone가 위치하는
곳입니다.

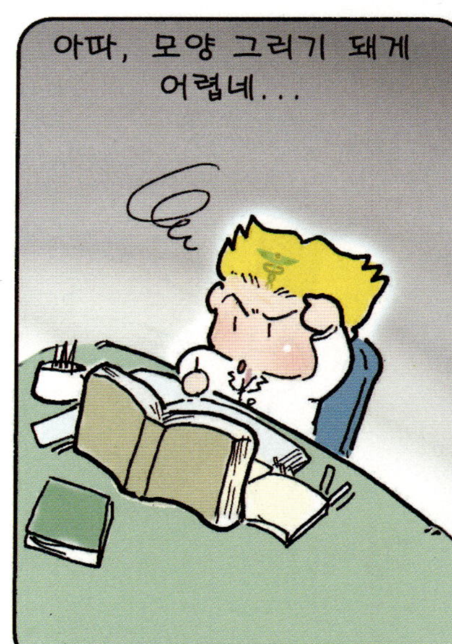
아따, 모양 그리기 돼게
어렵네...

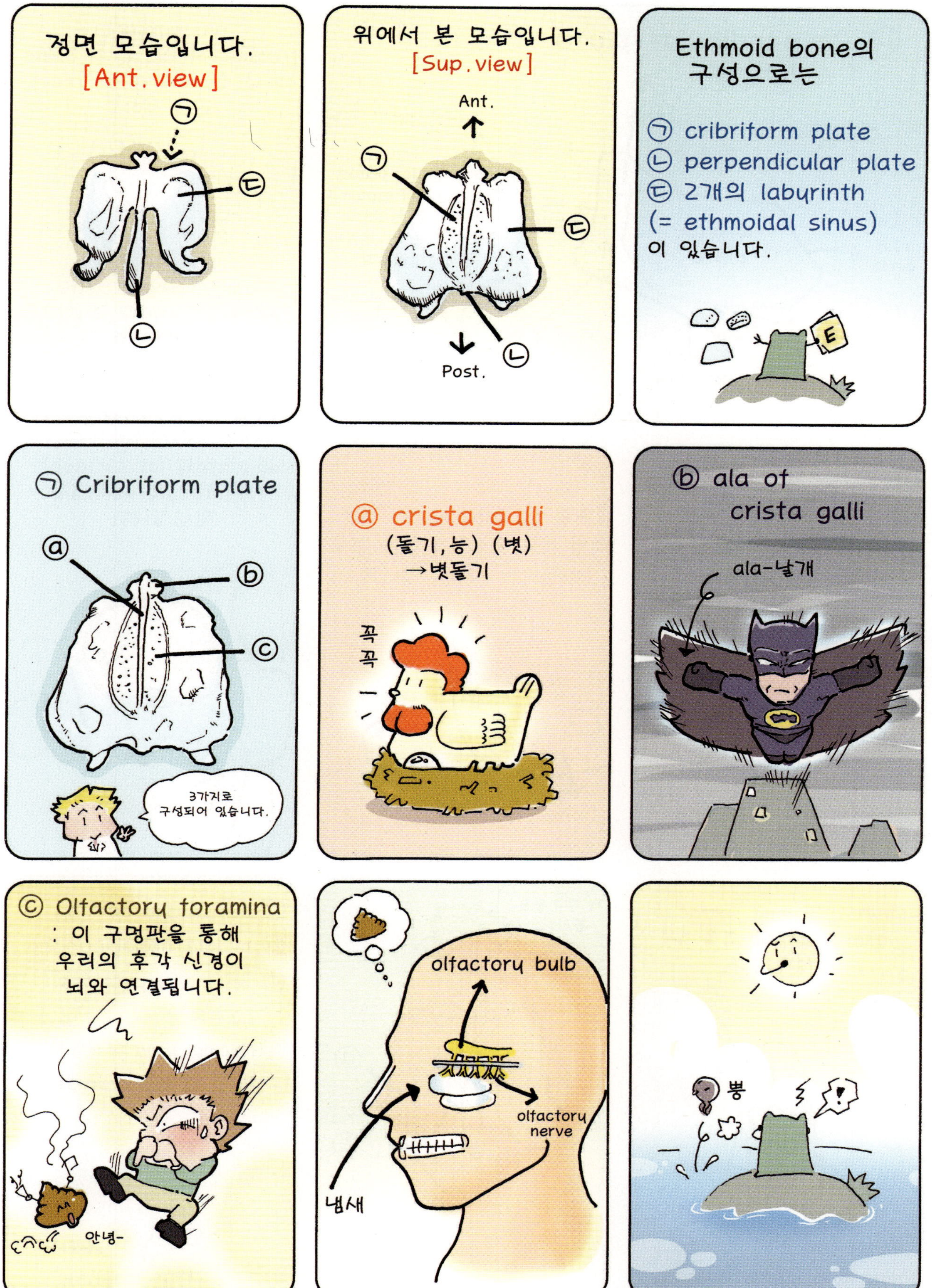
정면 모습입니다.
[Ant. view]
㉠
㉡
㉢
위에서 본 모습입니다.
[Sup. view]
Ant.
Post.
㉠
㉡
㉢
Ethmoid bone의 구성으로는
㉠ cribriform plate
㉡ perpendicular plate
㉢ 2개의 labyrinth
(= ethmoidal sinus)
이 있습니다.
E
㉠ Cribriform plate
ⓐ
ⓑ
ⓒ
3가지로 구성되어 있습니다.
ⓐ crista galli
(돌기, 능) (볏)
→볏돌기
꼭꼭
ⓑ ala of crista galli
ala-날개
ⓒ Olfactory foramina
: 이 구멍판을 통해 우리의 후각 신경이 뇌와 연결됩니다.
안녕-
olfactory bulb
olfactory nerve
냄새
뿅

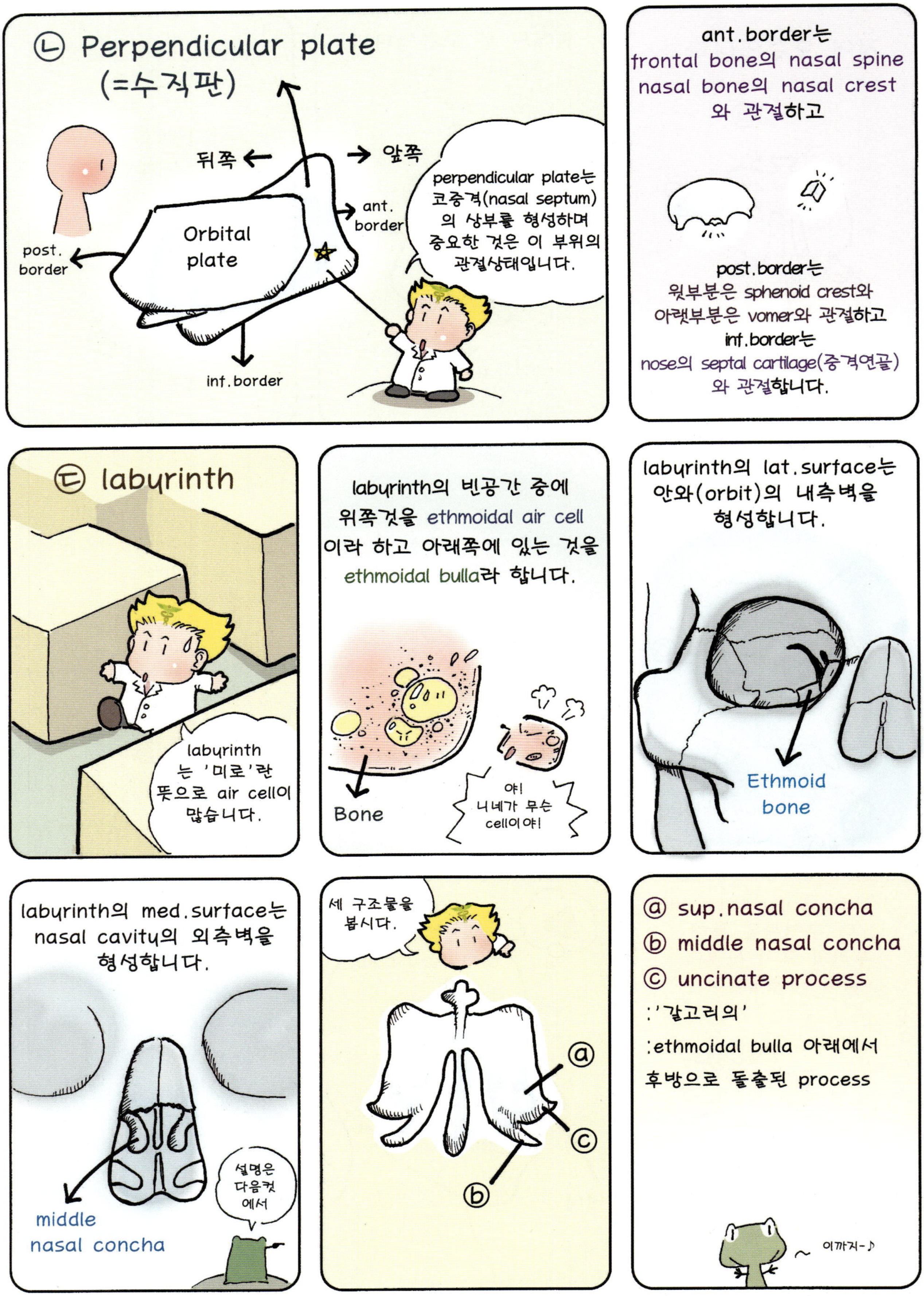

ⓛ Perpendicular plate
(=수직판)
뒤쪽
앞쪽
Orbital plate
post. border
ant. border
inf. border
perpendicular plate는 코중격(nasal septum)의 상부를 형성하며 중요한 것은 이 부위의 관절상태입니다.
ant. border는
frontal bone의 nasal spine
nasal bone의 nasal crest
와 관절하고
post. border는
윗부분은 sphenoid crest와
아랫부분은 vomer와 관절하고
inf. border는
nose의 septal cartilage(중격연골)
와 관절합니다.
ⓒ labyrinth
labyrinth는 '미로'란 뜻으로 air cell이 많습니다.
labyrinth의 빈공간 중에 위쪽것을 ethmoidal air cell이라 하고 아래쪽에 있는 것을 ethmoidal bulla라 합니다.
Bone
야! 니네가 무슨 cell이야!
labyrinth의 lat. surface는 안와(orbit)의 내측벽을 형성합니다.
Ethmoid bone
labyrinth의 med. surface는 nasal cavity의 외측벽을 형성합니다.
middle nasal concha
설명은 다음컷에서
세 구조물을 봅시다.
ⓐ
ⓑ
ⓒ
ⓐ sup. nasal concha
ⓑ middle nasal concha
ⓒ uncinate process
:'갈고리의'
:ethmoidal bulla 아래에서 후방으로 돌출된 process
이까지~♪

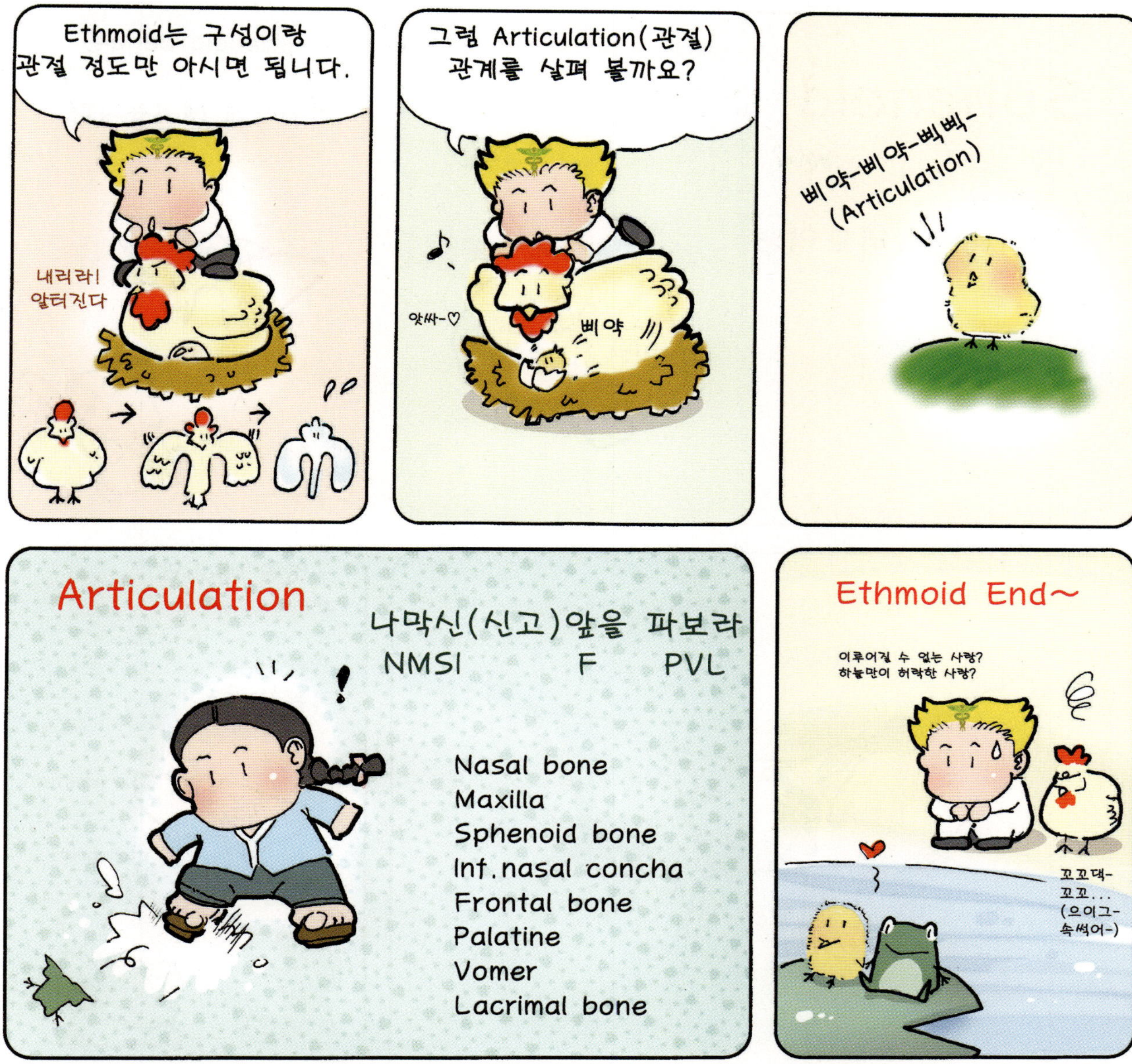
Ethmoid는 구성이랑
관절 정도만 아시면 됩니다.
내리라!
알터진다
그럼 Articulation(관절)
관계를 살펴 볼까요?
얏싸-♡
삐약
삐약-삐약-삑삑-
(Articulation)
Articulation
나막신(신고)앞을 파보라
NMSI F PVL
Nasal bone
Maxilla
Sphenoid bone
Inf. nasal concha
Frontal bone
Palatine
Vomer
Lacrimal bone
Ethmoid End~
이루어질 수 없는 사랑?
하늘만이 허락한 사랑?
꼬꼬댁-
꼬꼬...
(으이그-
속써어-)

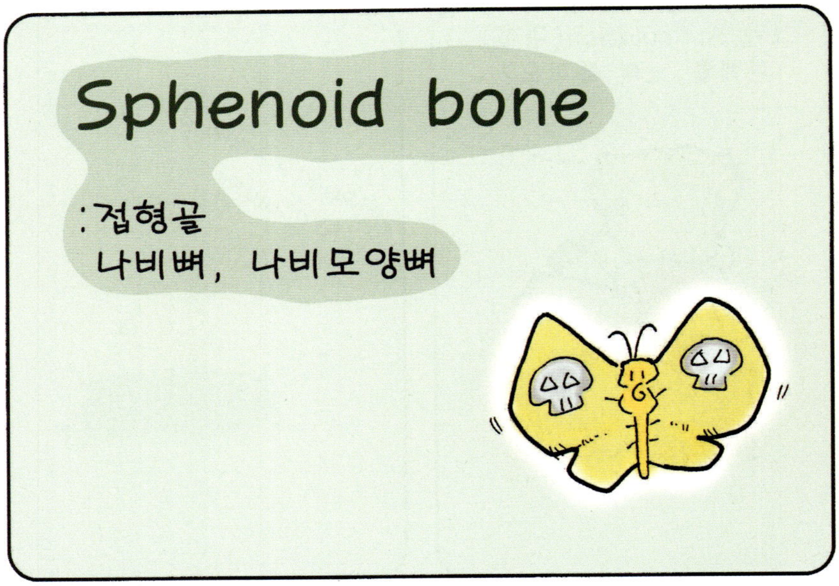
Sphenoid bone
:접형골
나비뼈, 나비모양뼈

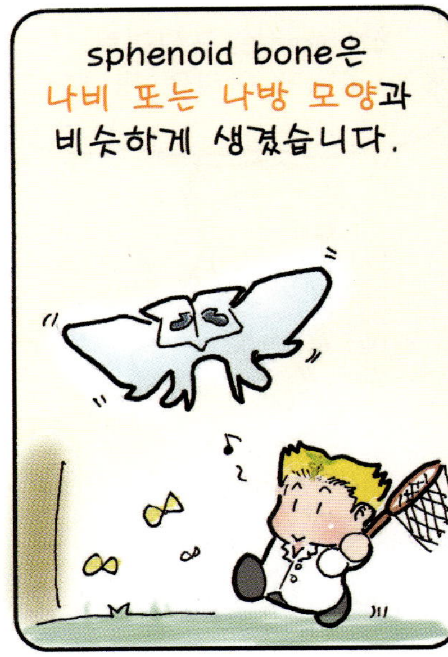
sphenoid bone은
나비 또는 나방 모양과
비슷하게 생겼습니다.

## Sphenoid Bone의 모습

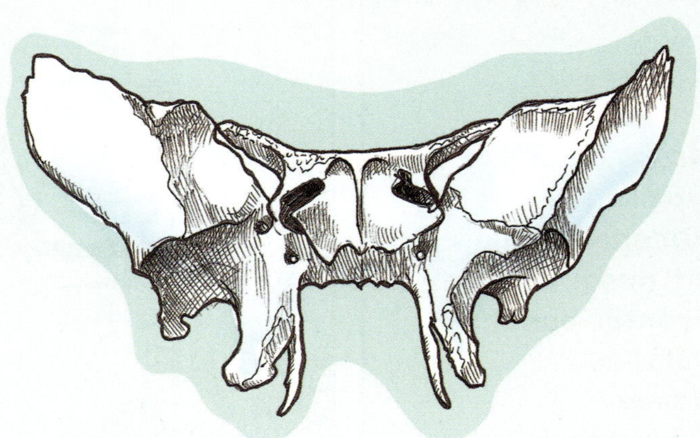

[Ant.view]

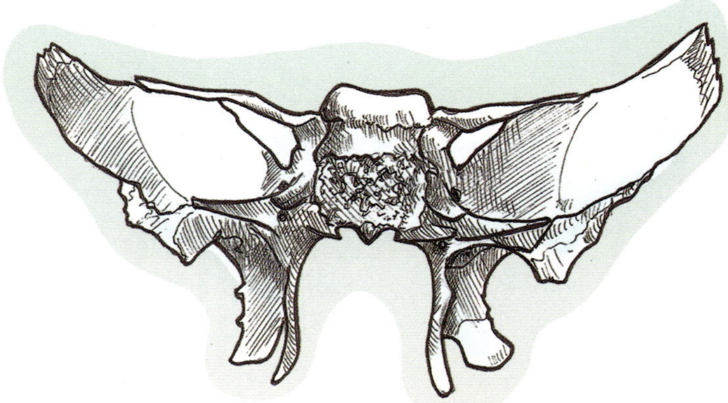

[Post.view]

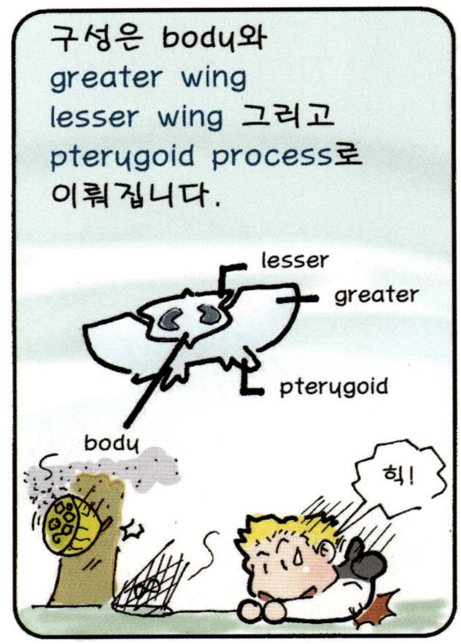
구성은 body와
greater wing
lesser wing 그리고
pterygoid process로
이뤄집니다.
lesser
greater
pterygoid
body
헉!

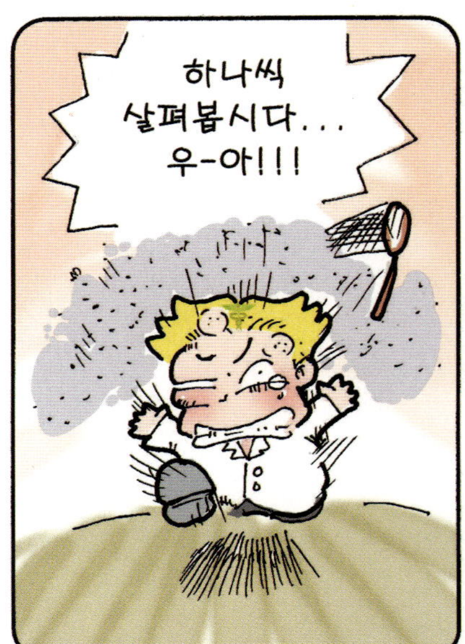
하나씩
살펴봅시다...
우-아!!!

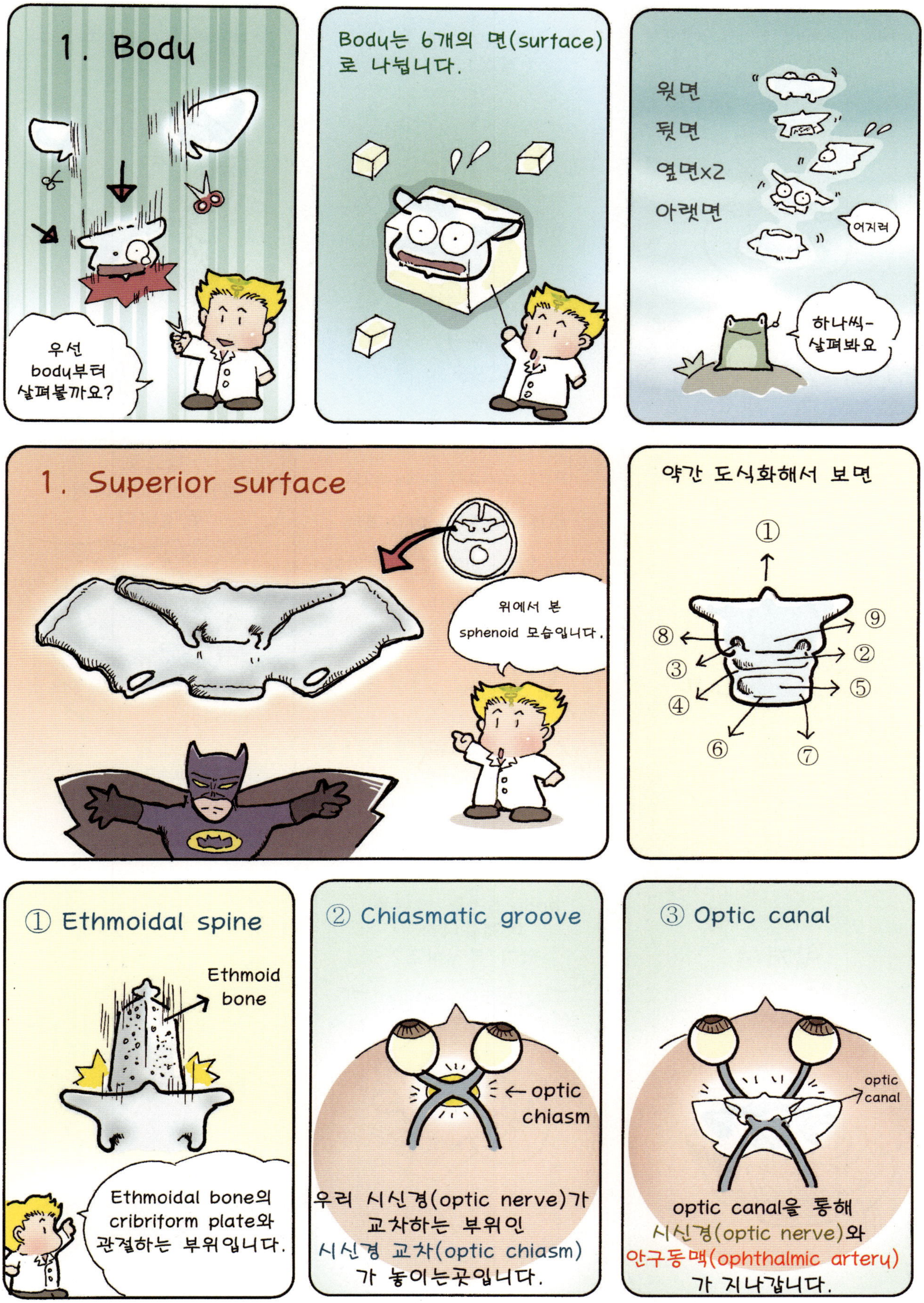

1. Body
우선 body부터 살펴볼까요?
Body는 6개의 면(surface)로 나뉩니다.
윗면
뒷면
옆면x2
아랫면
어지러
하나씩- 살펴봐요
1. Superior surface
위에서 본 sphenoid 모습입니다.
약간 도식화해서 보면
①
⑧
⑨
③
②
④
⑤
⑥
⑦
① Ethmoidal spine
Ethmoid bone
Ethmoidal bone의 cribriform plate와 관절하는 부위입니다.
② Chiasmatic groove
← optic chiasm
우리 시신경(optic nerve)가 교차하는 부위인 시신경 교차(optic chiasm)가 놓이는곳입니다.
③ Optic canal
optic canal
optic canal을 통해 시신경(optic nerve)와 안구동맥(ophthalmic artery)가 지나갑니다.

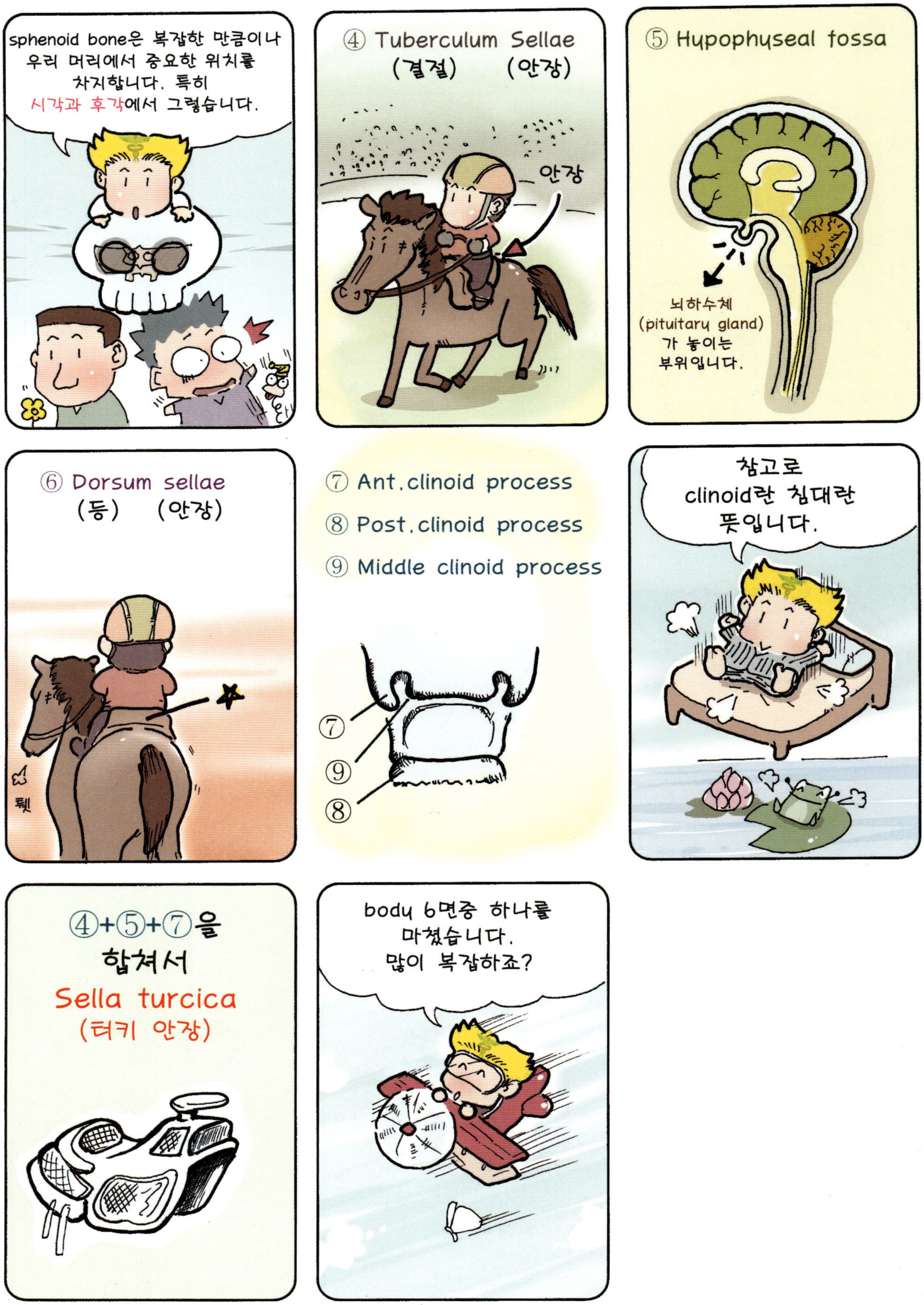
sphenoid bone은 복잡한 만큼이나 우리 머리에서 중요한 위치를 차지합니다. 특히 시각과 후각에서 그렇습니다.
④ Tuberculum Sellae
(결절) (안장)
안장
⑤ Hypophyseal fossa
뇌하수체 (pituitary gland) 가 놓이는 부위입니다.
⑥ Dorsum sellae
(등) (안장)
퉷
⑦ Ant.clinoid process
⑧ Post.clinoid process
⑨ Middle clinoid process
⑦
⑨
⑧
참고로 clinoid란 침대란 뜻입니다.
④+⑤+⑦을 합쳐서
Sella turcica
(터키 안장)
body 6면중 하나를 마쳤습니다. 많이 복잡하죠?

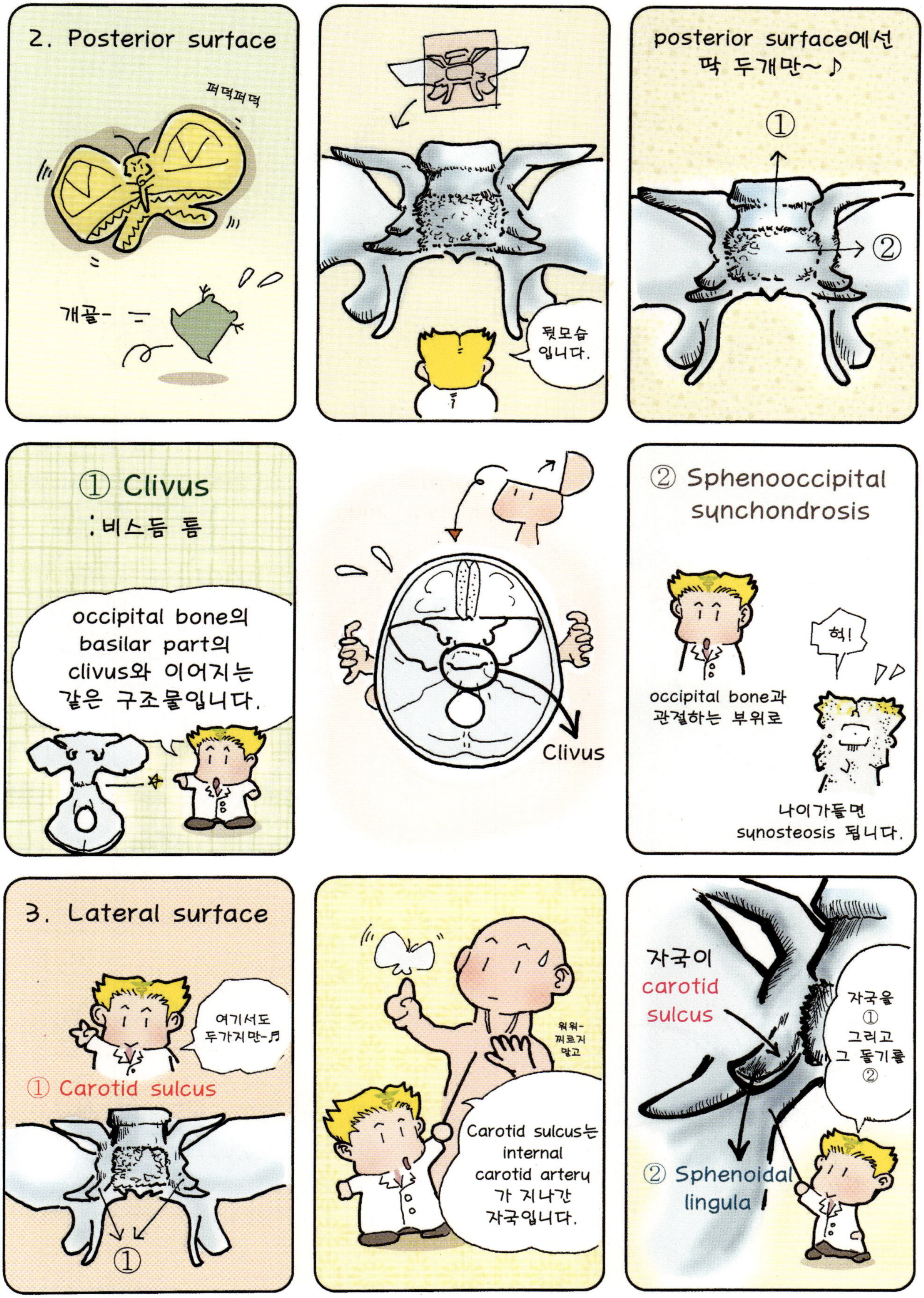
2. Posterior surface
퍼덕퍼덕
개골-
뒷모습 입니다.
posterior surface에선 딱 두개만~♪
①
②
① Clivus
:비스듬 틀
occipital bone의 basilar part의 clivus와 이어지는 같은 구조물입니다.
Clivus
② Sphenooccipital synchondrosis
occipital bone과 관절하는 부위로
헉!
나이가들면 synosteosis 됩니다.
3. Lateral surface
여기서도 두가지만~♬
① Carotid sulcus
①
워워- 찌르지 말고
Carotid sulcus는 internal carotid artery가 지나간 자국입니다.
자국이 carotid sulcus
자국을 ① 그리고 그 돌기를 ②
② Sphenoidal lingula

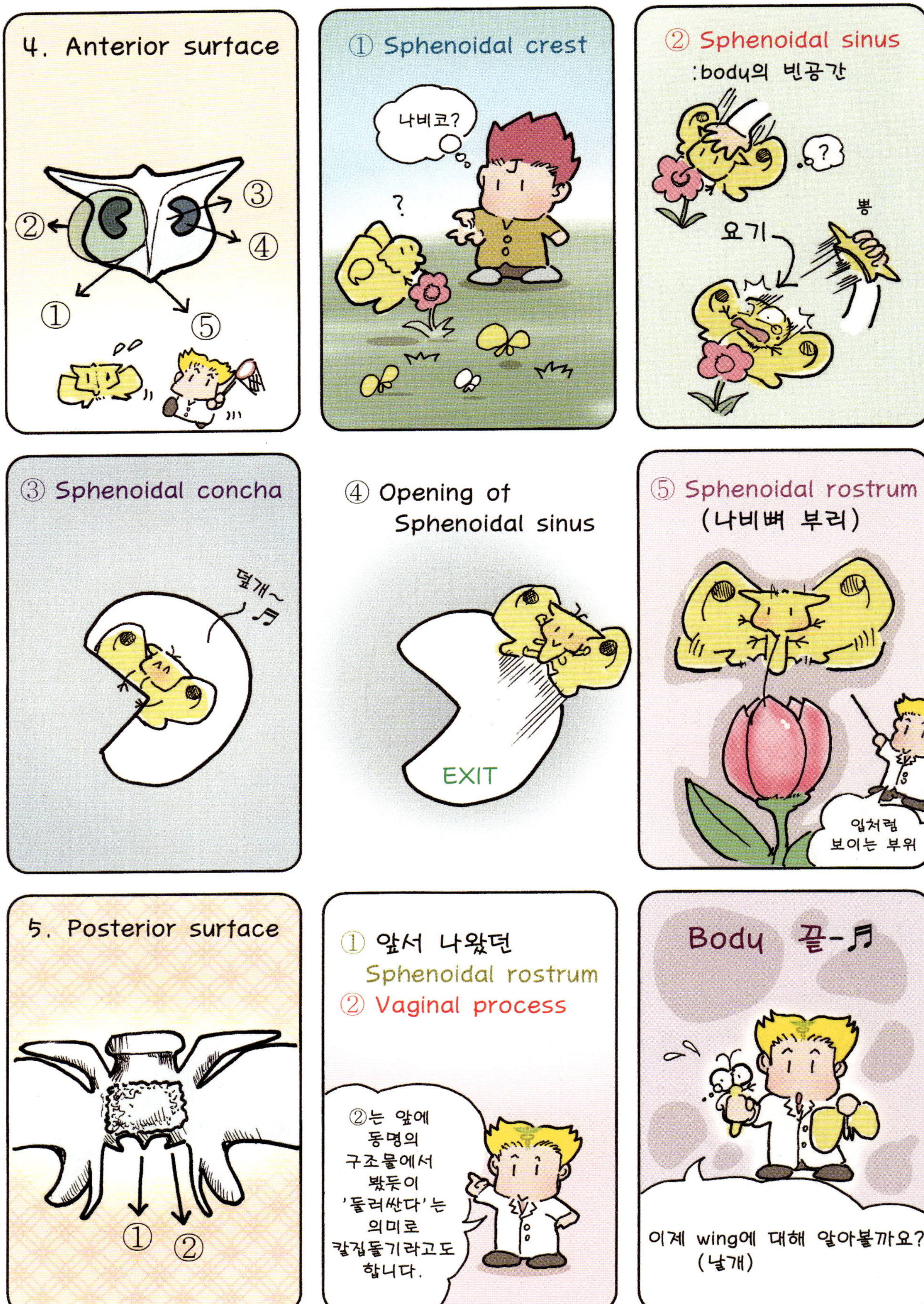
4. Anterior surface
①
②
③
④
⑤
① Sphenoidal crest
나비코?
?
② Sphenoidal sinus
:body의 빈공간
?
요기
뿅
③ Sphenoidal concha
덮개~
④ Opening of Sphenoidal sinus
EXIT
⑤ Sphenoidal rostrum
(나비뼈 부리)
입처럼 보이는 부위
5. Posterior surface
①
②
① 앞서 나왔던 Sphenoidal rostrum
② Vaginal process
②는 앞에 동명의 구조물에서 봤듯이 '둘러싼다'는 의미로 칼집돌기라고도 합니다.
Body 끝-
이제 wing에 대해 알아볼까요? (날개)

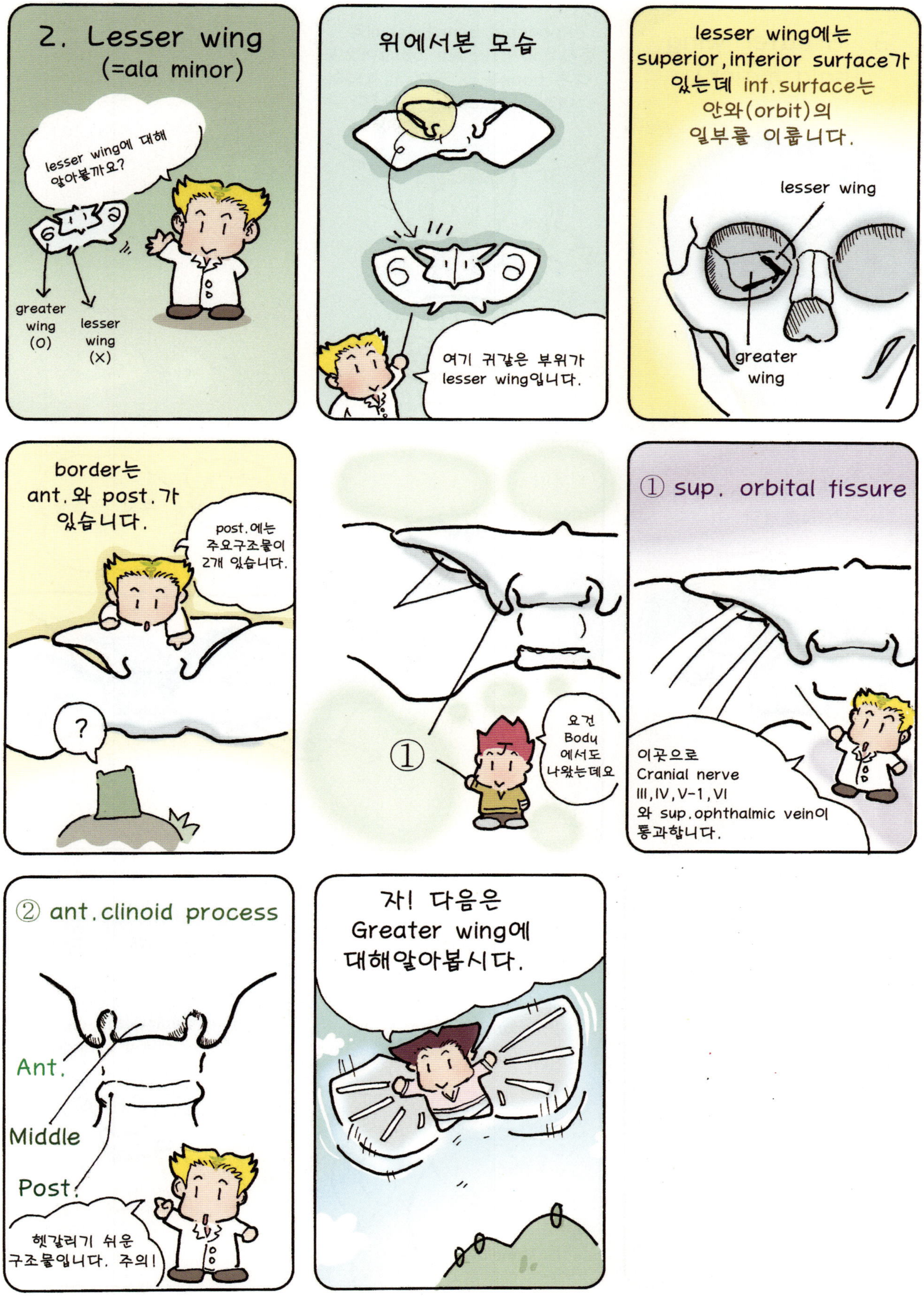
2. Lesser wing
(=ala minor)
lesser wing에 대해 알아볼까요?
greater wing (O)
lesser wing (×)
위에서본 모습
여기 귀같은 부위가 lesser wing입니다.
lesser wing에는 superior, interior surface가 있는데 inf. surface는 안와(orbit)의 일부를 이룹니다.
lesser wing
greater wing
border는 ant.와 post.가 있습니다.
post.에는 주요구조물이 2개 있습니다.
?
①
요건 Body에서도 나왔는데요
① sup. orbital fissure
이곳으로 Cranial nerve III, IV, V-1, VI 와 sup. ophthalmic vein이 통과합니다.
② ant. clinoid process
Ant.
Middle
Post.
헷갈리기 쉬운 구조물입니다. 주의!
자! 다음은 Greater wing에 대해알아봅시다.

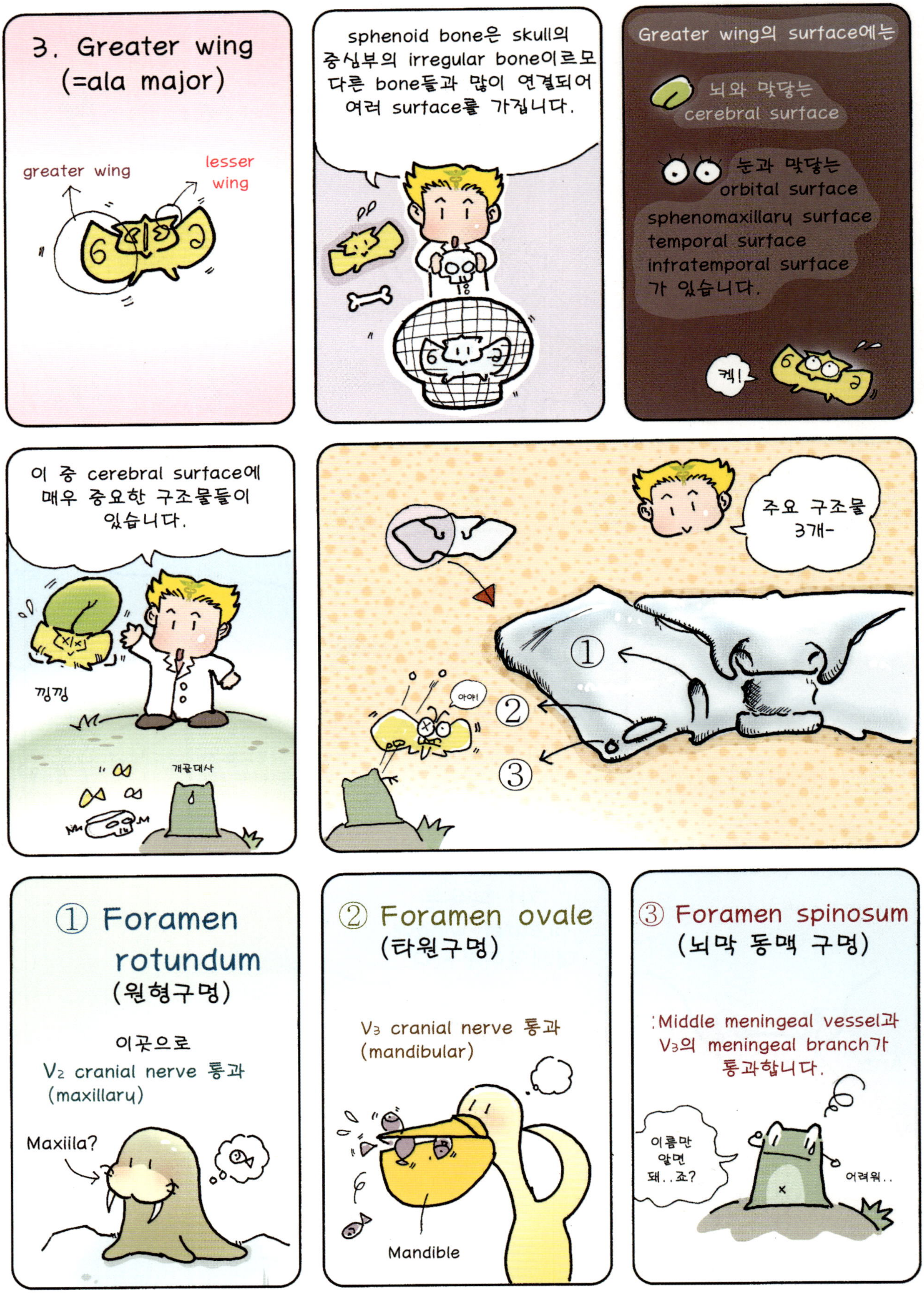
3. Greater wing
(=ala major)
greater wing
lesser wing
sphenoid bone은 skull의
중심부의 irregular bone이므로
다른 bone들과 많이 연결되어
여러 surface를 가집니다.
Greater wing의 surface에는
뇌와 맞닿는
cerebral surface
눈과 맞닿는
orbital surface
sphenomaxillary surface
temporal surface
infratemporal surface
가 있습니다.
켁!
이 중 cerebral surface에
매우 중요한 구조물들이
있습니다.
낑낑
개골대사
주요 구조물
3개-
①
②
③
아야!
① Foramen rotundum
(원형구멍)
이곳으로
V2 cranial nerve 통과
(maxillary)
Maxiila?
② Foramen ovale
(타원구멍)
V3 cranial nerve 통과
(mandibular)
Mandible
③ Foramen spinosum
(뇌막 동맥 구멍)
:Middle meningeal vessel과
V3의 meningeal branch가
통과합니다.
이름만
알면
돼..죠?
어려워..

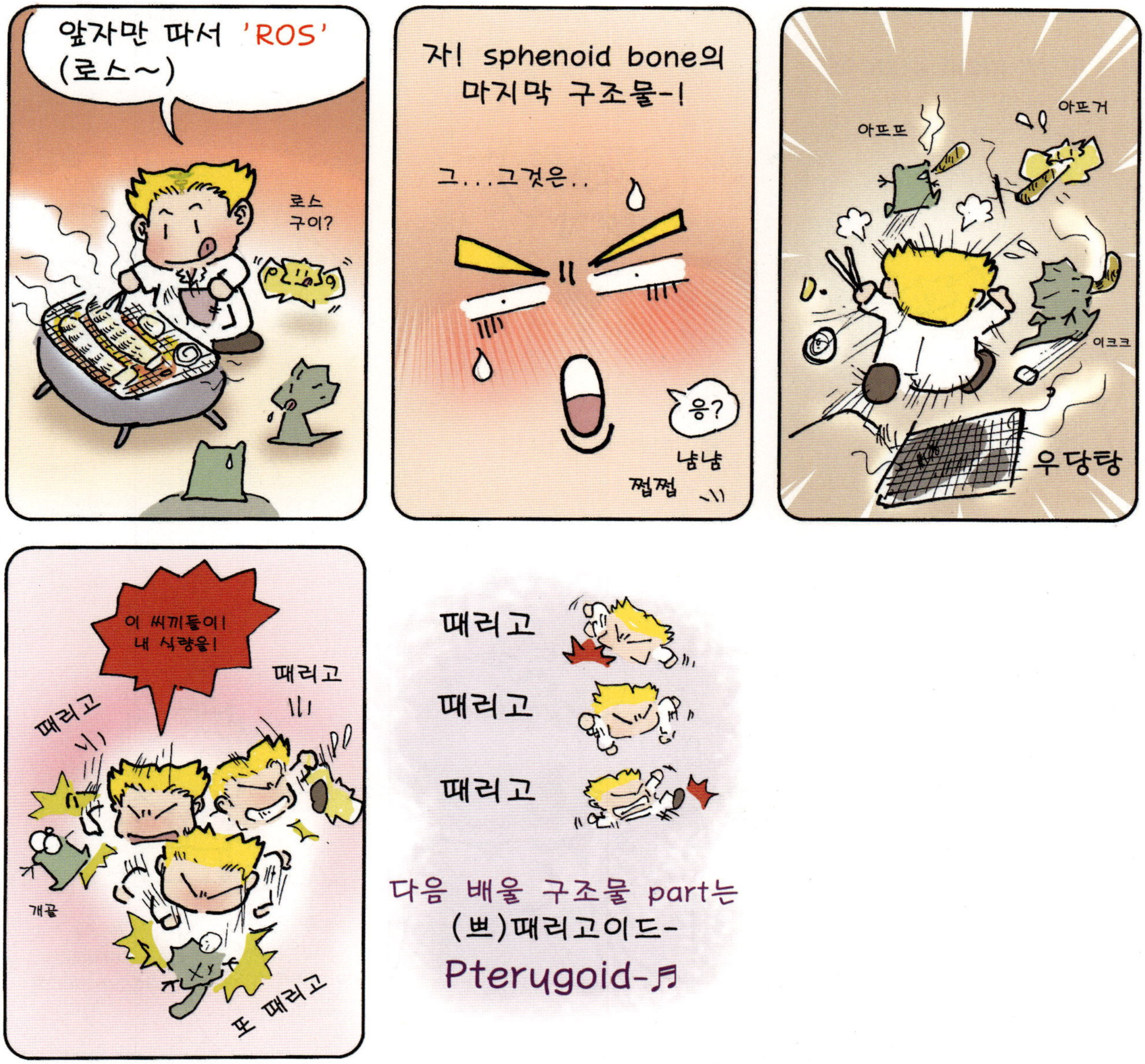

앞자만 따서 'ROS'
(로스~)
로스
구이?
자! sphenoid bone의
마지막 구조물-!
그...그것은..
응?
냠냠
쩝쩝
아프프
아프거
이크크
우당탕
이 씨끼들이!
내 식량을!
때리고
때리고
개굴
또 때리고
때리고
때리고
때리고
다음 배울 구조물 part는
(쁘)때리고이드-
Pterygoid-♬

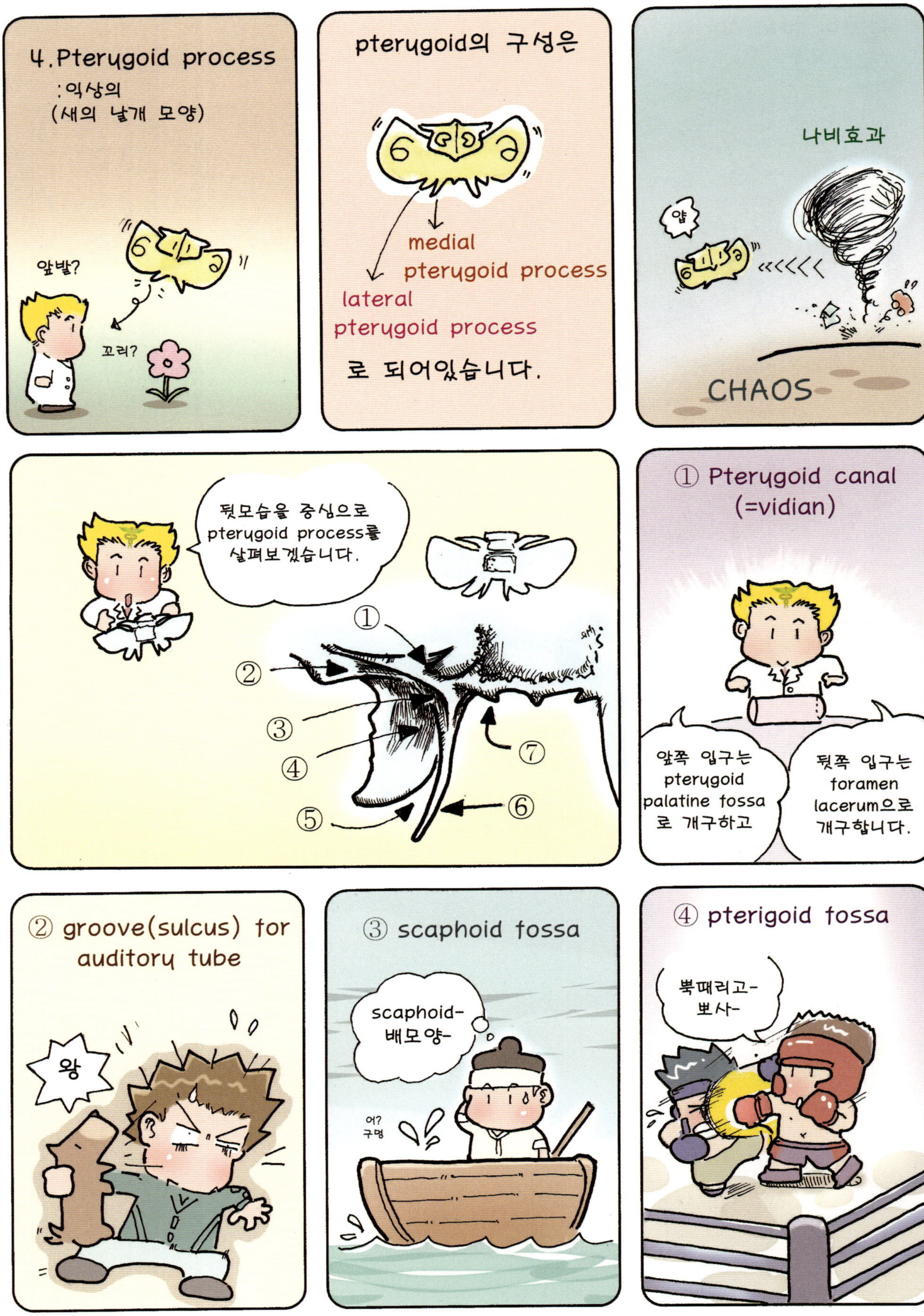

4. Pterygoid process
: 익상의
(새의 날개 모양)
앞발?
꼬리?
pterygoid의 구성은
medial
pterygoid process
lateral
pterygoid process
로 되어있습니다.
나비효과
얍
CHAOS
뒷모습을 중심으로
pterygoid process를
살펴보겠습니다.
① Pterygoid canal
(=vidian)
앞쪽 입구는
pterygoid
palatine fossa
로 개구하고
뒷쪽 입구는
foramen
lacerum으로
개구합니다.
② groove(sulcus) for
auditory tube
왕
③ scaphoid fossa
scaphoid-
배모양-
어?
구멍
④ pterigoid fossa
뿍때리고-
뽀사-

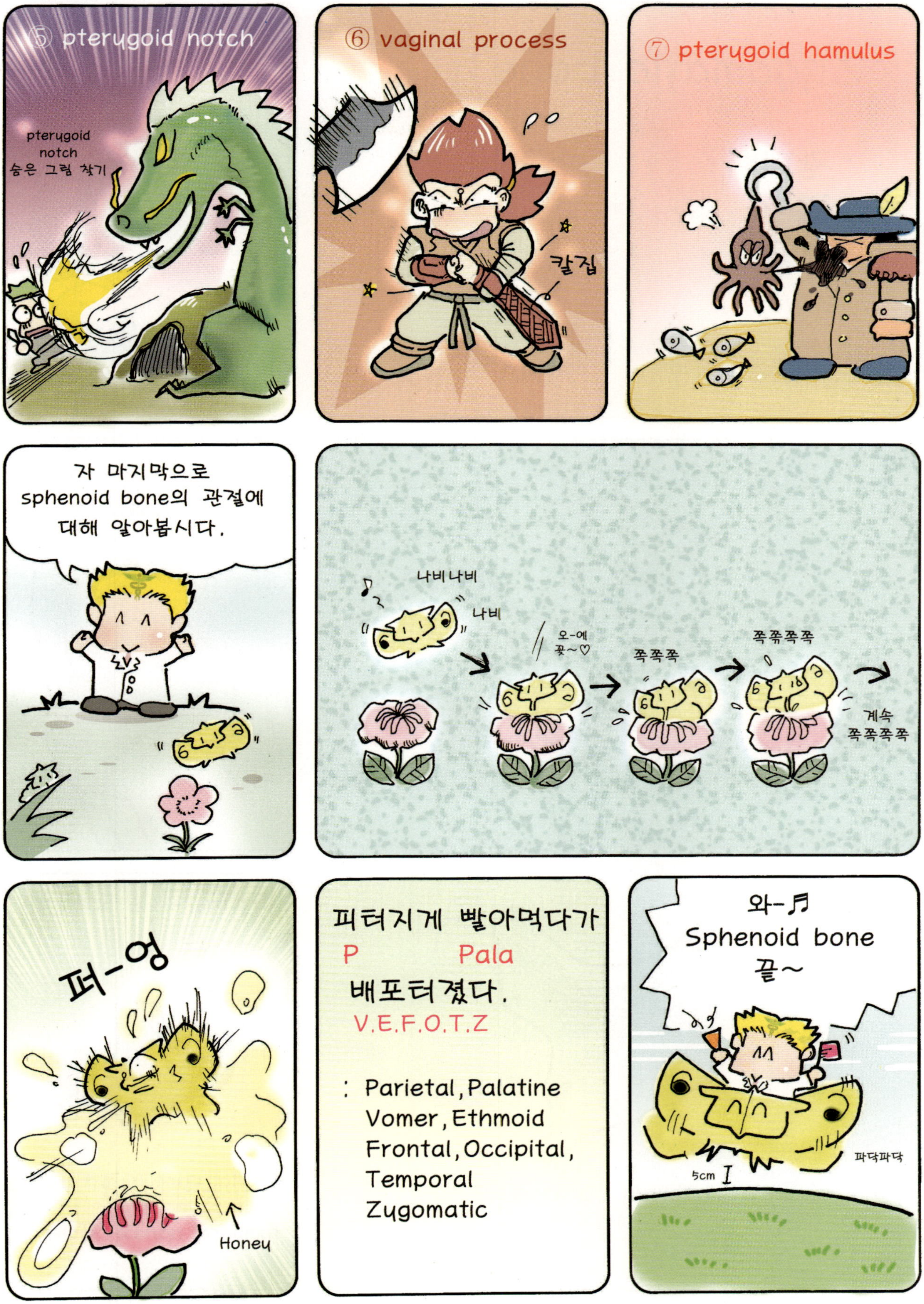

⑤ pterygoid notch
pterygoid notch 숨은 그림 찾기
⑥ vaginal process
칼집
⑦ pterygoid hamulus
자 마지막으로 sphenoid bone의 관절에 대해 알아봅시다.
나비나비 나비
오-예 꿀~♡
쪽쪽쪽
쪽쪽쪽쪽
계속 쪽쪽쪽쪽
퍼-엉
Honey
피터지게 빨아먹다가
P Pala
배포터졌다.
V.E.F.O.T.Z
: Parietal, Palatine Vomer, Ethmoid Frontal, Occipital, Temporal Zygomatic
와-♬ Sphenoid bone 끝~
5cm
파닥파닥

# Zygomatic bone

: 광대뼈
권골
협골

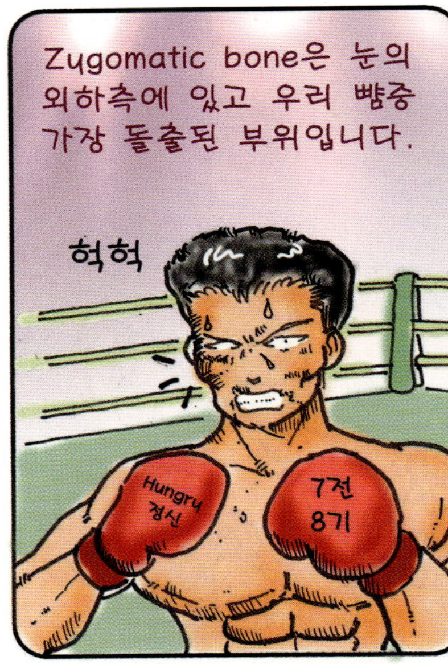

Zygomatic bone은 눈의 외하측에 있고 우리 뼈중 가장 돌출된 부위입니다.
헉헉
Hungry 정신
7전 8기


## Zygomatic Bone의 모습

오른쪽 Zygomatic Bone

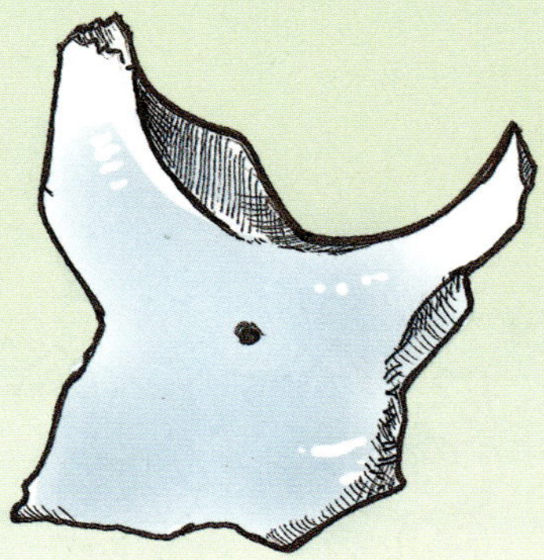

[External surface]

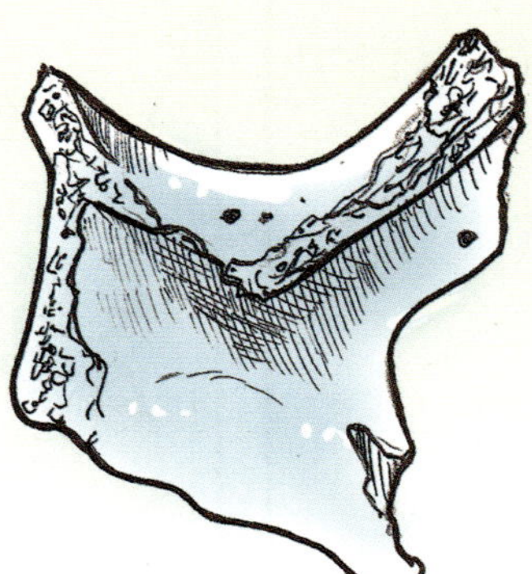

[Internal surface]

Zygomatic bone은

2개의 process
3개의 surface
4개의 border로
나뉩니다.

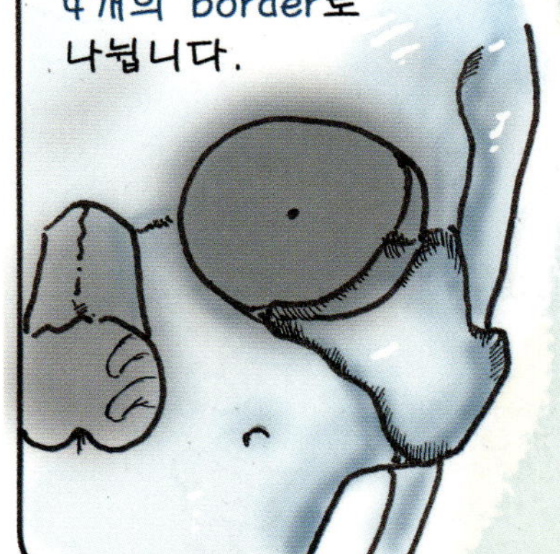

우선 process를 살펴보면

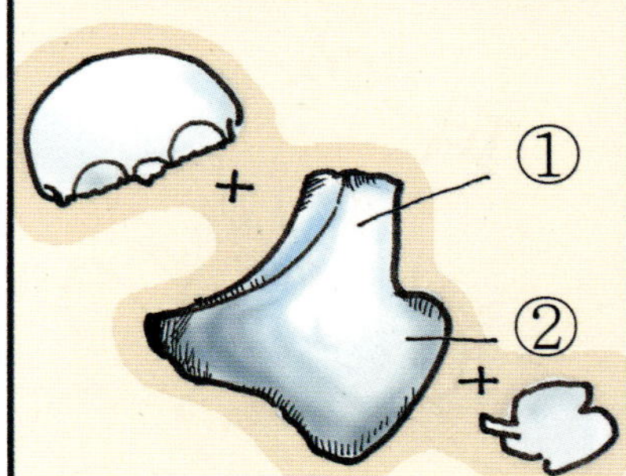


frontal bone과 접하는
① frontal process
temporal bone과 접하는
② temporal process

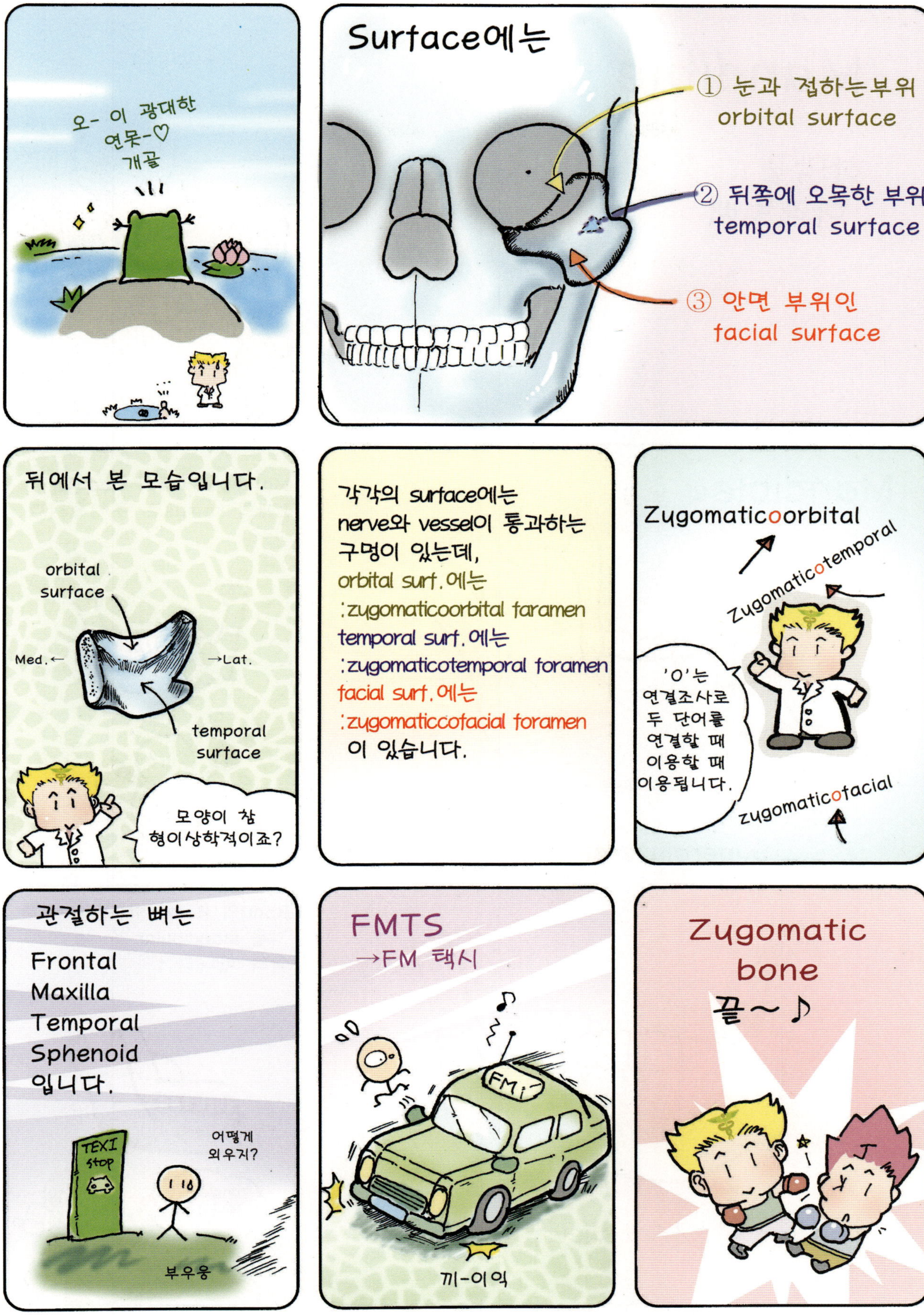

오- 이 광대한
연못-♡
개골
Surface에는
① 눈과 접하는부위
orbital surface
② 뒤쪽에 오목한 부위
temporal surface
③ 안면 부위인
facial surface
뒤에서 본 모습입니다.
orbital
surface
Med.←
→Lat.
temporal
surface
모양이 참
형이상학적이죠?
각각의 surface에는
nerve와 vessel이 통과하는
구멍이 있는데,
orbital surf.에는
:zygomaticoorbital faramen
temporal surf.에는
:zygomaticotemporal foramen
facial surf.에는
:zygomaticcofacial foramen
이 있습니다.
Zygomaticoorbital
Zygomaticotemporal
'O'는
연결조사로
두 단어를
연결할 때
이용할 때
이용됩니다.
zygomaticofacial
관절하는 뼈는
Frontal
Maxilla
Temporal
Sphenoid
입니다.
TEXI
stop
어떻게
외우지?
부우웅
FMTS
→FM 택시
FM
끼-이익
Zygomatic
bone
끝~♪

# Mandible

하악골
아래턱뼈

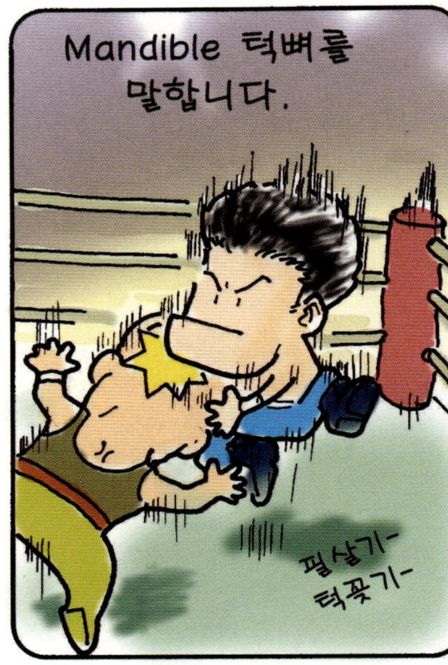
Mandible 턱뼈를
말합니다.
필살기-
턱꽂기-

## Mandible의 모습

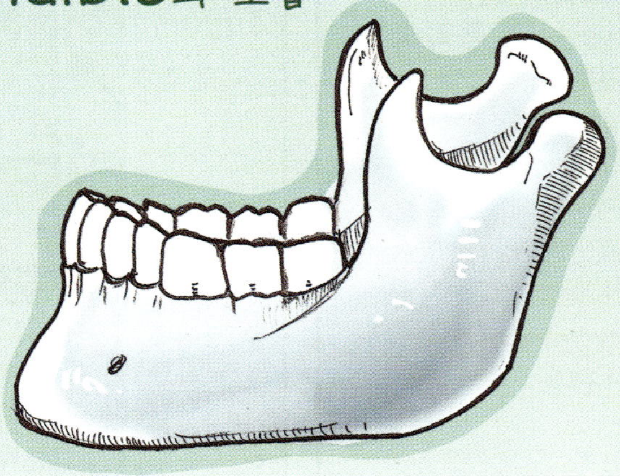

[Superolateral view]

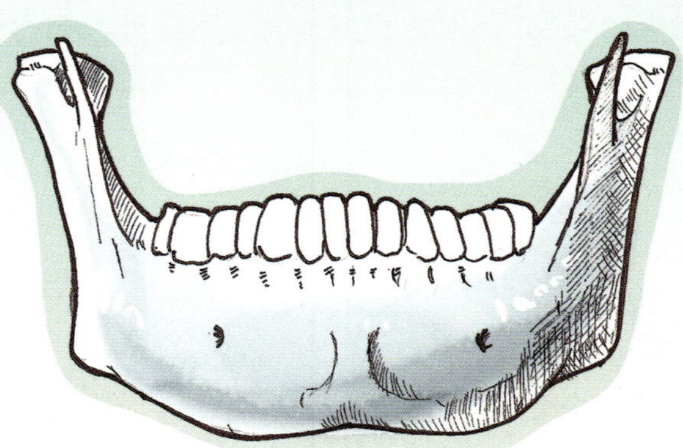

[Ant.view]

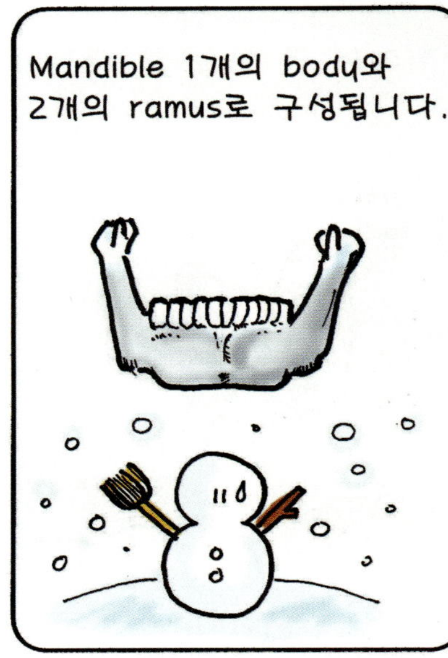
Mandible 1개의 body와
2개의 ramus로 구성됩니다.

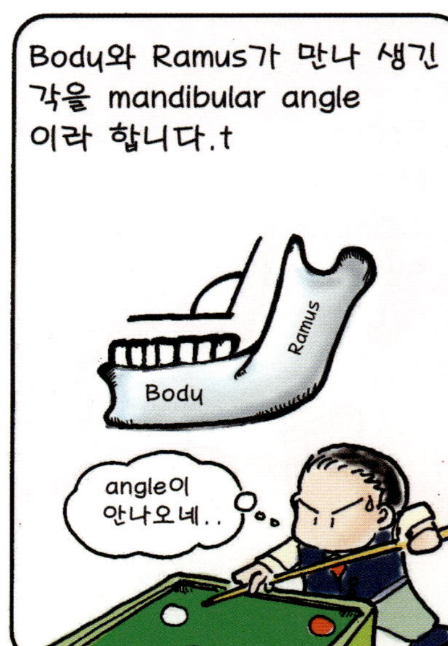
Body와 Ramus가 만나 생긴
각을 mandibular angle
이라 합니다.t
Ramus
Body
angle이
안나오네..

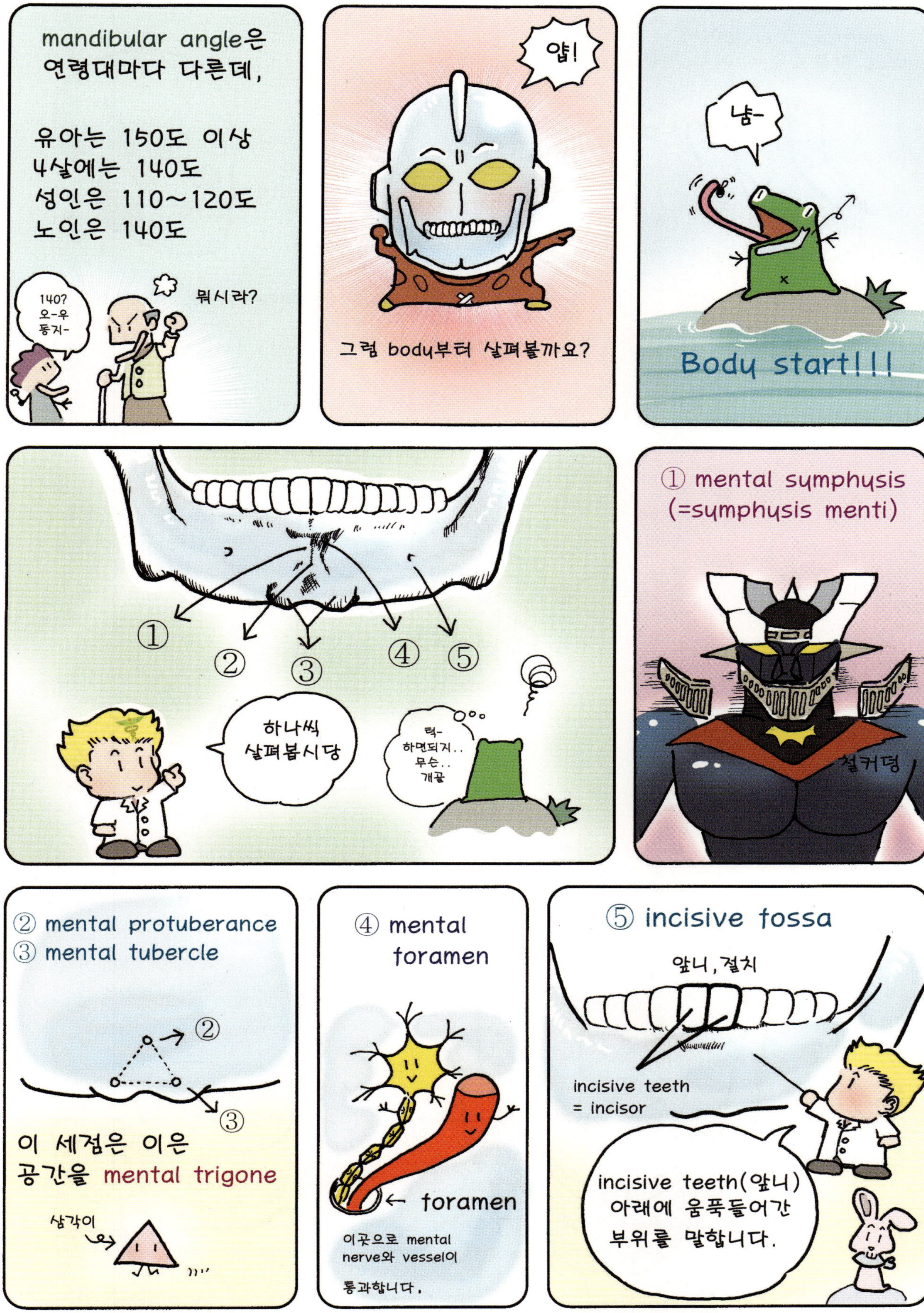

mandibular angle은 연령대마다 다른데,
유아는 150도 이상
4살에는 140도
성인은 110~120도
노인은 140도
140? 오-우 동지-
뭐시라?
얍!
그럼 body부터 살펴볼까요?
냠-
Body start!!!
① ② ③ ④ ⑤
하나씩 살펴봅시당
턱- 하면되지.. 무슨.. 개골
① mental symphysis (=symphysis menti)
철커덩
② mental protuberance
③ mental tubercle
이 세점은 이은 공간을 mental trigone
삼각이
④ mental foramen
foramen
이곳으로 mental nerve와 vessel이 통과합니다.
⑤ incisive fossa
앞니, 절치
incisive teeth = incisor
incisive teeth(앞니) 아래에 움푹들어간 부위를 말합니다.

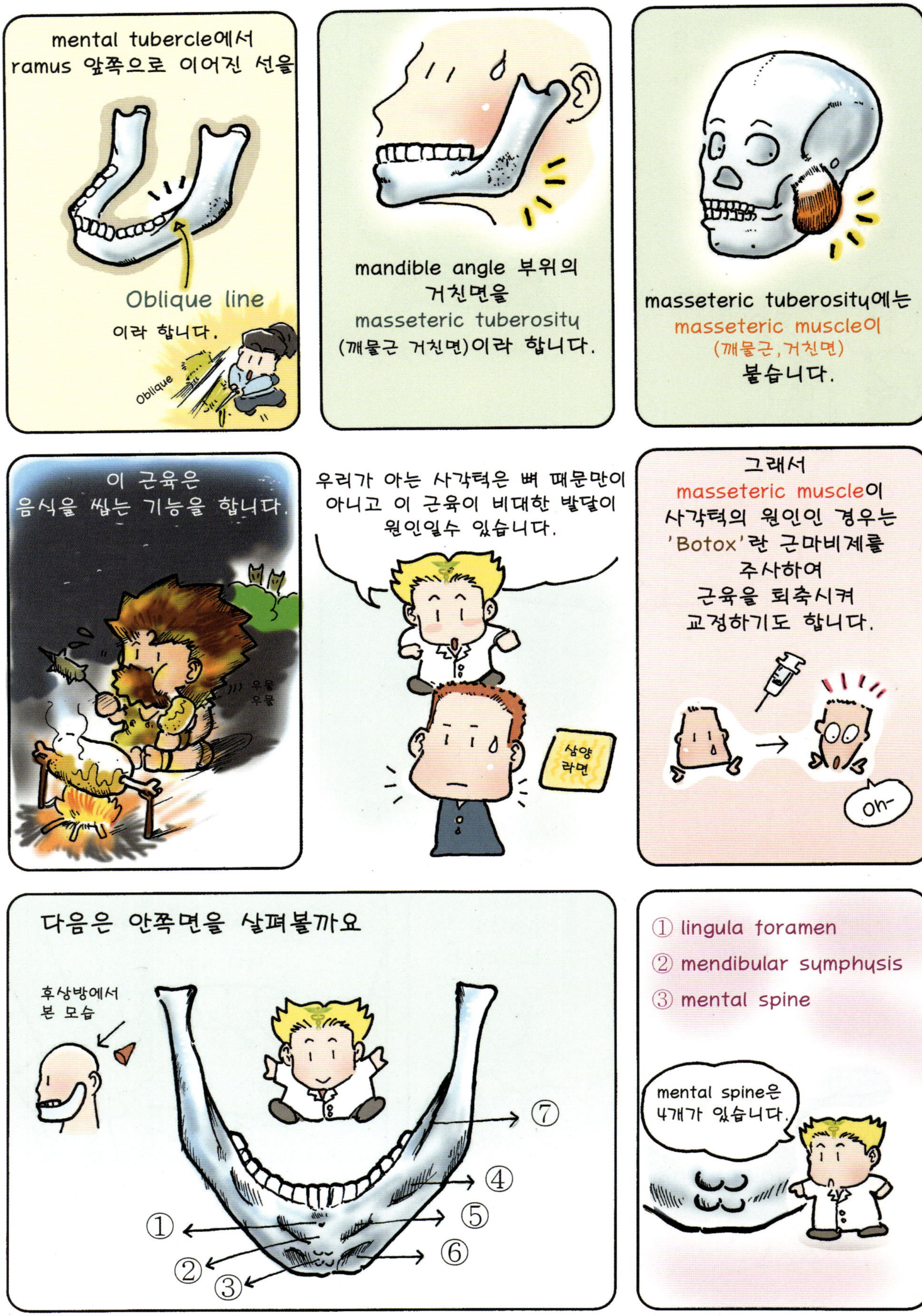
mental tubercle에서
ramus 앞쪽으로 이어진 선을
Oblique line
이라 합니다.
Oblique
mandible angle 부위의
거친면을
masseteric tuberosity
(깨물근 거친면)이라 합니다.
masseteric tuberosity에는
masseteric muscle이
(깨물근, 거친면)
붙습니다.
이 근육은
음식을 씹는 기능을 합니다.
우물
우물
우리가 아는 사각턱은 뼈 때문만이
아니고 이 근육이 비대한 발달이
원인일수 있습니다.
삼양
라면
그래서
masseteric muscle이
사각턱의 원인인 경우는
'Botox'란 근마비제를
주사하여
근육을 퇴축시켜
교정하기도 합니다.
Oh~
다음은 안쪽면을 살펴볼까요
후상방에서
본 모습
①
②
③
④
⑤
⑥
⑦
① lingula foramen
② mendibular symphysis
③ mental spine
mental spine은
4개가 있습니다.

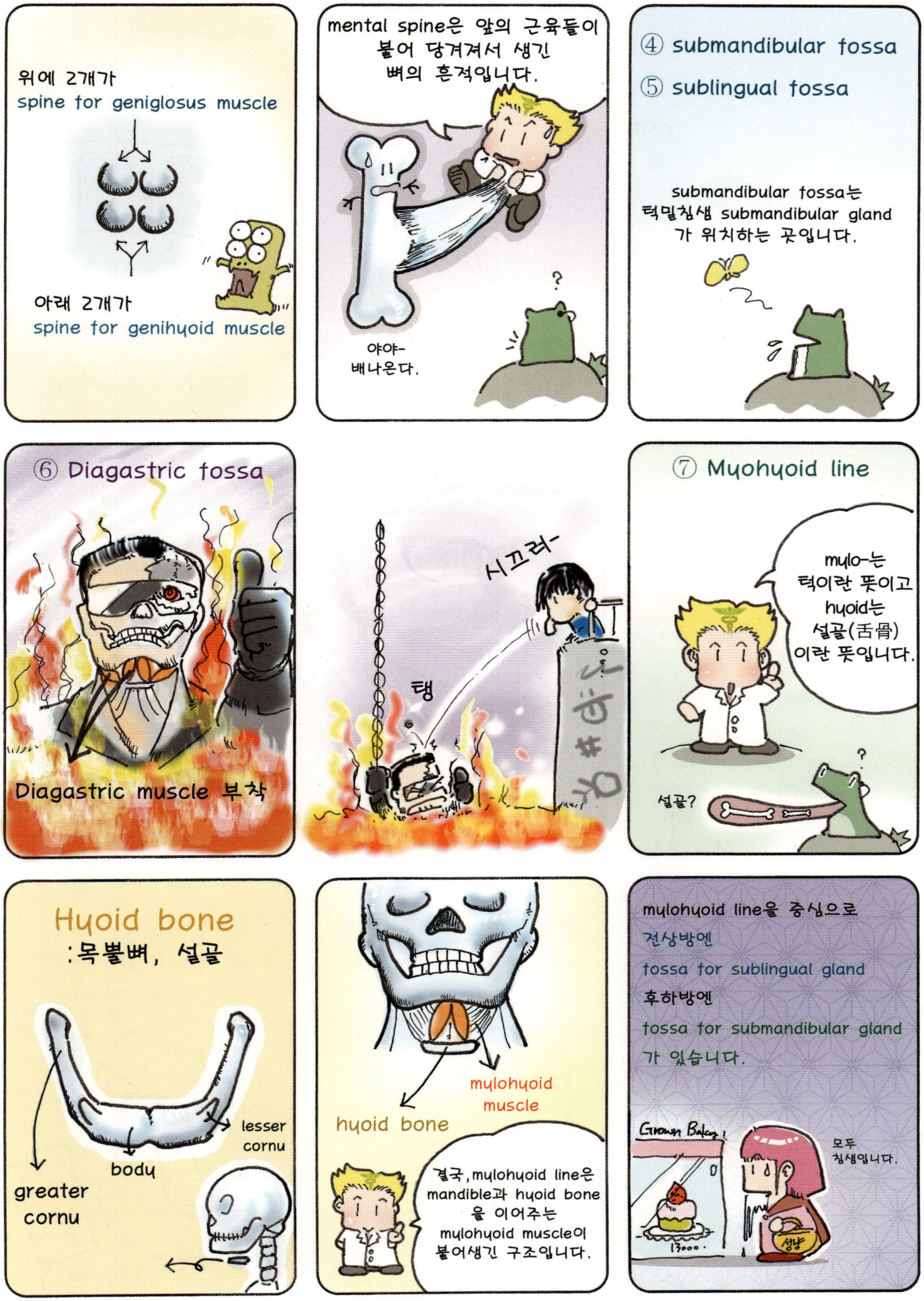
위에 2개가
spine for geniglosus muscle
아래 2개가
spine for genihyoid muscle
mental spine은 앞의 근육들이 붙어 당겨져서 생긴 뼈의 흔적입니다.
야야- 배나온다.
④ submandibular fossa
⑤ sublingual fossa
submandibular fossa는 턱밑침샘 submandibular gland 가 위치하는 곳입니다.
⑥ Diagastric fossa
Diagastric muscle 부착
시끄러-
탱
⑦ Myohyoid line
mylo-는 턱이란 뜻이고 hyoid는 설골(舌骨)이란 뜻입니다.
설골?
Hyoid bone
:목뿔뼈, 설골
greater cornu
body
lesser cornu
mylohyoid muscle
hyoid bone
결국, mylohyoid line은 mandible과 hyoid bone을 이어주는 mylohyoid muscle이 붙어생긴 구조입니다.
mylohyoid line을 중심으로
전상방엔
fossa for sublingual gland
후하방엔
fossa for submandibular gland
가 있습니다.
모두 침샘입니다.
13000.

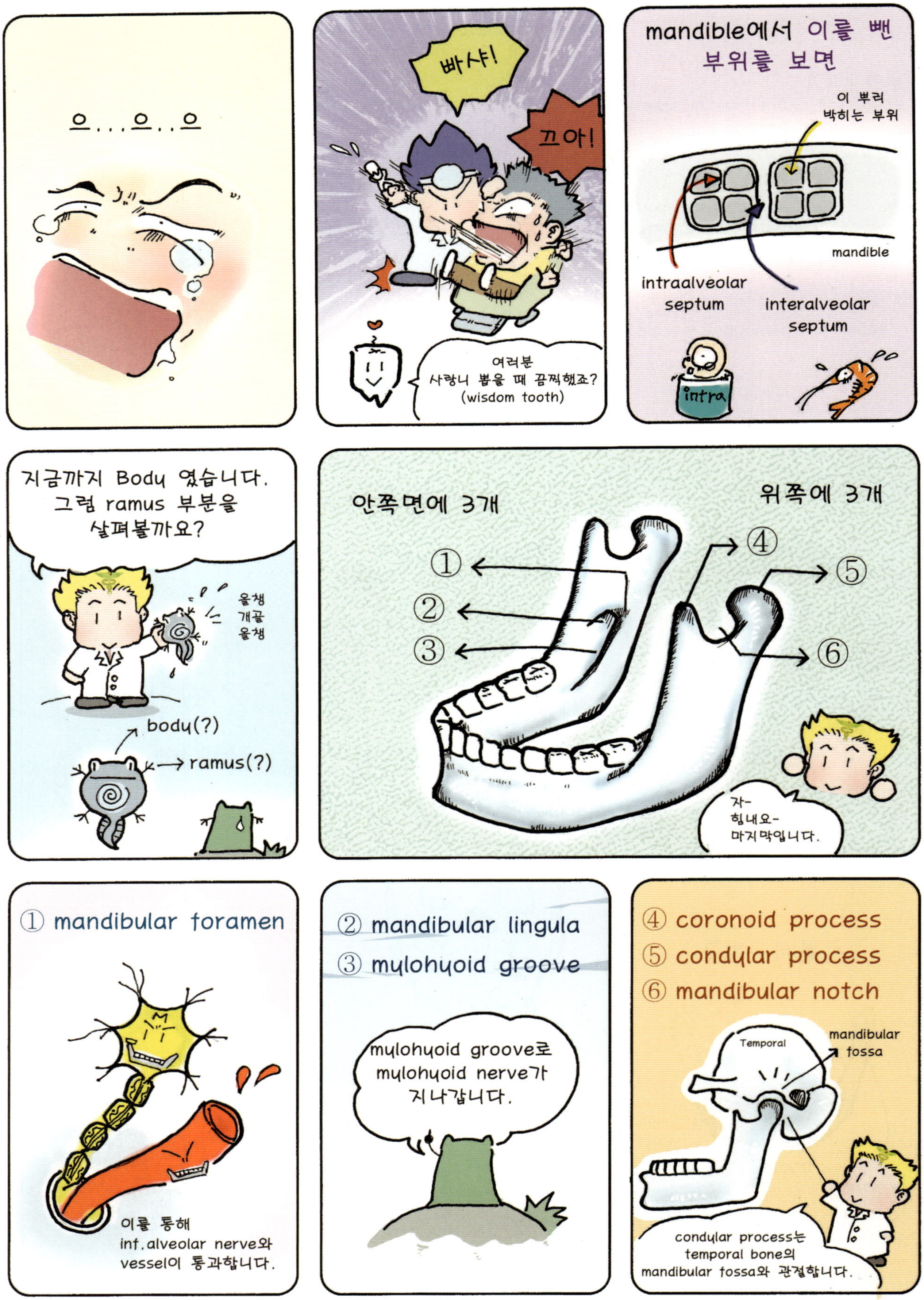
으...으..으
빠샤!
끄아!
여러분
사랑니 뽑을 때 끔찍했죠?
(wisdom tooth)
mandible에서 이를 뺀
부위를 보면
이 뿌리
박히는 부위
mandible
intraalveolar
septum
interalveolar
septum
intra
지금까지 Body 였습니다.
그럼 ramus 부분을
살펴볼까요?
울챙
개골
울챙
body(?)
ramus(?)
안쪽면에 3개
위쪽에 3개
①
②
③
④
⑤
⑥
자-
힘내요-
마지막입니다.
① mandibular foramen
이를 통해
inf. alveolar nerve와
vessel이 통과합니다.
② mandibular lingula
③ mylohyoid groove
mylohyoid groove로
mylohyoid nerve가
지나갑니다.
④ coronoid process
⑤ condylar process
⑥ mandibular notch
Temporal
mandibular
fossa
condylar process는
temporal bone의
mandibular fossa와 관절합니다.

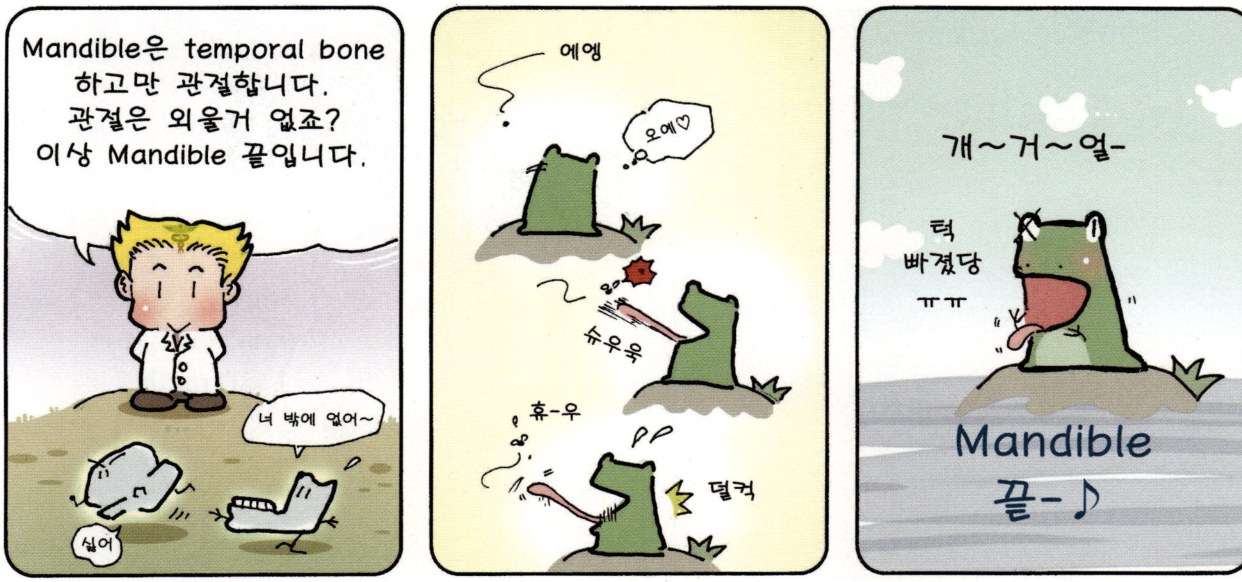
Mandible은 temporal bone
하고만 관절합니다.
관절은 외울거 없죠?
이상 Mandible 끝입니다.
너 밖에 없어~
싫어
에엥
오예♡
슈우웅
휴-우
덜컥
개~거~얼-
턱
빠졌당
ㅠㅠ
Mandible
끝-♪

# Maxilla

: 위턱뼈
상악골

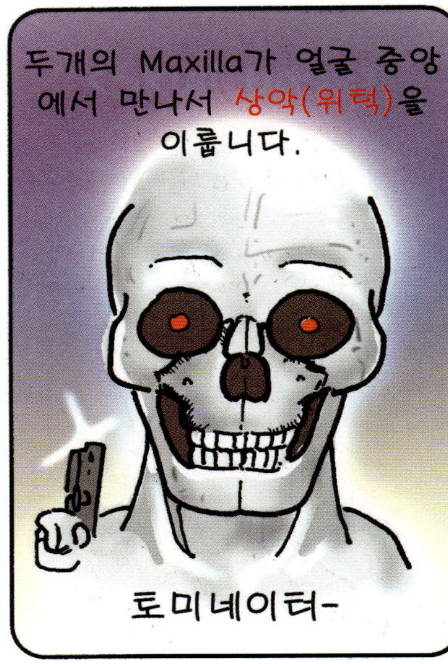
두개의 Maxilla가 얼굴 중앙에서 만나서 상악(위턱)을 이룹니다.
토미네이터-

## Maxilla의 모습

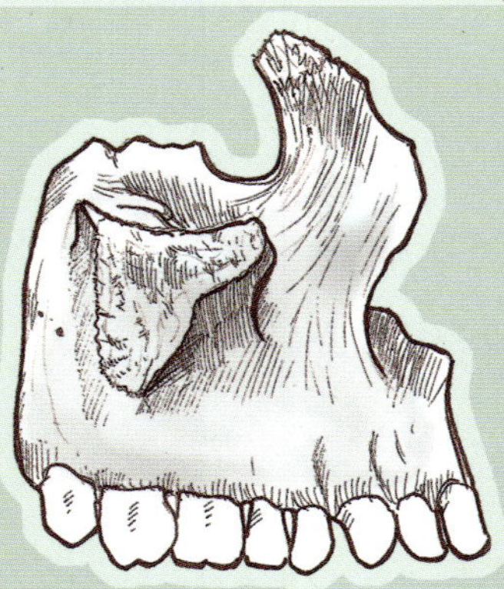

[Lat. view]
{External surface}

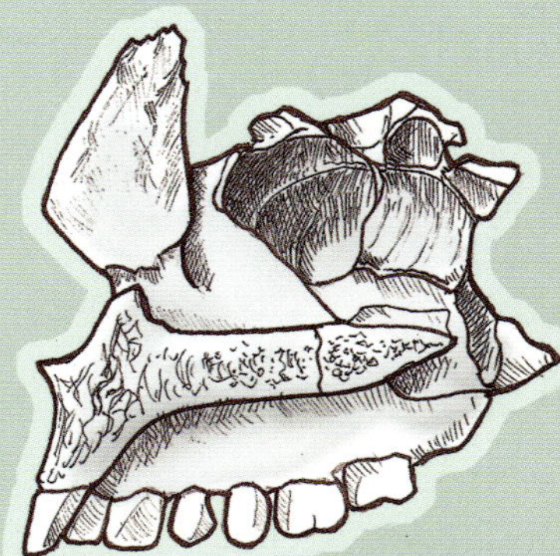

[Lat. view]
{Internal surface}

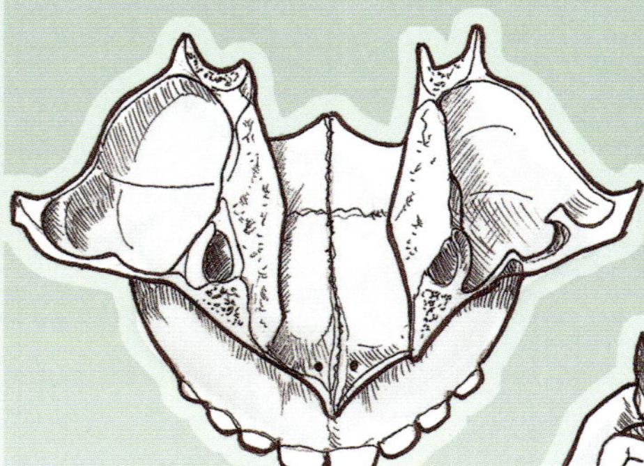

[Sup. view]

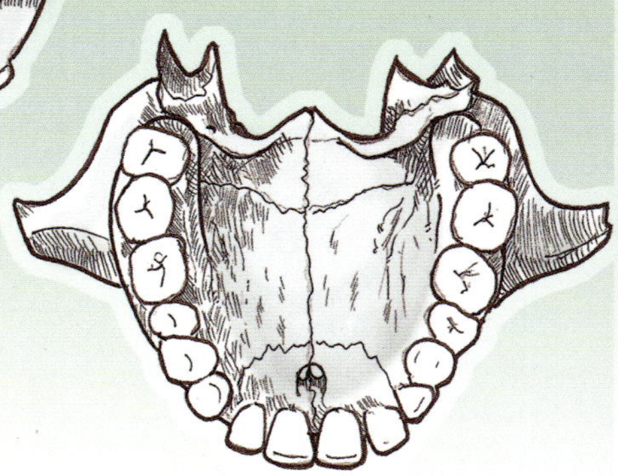

[Inf. view]

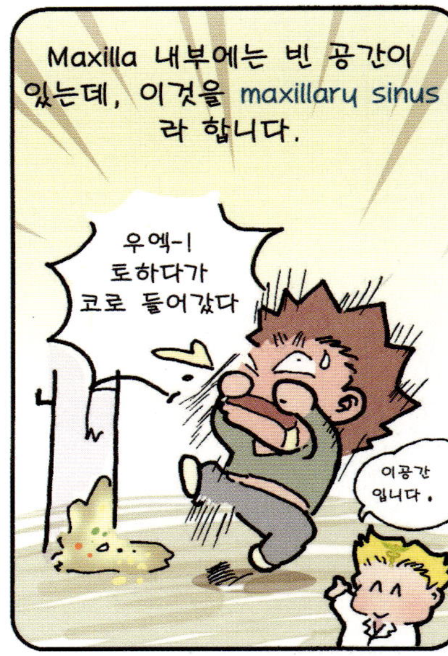
Maxilla 내부에는 빈 공간이 있는데, 이것을 maxillary sinus 라 합니다.
우엑-! 토하다가 코로 들어갔다
이공간 입니다.

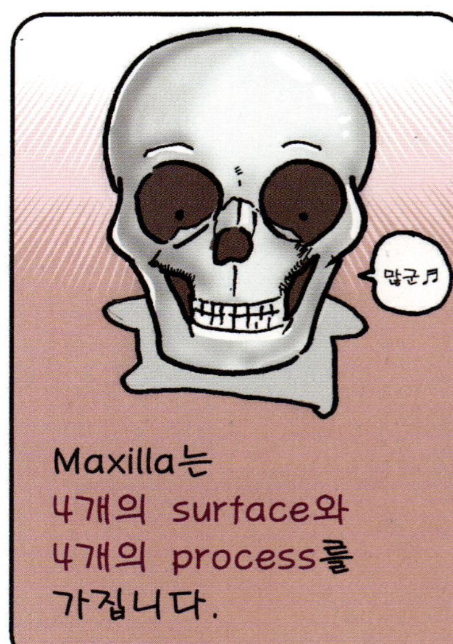
맙군♬
Maxilla는 4개의 surface와 4개의 process를 가집니다.

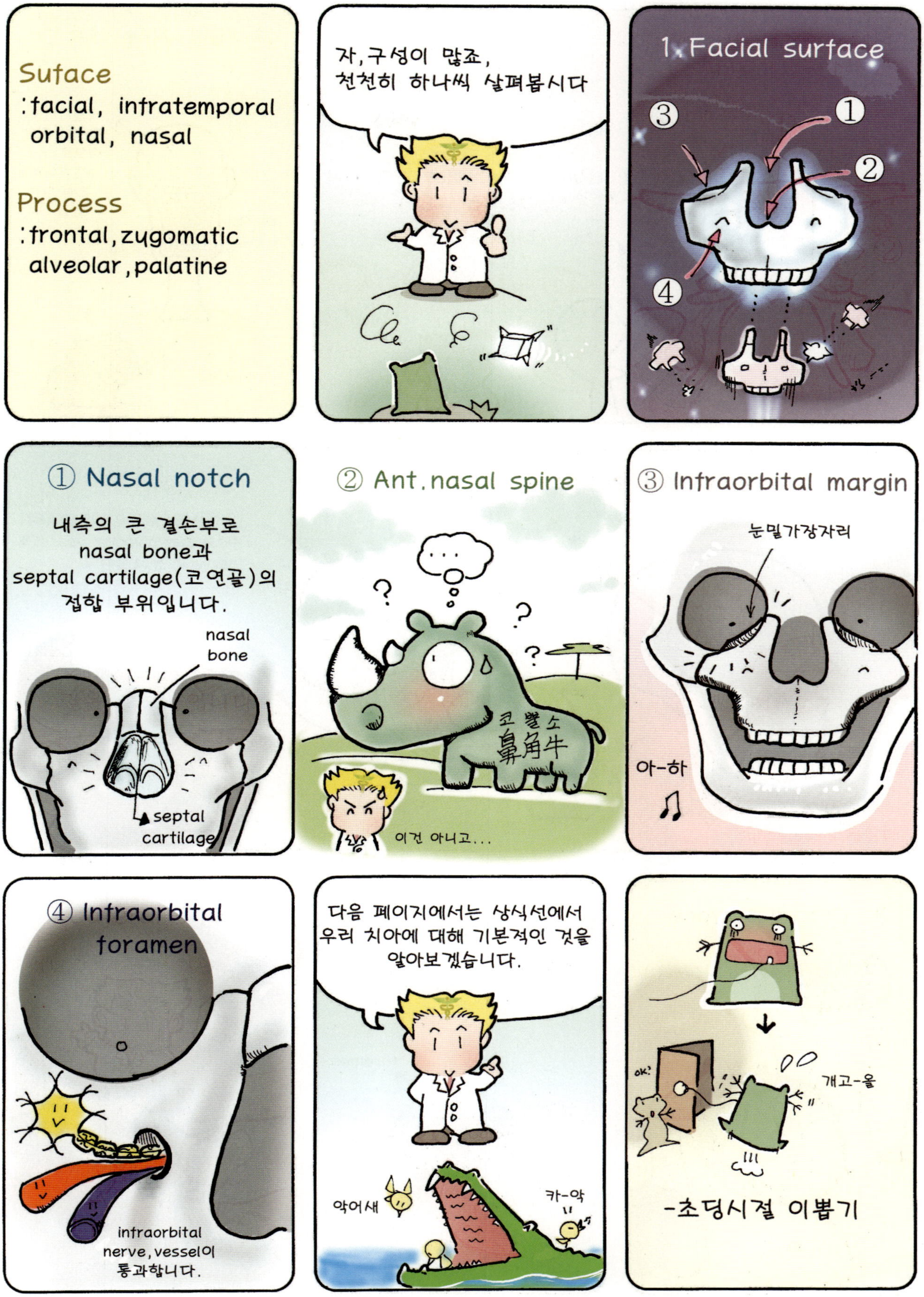

Suface
:facial, infratemporal
orbital, nasal
Process
:frontal, zygomatic
alveolar, palatine
자, 구성이 많죠,
천천히 하나씩 살펴봅시다
1. Facial surface
① ② ③ ④
① Nasal notch
내측의 큰 결손부로
nasal bone과
septal cartilage(코연골)의
접합 부위입니다.
nasal
bone
septal
cartilage
② Ant. nasal spine
코뿔소
鼻角牛
이건 아니고...
③ Infraorbital margin
눈밑가장자리
아-하
④ Infraorbital
foramen
infraorbital
nerve, vessel이
통과합니다.
다음 페이지에서는 상식선에서
우리 치아에 대해 기본적인 것을
알아보겠습니다.
악어새
카-악
ok!
개고-올
-초딩시절 이뽑기

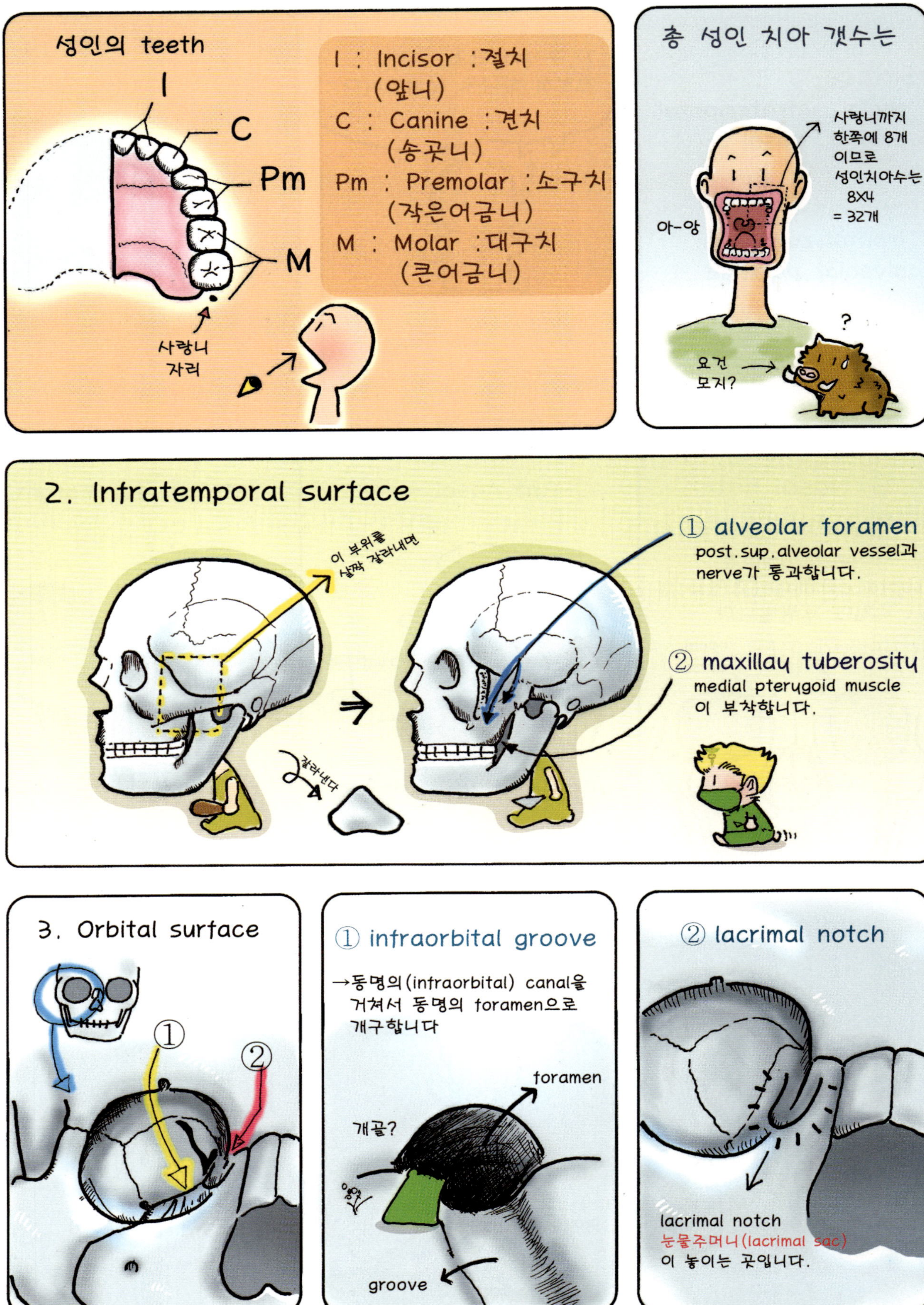

성인의 teeth
I
C
Pm
M
사랑니 자리
I : Incisor : 절치 (앞니)
C : Canine : 견치 (송곳니)
Pm : Premolar : 소구치 (작은어금니)
M : Molar : 대구치 (큰어금니)
총 성인 치아 갯수는
사랑니까지 한쪽에 8개 이므로 성인치아수는 8X4 = 32개
아-앙
?
요건 모지?
2. Infratemporal surface
이 부위를 살짝 잘라내면
잘라낸다
① alveolar foramen
post. sup. alveolar vessel과 nerve가 통과합니다.
② maxillay tuberosity
medial pterygoid muscle 이 부착합니다.
3. Orbital surface
①
②
① infraorbital groove
→동명의(infraorbital) canal을 거쳐서 동명의 foramen으로 개구합니다
foramen
개골?
groove
② lacrimal notch
lacrimal notch
눈물주머니(lacrimal sac) 이 놓이는 곳입니다.

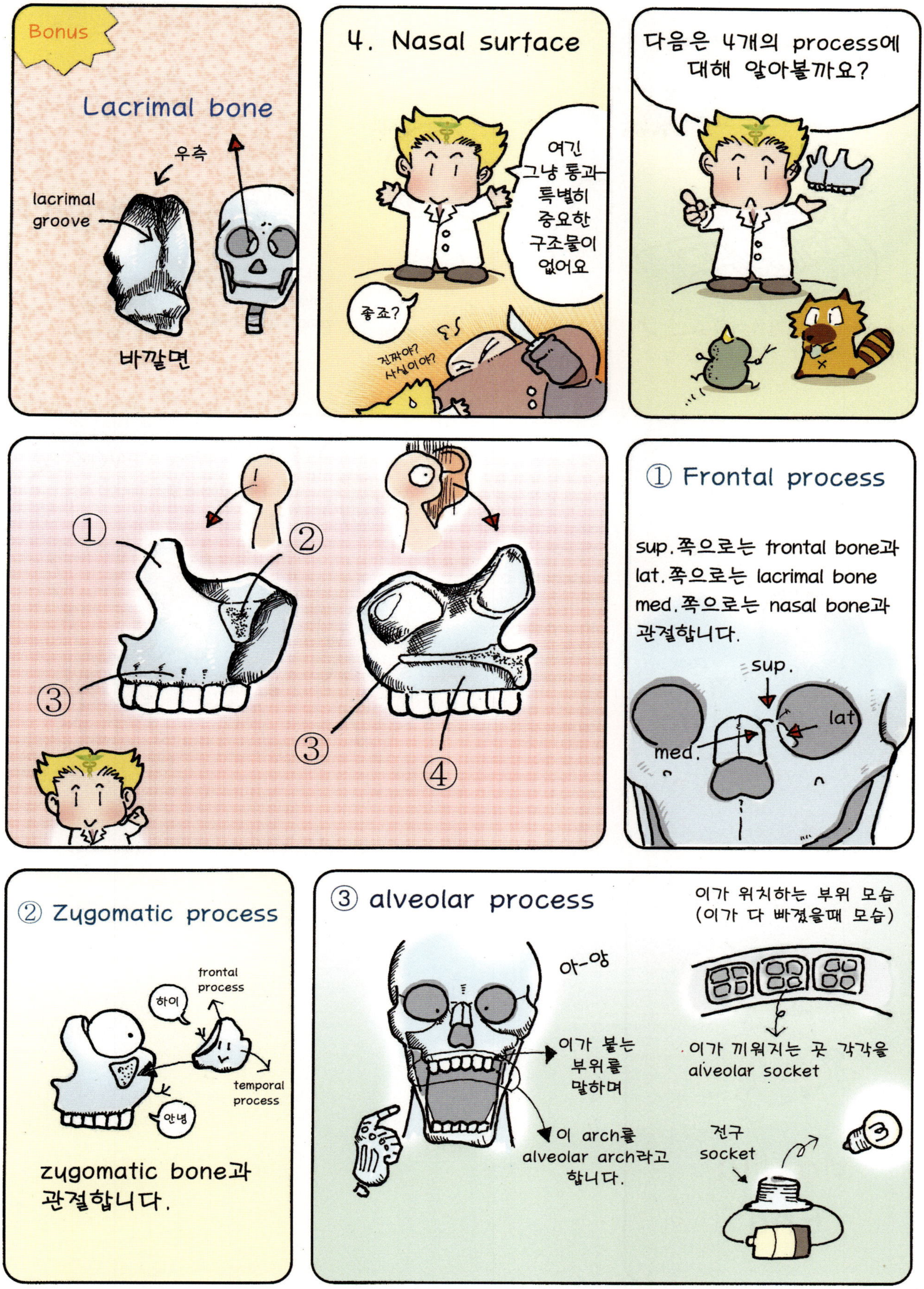

Bonus
Lacrimal bone
우측
lacrimal groove
바깥면
4. Nasal surface
여긴 그냥 통과 특별히 중요한 구조물이 없어요
좋죠?
진짜야? 사실이야?
다음은 4개의 process에 대해 알아볼까요?
①
②
③
③
④
① Frontal process
sup.쪽으로는 frontal bone과
lat.쪽으로는 lacrimal bone
med.쪽으로는 nasal bone과
관절합니다.
sup.
lat
med.
② Zygomatic process
하이
frontal process
temporal process
안녕
zygomatic bone과 관절합니다.
③ alveolar process
이가 위치하는 부위 모습
(이가 다 빠졌을때 모습)
아~앙
이가 붙는 부위를 말하며
이 arch를 alveolar arch라고 합니다.
이가 끼워지는 곳 각각을 alveolar socket
전구 socket

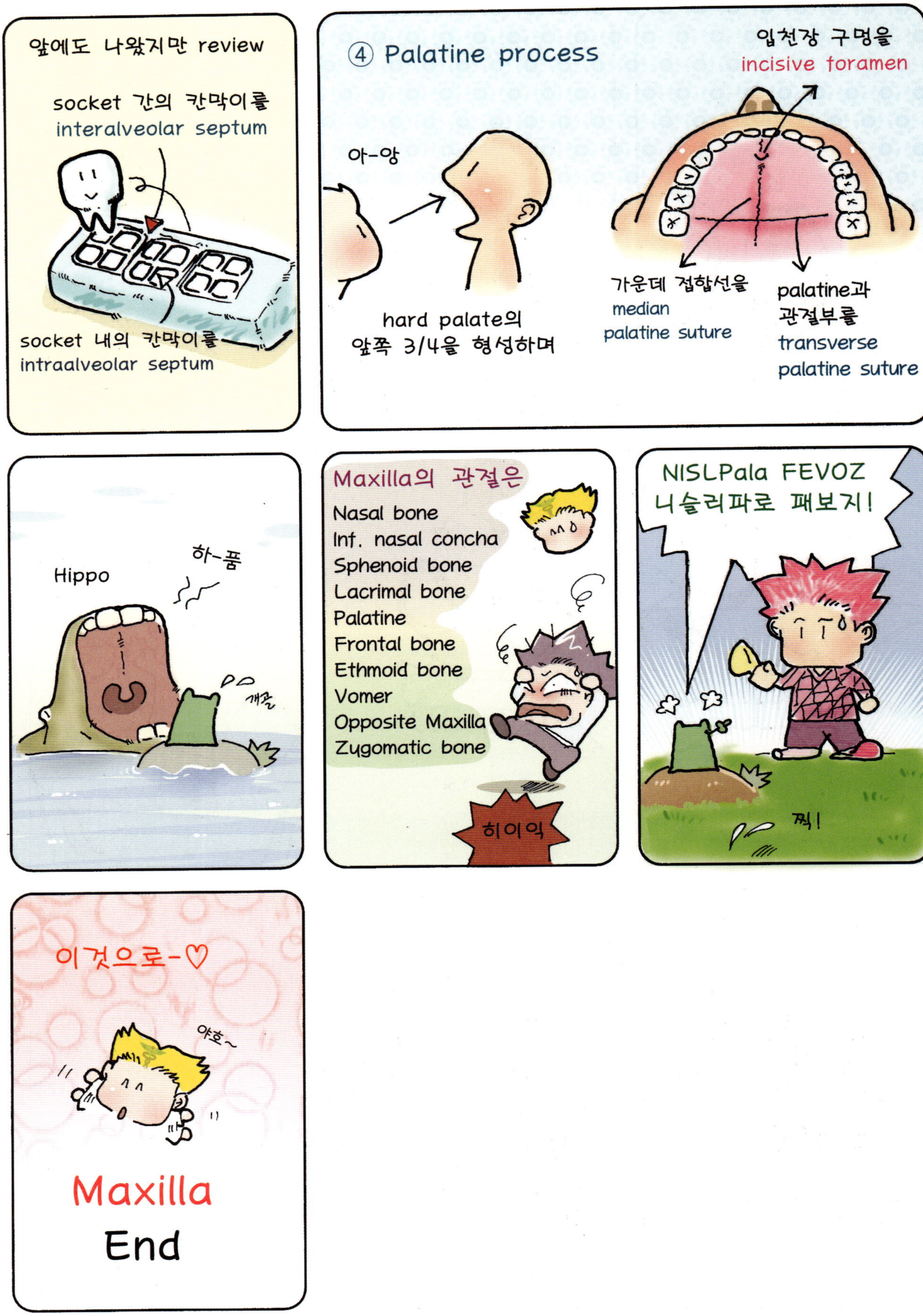

앞에도 나왔지만 review
socket 간의 칸막이를
interalveolar septum
socket 내의 칸막이를
intraalveolar septum
④ Palatine process
아-앙
hard palate의
앞쪽 3/4을 형성하며
입천장 구멍을
incisive foramen
가운데 접합선을
median
palatine suture
palatine과
관절부를
transverse
palatine suture
Hippo
하-품
개굴
Maxilla의 관절은
Nasal bone
Inf. nasal concha
Sphenoid bone
Lacrimal bone
Palatine
Frontal bone
Ethmoid bone
Vomer
Opposite Maxilla
Zygomatic bone
히이익
NISLPala FEVOZ
니슬리파로 패보지!
찍!
이것으로-♡
야호~
Maxilla
End

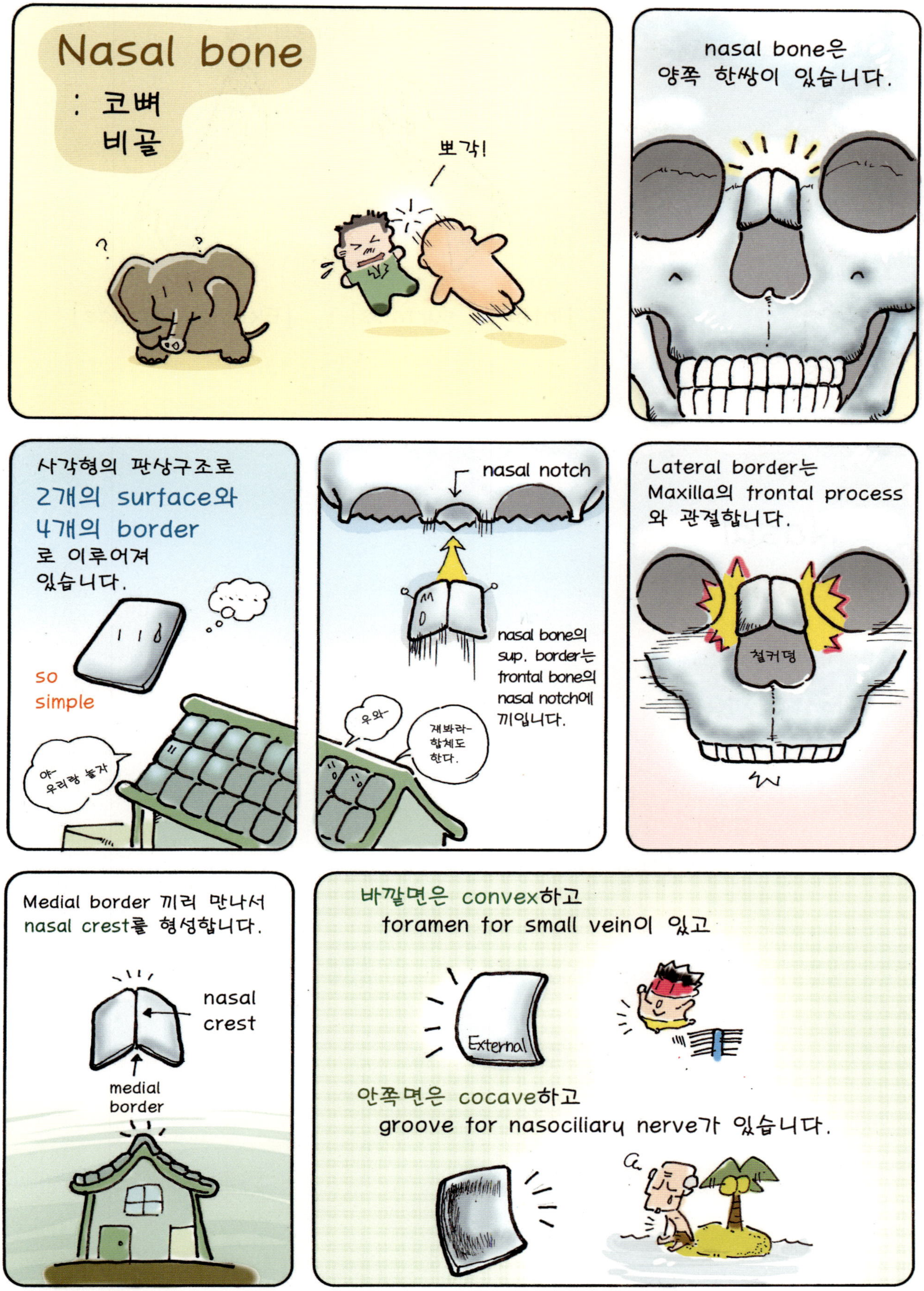
Nasal bone
: 코뼈
비골
뽀각!
nasal bone은
양쪽 한쌍이 있습니다.
사각형의 판상구조로
2개의 surface와
4개의 border
로 이루어져
있습니다.
so
simple
야-
우리랑 놀자
nasal notch
nasal bone의
sup. border는
frontal bone의
nasal notch에
끼입니다.
우와-
재봐라-
합체도
한다.
Lateral border는
Maxilla의 frontal process
와 관절합니다.
철커덩
Medial border 끼리 만나서
nasal crest를 형성합니다.
nasal
crest
medial
border
바깥면은 convex하고
foramen for small vein이 있고
External
안쪽면은 cocave하고
groove for nasociliary nerve가 있습니다.

Nasal bone의 관절은

Frontal
Ethmoid
Maxilla
Nasal bone

FEMN → 얼굴(패면)
코뼈가 부러짐

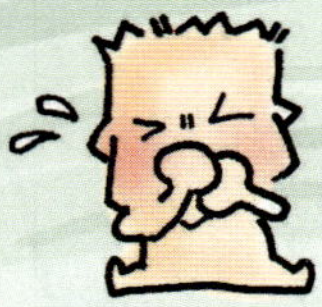


Nasal Bone의 모습

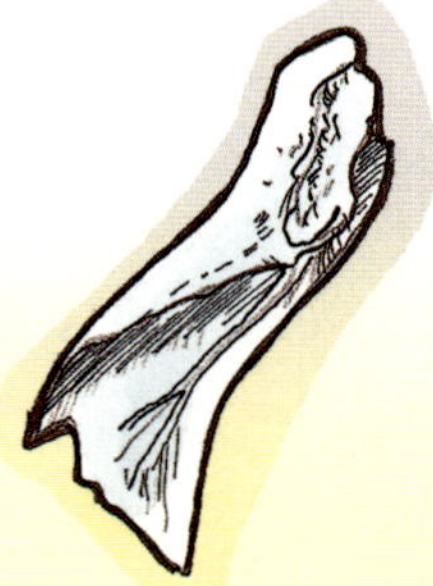

[Internal surface]

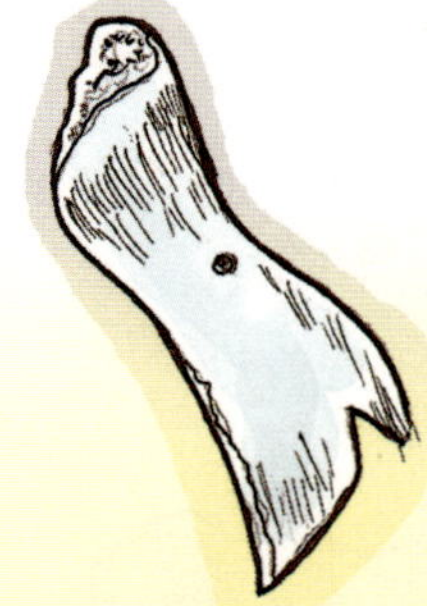

[Extrnal surface]

Nasal
Bone
끝

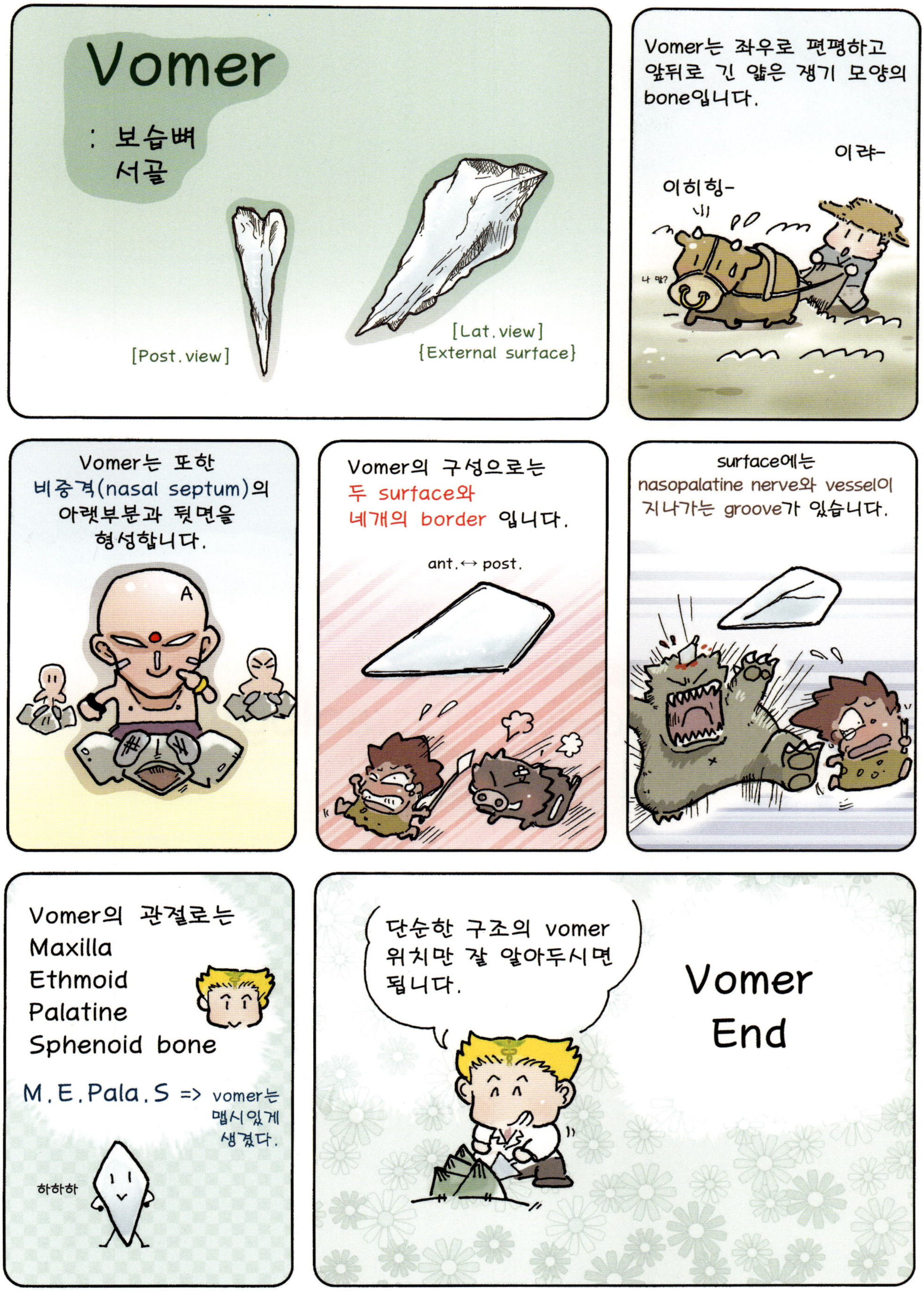
Vomer
: 보습뼈
서골
[Post. view]
[Lat. view]
{External surface}
Vomer는 좌우로 편평하고
앞뒤로 긴 얇은 쟁기 모양의
bone입니다.
이랴~
이히힝~
나 말?
Vomer는 또한
비중격(nasal septum)의
아랫부분과 뒷면을
형성합니다.
Vomer의 구성으로는
두 surface와
네개의 border 입니다.
ant. ↔ post.
surface에는
nasopalatine nerve와 vessel이
지나가는 groove가 있습니다.
Vomer의 관절로는
Maxilla
Ethmoid
Palatine
Sphenoid bone
M.E.Pala.S => vomer는
멥시있게
생겼다.
하하하
단순한 구조의 vomer
위치만 잘 알아두시면
됩니다.
Vomer
End

# Young's Cartoon of Osteology

# Skull

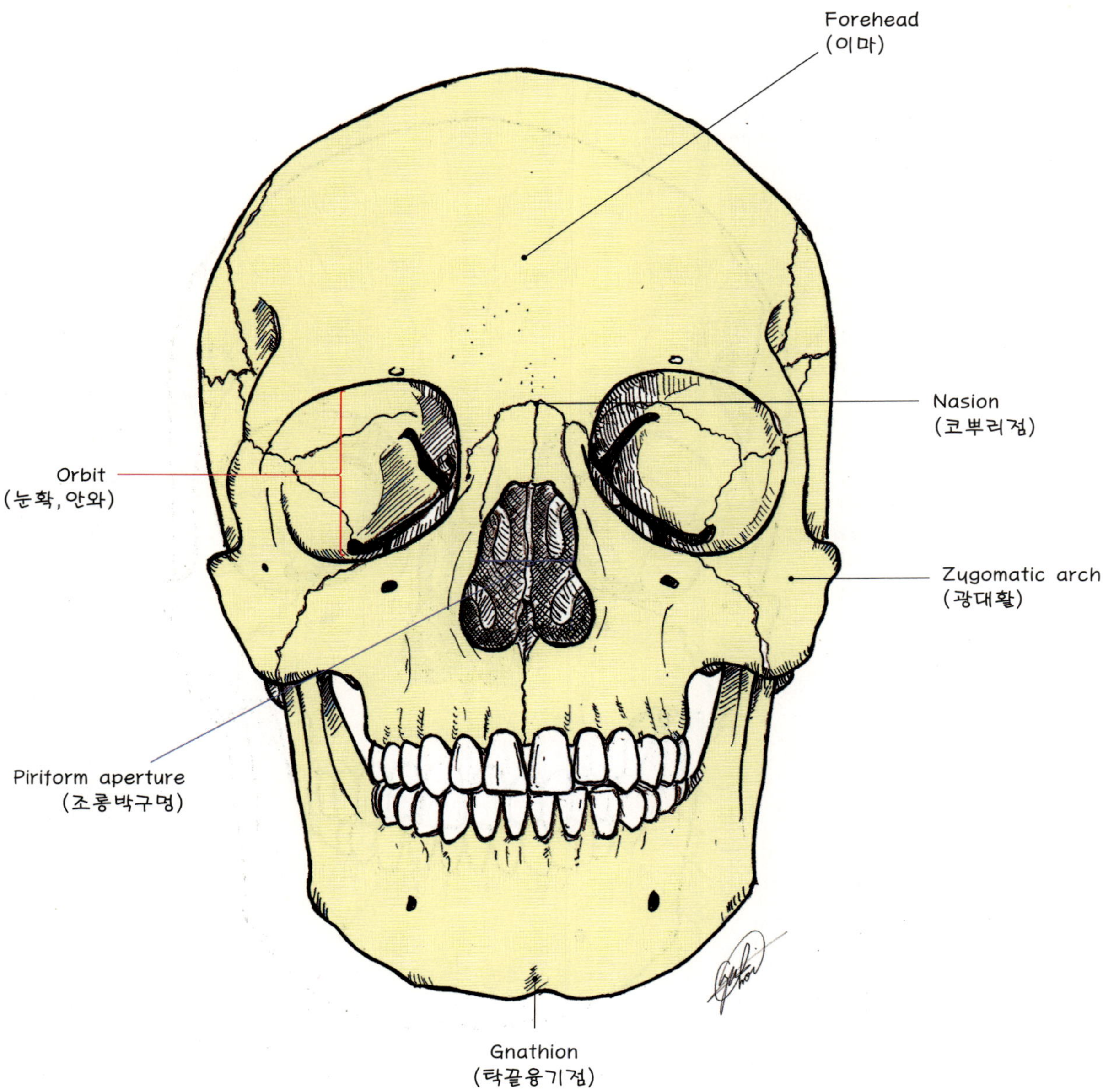


[Ant. view]

# Skull

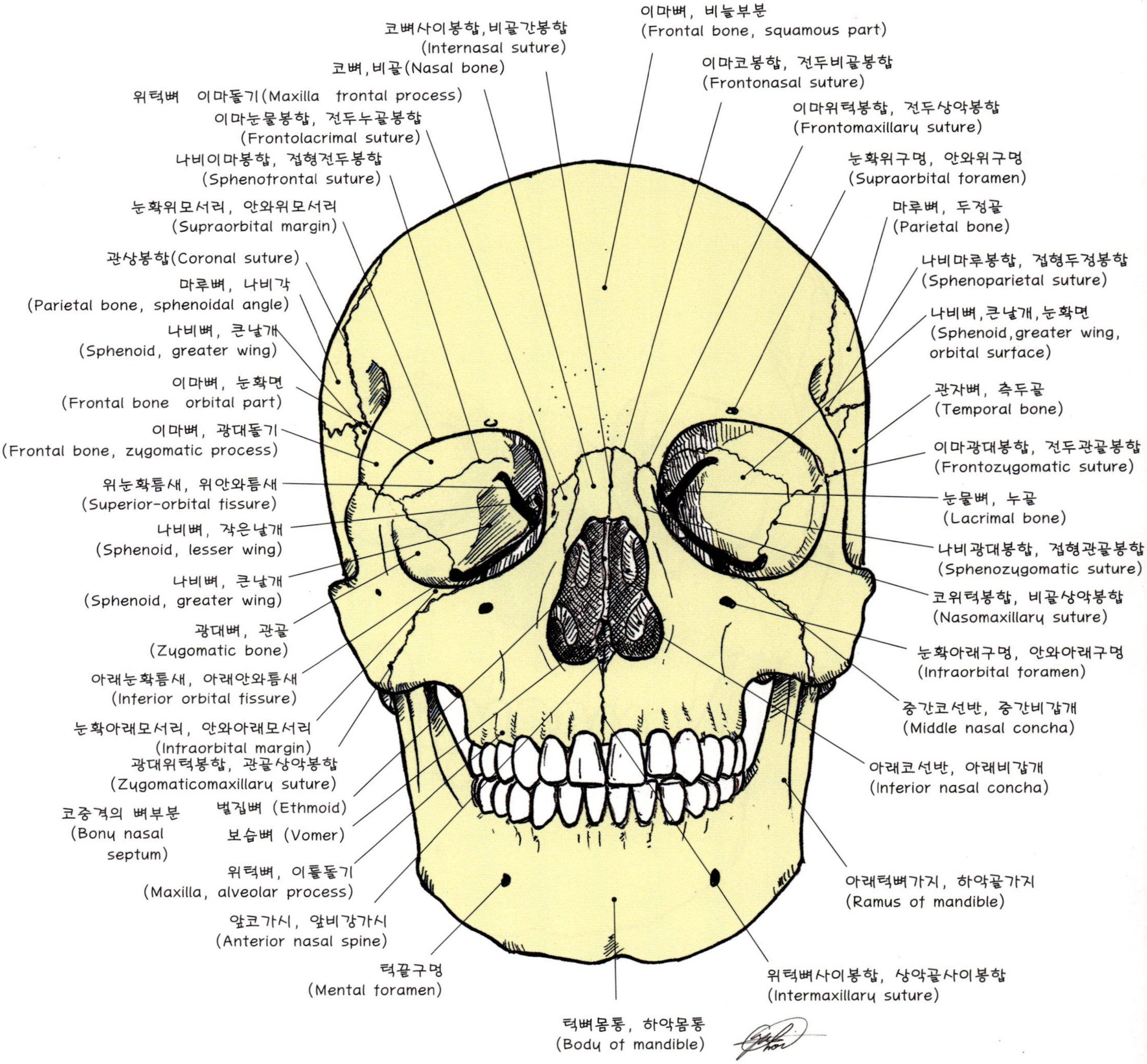


[Ant. view]

# Skull

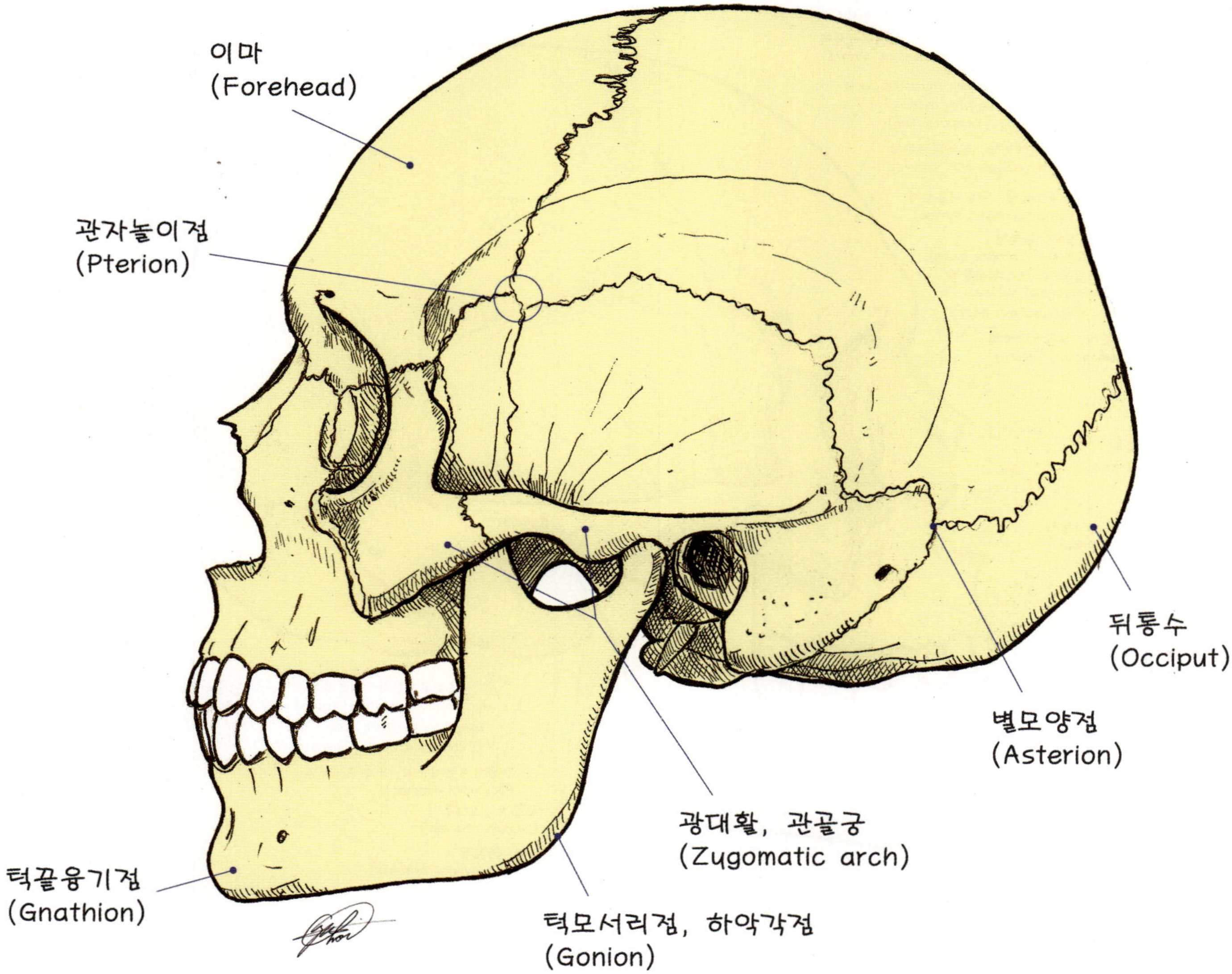


## [Lat. view]

# Skull

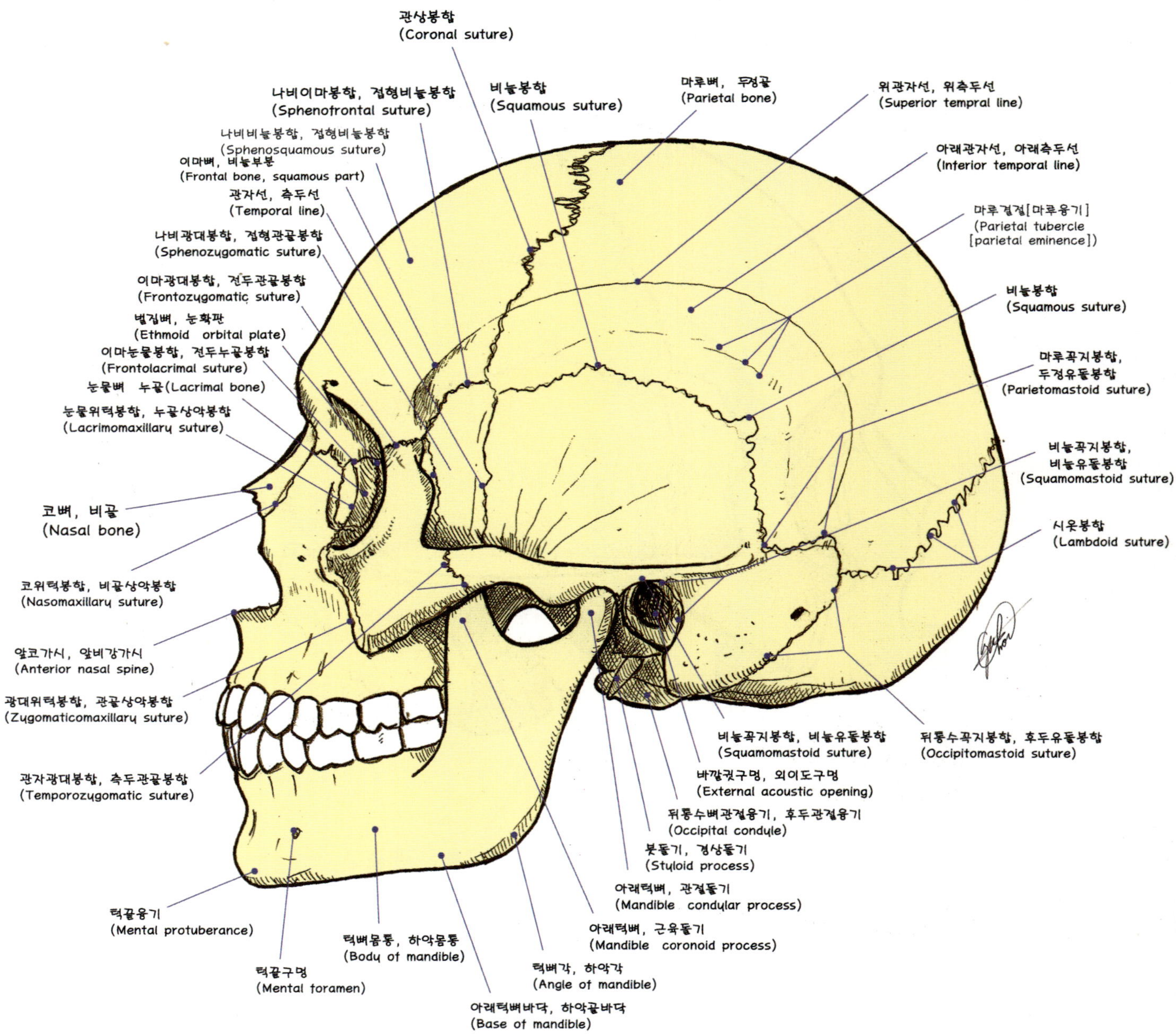


[Lat. view]

# Skull

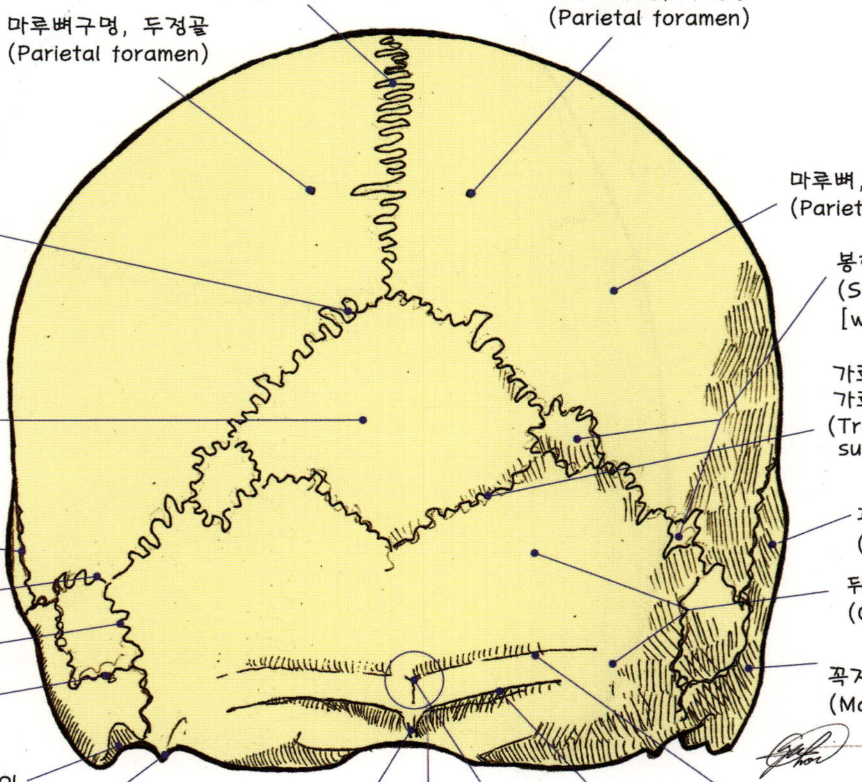


## [Post. view]

# Skull

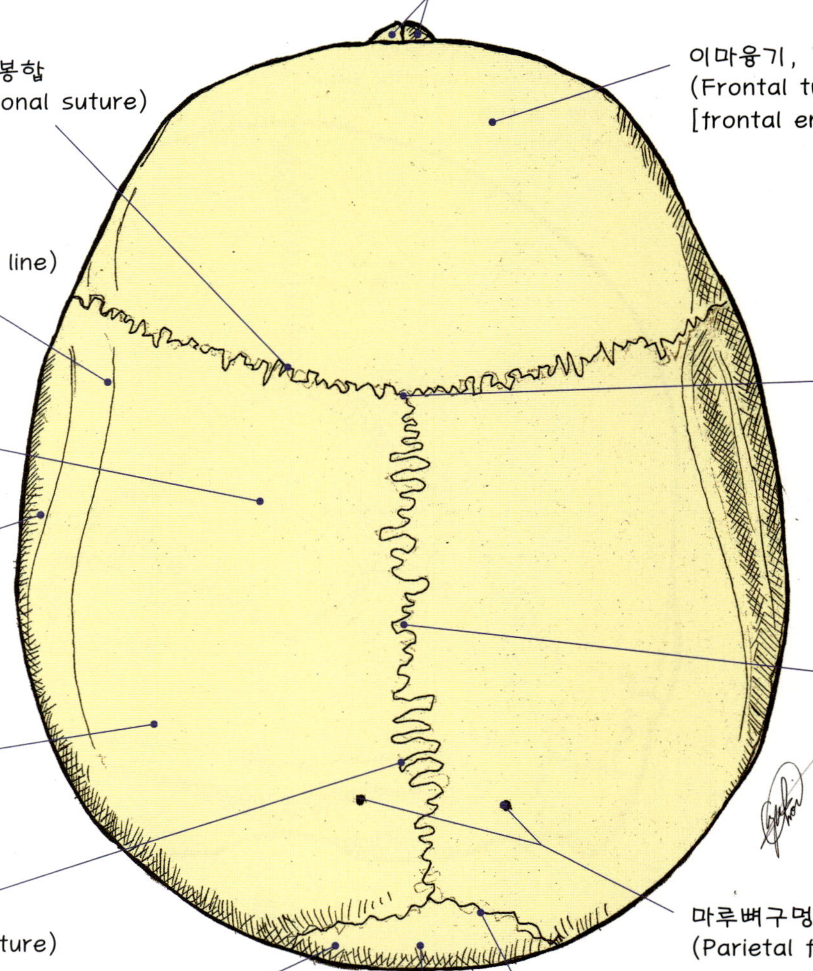


## [Sup. view]
## {External surface}

# Skull

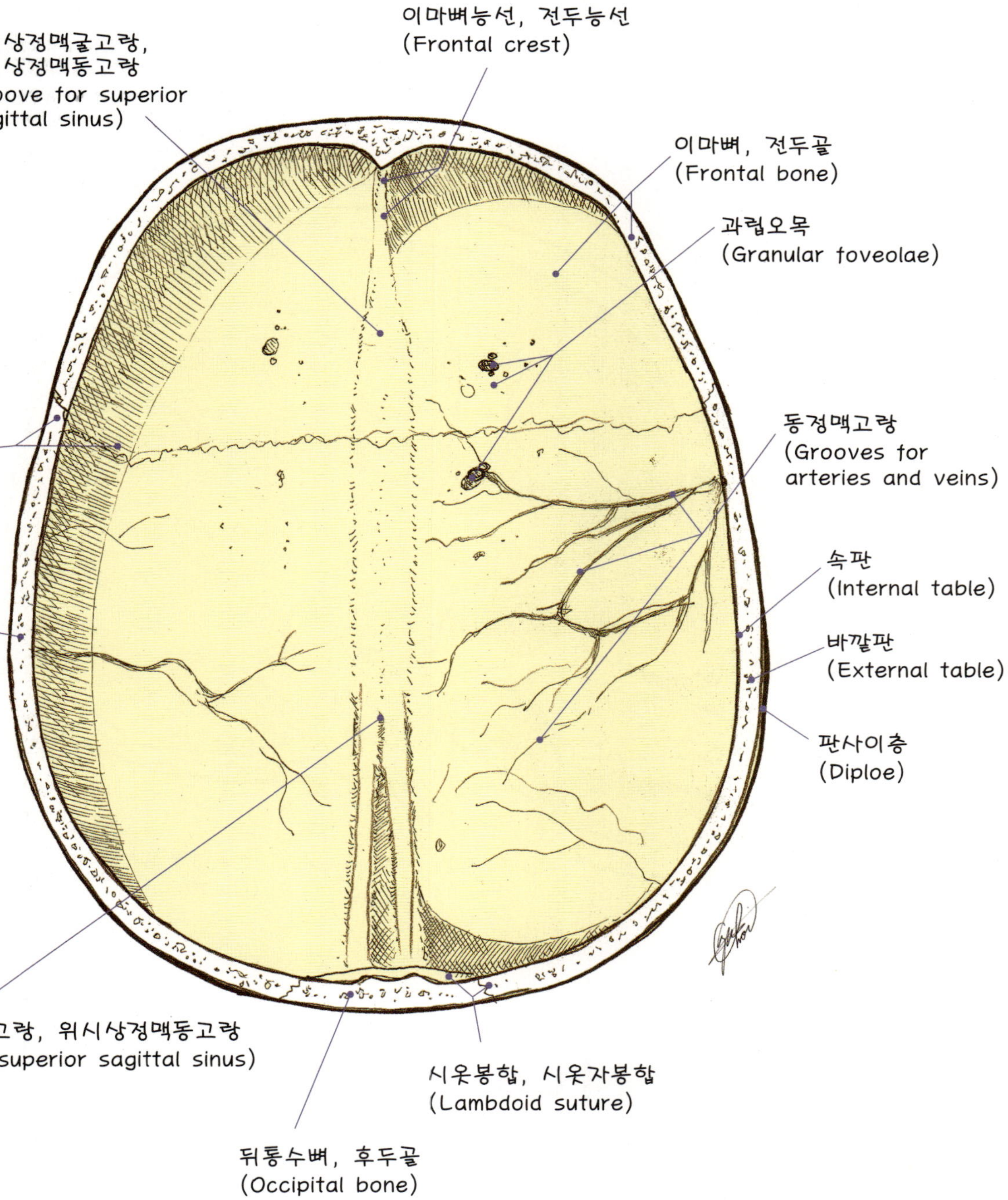


[Inf. view]
{Internal surface}

# Skull

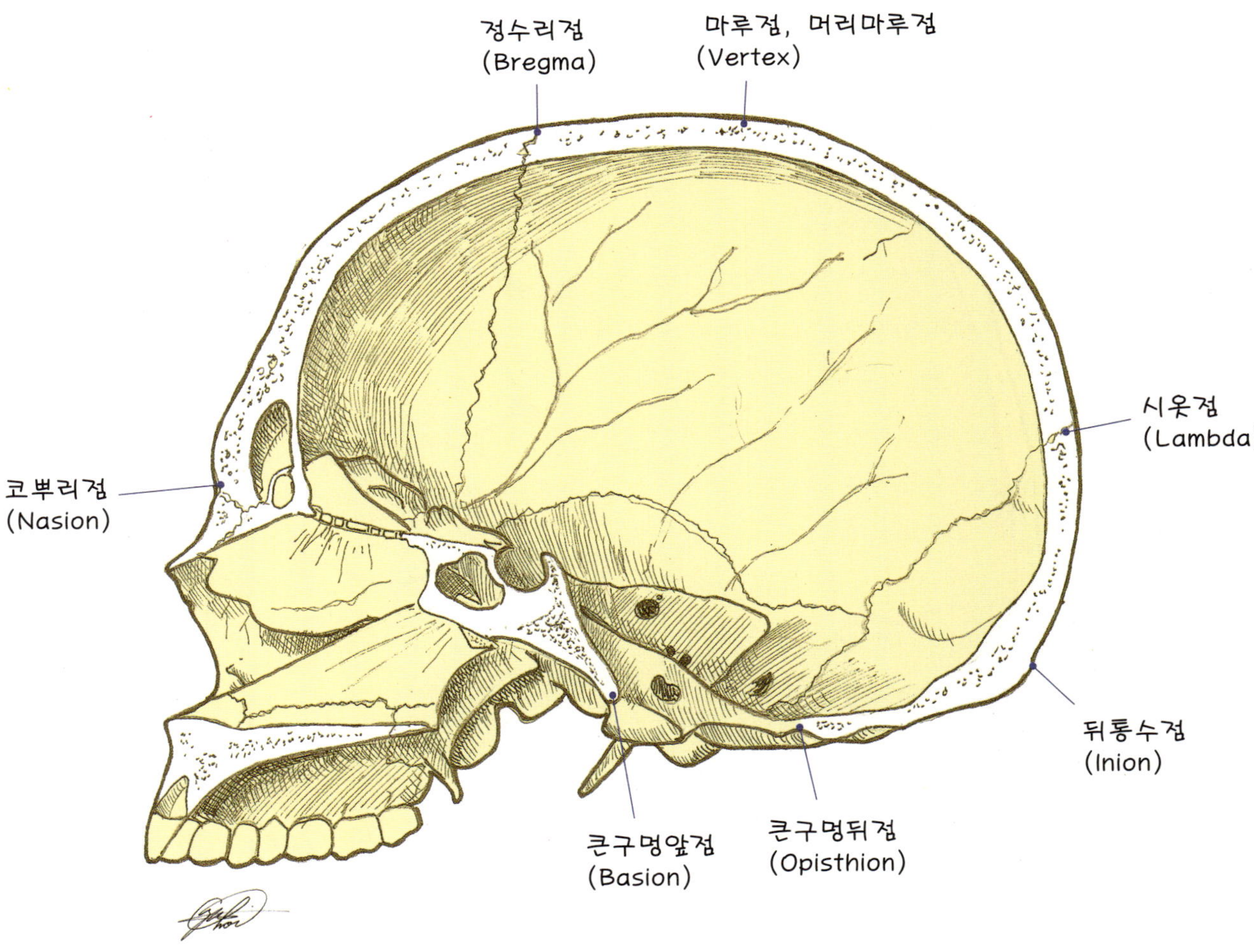


[Lat. view]
{Internal surface}

# Skull

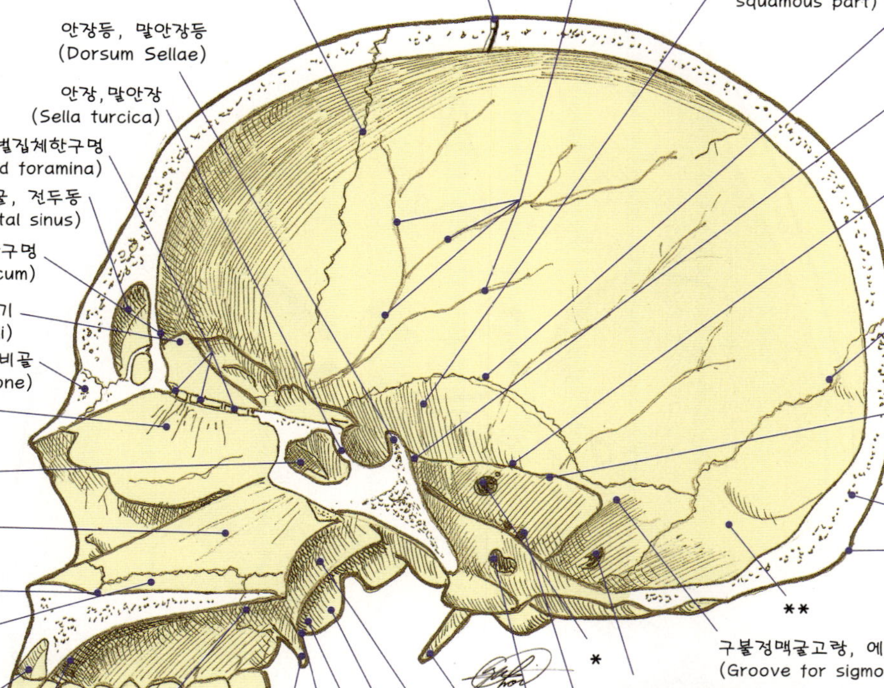


* External acoustic opening and meatus
** Groove for transverse sinus
*** Squamous part of occipital bone

## [Lat. view]
## {Internal surface}

# Skull Base

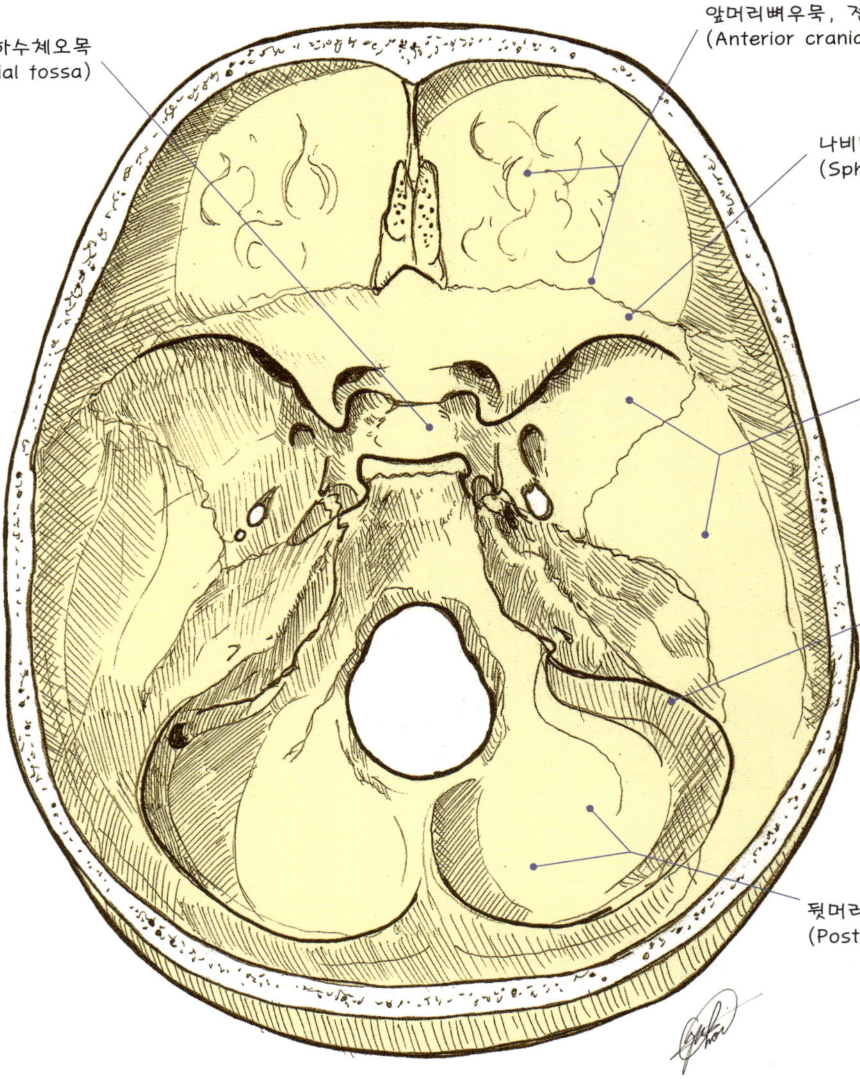


[Sup. view]
{Internal surface}

# Skull Base

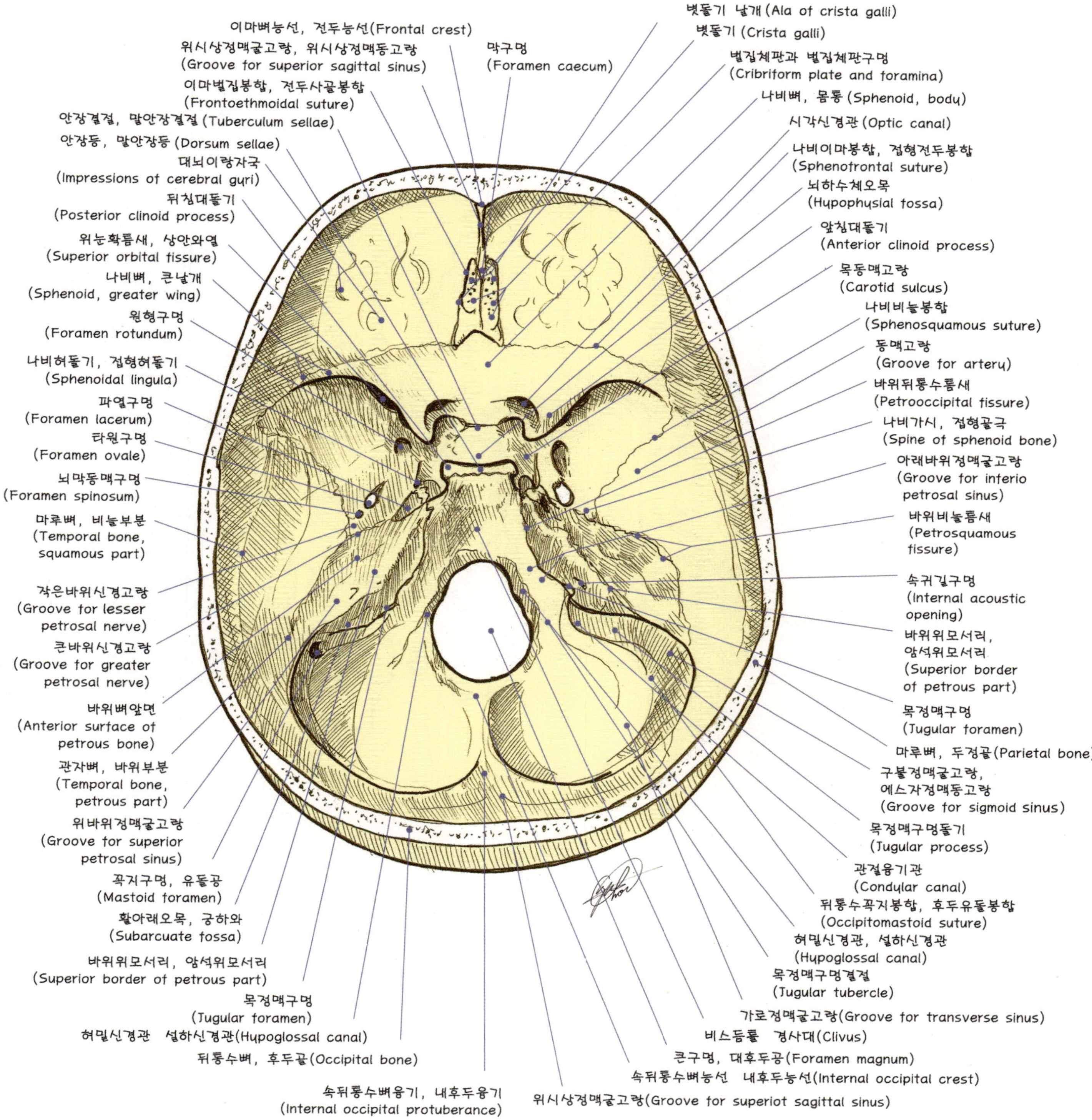


[Sup. view]
{Internal surface}

# Skull Base

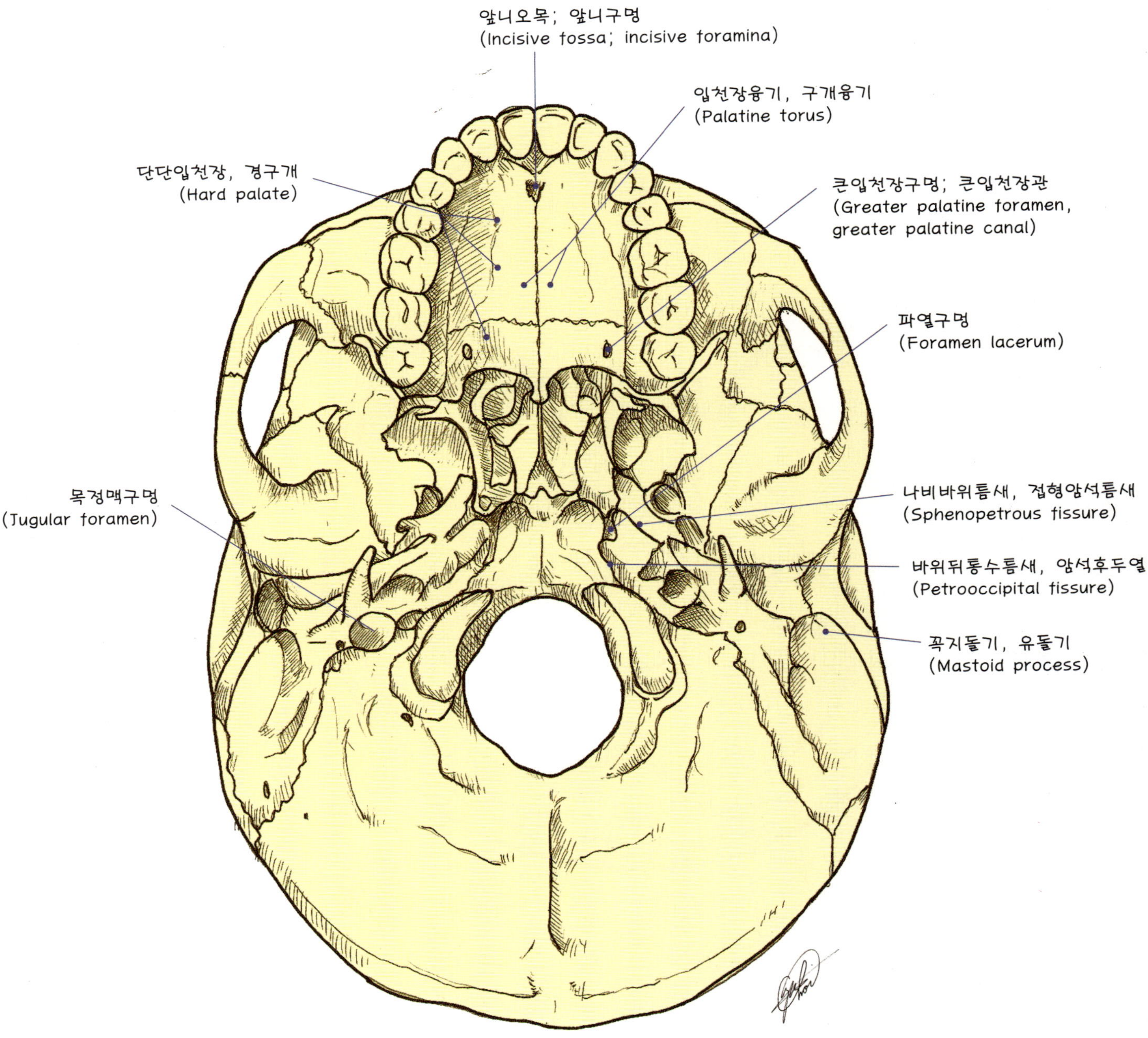


[Inf. view]
{External surface}

# Skull Base

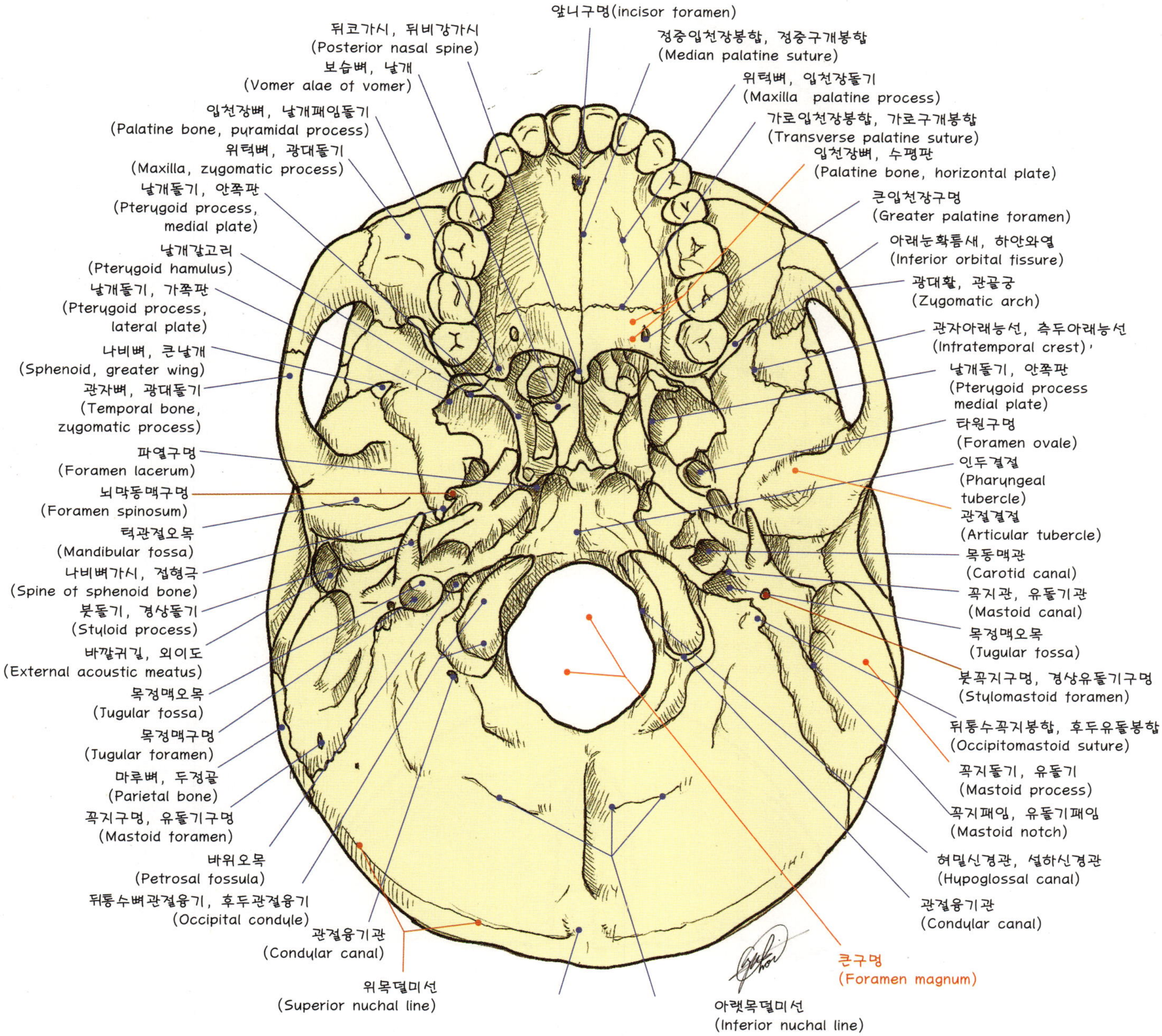


## [Inf. view]
## {External surface}

# Frontal Bone

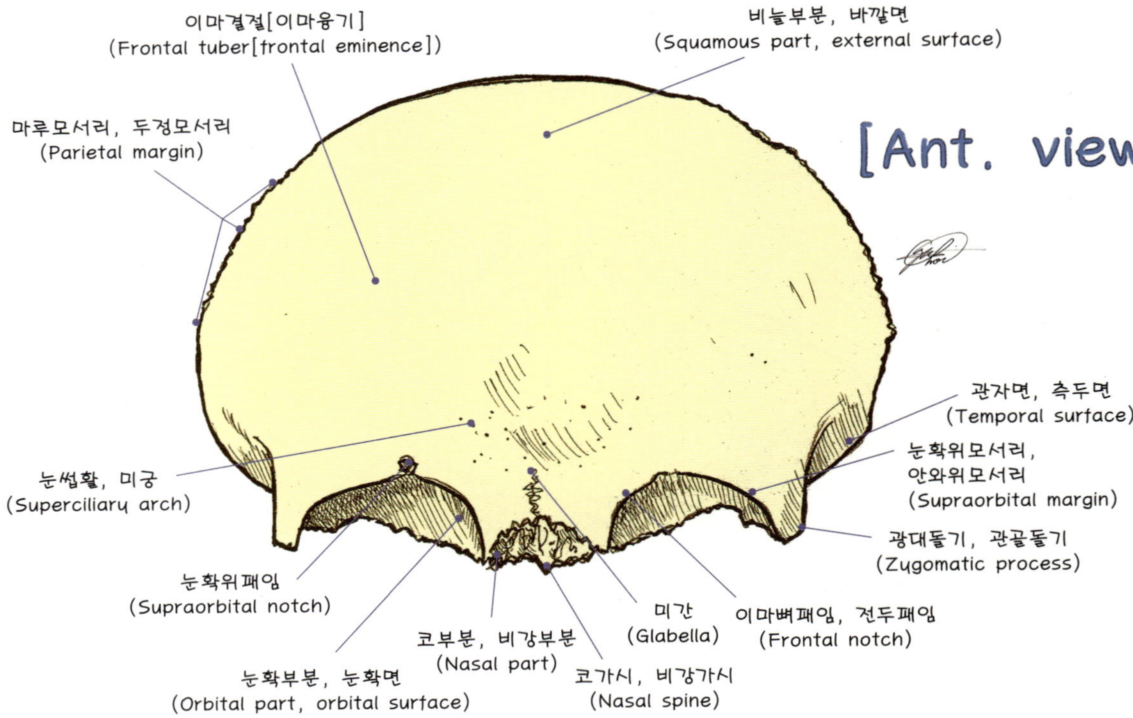


[Ant. view]

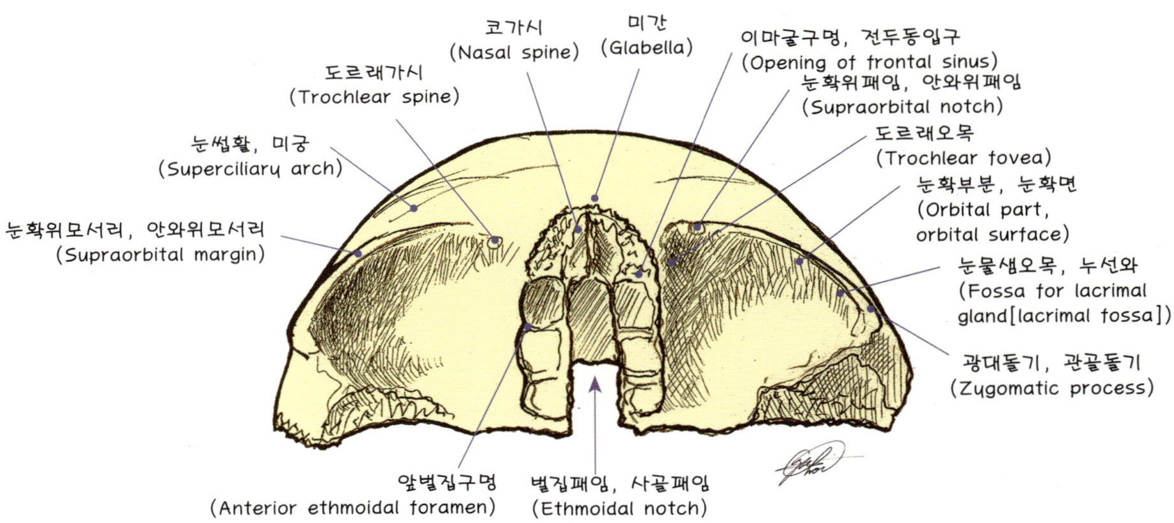


[Inf. view]

# Parietal Bone

## Right Parietal Bone

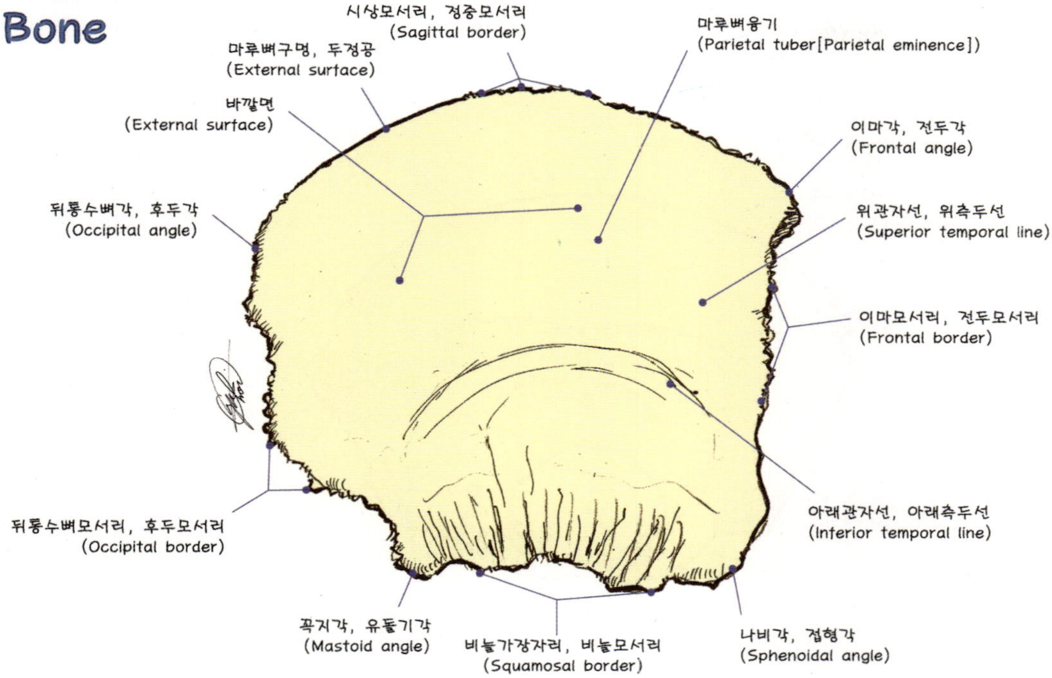


[Ext. view]

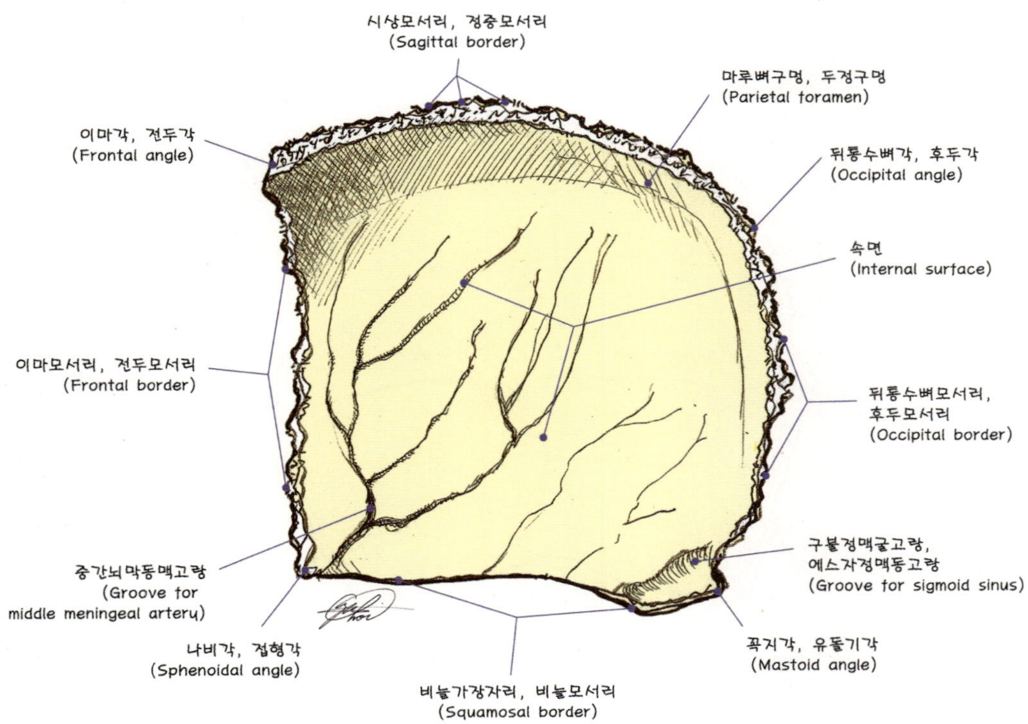


[Int. view]

# Occipital Bone

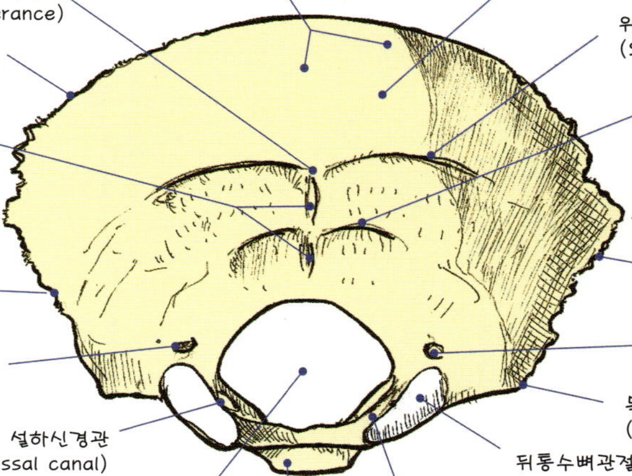


**[Inf. view]**
**{External surface}**

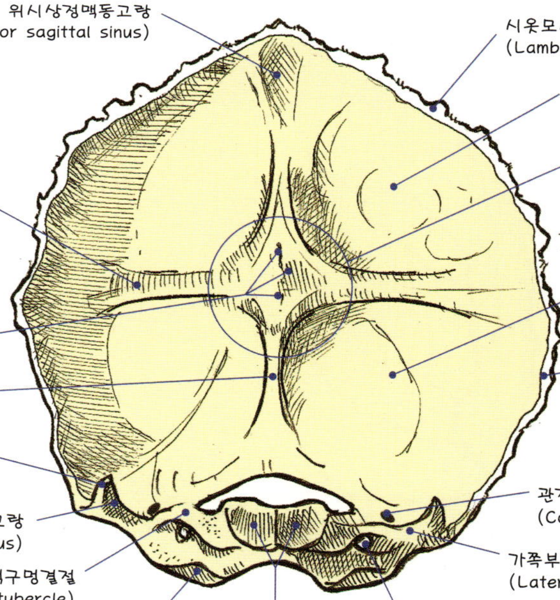


**[Ant. view]**
**{Internal surface}**

# Temporal Bone

## Right Temporal view

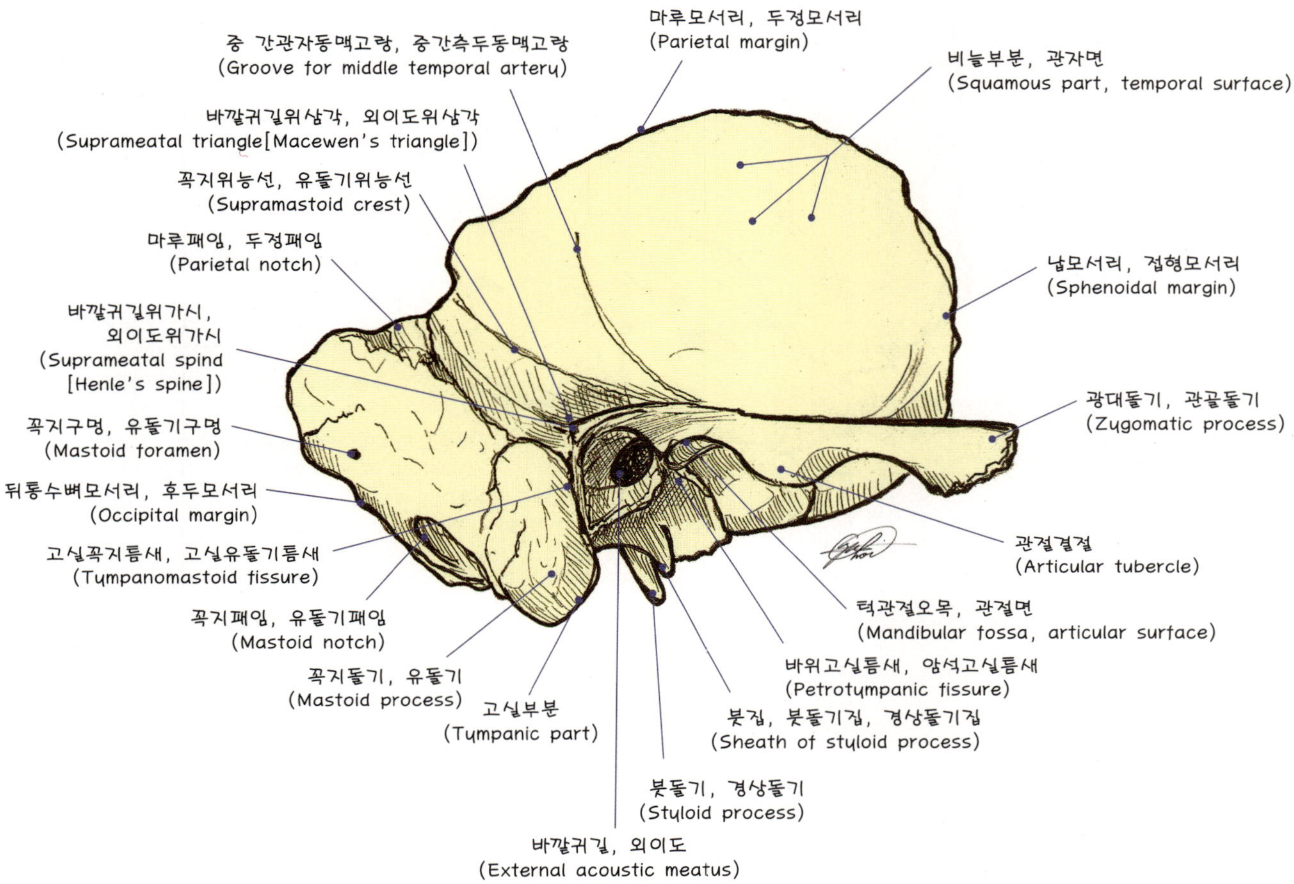


[Lat. view]
{External surface}

# Temporal Bone

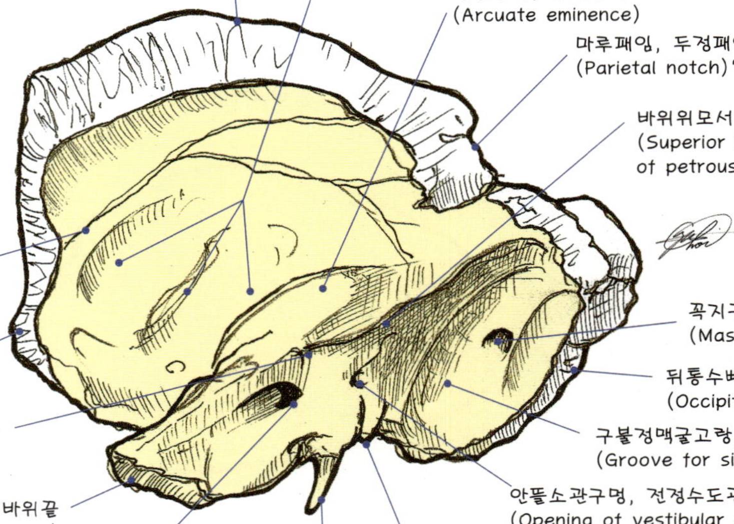


[Lat. view]
{Internal surface}

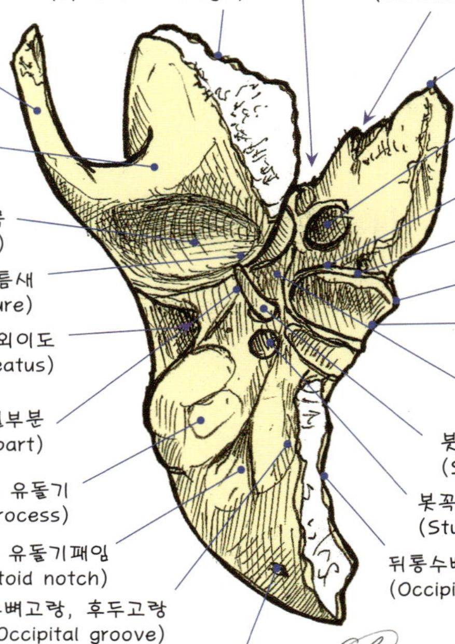


[Inf. view]

# Inferior nasal concha

## Right Inf. nasal concha

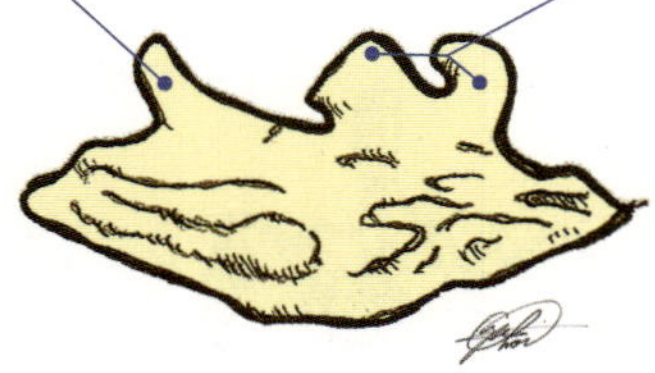


[Med. view]

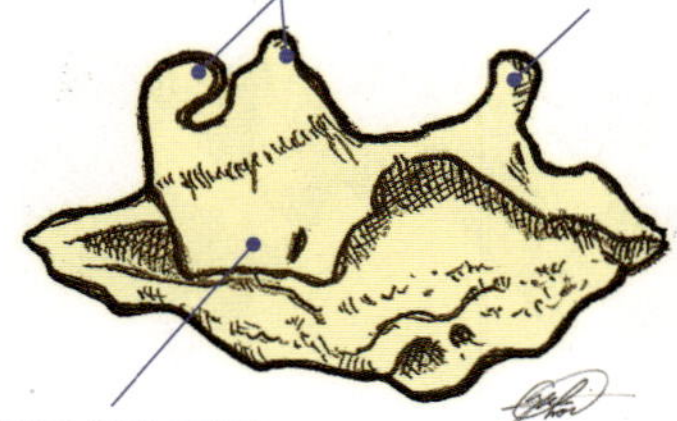


[Lat. view]

# Ethmoid Bone

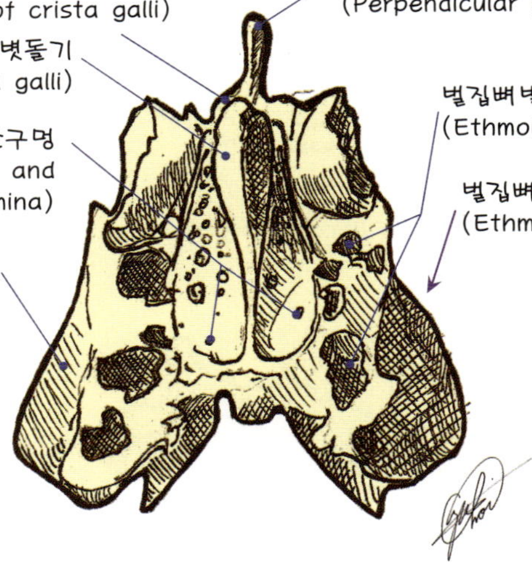


[Sup. view]

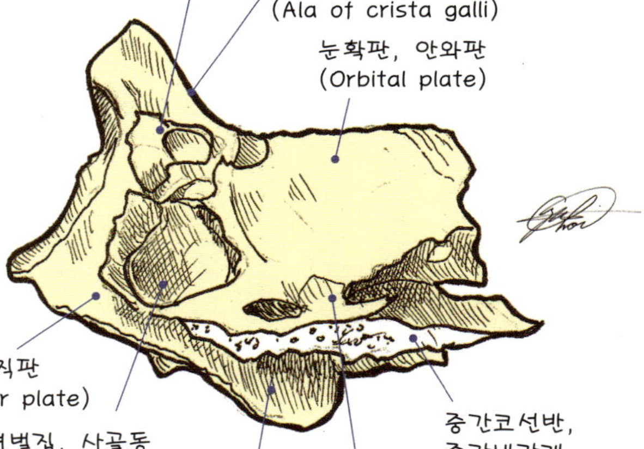


[Lat. view]
[External surface]

# Sphenoid Bone

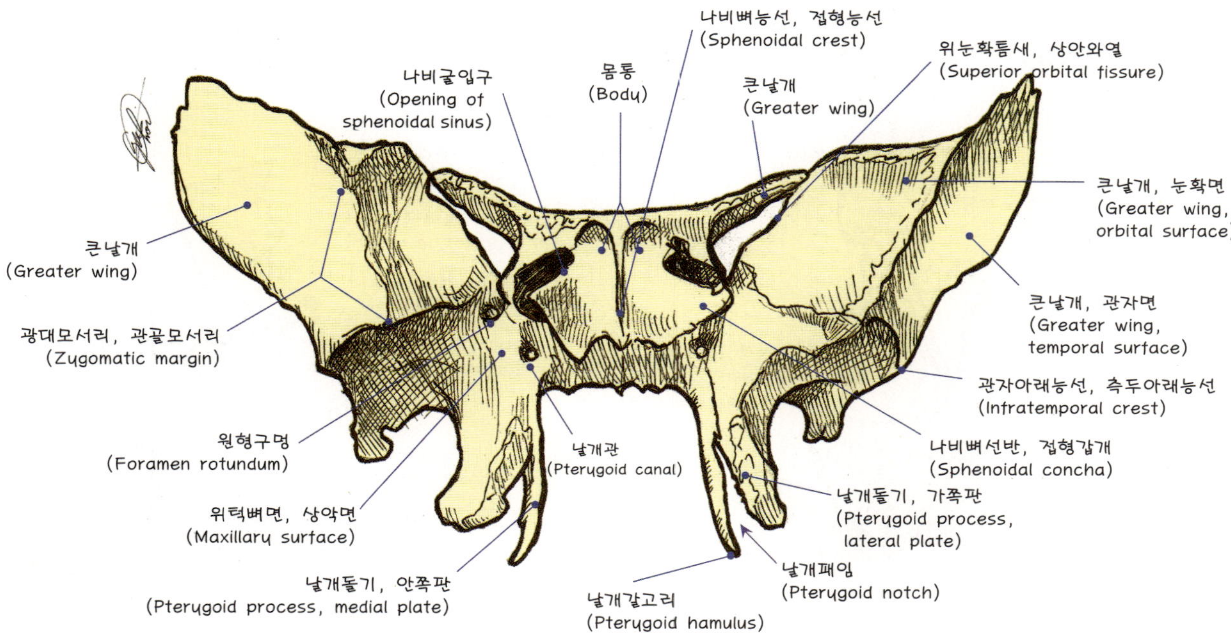


[Ant. view]

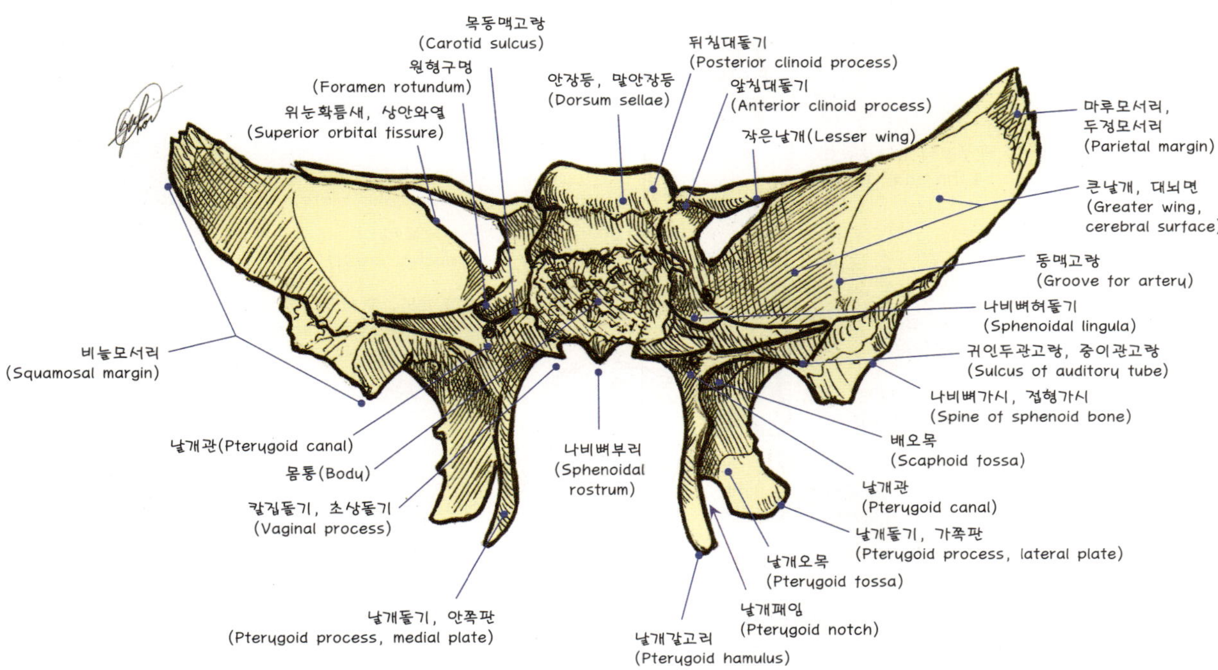


[Post. view]

# Palatine Bone

## Right Palatine Bone

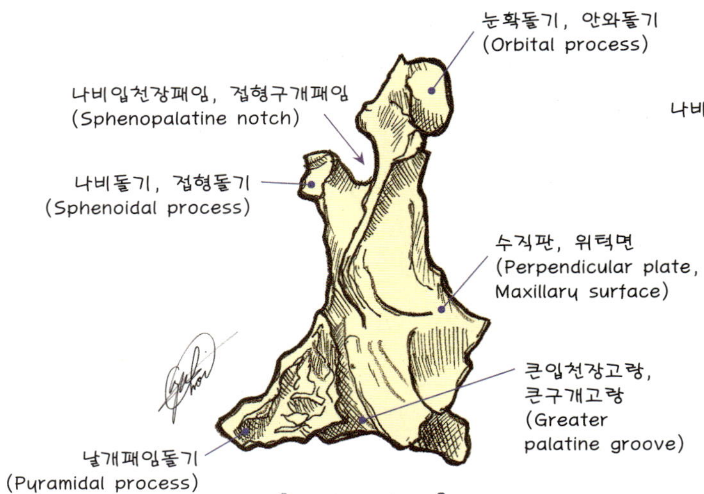


[Lat. view]
{External surface}

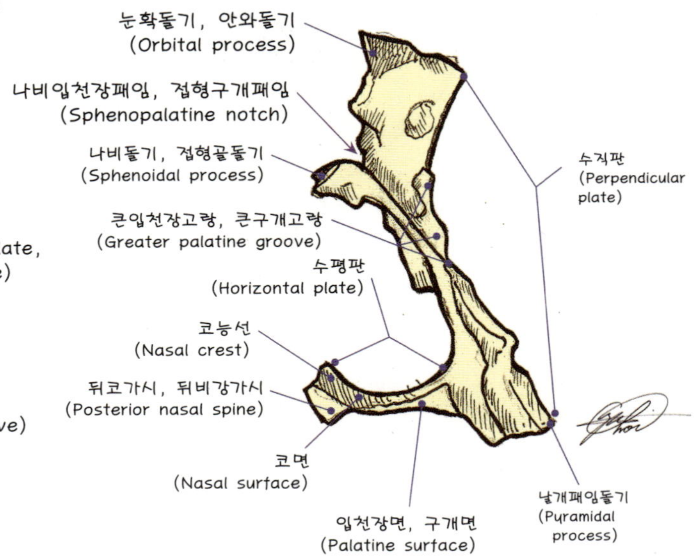


[Post. view]

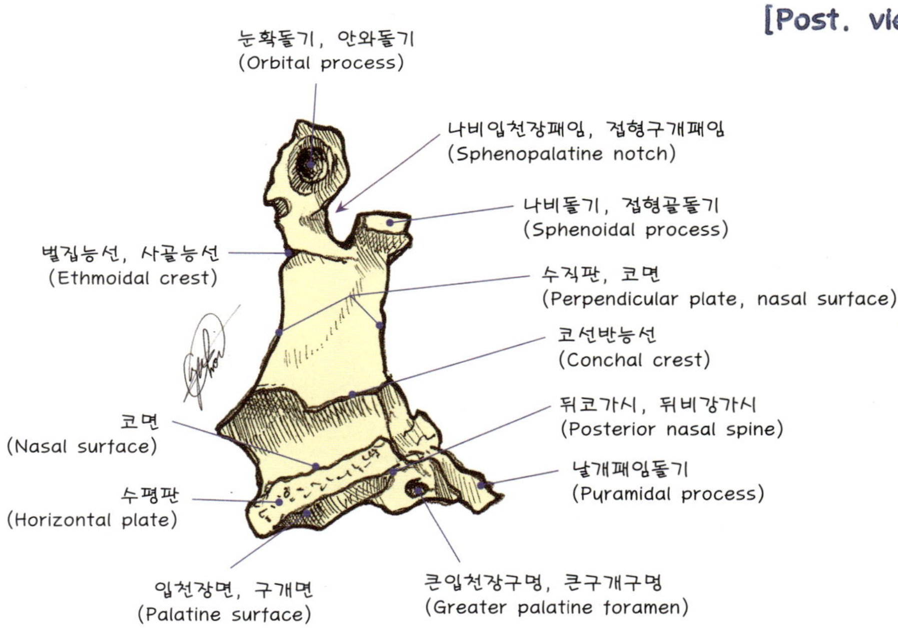


[Lat. view]
{Internal surface}

# Mandible

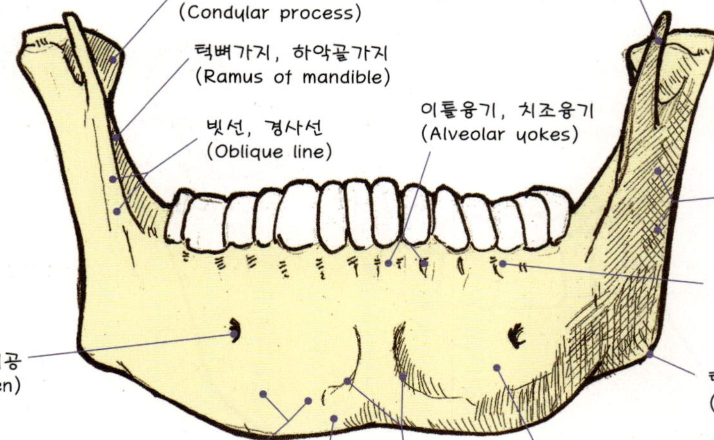


[Ant. view]

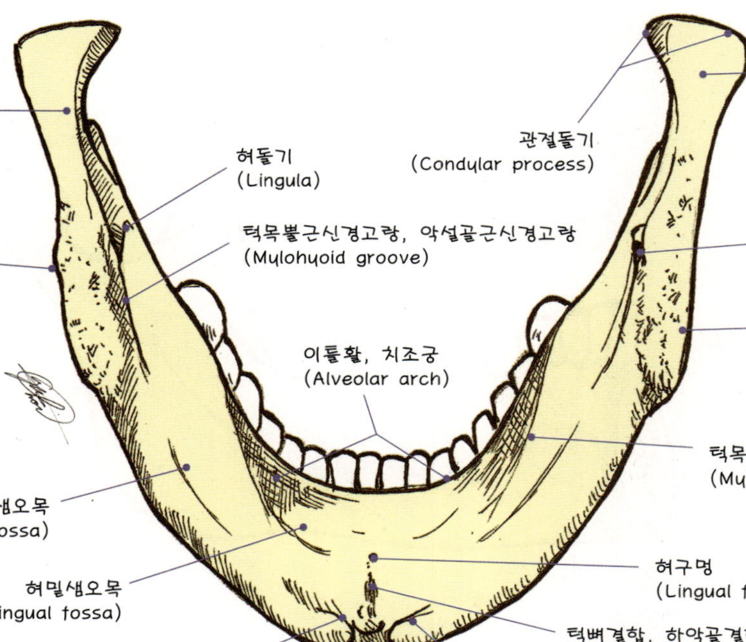


[Inf. view]

# Mandible

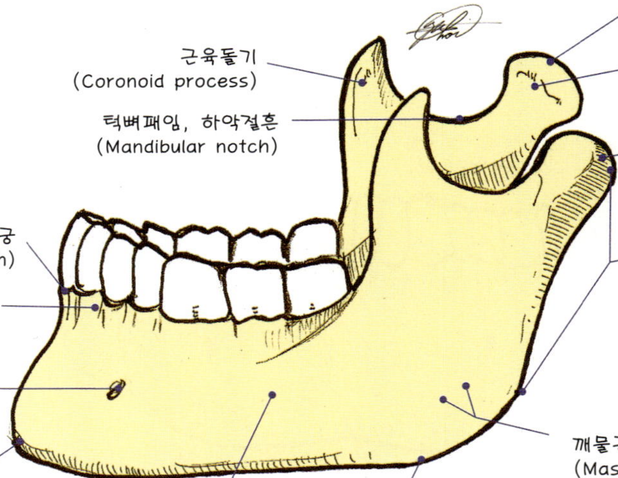


**[Superolateral view]**

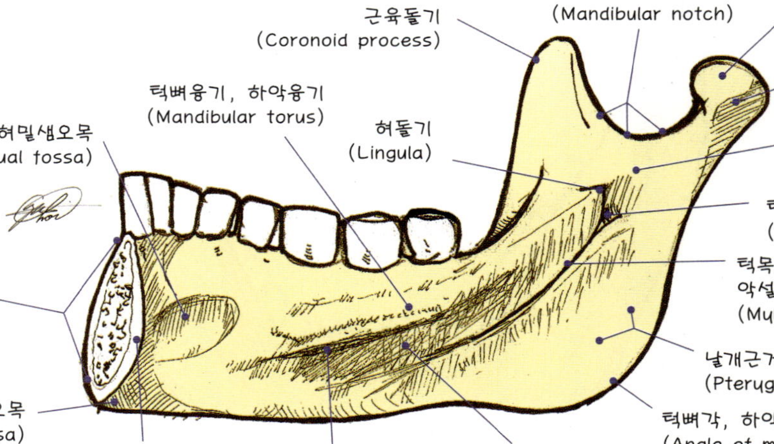


**[Superolateral view]**
**{Internal surface}**

# Mandible

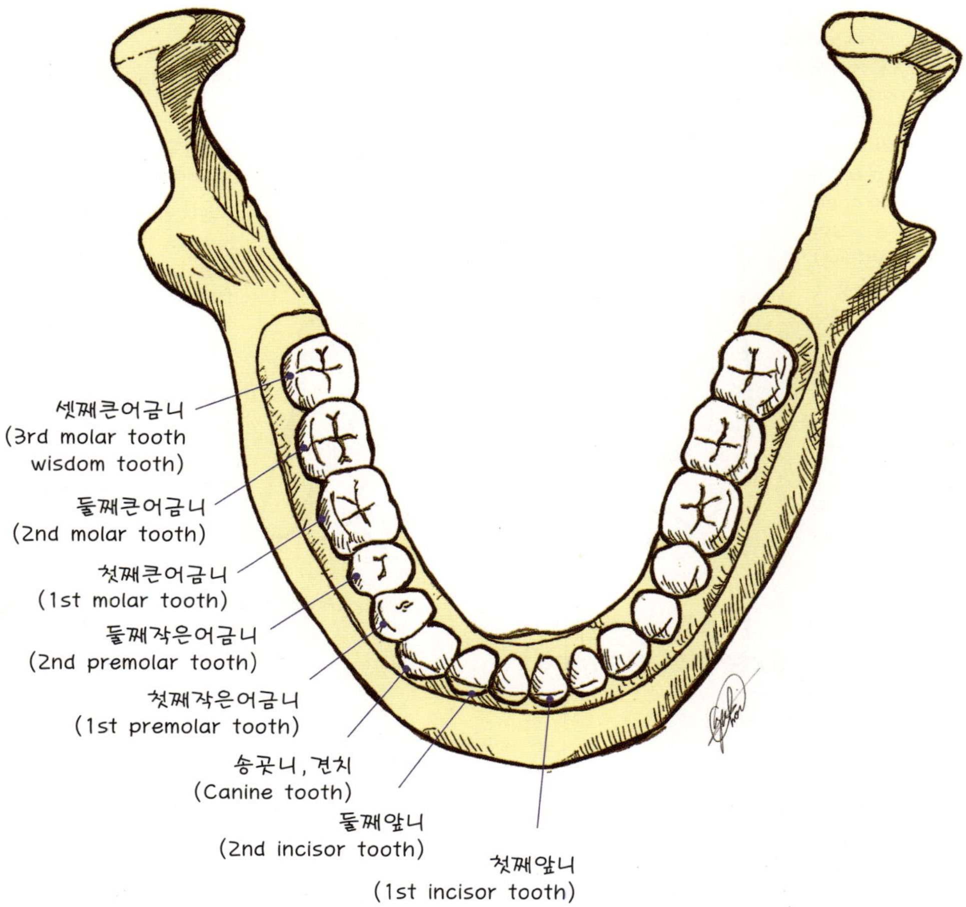


[Sup. view]

# Maxilla

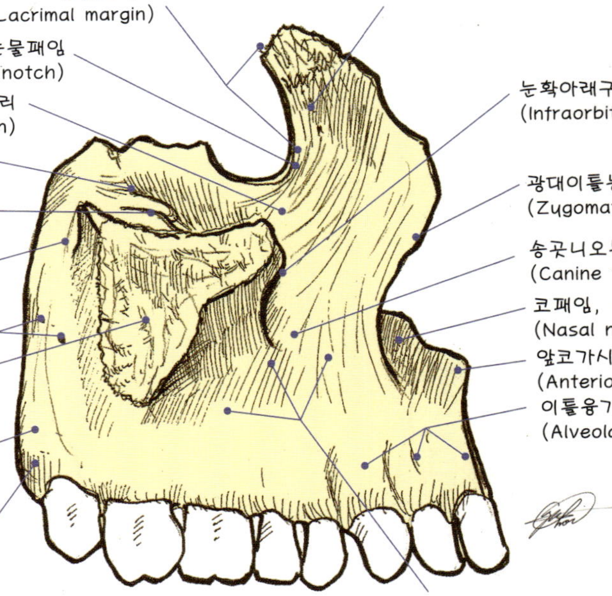


**[Lat. view]**
**{External surface}**

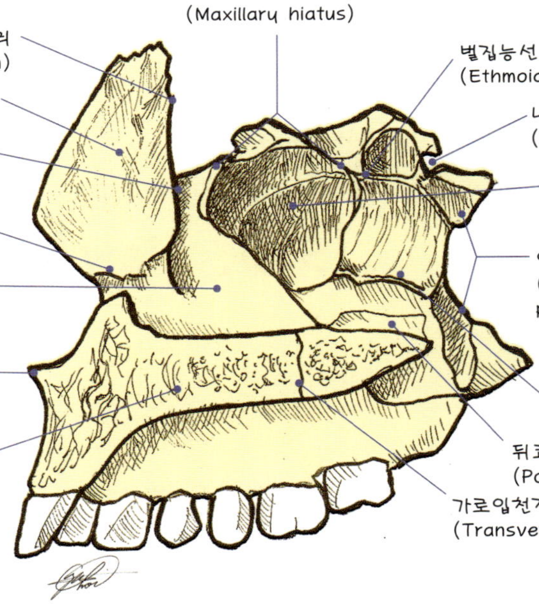


**[Lat. view]**
**{Internal surface}**

# Maxilla

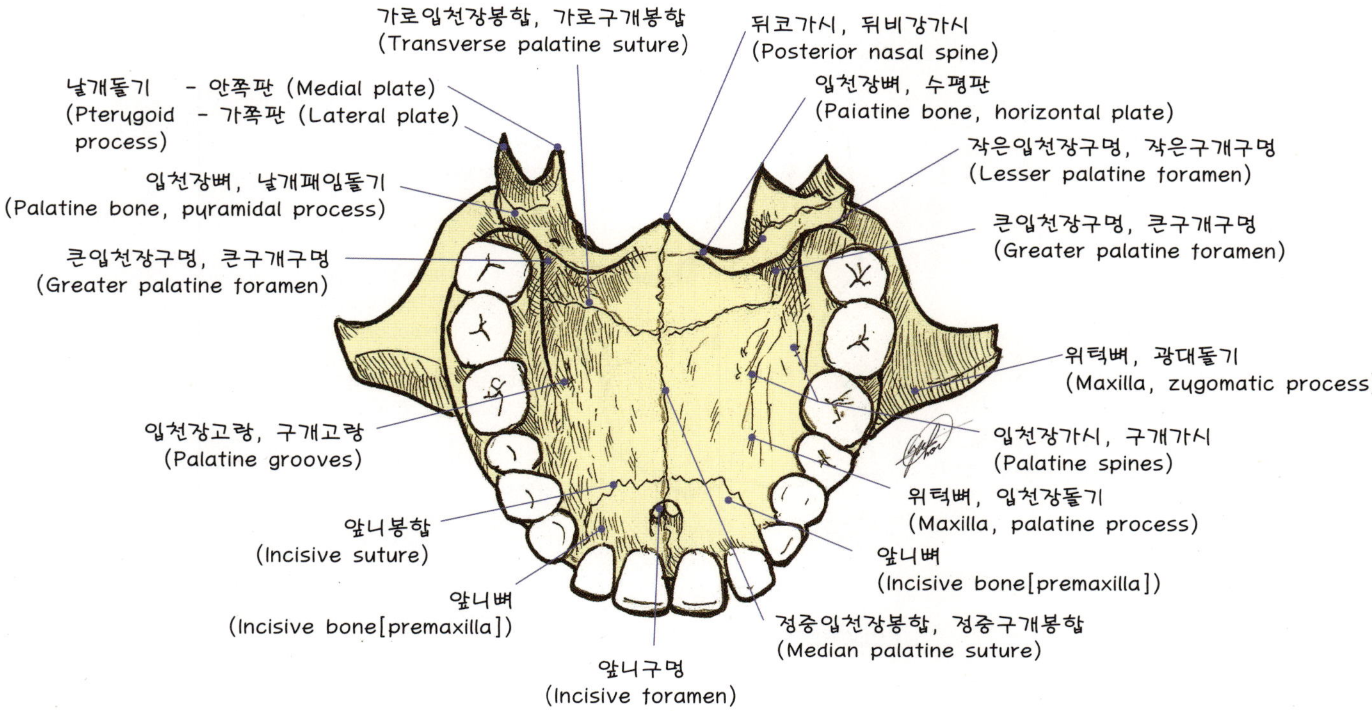


[Inf. view]

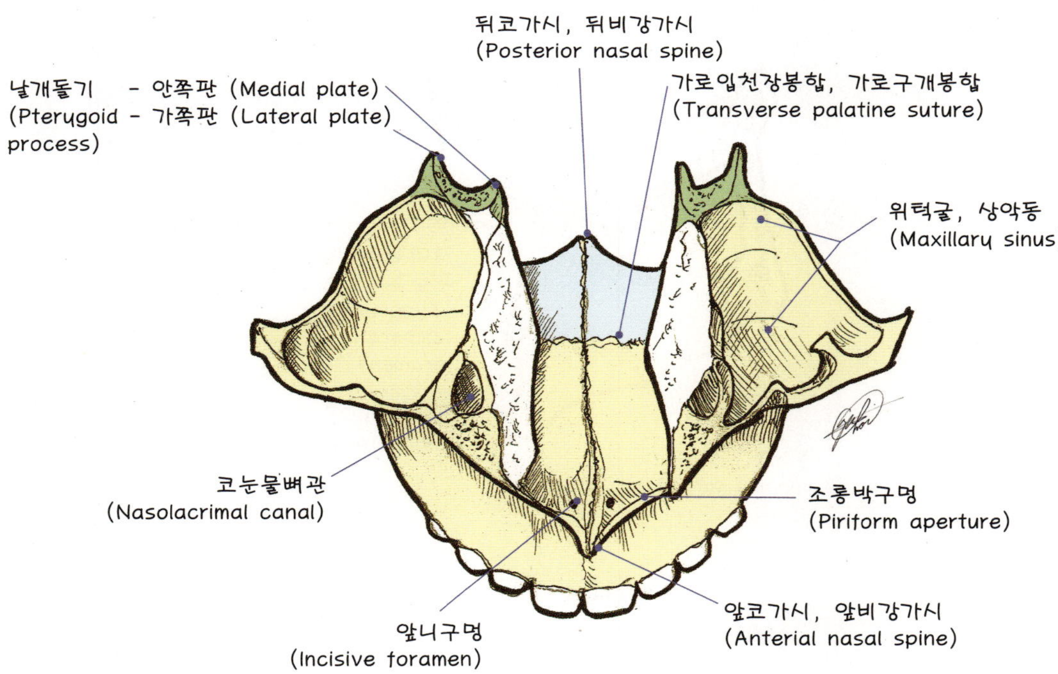


[Sup. view]

# Zygomatic Bone

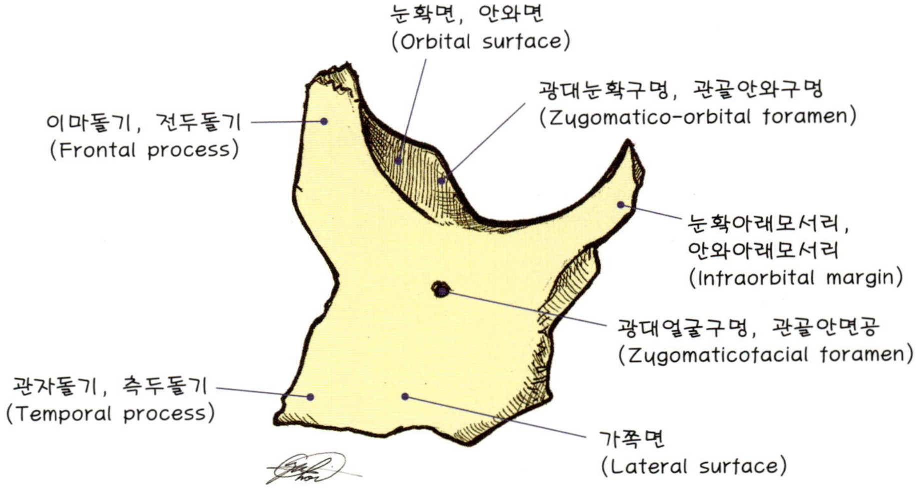


Right
[External surface]

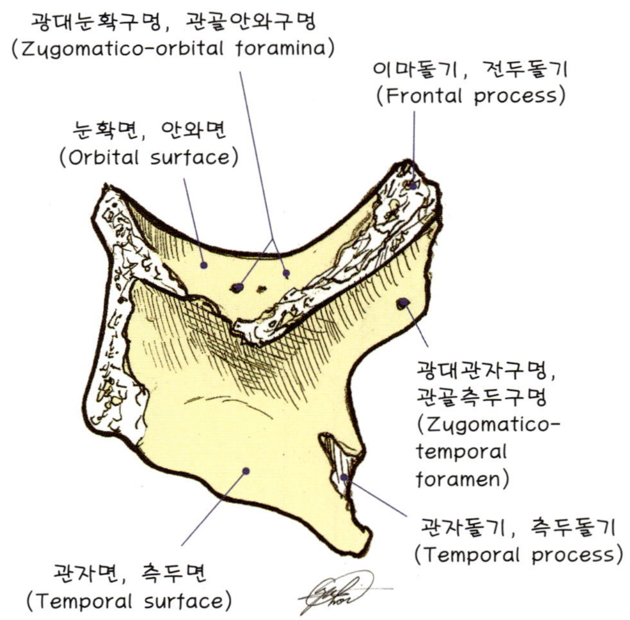


Right
[Internal surface]

# Nasal Bone

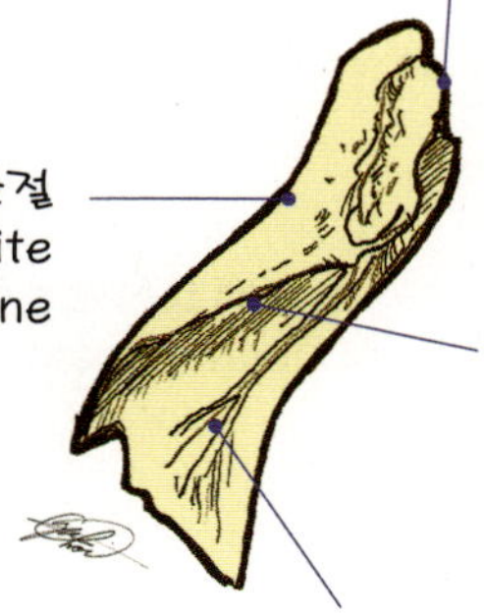


[Int. view]

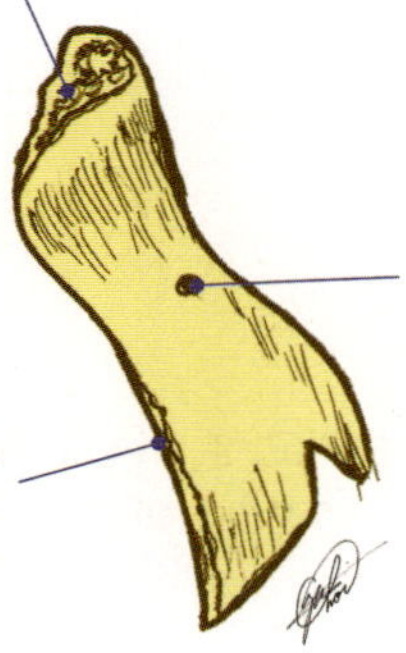


[Ext. view]

# Hyoid Bone

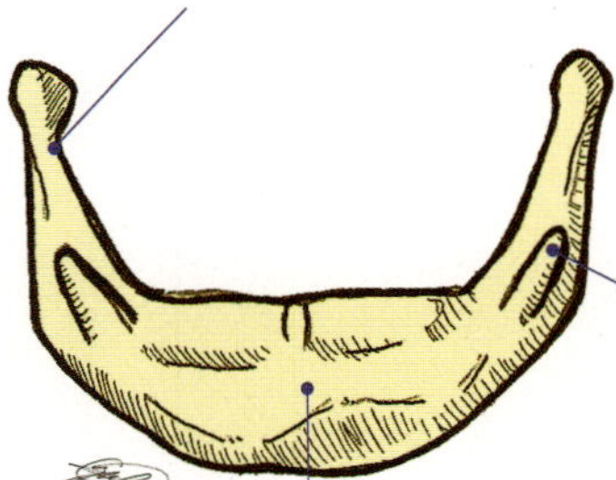


[Sup. view]

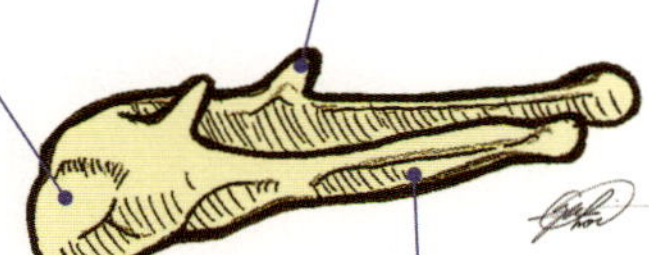


[Lat. view]

# Vomer

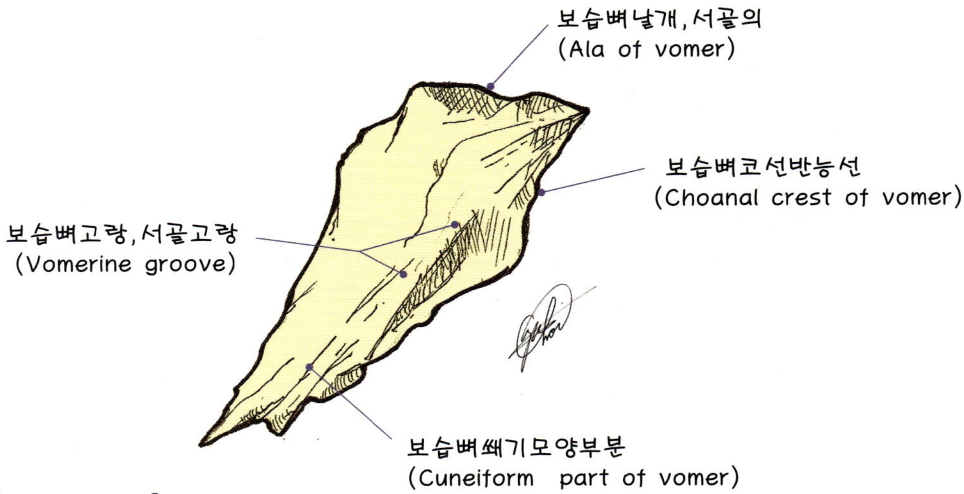


[Lat. view]
{External surface}

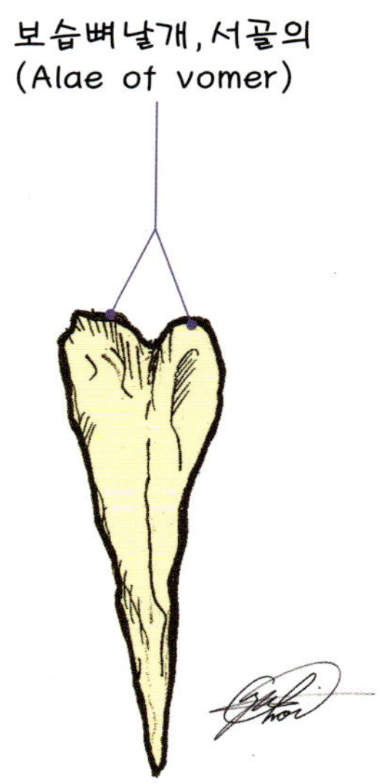


[Post. view]

# Auditory ossicles

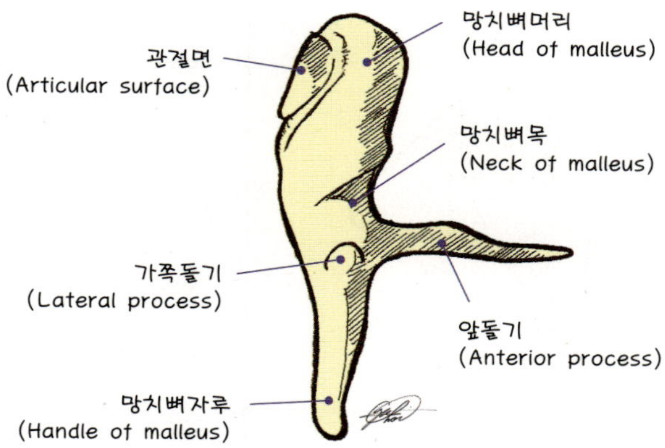


**Malleolus**
**[Lat. view]**

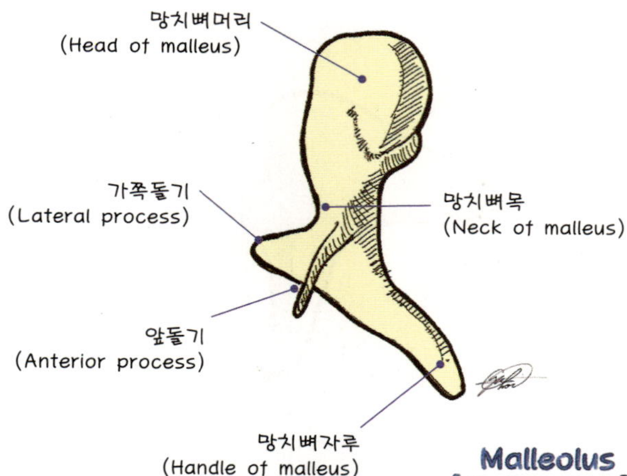


**Malleolus**
**[Ant. view]**

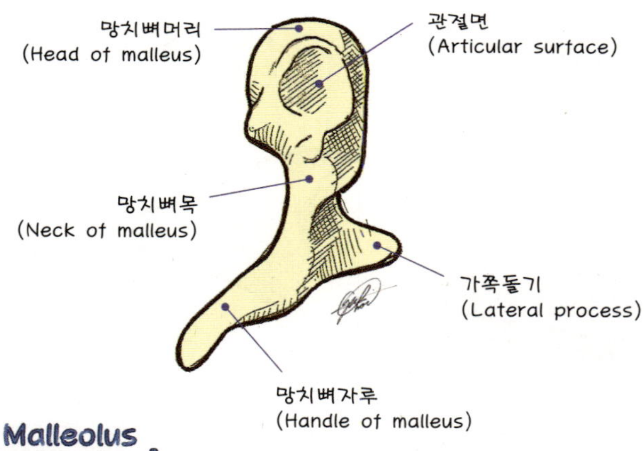


**Malleolus**
**[Post. view]**

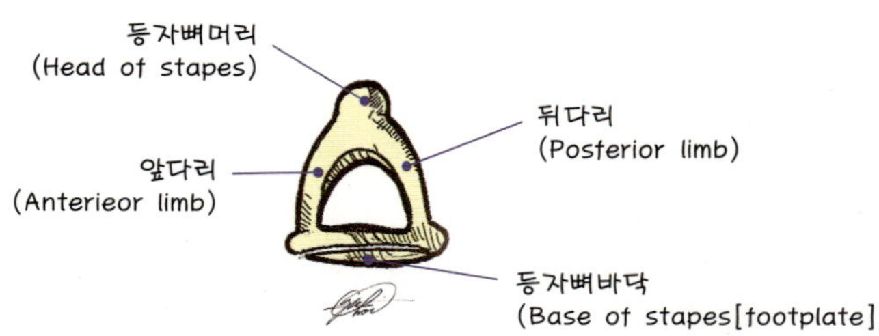


**Stapes**
**[Sup. view]**

# Auditory ossicles

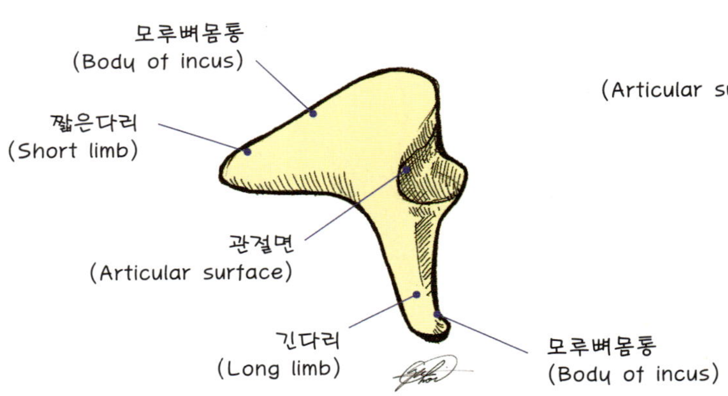


Incus
[Lat. view]

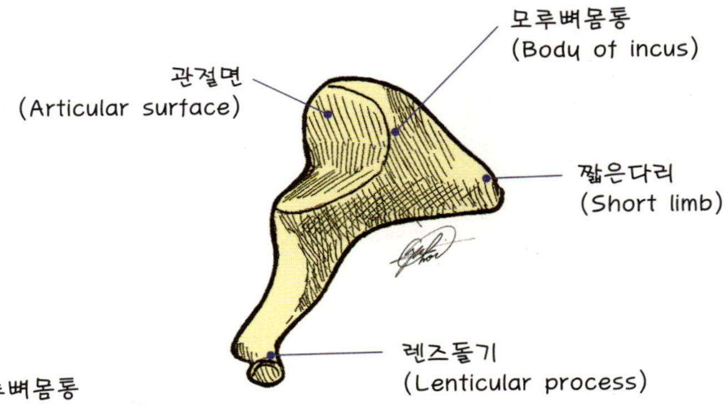


Incus
[Med. view]

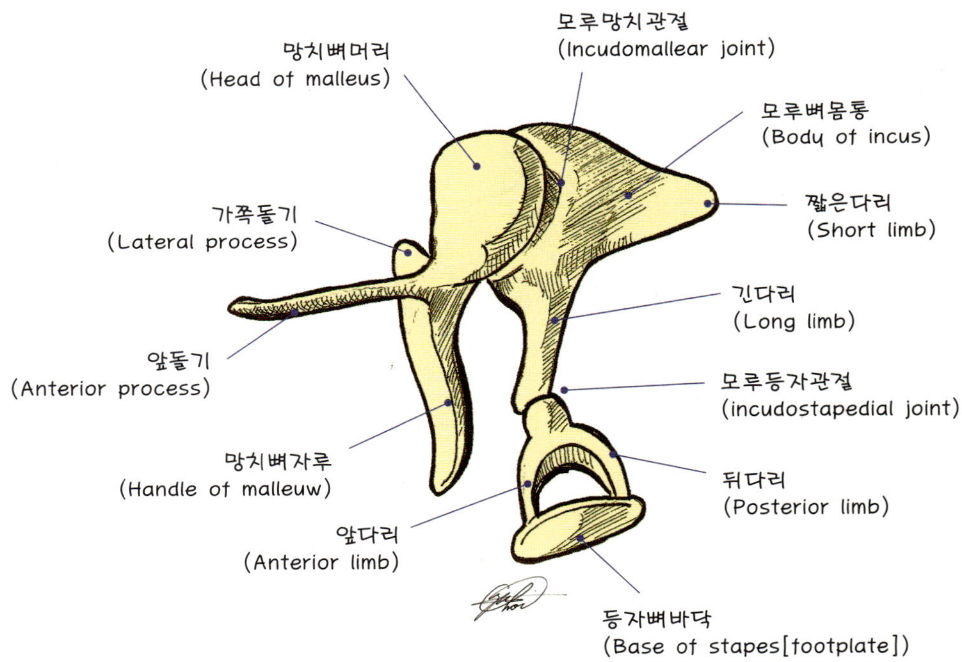


Right Auditory Ossicle
[Sup. Int. view]

Young's Cartoon of Osteology

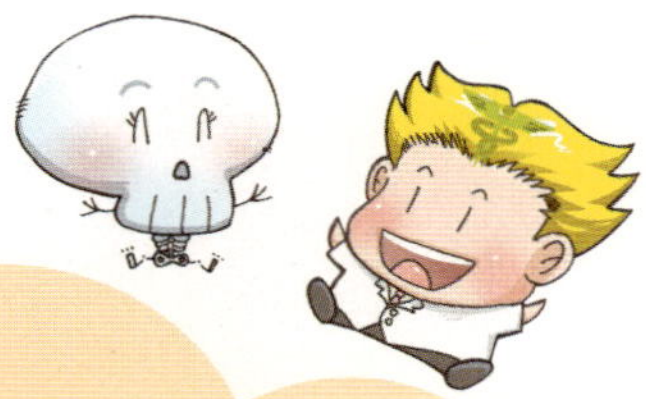

# Overview

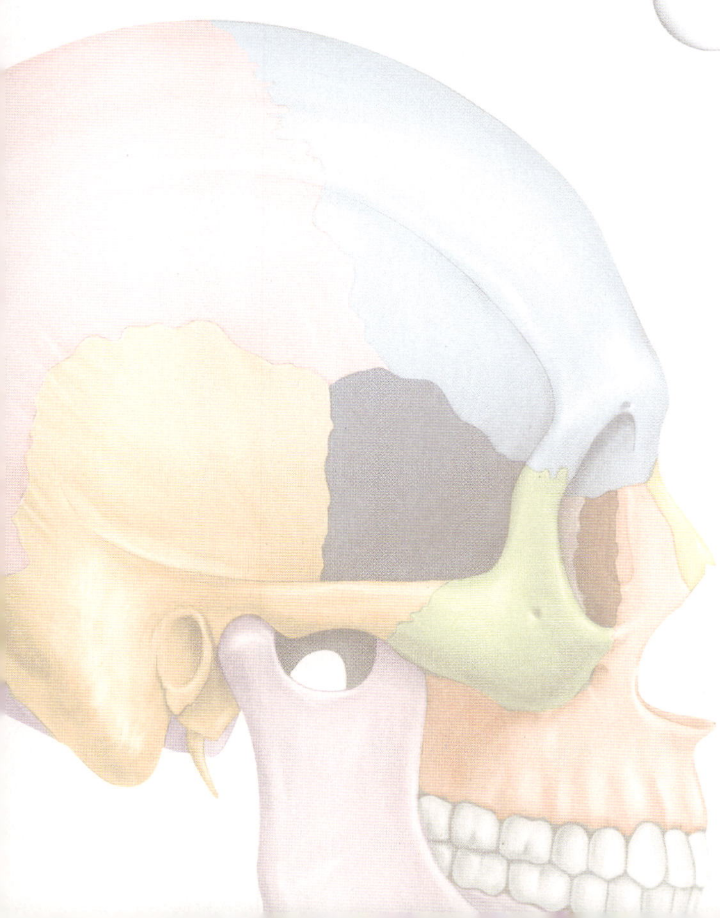

Young's Cartoon of Osteology

## Part I. Direction (방향)

- Medial ↔ Lateral

  (상대적인 개념으로 정중앙 쪽을 Medial 정중앙보다 먼 쪽을 Lateral), [정중앙 : Median]
- Anterior(앞쪽) ↔ Posterior(뒷쪽)
- Superior, Supra(위쪽) ↔ Inferior, Infra(아래쪽)
- Ventral(배쪽) ↔ Dorsal(등쪽)
- Cranial(머리쪽) ↔ Caudal(꼬리쪽)
- Sagittal(수직의 : median과 수평) ↔ Horizontal(수평의)
- Vertical(수직의 : 지평에 대하여 수직방향)
- Oblique(사선의, 비슴듬한)
- Inter(두 지점의 사이), Intra(한지점의 안쪽)
- Proximal(가까운 방향) ↔ Distal(먼 방향)

  (상대적인 개념으로 한지점을 기준으로 : 대개는 인체의 기준은 median이 기본축입니다.)
- Internal, Interior(안쪽의) ↔ External, Exterior(바깥쪽의)
- Circular(둥근, 원의), Cylindrical(원통모양의)

## Part II. FORMs (모양)

- Spherical(구, 원입체의), Oval(타원모양의)
- Triangular(삼각형 모양의), Quadrilateral(사각형 모양의)
- Irregular(불규칙한 모양의)
- Cribriform(판에 구멍이 뚫린 모양의)
- Convex(튀어나온, 돌출된 모양) ↔ Cocave(움푹 들어간 모양)

## Part Ⅲ. Nomina (용어)

| | |
|---|---|
| Ala : 날개 | Spine : 가시, 극 |
| Hamulus : 갈고리 모양 | Ramus : 가지 |
| Border, Margin : 가장자리 | Condyle : 덩어리 |
| Eminence : 융기, 올라온 형태 | Vermiform : 벌레모양의 |
| Foramen : 구멍(복수-Foramina) | (연충모양의 : 지렁이, 거머리, 회충 등) |
| Notch : 절흔, 잘린 흔적 | Canaliculus : 작은 관, 소관 |
| Plate, Lamina : 판 | Canal : 관 |
| Hiatus : 열공, 찢어져 생긴 구멍 | Fissure : 계곡, 찢어진 틈 |
| Crest : 능선, 모서리 | Fossa : 와, 구멍 |
| Groove : 홈, 구 | Fovea : 소와, 작은 구멍 |

## Part Ⅳ. Plane (면, 평면)

- Median plane : 정중앙으로 자른 면
- Sagittal plane : 정중앙과 평행하게 자른 면
- Horizontal plane : 지면에 평행하게 자른 면
- Coronal plane : 앞,뒤(anterior, posterior)로 자른 면

## Part Ⅴ. Terms of Comparison (비교)

- Proximal(가까운 쪽의) ↔ Distal(먼 쪽의)
- Superficial(표면의, 외면의) ↔ Deep(심부의, 깊은)
- Interior, Internal(내부의, 안쪽의) ↔ Exterior, External(외부의, 바깥쪽의)

· Ipsilateral(같은쪽 신체부위의) ↔ Contralateral(반대쪽 신체부위의)
· Invagination(함입) ↔ Evagination(돌출)
· Supine(앙와위, 등대고 누운 자세, 손등이 위로) ↔ Prone(복와위, 배대고 누운 자세, 손등이 아래로)

## Part Ⅵ. Section of body (인체 단면)

· Supination(뒤침, 회외전) ↔ Pronation(엎침, 회내전)
· Longitudinal section : 장축과 수평(같은) 방향으로 자른 조각
· Transverse section : 장축과 수직 방향으로 자른 조각
· Vertical section : 지평면에 수평으로 자른 조각

## Part Ⅶ. Terms of Movement (운동, 움직임)

· Oblique section : 비스듬하게 자른 부분
· Extension(뻗음, 신전) ↔ Flexion(굽힘, 굴절)
· Abduction(벌림, 외전, 중심축으로부터 멀어짐) ↔ Adduction(모음, 내전, 중심축으로부터 가까워짐)
· Dorsiflexion(발등을 몸쪽으로 당김) ↔ Plantarflexion(발등을 몸반대쪽으로 뻗음)
· Protraction(내밀기, 내뻗음) ↔ Retraction(움츠림)
· Elevation(상승,들어올림) ↔ Depression(함몰, 하강, 내리앉음)
· Eversion(가쪽번짐, 외번) ↔ Inversion(안쪽번짐, 내번)
· Circumduction(휘돌림, 회선 : Extension과 Abduction의 조합)
· Rotation(회전) : medial rotation(안쪽돌림, 내회선) ↔ lateral rotation(바깥돌림, 외회전)

## Function of Bone (뼈의 기능)

1. 몸의 형태를 유지하고 지지한다.
2. 우리 몸과 몸의 장기들을 보호한다.
   - 머리뼈 - 뇌(brain)
   - 척추 - 척수(spinal cord)
   - 가슴우리 (흉곽) - 폐(lung), 심장(heart), 간(liver)
3. 운동의 축으로 작용한다(뼈대 근육의 부착부위).
4. 피를 만드는 작용을 한다(뼈속의 골수에서 혈구세포들이 생성됨).
   (조혈작용 : Hemopoiesis)
5. 미네랄(mineral, 무기질)의 저장 역할을 한다(칼슘, 인산 등).

## Bone Marrow (골수)

- Red bone marrow : 혈구세포 형성(유아때)
- Yellow bone marrow : 지방 조직이 모임(성인)
- Gelatinous bone marrow : 병적인 상태

## Skeleton(골격)의 구분

| | | | | |
|---|---|---|---|---|
| Axial Bone (몸통뼈대, 중축골격, 몸통골격) | Skull (머리뼈) | Cranium(두개골, 뇌머리뼈) | 22 | 총 206개 |
| | | Face(안면두개골, 얼굴머리뼈) | | |
| | | Auditory ossicles(청소골, 귓속뼈) | 6 | |
| | | Hyoid(설골, 목뿔뼈) | 1 | |
| | Vertebrae(척추)-목,등,허리,엉치,꼬리뼈 | | 26 | |
| | Ribs (늑골, 갈비뼈)-남자, 여자 갈비뼈 수는 같답니다··ㅋ | | 24 | |
| | Sternum(흉골, 복장뼈) | | 1 | |
| | Upper limb, girdle, free bone(상지, 팔뼈) | | 64 | |
| | Lower limb, girdle, free bone(하지, 다리뼈) | | 62 | |

## Anatomical Position (해부학적 자세)

- 똑바로 선 상태에서 Head, eyes and toes를 앞으로 향하게 하고 heal과 toes를 붙임.
- 두팔을 양 옆으로 늘어뜨리고, 손바닥을 앞으로 향하게 한 자세.
- 해부학적인 구조물들의 방향을 칭할 때 기준이 되는 자세

Young's Cartoon of Osteology

Young's Cartoon of Osteology

# Bone의 개관

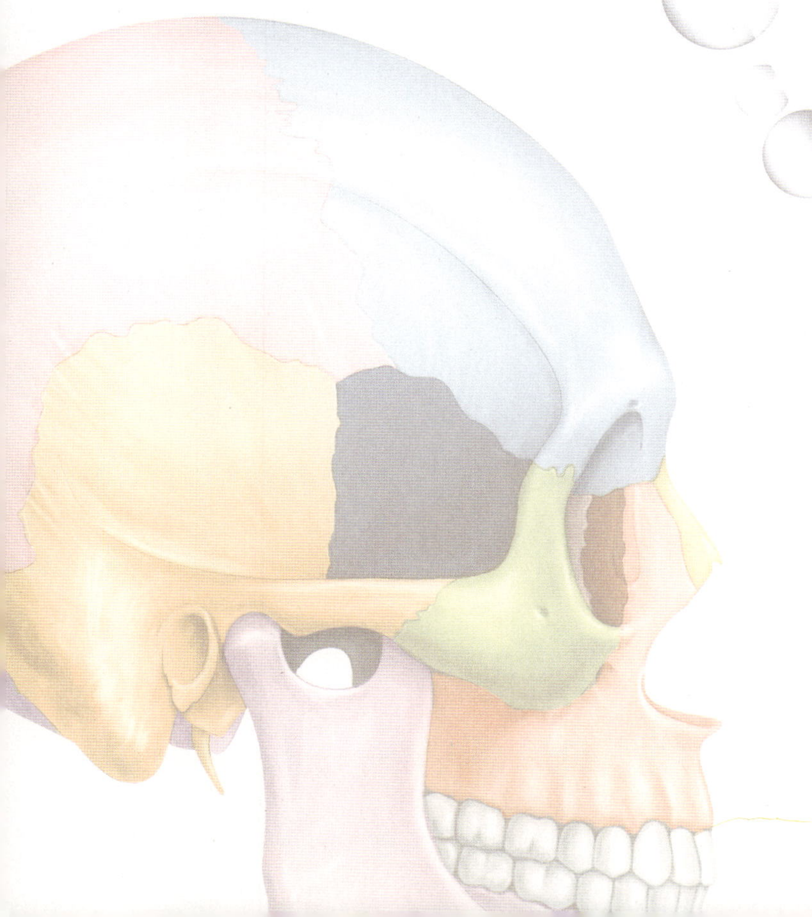

## Structure of long bone

**Diaphysis 골간, 골본체**

· long bone의 shaft 또는 가운데 지점

**Epiphysis 골단**

· long bone의 끝부분이며 뼈성장의 골화중심지

**Epiphyseal plate(line) 골단선**

· long bone의 끝부분에 있는 연골부위로 여기서 길이 성장이 일어남(성장판이라고도 함)

**Periosteum 골막**

· 관절부위를 제외한 뼈의 바깥면을 덮는 막

**Compact bone 치밀골, 치밀질**

· 치밀하고 딱딱한 뼈조직층, 치밀골 내의 뼈에 산소와 영양분을 공급하는 관인 Haversian canals이 있다

**Medullary cavity 골수강**

· diaphysis에 걸쳐있는 좁은 공간, 이속에 지방조직으로 된 황골수(yellow bone marrow)가 들어있다

**Cancellous bone 해면골, 골해면질**

· spongy bone으로 reticular tissue(망상조직)이고 뼈의 부피의 대부분을 차지함

**Endosteum 골내막**

· 뼈의 medullary cavity를 싸는 막

## Bone의 Processes(돌기)와 Depressions(자국)



### Bone process

- bone head 골두 : 뼈의 둥근 융기
- tubercle 결절 : 작고 둥근 융기
- trochanter 전자 : femur에 있는 큰 돌기
- tuberosity 조면(거친면) : 크고 둥근 돌기, 결절조면
- condyle 과 : 관절의 둥글고 너클닮은 돌기

### Bone depression

- fossa 와, 구 : 뼈에 있는 depression 또는 cavity
- foramen 공, 구멍 : 혈관과 신경이 지나는 구멍
- fissure 열 : 좁고 깊고 slitlike 구멍
- sulcus 구 : furrow위한 groove
- sinus 동 : 뼈 안의 cavity

Young's Cartoon of Osteology

Young's Cartoon of Osteology

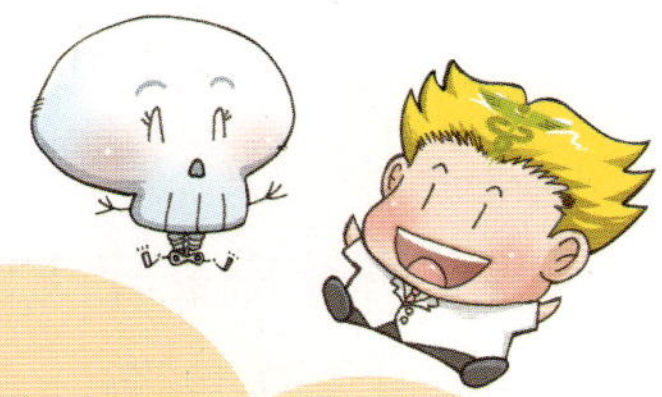

# Axial skeleton

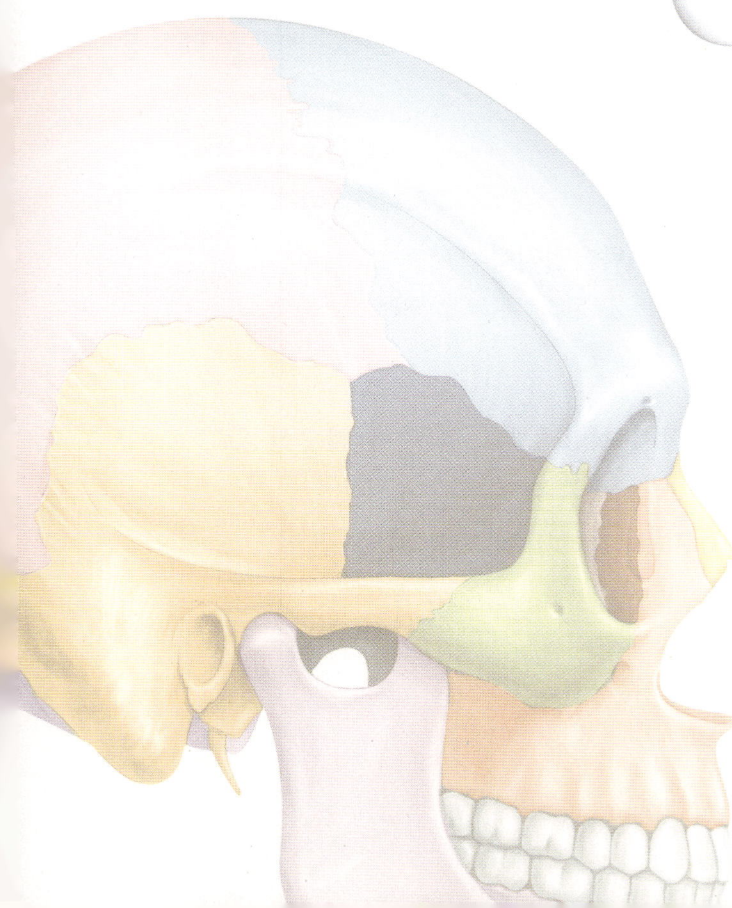

## Osteology (골학)

- 뼈(bone)을 다루는 학문
- Bone(뼈,骨)
  - 몸에서 가장 강한 구조물로 총 206개
- Skeleton(골격,骨格)
  - Bone이 joint(관절), articulation(관절, 접합)에 의해 독특한 형태를 이룬것

## Type of Bone (뼈의 종류)

1. Long bone(장골) : 상하지에 있는뼈로 femur, humerus, radius, ulna 등
2. Short bone(단골) : carpal, tarsal bone
3. Flat bone(편평골) : ribs, scapula, pelvis의 일부, skull의 bones
4. Irregular bone(불규칙골) : vertebrae
5. Sesamoid bone(종자골) : patella
6. Pneumatic bone(함기골) : mastoid bone

## Function of Bone (복습입니다^^)

1. 장기의 보호 (protection) : 두개골(뇌보호), 갈비뼈(심폐보호), 척추뼈(척수신경보호) 등
2. 몸의 지지 (suppurt)
3. 움직임의 기계적 기반(mechanical base of movement) : 팔다리뼈와 관절, 목,허리의 척추뼈 등
4. 조혈기능 (blood forming : Hematopoiesis)
5. 미네랄 저장 (storage of minerals) : 칼슘(Ca), 인(P) 등

## Axial Skeleton (체간 골격)

· Skull, Vertebrae, Sternum, Ribs, Hyoid bone

## Appendicular Skeleton (체지 골격)

· Upper limb(상지) - 64개 (32개씩 양쪽)
· Lower limb(하지) - 62개 (31개씩 양쪽)
· Auditory ossicle(청소골, 聽小骨)
- malleus, incus, stapes

## Vertebra (척추, 등뼈)

· 등뼈, 척추골, 추골(椎骨)
· (the ~e) 척주, 척추, 등뼈(spine).
· 우리가 먹는 감자탕의 주재료가 소의 vertebra 입니다··
· 여러개인 경우(복수) → vertebrae 라고 씁니다
· (pl. -brae, ~s)

## Vertebral column (척주)

1. Cervical vertebrae (C.V.) : 경추(頸椎:목뼈) 7개

2. Thoracic vertebrae (T.V.) : 흉추(흉추 : 가슴뼈) 12개

3. Lumbar vertebrae (L.V.) : 요추(요추 : 허리뼈) 5

4. Sacral vertebrae (S.V.)

· 천추(천추 : 엉치뼈) 5개가 유합되어 → 1개의 Sacrum(천골)을 이룸

5. Coccygeal vertebrae

· 미추(미추 : 꼬리뼈) 3-6개가 유합되어 → 1개의 Coccyx(미골)을 이룸

※ 이중에서

1, 2, 3 - Movable (true) vertebrae : 움직일 수 있음

4, 5 - Fixed (false) vertebrae : 고정되어 움직일 수 없음

이렇게 하여 척추는 총 26개입니다.

## General form( = Characteristics) of Vertebrae

· 척추의 대표적인 형태 및 구조

- Vertebra는 Vertebral foramen 을 중심으로 body와 arch로 나뉘어집니다.

· body - ventral segment

· arch - vertebral segment

1. Body

2. Arch

- Pedicle
- Lamina
- Spine

### 1. Body(추체)

· 다소 심장 닮은 모양

· body의 위면, 아래면(caudal, cranial surf.)는 intervertebral disc 일명 '디스크'가 붙기위해 다소 거침(rough)

· 앞쪽면에는 영양공급혈관(nutrient blood vessels)이 통과하는 nutrient foramen(영양공)이 있다.

· 뒷쪽면에는 basivertebral vein이 통과하는 foramen vasculare(혈관공)이 있다.

## 2. Vertebral Arch(추궁 : 7개의 process가 존재)

### Pedicle

· Body의 후외측에 body와 arch를 연결시키는 구조물

· 상하에 sup. and inf. vertebral notch가 있다.

· inf. vertebral notch와 sup. vertebral notch가 만나서 성성된 구멍을 intervertebral foramen 이라 하고 이 곳으로 spinal nerve가 지나간다.

### Lamina

· pedicle에서 후내측으로 뻗은 한쌍의 판

### Transverse process

· pedicle과 lamina가 만나서 lateral로 돌출된 돌기

· transverse process 근부의 상, 하에 한쌍의 돌기가 있는데 이것을 sup. & inf. articular process라 한다.

· sup. & inf. articular process에는 각각 sup. & inf. articular facet이 있다

### Spine

· 좌, 우의 lamina가 정중앙에서 만나서 후하방으로 뻗은 돌기를 spinous process(=spine)이라 한다.

### Vertebral Canal

· Vertebral foramen이 연결되어 형성된 관

### Intervertebral disc

· vertebra의 body와 body를 연결시켜주는 것으로 척추 운동의 윤활 역할을 함

- HNP(=Herniate Nucleus Pulposus) : 수핵탈출증

→ intervertebral Disc가 충격을 받으면 Annulus Fibosus의 일부분이 파괴되어(주로 후방) Nucleus Pulposus가 밀려나와서 척수신경을 건드려서 고통을 유발, 일명 디스크(Disc)라 함. 허리부위(Lumbar region에서 많이 나타남)

# Cervical Vertebrae : 목의, 경부의

· 목부위의 척추뼈

· 경추(頸椎 : 총 7개)

## 1st Cervical Vertebra = Atlas(환추(環椎) : 고리뼈)

특징 - no body

- no spine
- ring 모양

구성 : 3 part - 1. ant. arch, 2. post. arch, 3. lat. mass

### Ant. arch

· 전체 ring의 앞 1/5를 형성함

- ventral surf.(배측면)의 중심에 ant. tubercle이 있음.
- dorsal surf.(등측면)의 중심에는 axis(2nd C.V.)의 dens(치돌기)와 관절하기 위한 articular facet for dens가 있음.

### Post. arch

· 전체 ring의 뒤 2/5를 형성

- dorsal surf.(등쪽면)의 중심에 post. tubercle이 있음.
- cranial surf.(머리쪽면)에서 sup. articular surface의
- dorsal쪽에 groove for vertebral artery(동맥으로 인한 자국)이 있음.

### Lat. mass

· 전체 ring의 중간 2/5를 형성

Sup. articular facet

- oval, concave하고
  occipital bone의 condyle과 관절함
  전후방향(anteroposterior)으로 길쭉한 모양임

Inf. articular facet

- circular하고 약간 flat함
- axis (2nd C.V.)의 sup. articular facet과 관절

Tubercle for transverse process

- sup. articular facet의 내측 모서리에 있는 tubercle
- atlantal ligament가 부착함(dens를 지지하는 역할)

- 이 ligament는 vertebral foramen을 두부분으로 나눔

첫째, ant. part에는 axis의 dens가 놓이고

둘째, post. part에는 spinal cord가 지나감

Transverse process

- lat. mass의 바깥쪽으로 뻗은 돌기
- 이 돌기에는 transverse foramen이 있고
- ant. & post. tubercle of transverse process는 붙어있다 (fused).

## 2nd Cervical Vertebra = Axis(축추(軸推) : 중쇠뼈)

특징 : dens(치돌기, 치아돌기 : 이빨모양 닮았음)

(치과의사를 dentist라고 하죠? · · 여기서 dens가 이빨이란 뜻입니다.)

- spine이 두갈래(bifid)
- atlas의 움직임의 축
- transverse process에 post. tubercle만 있음

## Typical Structure of Cervical Vertebra

(일반적인 경추의 구조)

: 3rd, 4rd, 5rd, 6rd C.V.

· Body가 작고 사각형 모양

- Body의 sup. surf. 는 좌우로 concave(오목하게 들어감)하고 inf. surf. 는 전후로 concave 함
- Pedicle : 외측 중간에 돌출

Transverse process

· 상하로 납작

- 여기에 transverse foramen 있음
- ant. tubercle은 rib(갈비뼈)와 상동하므로 costal process라 함
- post. tubercle은 true transverse process라 함
- Spine이 짧고 두갈래(bifid)로 되어있음
- Spinal nerve가 지나가는 groove가 있음
- Vertebral foramen이 body보다 크고 삼각형임

### 7th Cervical Vertebra

특징 : spine이 한갈래, non-bifid spine

- transverse process에 ant. & post. tubercle이 있음
- transverse foramen에 vertebral artery가 통과 안함
- 고개를 숙이면 제일 잘 만져지는 척추뼈

## Thoracic Vertebrae

가슴의, 흉부의

· 가슴부위의 척추뼈

· 흉추(胸椎 : 총 12개)

기본적인 것은 General form of Vertebra와 같음

· 특징 : body의 양 옆에 rib의 head 부분이 관절하기 위한 facet이 있음

- transverse process에 rib의 tubercle 부분과 관절하기 위한 focet이 있음
- (11th,12th rib은 예외임)

· Body : 하트 모양이며 납작함

- 양 옆에 dimi-facet for head of rib이 있음
- sup. : root of pedicle 근처에 있음
- inf. : inf. vertebral notch의 vertebra에 있음

· Sup. & inf. vertebral notch - inf. 가 더 깊음

· Vertebral foramen : 작고 둥근 모양임

· Sup. articular facet - 후외측 방향을 봄

· Inf. articular facet - 전내측 방향을 봄

· Transverse process : facet for tubercle of rib 이 있음

# Lumbar Vertebrae

허리의, 요부의

- 허리 부위의 척추뼈
- 요추(腰椎 : 총 5개)
- movable vertebra 중 가장 크다
- 다른 vertebra와 구별

  → transverse foramen이 없으므로 cervical vertebra와 구별되고 body에 rib과 관절면이 없으므로 thoracic v. 와 구별됨

- 특징 : 가장 크다
  - rib과 접합면이 없다
  - transverse foramen이 없다
  - mammillary process(유양돌기)가 있다
  - accessory process(부돌기)가 있다
- 구성 - vertebra의 arch와 body
- Body - 신장(kidney)모양이며 크다
- Vertebral foramen - 삼각형 모양
- Spine - 수평방향이며 사각형 모양
- Sup. articular facet - 후내측 방향, inf. 보다 넓다.
- Inf. articular facet - 전외측 방향
- Mammillary process - sup. articular facet과 accessory process 사이에 위치
- Accessory process - transverse process의 시작부위의 dorsal part의 inf. 에 위치

## Movable Vertebrae의 비교

| | C.V. | T.V. | L.V. |
|---|---|---|---|
| Size | small | middle | large |
| Vertebral fora-men | 크고 triangle | 작고 round | 보통 triangle |
| Body | quadrangular | heart shape<br>*costal facet 有 | kidney shape |
| Spinous process | Bifid, short<br>horizontal direction | Long<br>oblique downward | Quadrangular<br>horizontal direction |
| Transverse process | transverse foramen<br>ant & post tubercle<br>groove for spinal n. | costal facet | accessory process<br>mammillary process |
| Sup. & Inf. articular process의 방향 | sup. facet: d. cr. m.<br>inf facet : v. cau. m. | d. cr. l.<br>v. cau. m. | d. cr. m.<br>v. cau. l. |
| | 약자풀이 - d. : dorsal v.: ventral<br>m. : medial l.: lateral<br>cr. : cranial cau. : caudal | | |
| Vertebral notch | Sup. ≒ Inf | Sup. 〈 Inf. | Sup. 〈 Inf. |

## Sacral Vertebrae (=Sacrum)

엉치의, 천골부의

- 엉치 부위의 척추뼈
- 천추 (遷推) 5개 → 천골(sacrum) 1개로 유합
- 5개 segment로 되어 있으며 pelvis의 dorsal part에 위치하며 쐐기(Wedge) 모양
- 관절(articulation) - base : 5th Lumbar vertebra
  - apex : 1st Coccygeal vertebra
  - side : hip bone
- 구성 - pelvic(=ventral) surface
  - dorsal surface

- lateral surface
- base(上)
- apex(下)

### Base

· promontory - 중앙에 ant. border가 앞으로 돌출한 것

- orifice of sacrum - dorsal border의 뒤쪽
- ala of sacrum - lat. 쪽의 삼각형의 면(hip bone 부착)
- Apex : Coccyx와 관절

### Pelvic surface

· concave 하고 pelvic cavity의 용량을 증가시킴

- intervertebral disc의 흔적인 4개의 transverse ridge가 있고 이 ridge의 lat. 쪽에 4쌍의 pelvic sacral foramina가 있음. 이 foramina 는 아래로 갈수록 작아짐

### Dorsal surface

1. concave하고 거칠거칠함(인대 부착부위가 많음)
2. median sacral crest - 정중에 spine 융합 흔적임
3. sacral groove -2. 의 양가에 lamina 융합 흔적임
4. intermediate sacral crest - 3. 의 외측에 articular process의 융합 흔적임
5. 4쌍의 dorsal sacral foramina -4. 의 외측에 intervertebral foramen의 흔적임
6. lat. sacral crest - 5. 의 외측에 transverse process의 융합 흔적임
7. sacral hiatus - sacral canal의 출구의 찢어진 틈새
   - 5th Sacral vertebra의 inf. articular process에서 기원
8. sacral cornu(=horn) - 7. 의 양쪽 끝이 붉어진 것
   - 5th Sacral vertebra의 inf. articular process에서 기원

### Lat. surface

1. articular surface - ilium과 관절하기 위한 귓바퀴 모양의 관절면
2. sacral tubersity - 1.의 post. 쪽으로 iliosacral ligament가 부착

## Sexual difference of sacrum

(천골의 성별 차이점)

| | Form | Length | Width | Curve |
|---|---|---|---|---|
| Female (여성) | light & smooth | short | wide | less |
| Male (남성) | heavy & rough | long | narrow | more |

· 결론적으로 여성은 아기를 낳기 때문에 여성의 sacrum은 아기가 자라고 아기가 출산되는데 용이한 모양을 하고 있습니다

## Coccygeal Vertebrae (=Coccyx)

꼬리의, 미저부의

· 꼬리부위의 척추뼈

· 미추 (尾椎) 4-6개 유합하여 미골(coccyx) 1개 형성

· Pelvic surface : 3개의 transverse ridge

· Dorsal surface : 위쪽에 coccygeal cornu가 있음

· Lateral surface : transverse process를 나타내는 것을 series of small eminence라 함

· Base : 타원형이며 sacrum과 관절

· Apex : 원형

Young's Cartoon of Osteology

# Thorax

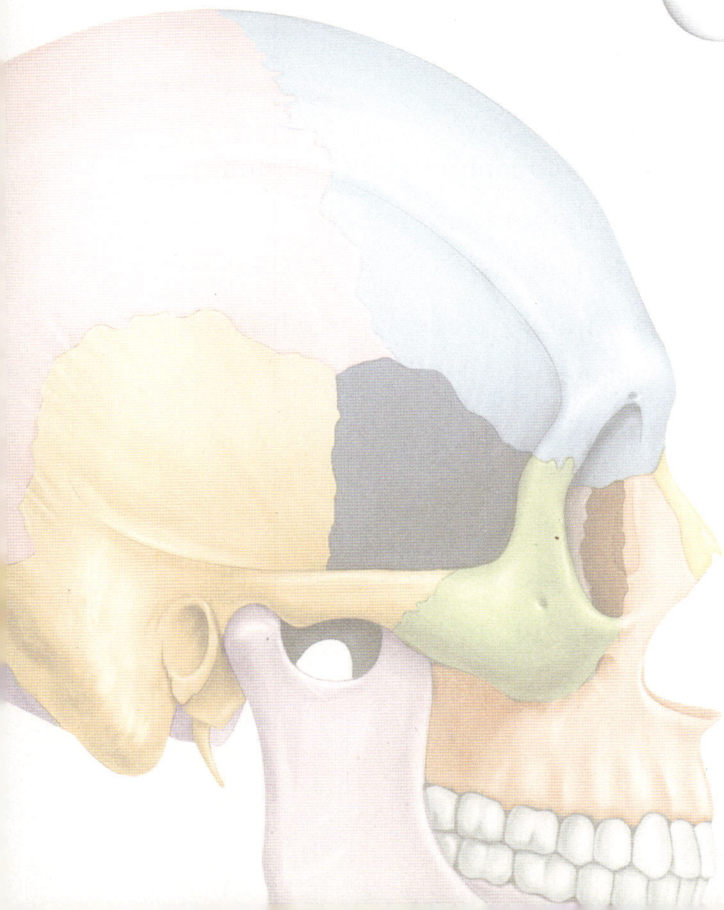

# Bones of Thorax (Thoracic cage)

· 가슴, 흉곽, 흉강(胸腔) ; (곤충의)흉부

· 척추동물에서의 가슴부(목과 복부사이에 있는 몸부분)로서 늑골이 흉추, 흉골과 연결되어 바구니 모양의 뼈대를 형성한다. 폐, 심장, 기관지, 식도 등을 보호하 동시에 호흡작용에 도 관여한다.

## 1) 구성

· Sternum

· Ribs and costal cartilages

· Thoracic Vertebrae

## 2) Boundary(경계)

ㄱ. ventral surface(앞쪽) - sternum
- costal cartilages

ㄴ. dorsal surface(뒤쪽) - thoracic vertebrae
- head of ribs

ㄷ. superior aperture(위쪽 출구) - 1st thoracic vertebra
- 1st ribs
- 1st costal cartilages
- cranial margin of manubrium of sternum

ㄹ. inferior aperture(아래쪽 출구) - dorsally : 12th thoracic vertebra
- sides : 11th, 12th ribs
- ventrally : Xiphoid process, 7~10th costal cartilages

ㅁ. lateral surface (옆쪽) ribs - intercostal spaces

## ※ Subcostal angle(=infra-sternal angle)

· 70° inf. aperture of thorax에서 xiphoid process를 중심으로 양 7~10th costal cartilage가 subcostal arch를 형성하는데 이때 이것이 이루는 각

※ Intercostal space

· 6th rib과 7th rib 사이인 6th intercostal space가 가장 넓다.

## ※ The sexual difference of thorax

| | Female (여성) | Male (남성) |
|---|---|---|
| Cavity(용량) | 작다 | 크다 |
| Length of sternum | 짧다 | 길다 |
| Level of cranial margin of sternum | Caudal part of body of T3 | Caudal part of body of T2 |
| Upper rib | More movable | less movable |

# Sternum (흉골)

· 흉골(breastbone), (胸骨)

· 복장뼈, 가슴판, 복판(腹板).

1) 위치 : ant. wall of thorax를 형성하는 flat bone.

2) 구성 - manubrium
- body
- xiphoid process

3) manubrium

ㄱ. sup. border med : jugular notch
lat : clavicular notch(2개)

ㄴ. lat. border : 1st costal notch
: demi-2nd costal notch

ㄷ. inf. border-body와 관절함

※앞뒤구별 : ventral surface가 ventrally convex

4) body - 3개의 transverse ridge에 의해 4개의 segment로 나누어짐
- 외측에는 완전한 4개의 notch(3rd-6th C.N.)와 위 · 아래는 demi-notch

5) xiphoid process : bifid or foramen을 형성한다.

※ ossification center of sternum

6개 → manubrium : 1개
segment of body에 1개씩 : 4개
xiphoid process : 1개

※ articulation of sternum

- 2개의 clavicle
- 1st-7th costal cartilage

※ Sternal angle : Manubrium과 body가 이루는 각 - 170°

## Rib (늑골)

· 갈비뼈, 갈빗대
· thorax의 lat. wall을 형성
· 12 pairs(12쌍)
· 1st - 7th rib까지는 length가 길어지다가 다시 짧아짐

1) Classification

ㄱ. True(=Vertebrosternal) ribs : 1st~7th rib
- upper 7 pairs (∵costal cartilage에 의해 직접 sternum과 연결)

ㄴ. False(=vertebrochondral) ribs
- lower 5 pair : 8th~10th rib은 간접적으로 sternum과 결합
(8-10th costal cartilage는 7th costal cartilage아래 붙음)
특히 11th, 12th rib → Floating(Free) ribs(sternum과 전혀 관절 안함)

2) peculiar ribs - 형태가 특수하거나 부착하는 양상이 다른 rib
ex) 1st, 2nd, 10th, 11th, 12th rib

## (A) Common Characteristics of ribs

### 1) Dorsal extremity(=vertebral E)

ㄱ. head-interarticular crest에 의해 2개의 demi-facet for vertebra로 양분됨

ㄴ. neck-head와 body의 이행부

ㄷ. tubercle

- 내측하방 : articular part - transverse process of T.V.와 관절
- 외측상방 : non-articular part

### 2) Body

- thin, 내측이로 twist, 아래로 기움

ㄱ. external surface - costal angel

ㄴ. internal surface - costal groove → V.A.N. (vein, artery, nerve)이 통과

ㄷ. ventral extremity (=sternal E) : rough depression for costal cartilages

### ※ Intercostal space는 muscle에 의해 연결

- External intercostal muscle
- Internal intercostal muscle
- Innermost intercostal muscle

## (B) Peculiar Ribs

- 독특한, 고유의
- 1st, 2nd, 10th, 11th, 12th rib

### 1) 1st rib

ㄱ. most curved and shortest

ㄴ. 가장 넓고 상하로 납작

ㄷ. head - single articular facet

ㄹ. body - no angle, no twist

ㅁ. body의 cranial surface에

- ventral : groove for subclavian vein
- middle : tubercle for scalenus anterior muscle
- dorsal : groove for subclavian artery

### 2) 2nd rib

ㄱ. 첫 번째 rib보다 길다

ㄴ. head - two articular facet

ㄷ. tubercle - non articular portion of tubercle이 가끔 보임

ㄹ. body - angle이 slight

- no twist
- short costal groove

### 3) 10th rib

ㄱ. head - single articular facet

ㄴ. deep costal groove

ㄷ. angle이 있다

### 4) 11th rib

ㄱ. head - single articular facet

ㄴ. no neck, no tubercle

ㄷ. slightly angle

ㄹ. shallow costal groove

### 5) 12th rib

ㄱ. 11th rib보다 짧다

ㄴ. head-single articular facet

ㄷ. no neck, no tubercle

ㄹ. no angle, no costal groove

## Peculiar rib의 비교

| | 1st | 2nd | 10th | 11th | 12th |
|---|---|---|---|---|---|
| Facet of head | single | demi-facet | single | single | single |
| Neck | ○ | ○ | ○ | × | □ |
| Tubercle | ○ | ○ | ○ | □ | □ |
| Costal groove | No | Short | Have | Shallow | No |
| Costal angle | No | Slightly | Have | Shallow | No |
| Twist | No | No | Yes | Yes | Yes |
| Length | 1~7까지 길어지다 짧아진다 | | | | |
| 특징 | 1. goove for subclavian a.<br>2. tubercle for scaleneus ant. m.<br>3. groove for subclavian a. | Tuberosity for serratus ant. m. | | | |

### ※ ossification center of rib - 4개

- head - 1개
- tubercle - 2개
- body - 1개

Young's Cartoon of Osteology

Young's Cartoon of Osteology

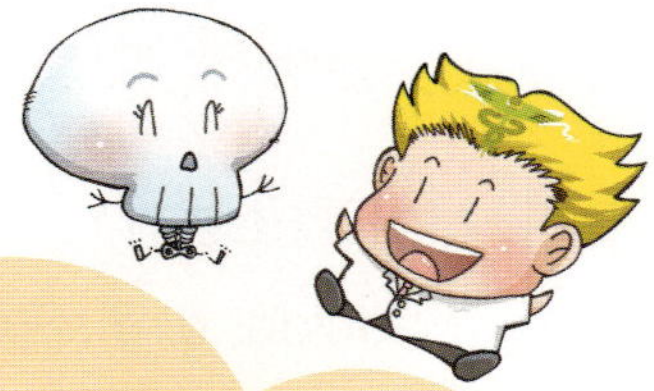

# Upper limb

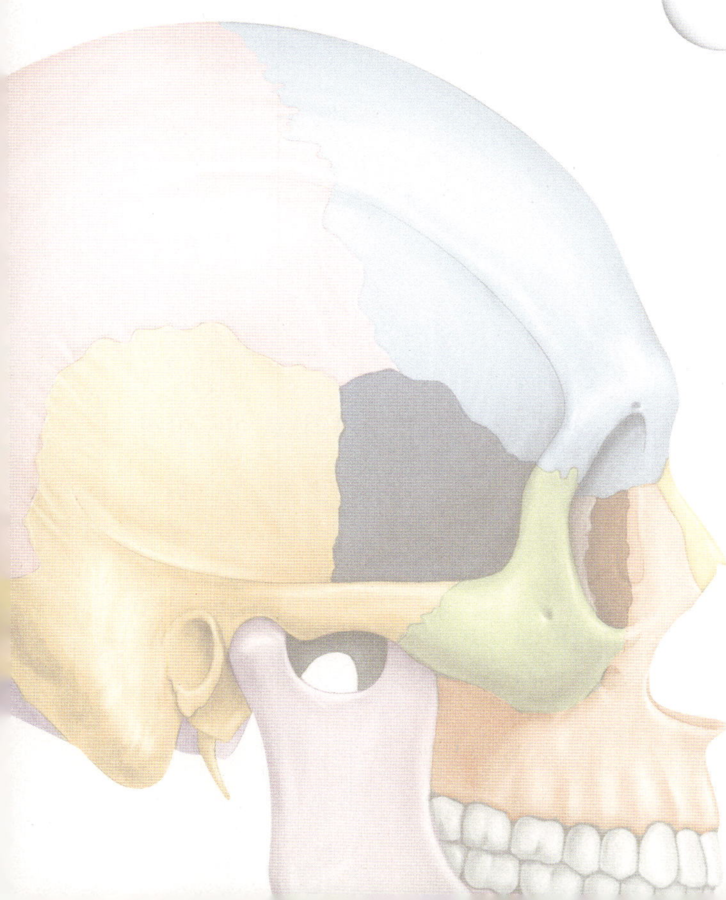

# Appendicular skeleton - 1

## Bones of Upper limb

· 팔뼈, 상지골(上肢骨)

· 구성 - Shoulder girdle(팔이음, 상지대)

- Scapula(어깨뼈, 견갑골), Clavicle(빗장뼈, 쇄골)
- Free upper limb (자유 상지)
  · Arm (상완, 위팔) - Humerus(위팔뼈, 상완골)
  · Forearm (전완, 아래팔) - Ulna(자뼈, 척골)
  - Radius(노뼈, 요골)
  · Hand (손) - Carpal bone(수근골, 손목뼈)
  - Metacarpals(중수골, 손허리뼈)
  - Phalanges(수지골, 손가락뼈)

### Bones of Shoulder girdle

(견대, 어께 부위뼈)

· 기능 - 몸통과 팔을 연결함

### ◆ Scapula

· 견갑골(肩胛骨), 어깨뼈

· Thorax의 뒷면(2nd rib ~ 7th rib 높이) 에 있음

· shoulder girdle 의 뒤쪽 윗부분에 위치함

· 삼각형에 납작한 모양

· 위팔뼈와 어깨관절(견관절, shoulder joint) 을 이룸

· 구성은 2개의 surface(면), 2개의 angle(모서리), 2개의 border(가장자리)로 이루어짐

#### surface

1. ventral surf.(=costal surf.,등쪽면) - concave(오목)
   · subscapular fossa - 넓고 오목함(broad and concave)
   · muscular line - subscapularis muscle 부착함

2. dorsal surf.(배쪽면) - convex(볼록)하고 spine에 의해 둘로 나뉘어짐

- spine of scapula
- supraspinatus fassa : supraspinatus muscle 부착
- infraspinatus fossa : infraspinatus muscle 부착
- acromion : medial border(내측 가장자리)의 위쪽 1/4부터 시작하여 lateral
- border(외측 가장자리)로 갈수록 점점 높아져간 끝부분(spine의 외측 끝 부분)
- acormial facet for clavicle : 내측 전방, clavicle의 acromial 등와 관절하는 면
- greater scapular notch(=spinoglenoid notch)

## angle

1. superior angle - levator scapula muscle 부착
2. inferior angle - teres major muscle 부착
3. lateral angle - 이래쪽에 latissimus dorsi mucle 부착
   - glenoid cavity - head의 내측면
     - humerus의 head와 관절
   - neck of scapula - head와 glenoid cavity의 잘룩한 부분
   - supraglenoid tubercle - long head of biceps brachii muscle(이두박근) 부착(일명 알통··)
   - infraglenoid tubercle -long head of triceps brachii muscle(삼두박근) 부착

## border

1. superior border
   - coracoid process - 외측 끝부분에 오리 주둥이모양의 돌출부
   - 부착 근육 - coraco brachialis M.
     - short head of biceps brachii M.
     - pectoralis minor M.
   - scapular notch - 내측의 결손부
   - superior scapular foramen
   - superior transverse ligament에 의해서 생김
   - 上 : suprascapular vessel
   - 下 : suprascapular nerve

2. Medial border(=ventral border) : serratus anterior M. 부착

3. Lateral border(=axillary border) : coracoarcomial ligament 부착

## ◆ Clavicle

- 빗장뼈, 쇄골(鎖骨) 이라고 함
- medial 2/3는 앞으로 볼록(convex)
- lateral 2/3는 앞으로 오목(concave)
- shoulder girdle 의 앞쪽 부분에 위치함
- 임상적 특징 - 가장 먼저 골화(ossification)되며 출산기 아기의 이 뼈가 가장 잘 골절(fracture)되기 쉬움
- 1st rib 바로 위에 수평하게 위치함
- Articulation(관절) : 내측 - Sternum의 Manubrium<br>외측 - Scapula의 Acromion
- 구성 - acromial extremity<br>- shaft(or body)<br>- sternal extremity

### Acomial extremity

- 상하로 납작하고 아랫면이 거침(rough)
- aromial anrticular facet : 외측의 관절면
  - conoid tubercle : conoid ligament 부착
  - trapezoid line : trapezoid ligament 부착

### Body

- 내측 : 둥근 삼각형<br>아랫면에 groove for subclavian muscle 부착
- sternal articular facet : 끝부분

### 상하, 좌우 구별법

(Clavicle의 anatomical position)

- 윗면이 부드럽고, 아랫면이 거침
- 내측은 둥글고, 외측은 납작함
- 오른쪽뼈는 왼쪽 2/3이 앞으로 볼록하고
- 왼쪽뼈는 오른쪽 2/3이 앞으로 볼록함

## Free upper limb

### ◆ Humerus

- 위팔뼈, 상완골이라 함
- arm(팔)에 있는 long bone
- 상완(위팔)에는 bone이 하나 뿐이라서 혈관을 압박하여 혈압을 재기 쉬우므로 주로 humerus 에서 혈압을 측정함
- 구성 - proximal extremity
  - shaft(or body)
  - distal extremity

#### Proximal extremity

- head of humerus : 내측 상방으로 돌출
- anantomical neck : head 아래쪽 잘록한 부분
- greater tubercle : 외측으로 불거져 있는 부분
  부착근육 - supraspinatus M.
  infraspinatus M.
  teres minor M.
- crest of greater tubercle
- lesser tubercle : 전내측에 붉어져 있는 부분
  부착근육 - subscapularis M.
- crest of lesser tubercle
- intertubercular groove : crest of tubercle 사이
  부착 - tendon of long head of biceps brachii M.
- surgical neck : 임상적으로 잘 부러지는 부분

#### Shaft(=body)

- 위쪽은 둥근원통형으로 단면이 원형
- 아래쪽은 단면이 삼각형
- 2개의 border와 3개의 surface로 구성됨

#### border

- lateral border : greater tubercle의 dorsal part로 연결되어 아래로는 lateral epicondyle과 연결
- medial border : crest of lesser tubercle과 연결되어 아래로는 medial epicondye과 연결

· median ridge

### surface

· dorsal suface

- radial groove - 내측 상방에서 외측 하방으로 oblique groove for radial nerve

· ventrolateral(배외측) surface

- deltoid tuberosity - deltoid M.(삼각근) 부착

· ventromedial(배내측) surface

- nutrient faramen(영양공)이 있음

### Distal exremity

· 구성 : 2개의 condyle과 그 위의 작은 2개의 epicondyle

· capitulum : lat. portion에 radius의 head와 관절

- radial fossa : capitulum의 위쪽

· trochlea : med. portion에 ulna의 trochlear notch와 관절

- coronoid fassa : trochlea의 위쪽, 전내측에 있음
- olecranon fossa : trochlea의 위쪽, 후측에 있음
- groove for ulnar nerve : medial epicondyle 뒤쪽 아래위로 뻗음, ulnar groove로 ulnar nerve가 지나감(부딪히면 찌릿!!!)

## ◆ Ulna

· 자뼈, 척골이라고 함

· forearm의 내측에 위치(새끼 손가락쪽)

· carpal bone과는 간접적으로 관절함

· 특징 - 보통 lone bone에서는 head가 proximal extremity에 있으나 ulna에서는 head가 distal extremity에 있음

· 구성 - proximal extremity
- shaft(=body)
- distal extremity

### Proximal extremity

· olecranon : 후상방으로 돌출

· coronoid process : 앞으로 돌출

· trochlear notch : humerus의 trochlear와 결합

· radial notch : radius의 head와 관절

· ulnar tuberosity : brachialis M. 부착

### Shaft

- 구성 : 3개의 border와 3개의 surface
- border - ant. border
  - post. border
  - interosseous border
- surface - ant. surface
  - post. surface
  - medial surface

### Distal extremity

- head of ulna : lateral side(외측)
- syloid process : posteromedial side(후내측)
- articular circumference for radius : radius의 ulnar notch와 관절

## ◆ Radius

- 노뼈, 요골이라고 함
- forearm의 외측에 위치 (엄지 손가락쪽)
- 암기법 → 티비(Tibia)는 안(medial)에서 보고 라디오(Radius)는 밖(latera)에서 본다
- 구성 : proximal extremity
  - shaft(=body)
  - distal extremity

### Proximal extremity

- head of radius : capitulum of humerus와 관절
- fovea for capitulum
- articular circumference for radial noitch of ulna
- neck of radius
- radial tuberosity : biceps brachii M. 부착

### Shaft

- 구성 : 3개의 border와 3개의 surface
- border : anterior border
  - posterior border
  - interosseous border
- surface : anterior surface

- posterior surface
- lateral surface

### Distal extremity

- carpal articular surface : 아래측
- ulnar notch of radius : 내측
- styloid process : 외측
- groove for tendon of extensor digitorum and extensor indicis
- groove for tendon of extensor carpiradialis longus and brevis
- groove for tendon of abductor pollicis longus and brevis
  - 후측 : 거칠거칠하고 오목하게 들어감

## ◆ Bones of Hand

- 손(手)
- 구성 : carpal bone : 손목뼈(수근골) - (8개)
  - metacarpal bone : 손허리뼈(중수골) - (5개)
  - phalanges : 손가락뼈(수지골)(14개)

### Carpal bone : 손목(관절)의, 완골(腕骨)의.

- 손목뼈, 수근골 - 총 8개
- 몸쪽과 먼쪽 두열로 되어 있음

Proximal row : 몸쪽열(근위열)

- Scaphoid : 주상골, 손배뼈 - 골절시 무혈성괴사 잘 발생
- Lunate : 월상골, 반달뼈
- Triquetum(Triangular) : 삼각골, 세모뼈
- Pisiform : 두상골, 콩알뼈

Distal row : 먼쪽열(원위열)

- Trapezium : 대능형골, 큰 마름뼈
- Trapezoid : 소능형골, 작은 마름뼈
- Capitate : 유두골, 알머리뼈
- Hamate : 유구골, 갈고리뼈

### ※ 골화순서

C : capitate → H : Hamate → Tq : triquetrum

→ L : Lunate → S : Scaphoid

→ Tm : Trapezium → Td : Trapezoid

→ P : pisiform

## Metacarpal bone

· 중수골(中手骨), 손허리뼈

· 손등에서 만져지는 뼈

· 구성 - Head
  - Shafe
  - Base

## Phalange

· phalangeal : 형용사형

· 수지골, 손가락뼈

· 세 개로 구성(엄지는 두 개)

· 구성 - Head
  - Shafe
  - Base

Young's Cartoon of Osteology

Young's Cartoon of Osteology

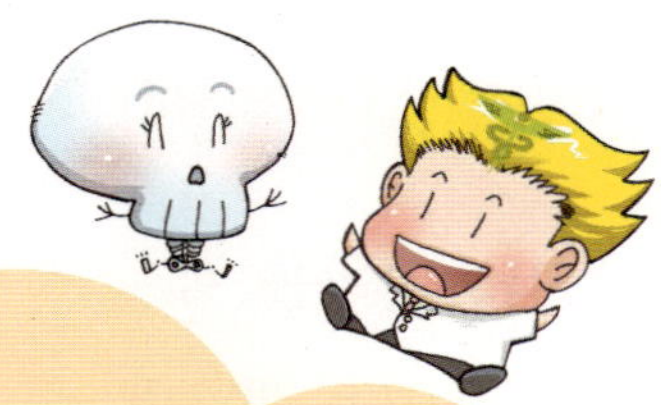

# Pelvic girdle

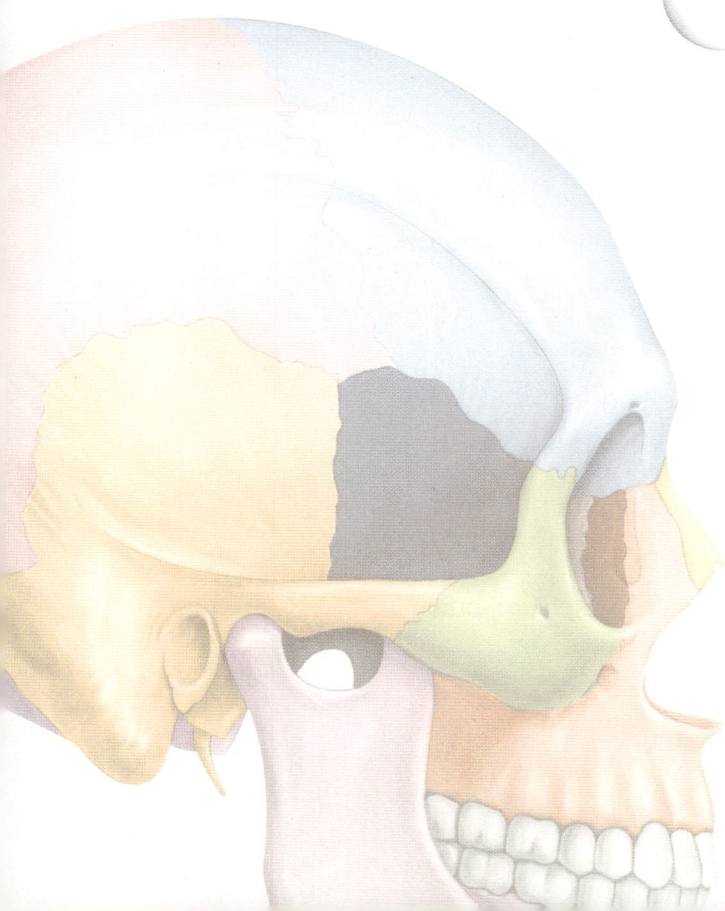

# Appendicular skeleton - 2

## Bones of Lower limb

- 다리뼈, 상지골
- 구성 - Lower limb girldle
  - Hip bone(볼기뼈, 관골)
  - Free lower limb
- thigh(넓적다리, 대퇴) - Femur(넓적다리뼈, 대퇴골)
- knee(무릎) - Patella(무릎뼈, 슬개골)
- leg(종아리, 하퇴) - Tibia(정강뼈, 경골)
  - Fibula(종아리뼈, 비골)
- foot (발) - Bones of foot
  - tarsal bones(발목뼈, 족근골)
  - metatarsal bones(발허리뼈, 중족골)
  - phalanges or toes(발가락뼈, 지골)

### Pelvic Girdle (=Pelvis, Hip bone)

- 다리이음, 하지대
- 어린아이일 때는 각각 분리되어 있으나 16세가 되면 연골접합(synchondrosis)가 골화접합(synostosis)로 되고 20세가 되면 완전히 접합되어 Hip bone이 됨
- 구성 : acetabulum 을 중심으로 상방에 Ilium, 후하방에 Ischium, 전하방에 Pubis 3가지로 구성되어 있음
  - 바깥면의 중심에 있는 컵모양의 큰 관절구 : acetabulum
  - acetabulum에는 articular portion - lunate surface
  - nonarticular portion - acetabular fossa
  - acetabular fossa에는 fovea capitis femoris ligament가 부착
  - acetabulum 아래쪽의 결손부 - acetabular notch
  - acetabulum을 중심으로 3부분으로 나뉨 - ilium, ischium, pubis

## ◆ Ilium

· 엉덩뼈, 장골(腸骨)

· 구성 : Body
　　　　Ala

1. body와 ala를 나누는 line - arcuate line(내측면)
　　- acetabulum의 margin(바깥면)
2. body - acetabulum의 위쪽 2/5를 형성
　　ala - ext. surface(=gluteal suface)
　　　　- int. surface(=sacropelvic surface)
3. ala 내면에 오목한 부분 : iliac fassa
4. 3의 후상방 부분의 귓바퀴 모양의 관절면 : auaricular surface
5. 2의 뒤쪽에 ligament가 부착하는 거친면 : iliac tuberosity
6. 4와 5를 합쳐서 pelvic surface
7. ilium의 ala의 위쪽면에는 iliac crest가 있음
　이것은 : external lip(ext. oblique muscle 부착)
　　intermediate line(int. oblique m. 부착)
　　internal lip(transverse abdominalis m. 부착)
8. iliac crest에서
　· 앞쪽끝 상방 : anterosuperior iliac spine - A.S.I.S.
　　　하방 : anteroinferior iliac spine - A.I.I.S.
　· 뒤쪽끝 상방 : posterosuperior iliac spine - P.S.I.S.
　　　하방 : posteroinferior iliac spine - P.I.I.S.
9. ilium과 pubis의 융합흔적인
　· iliopectineal eminence(=iliopubic eminence)
10. posteroinferior spine of ilium과 spine of ischium 사이 : greater sciatic notch
11. ext. surface에는 3개의 gluteal line이 있다
　· inf. gluteal line - A.S.I.S. 아래로 2-3cm에서 시작하여 middle part of greater sciatic notch로 이행되는 것
　· ant. gluteal line - ant. end of iliac crest의 4cm 후방에서 시작하여 greater sciatic notch로 이행되는 것
　· post. gluteal line - post. end of iliac crest의 5cm 상방에서 greater sciatic notch로 이행되는 것

Pelvic girdle

## ◆ Ischium

· 궁둥뼈, 좌골(坐骨)
· 앉을 때 땅바닥에 닿는 부위

1. acetabulum의 후하방을 이루는 부분
2. body와 ramus로 나뉘어짐
3. body 뒤쪽에 튀어나온 돌출부위 : ischial spine(좌골극)
4. 3과 P.I.I.S. 사이의 큰 결손부 : greater sciatic notch
5. 3의 아래쪽의 큰 결손부 : lesser sciatic notch
6. body의 뒷면 전하방부에 obturator tubercle
7. 6에 튀어나온 돌출부 : posterior obturator tubercle
8. 6은 obturator membrane에 의해 막혀있음
9. ramus of ischium과 L자 모양으로 꺽어지는 아래쪽의 거친면 : ishial tuberosity

## ◆ Pubis

· 두덩뼈, 치골(恥骨)
· 구성 - Body
- Ramus(2개 : sup. & inf. ramus)

1. body와 ilium이 이어진 내측면 상방의 arcuate line이 pubic crest와 이어져 붉어진 부분 : iliopubic eminence(=iliopectineal eminence)
2. arcuate line과 이어지는 예리한 모양의 능선 : pectineal line(=pectenpubis)
3. pubic tubercle에서 내측으로 이어지는 덜 예리한 부분 : pubic crest
4. 2개의 ramus가 이행되는 관절면 : symphyseal surface
5. 좌우에 있는 symphyseal surface는 연결되어 symphysis pubis(치골 섬유 연골 결합)을 이룸
6. 아래로 굽어지는 inferior ramus와 superior ramus가 만나는 예리한 능선 : obturator crest

## ◆ Pelvis

· 골반
· 구성 - sacrum & coccyx
- 2개의 hip bone

· 모양 - A major(false) pelvis

- B minor(true) pelvis

## 1. Terminal line

· A와 B의 분계선

- sacrum promontory → inf. ramus of pubis → arcuate line → iliopubic eminence → pectineal line → pubic tubercle → pubic crest → symphysis pubis

2. B에 있는 내강을 Pelvic cavity : 임상적으로 말하는 부분
3. pelvic brium : pelvic cavity의 superior aperture 즉 terminal line에 의해 만들어진 입구
4. irregular aperture - pelvic cavity의 inferior aperture
   - symphysis pubis → inf. ramus of pubis → ramus of ischium → lesser sciatic notch → ischial spine → greater sciatic notch → sacrum의 외면 → sacroventral angle → tip of coccyx
5. 임신시 uterus가 커져 만삭(임신 9.10월)시 아기가 나올때의 pelvic outlet 즉,pelvic diameter(inf. aperture)가 문제가 된다.

Young's Cartoon of Osteology

Young's Cartoon of Osteology

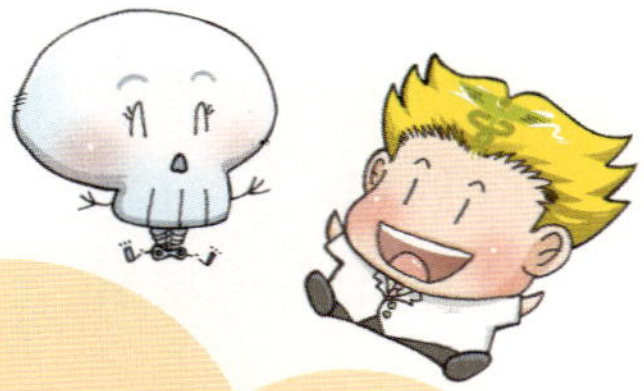

# Free Lower Limb

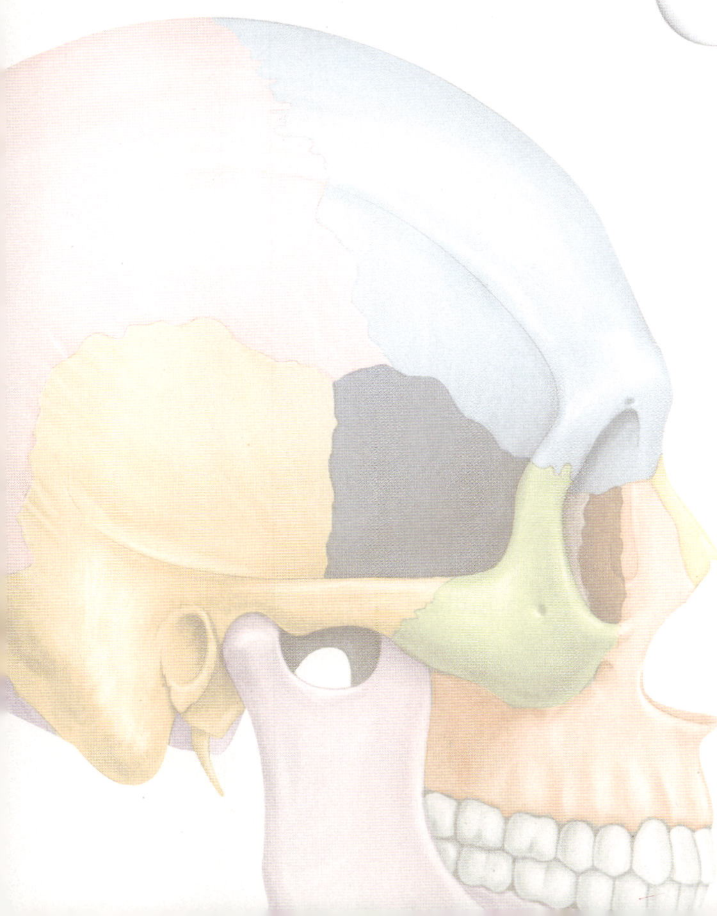

## Free Lower Limb

### ◆ Femur

· 대퇴골, 넙다리뼈

· 우리몸 중에서 가장 긴 뼈

· 구성 - Proximal extremity
- Body
- Distal extremity

· Proximal extremity

1. 내측 상방으로 body와 120° 의 각을 이루고 있는 head of femur
2. head of surface에 작은 와 : fovea capitis femoris
3. 외측으로 잘룩한 부분 : neck of femur
4. 외측으로 크게 붉어진 부분 : greater trochanter
5. 내측으로 붉어진 부분 : lesser trochanter
6. 4와 5를 연결하는 것이므로
   - 앞쪽 : intertrochanter line
   - 뒤쪽 : intertrochanter crest
7. 4와 5의 내측면에 deep depression : trochanteric fossa : obturator externus

· Body

- 원통모양

1. 뒤쪽을 보면 2개의 line이 있음
   linea aspera : 내측 - medial lip
   외측 - lateral lip
2. pectineal line - lesser trochanter에 연결
   - pectineus m. 부착
   · medial lip - intertrochanter에 연결
   - iliacus m. 부착
   · lateral lip - greater trochanter에 연결
   - gluteus maxius m. 부착
3. 쭉 내려오다가 밑에서 1/3 지점에서 둘로 나뉘어져 popliteal surface 를 형성함
   · med. supracondylar line

· lat. supracondylar line

· Distal extremity

1. medial condyle

2. lateral condyle

3. 1과 2사이의

· 앞쪽 - patellar surface

· 뒤쪽 - intercondylar fossa : 이것의 상충 경계는 intercondylar line(intercondylar-fossa와 popliteal surface를 나눔)

· 아래쪽 - articular surface for condyle of tibia

· 옆쪽 - medial epicondyle

lateral epicondyle → groove for tendon of popliteal

## ◆ Patella

· 슬개골(膝蓋骨), 무릎뼈, 종지뼈

· 무릎에 있는 둥근 모양의 뼈

· 우리 몸 중에 있는 seasamoid bone중에서 가장 큼

· 구성 - 2개의 surface

- base(sup.) & apex(inf.)

1. ant. surface : 거침

2. post. surface : 부드럽고 vertical ridge가 있음

3. base : quadriceps femoris m. 부착

apex : patellar lig. 부착

## ◆ Tibia

· 경골(脛骨), 정강이뼈

· leg(종아리)의 내측에(medial) 위치

· 암기법 → 티비(Tibia)는 안(medial)에서 보고 라디오(Radius)는 밖(latera)에서 본다

· 사람의 뼈 중 가장 단단한 뼈로 체중을 지탱함

· 구성 - proximal E.

- body

- distal E.

### Proximal extremity

1. medial condyle
2. lateral condyle
3. 1과 2 사이에 intercondylar eminence
   - lateral intercondylar tubercle
   - medial intercondylar tubercle
4. 3의 앞부분에 삼각형 모양의 면 : ant. intercondylar area - ant. cruciate lig.부착
5. 2의 후하방에 있는 관절면 : articular surface for fibula
6. 앞쪽의 거친면 : tibial tuberosity - patellar ligament 부착

### Shaft(=body)

- 3개의 border와 3개의 surface로 나눔
- anterior, medial, interosseous border
- media, lateral, posterior surface
- post. surface에 보면 외측 상방에서 내측 하방으로 뻗은 선 - soleal line

### Distal exremity

1. 내측하방으로 뻗은 돌기 : medial malleolus
2. 1의 뒤쪽 groove : malleolar groove
3. 1의 내면 : medial articular surface for talus
4. 1의 외측에 fibula가 끼이는 곳 : fibular notch
   - medial 쪽 : medial malleolus
   - inf. 쪽 : articular surface for talus
   - post. 쪽 : medial - groove for flexor digitarum longus<br>lateral - groove for flexor hallucis longus
   - lat 쪽 : fibular notch

## ◆ Fibula

- 비골, 종아리뼈
- leg(종아리)의 가쪽에(lateral) 위치
- 체중을 지탱하지 않으며, 발목관절에는 일부 관여함
- 아주 가늘고 길다

· 구성 Proximal E
  - Body
  - Distal E

### Proximal extremity(=head)

· tibia의 외측면과 관절하는 면(내측면) - articular surface for tibia
· 외측 상방으로 돌출 - apex of fibular head

### Shaft(=body)

· 3개의 border와 3개의 surface로 구성
· border - ant., post., interosseous
· surface - medial, post, lat
· post. surface에 longitudinal한 crest : medial crest

### Distal exremity(=Lateral malleolus)

1. 내측 : triangular articular surface for talus
2. 후측 : groove for tendon of peroneus longus and brevis
3. 2의 groove가 내측에 있으면 우측 tibia

### ※ 좌우구별

1. 상하구별 : head → 상
2. styloid process → 바깥쪽에 둠
3. malleolar process → 안쪽에 둠
4. 가장 날카로운 border인 ant. border를 앞으로 놓음
5. styloid process가 오른쪽에 있으면 → 우(右)
   styloid process가 왼쪽에 있으면 → 좌(左)

## Bones of Foot

· 구성 - tarsus, metatarsus, phalange 로 구성

- tarsus는 7개의 tarsal bone으로 구성

· tarsus : talus, calcaneus, cuboid, navicular, 3개의 cuneform 이중에서 talus만이 leg의 bone과 관절함

### ◆ Tarsal bone(발목뼈, 족근골)

#### 몸쪽열 (근위열)

1. Talus
   · 거골, 목말뼈
   · body, neck, head로 구성, calcaneus의 앞쪽 2/3에 놓임
   · 관절 - tibia, fibula, calcaneus, navicular
2. Calcaneus
   · 종골, 발꿈치뼈
   · foot bone 중 가장 크고, 강함
   · 뒤쪽으로 튀어나와 발뒷꿈치의 prominence를 형성
3. Navicular bone
   · 주상골, 발배뼈
   · talus와 3개의 cuneiform bone 사이에 위치, cuboid bone과도 관절

#### 먼쪽열 (원위열)

4. Cuboid
   · 입방골, 입방뼈
   · tarsus의 distal row에서 가장 바깥측
   · 뒤쪽으로 calcaneus와 관절
   · 앞쪽으로 4th, 5th metatarsal과 관절
   · 안쪽으로 lat. cuneiform과 navicular bone과 관절
5. Cueiform : 3개
   · 설상골, 쐐기뼈
   - 안쪽쐐기뼈(내측설상골, medial cuneiform)
   - 중간쪽쐐기뼈(중간설상골, intermediate cuneiform)
   - 가쪽쪽쐐기뼈(외측설상골, lateral cuneiform)

- med.(1st) bone이 가장 크다
- intermediate(2nd)이 가장 작다
- 각 bone은 뒤로는 navicular bone과 관절
  앞으로는 metatarsal의 base와 관절
- lat. cuneiform은 cuboid와 관절

## ◆ Metatarsus(중족골, 발허리뼈)

· 5개
· base, body, head로 구성(proximal phalange와 관절)
· 2nd metatarsal bone은 med.과 lat. cuneiform 사이에 끼여있다

## ◆ Phalanges or toes(지골, 발가락뼈)

· 14개
· 엄지 발가락은 2개의 phalange이 있고 나머지 발가락은 3개의 phalange를 가진다
· proximal, middle, distal phalange 세종류의 마디로 되어있다
· 각 마디는 base, body, head로 구성

Young's Cartoon of Osteology

Young's Cartoon of Osteology

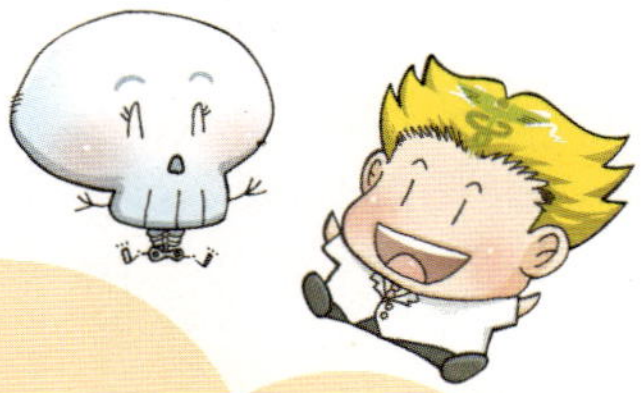

# Frontal
# Occipital bone
# Temporal bone

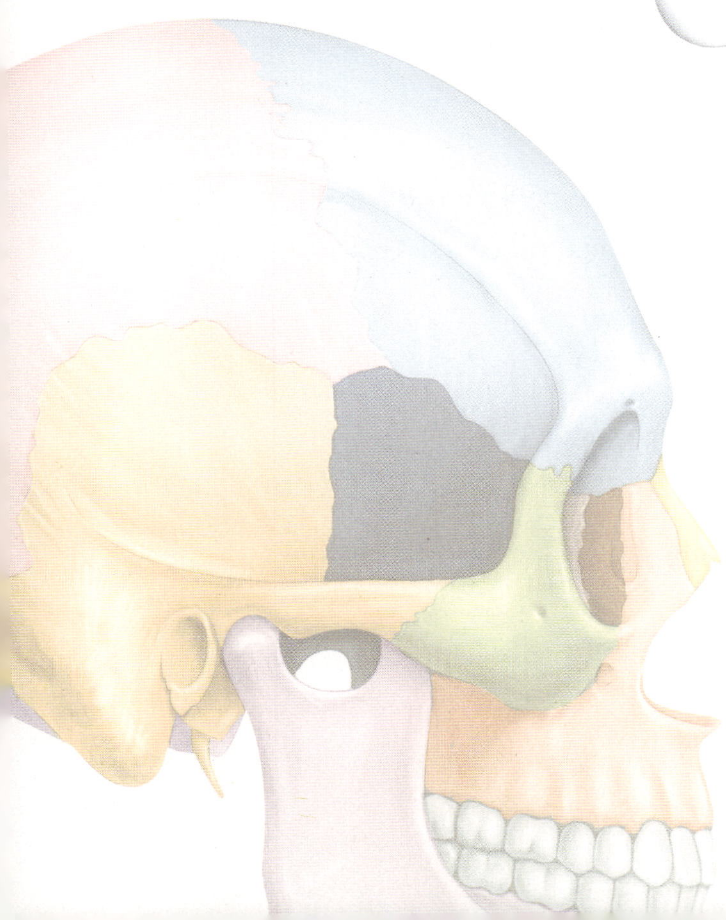

# Skull

## Frontal Bone

- 이마뼈, 전두골
- 우리 머리의 앞쪽 이마부분을 차지하는 부위
- 구성 - squamous part(비늘부분)
  - orbital part(눈구멍 부분, 안와)
  - nasal part(코부분)

### 1. Squamous part

#### 1) external part(바깥면)

- coronary suture - Parietal bone(두정골)과 관절
- frontal eminence - 이마결절, 이마융기
- supraciliary arch - 눈썹활, 미궁
- glabella - 미간(눈썹사이의 이마부위)
- frontal suture - medianline에 두뼈가 붙은 흔적
  - 이것이 뚜렷하면 metopic suture
- supraorbital margin - orbital part와 경계
- supraorbital notch(foramen) - ophthalmic nerve와 vessel이 통과
- zygomatic process - zygomatic bone의 frontal process와 관절

#### 2) internal part(안쪽면)

- groove for sup. sagittal sinus - F,P,O에도 있음
- frontal crest - 대뇌 반구를 나눔
- cerebral impression - 대뇌가 누른 자국
- foramen cecum
- pits for arachnoid granulation - 거미막혈관이 눌린자국

### 2. Orbital part

1) inf. surface

· lacrimal fossa for lacrimal gland - 눈물샘 자국
(lat. 쪽에 있음)

· trochlear spine - sup. oblique muscle 부착(안구를 움직이는 근육중 하나)(med. 쪽)

· trochlear fossa

2) sup. surface

· cerebral impression - 대뇌가 누른 자국

### 3. Nasal part

· nasal spine

· nasal notch - nasal bone 부착부위

· ethmoidal notch - 두 부분으로 나뉨, ethmoidal bone 관절

· ant. & post. ethmoidal canal - 같은 이름의 nerve와 vessel이 통과

· frontal sinus - 전두동, 이마굴(미간부위의 공간)

· nasion

### frontal bone의 관절- 12개

N(2) - Nasal bone

M(2) - Maxilla

S(1) - Sphenoid bone

E(1) - Ethmoid bone

P(2) - Parietal bone

L(2) - Lacrimal bone

Z(2) - Zygomatic bone

# Occipital Bone

- 뒤통수뼈, 후두골
- 이름 그대로 머리 뒤쪽 부분을 이루는 뼈
- 구성 - foramen magnum(대공)을 중심으로 3 part로 나눔

  squamous part - 대공의 후상측

  lat. part - 대공의 양외측

  basilar part - 대공의 전측

## 1. Squamous part

### 1) External surface

- ext. occipital protuberance(=inion)
  - highest nuchal line
  - sup. nuchal line - inion에서 수평으로 뻗은 선
  - @median nuchal line(= ext. occipital crest)
  - inf. nuchal line - @의 1/2지점에서 수평
  - occipital plane - @의 윗쪽
  - nuchal plane - @의 아랫쪽

### 2) Internal surface

- # int. occipital protuberance
  - % cruciate eminence - # 주위로 십자로 불거짐
  - fossa for cerebrum - % 에서 위쪽 2개
  - fossa for cerebellum - % 에서 아래쪽 2개
  - groove for transverse sinus
  - groove for sup. sagittal sinus
  - int. occipital crest

## 2. Lateral part

### 1) Inf. surface

- occipital condyle
  - Atlas(1st C.V.)의 sup. articular facet과 관절

· hypoglossal canal

- 통과물 - XII 번 신경

    - meningeal branch of asending pharyngeal a.

· condylar fossa

· condylar canal

· jugular process

· jugular notch

· intrajugular process

### 2) Sup. surface

· hypoglossal canal

· jugular tubercle

· groove for sigmoid sinus

· groove for gloossopharyngeal n.

- groove for accessory n.
- groove for vagus n.

## 3. Basilar part

### 1) Inf. surface

· pharyngeal tubercle - 대공 전방으로 불거진 부분

### 2) Sup. surface

· groove for medulla oblongata(연수)

· groove for inf. petrosal sinus(전내)

· sphenooccipital synchondrosis

## Foramen magnum 통과물

1. medulla oblongata
2. accessory n.
3. ant. spinal a.
    - post. spinal a.
4. vertebral a.
5. tectorial membrane and alar ligament
6. apical dental ligament
7. sympathetic nerve

### Jugular foramen 통과물

1. 앞쪽 - inf. petrosal sinus
2. 중간 - IX, X, XI 번 신경
3. 뒤쪽 - sigmoid sinus
   - post. meningeal a.

## Temporal Bone

· 관자뼈, 측두골
· 양쪽 관자놀이 부위(귀부위) 머리뼈
· 청각과 평형감각의 장기를 수용
· 구성 - squamous part
  - petromastoid part : mastoid part
  - petrous part(=pyramid)
  - tympanic part

### 1. Squamous part

1) External surface

· groove for middle temporal a.
· zygomastic process
  - 각각 2개씩의 border, surface, end 를 형성
  - border : sup. & inf.
  - surface : medial & lateral
  - end : ant. & post.
  - ant. end - Temporal process of Z. 와 관절하여 Zygomatic arch를 형성
  - post. end : (a) ant. root : inf. border 연장. articular tubercle 형성
  - (b) post. root : sup. border 연장
  - ext. acoustic meatus 상방으로 Temporal line과 연결
· suprameatal triangle
· suprameatal spine

· mandibular fossa : articular tubercle 뒤

· postglenoid process : ant part. 뒤에 조그마하게 있음

- Mandible이 뒤로 젖혀지는 것을 방지

2) Internal surface

· groove for middle meningeal vessel

· cerebral depression

### Temporal line 의 경로

1. frontal process of zygomatic bone
2. zygomatic process of Frontal bone
3. frontal bone
4. parietal bone
5. supramastoid crest of Temporal bone
6. post. root of zygomatic process of T

## 2. Mastoid part

1) external surface

· mastoid process

- sternocleidomastoid muscle
- splenius capitis m.
- longissimus capitis m.

· mastoid aircell - mastoid process 속에 있음

· mastoid antrum - mastoid aircell가 모여서 이룸

- tympanic cavity 로 이행되기 전 하나의 통로

· mastoid notch - digastric muscle이 부착

· groove for occipital artery

· mastoid foramen

2) Internal surface

· groove for sigmoid sinus

· mastoid foramen 의 int. orifice(emissary vein)

## 3. Tympanic part

1) ext. acoustic meatus

2) tympanic sulcus-tympanic membrane 부착

3) styloid process
- styloglossus m.
- stylohyoid m.
- stylopharyngeus m.
- stylomandibular ligament
- stylohyoid ligament

4) vaginal process - styloid process 주위를 싸는 것

## 4. Pyramidal(Petrous) part

- skull base에서 S와 O사이에 위치하는 삼각뿔 모양
- 청각과 평형 감각에 대한 receptor가 있음
- 구성 : 3개의 border
  - 3개의 surface
  - base(lat. 쪽)
  - apex(med. 쪽)

1) Base
- squamous의 int. surface 와 mastoid fuse

2) Apex
- foramen lacerum 의 boundary
- T의 petrous part의 apex
- S의 great wing
- S의 body
- O의 basilar part

(T : Temporal Bone, S : Sphenoid Bone, O : Occipital Bone)

3) Border
- sup. border
  - groove for sup. petrous sinus
- ant. border
  - med. S의 greater wing과 관절
  - lat. T의 squama 와 관절하여 petrosquamous fissure 형성
- post. border
  - med. 1/2 - groove for inf. petrosal sinus
  - lat. 1/2 - jugular foramen 의 앞부분

4) Surface

· ant. surface

- middle cranial fossa의 post. part 를 형성
- arcuate eminence : 아래에 3개의 반고리관이 있음
- tegmen tympani : 위구조물의 전외측에 있음
- trigeminal impression : apex 부근
  (trigeminal nerve[삼차신경]의 ganglion이 놓임)
- hiatus of facial canal
- groove for greater petrousal nerve
- groove for lesser petrousal nerve

· post. surface

- post. cranial fossa의 ant. part 를 형성
- orifice of int. acoustic meatus : 외이공과 연결안됨
  = int. acoustic meatus의 통과물
  [ VII, VIII, labyrinthine artery ]
- subarcuate fossa : 상기 orifice 상방에 불완전한 fossa
- aqueducts vestibuli : endolymphatic duct 가 지나간다

· int. surface

- ext. opening of carotid canal : 가운데에 위치
- int. opening of carotid canal : 가운데에 위치
- caroticotympanic canaliculus : ext. opening의 양측에 있는 소관
- jugular fossa
- mastoid canaliculus : 의 외측벽
- aqueductus cochlear :
- petrosal fossula
- canaliculus for tympanic n.
- styloid process
- vaginal process
- stylomastoid foramen
- musculotubal canal
  → sup. : tensor tympani m.의 semicanal
  → inf. : auditory tube의 semicanal septum으로 분리

Young's Cartoon of Osteology

Young's Cartoon of Osteology

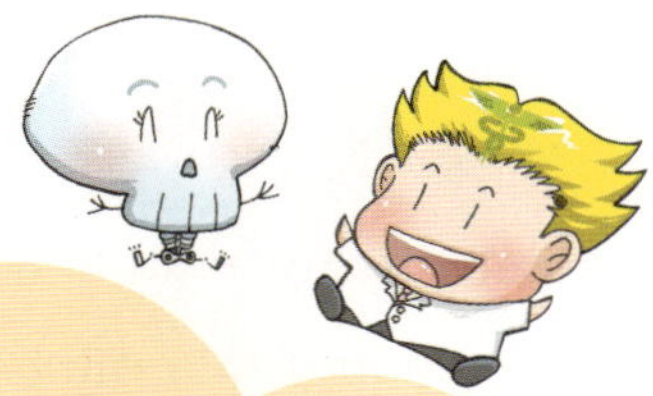

# Sphenoid bone
# Ethmoid bone
# Inf. nasal concha

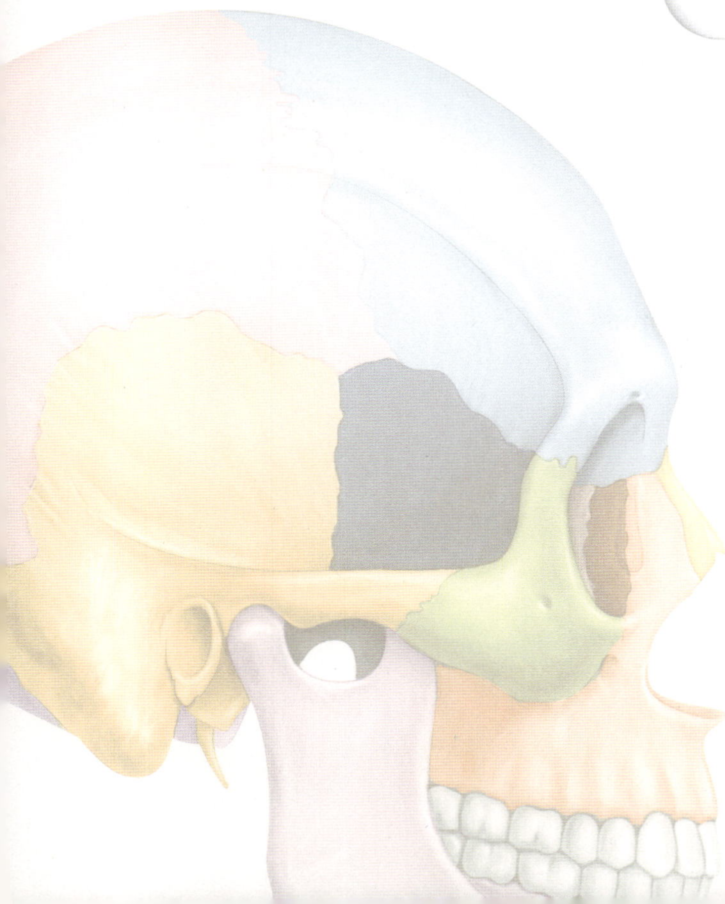

# Sphenoid bone

· 나비뼈, 접형골
· 구성 - body
- greater wing(=ala major)
- lesser wing(=ala minor)
- 2개의 pterygoid process

## 1. Body - 6개의 surface로 구성

1) sup. surface
· ethmoidal spine - E.의 cribriform plate와 관절함
· chiasmatic groove - optic chiasma가 놓임
· optic canal - 통과물 : II번 신경, ophthalmic a.
· tuberculum sellae - ant.에 있음
· hypoglossal fossa - middle에서 hypophysis 사이에 놓임
· dorsum sellar : post.에 있음
· sella turcica
· middle clinoid process
· post. clinoid process

2) post. surface
· clivus - basilar part
· sphenooccipital → 나이가 들면 synosteosis

3) lat. surface
· carotid sulcus - groove for cavernous sinus
· lingula of sphenoid bone

4) ant. surface
· sphenoidal crest
· sphenoidal sinus - septum으로 양분됨
· sphenoidal concha - sinus를 덮음
· aperture of sphenoidal sinus

· sphenoidal rostrum - inf. sur. 로 이행되어 돌출된 것

5) inf. surface

· sphenoidal rostrum

· vaginal process

## 2. Greater wing(=Ala major)

· 5개의 surface 로 구성 : cerebral surface

- orbital surface
- sphenomaxillary surface
- temporal surface
- infratemporal surface

1) cerebral(=sup.) surface

· foramen rotundum - 통과물 V2(optic nerve)

· foramen ovale - 통과물 V3(oculomotor nerve)

· foramen spionsum - 통과물 middle meningeal vessel

- V3의 meningeal branch

· sphenoidal spine

2) orbital surface

· orbital의 lat. part를 이룬다

3) sphenomaxillar surface

· pterygopalatine fossa의 post. wall 을 형성

4) temporal surface

5) infratemporal surface → infratemporal crest 로 구분

## 3. Lesser wing(=Ala minor)

1) sup. surface

2) inf. surface - root of orbit 의 일부를 형성

3) ant. border - F.,E.와 관절

4) post. border - ant. clinoid process

- sup. orbital fissure : 통과물 : III, IV, V, VI, sup.ophthalmic vein

## 4. Pterygoid process

- 구성 med. pterygoid plate(=lamina)
  lat. pterygoid plate

1) pterygoid(=vidian) canal
   · ant. orifice - pterygopalatine fossa로 개구
   - post. orifice - foramen. lacerum으로 이행
   - 통과물 : 동명의 nerve
2) pterygoid notch
3) pterygoid fossa - 아래쪽
4) scaphoid fossa - 위쪽
5) groove for auditory tube
6) pterygopalatine groove
7) pterygoid hamulus
8) vaginal process

### Articulation

· V,E,F,O,P,Pala,T,Z(배포크면 피피 티지)

## Ethmoid bone

· 벌집뼈, 사골
· 구성 - cribriform plate
  - perpendicular plate
  - 2개의 labyrinth

### 1. Cribriform plate

1) crista galli
2) foramen cecum : frontal bone의 frontal crest와 관절시 형성
3) Olfactory foramen
   · 통과물 : olfactory nerve 들이 지나감
4) ala of crista galli

### 2. Perpendicular plate - nasal septum 의 상부 형성

· perpendicular plate의 관절상태

1) ant. border - nasal spine of F
   - nasal crest of N

2) post. border - sup. part : sphenoidal crest
   - inf. part : vomer

3) inf. border - 코의 septal cartilage

### 3. Ethmoidal labyrinth - air cell이 많음

1) sup. border
   - ethmoidal air cell
   - ant. and post. ethmoidal canal

2) inf. border
   - bulla ethmoidalis
   - uncinate process

3) lat. sur. - orbit의 med. wall 형성

4) med. sur. - nasal cavuty의 lat. wall 형성
   - sup. nasal concha
   - sup. nasal meatus
   - middle nasal meatus
   - semilunar hiatus
   - aperture of maxillary sinus

#### Articulation

· N,M,S,I,F,P,V,L

## Inf. Nasal Concha

· 아래코선반뼈, 하비갑개

· 구성 - 2개의 surface
- 2개의 border
- 2개의 extremity

### 1. med. surface

· groove for lodgment of vessel

### 2. lat. surface

· inf. nasal meatus의 일부를 형성

### 3. sup. border

· lacrimal process - L의 descending porcess와 관절

· Ethmoidal process - E의 uncinate process와 관절

· Maxillary process - M과 관절하여 maxillary sinus를 일부 형성

### 4. inf. border

### 5. ant. extremity - M의 conchal crest와 관절

### 6. post. extremity - Palatine bone의 conchal crest와 관절

#### Articulation

· L,E,M,Pala

Young's Cartoon of Osteology

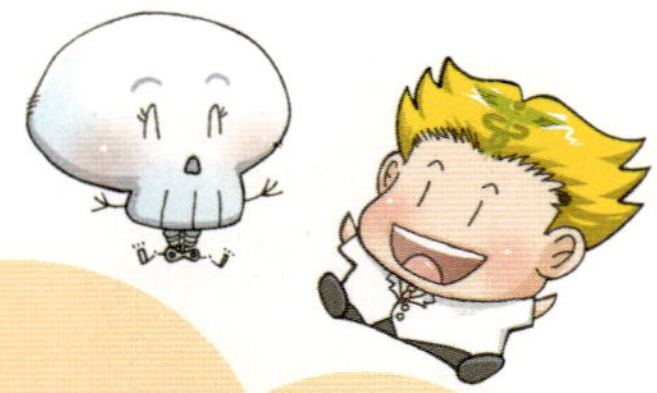

# Vomer
# Lacrimal bone
# Zygomatic bone

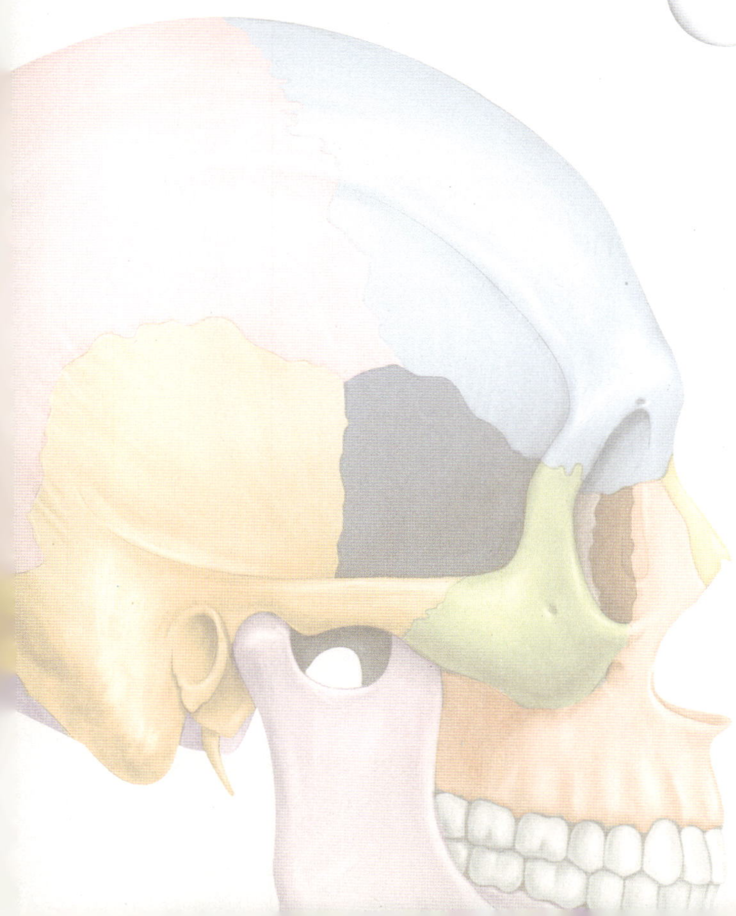

# Vomer

· 보습뼈, 서골

· 구성 - 2개의 surface

- 4개의 border

## 1. Surface

· small furrows for blood vessels

· nasopalatine groove - 동명의 nerve와 vessel이 지남

## 2. Border

· ant. border의 sup. 1/2 - E의 perpendicular plate가 관절

· inf. 1/2 - 코의 septal cartilage가 관절

· inf. border의 ant. 3/4 - Maxilla의 nasal crest와 관절

· post. 1/4 - palatine의 nasal crest와 관절

· sup. border의 뒤쪽 끝은 양분되어 ala of Vomer를 이루고 여기에 sphenoidal rostrum이 끼임

· margin of ala 에는 vaginal process of S와 sphenoidal process of palatine이 관절

## Articulation

· M,E,Pala,S

# Lacrimal bone

· 눈물뼈, 누골

· 구성 - 2개의 surface

- 4개의 border

## 1. Surface

1) lat.(=orbital) surface

- lacrimal sulcus
- lacrimal fossa - 여기에 lacrimal sac이 놓임
- nasolacrimal duct
- ant. & post. lacrimal crest
- lacrimal hamulus - M의 lacrimal tubercle과 관절

2) Med(=nasal) surface

### 2. Border

1) sup. border - F와 관절

2) inf. border

- ant. part - I와 lacrimal process와 관절
- post. part - M과 관절

### Articulation

- F,E,M,I

## Zygomatic bone

- 광대뼈, 관골
- 구성 - 3개의 surface
  - 3개의 process

### 1. facial surface

- zygomaticofacial foramen - 동명의 nerve 통과와 vessel이 통과

### 2. temporal surface

- zygomaticotemporal foramen
- triangular area - M과 관절되는 면

### 3. orbital surface

- zygomaticoorbital foramen

### 4. frontal process

- F의 zygomatic process와 관절

### 5. maxillary process

- M의 zygomatic process와 관절

### 6. temporal process

- T의 zygomatic process와 관절

### Articulation

- F,M,T,S

Young's Cartoon of Osteology

# Nasal bone
# Maxilla
# Palatine bone

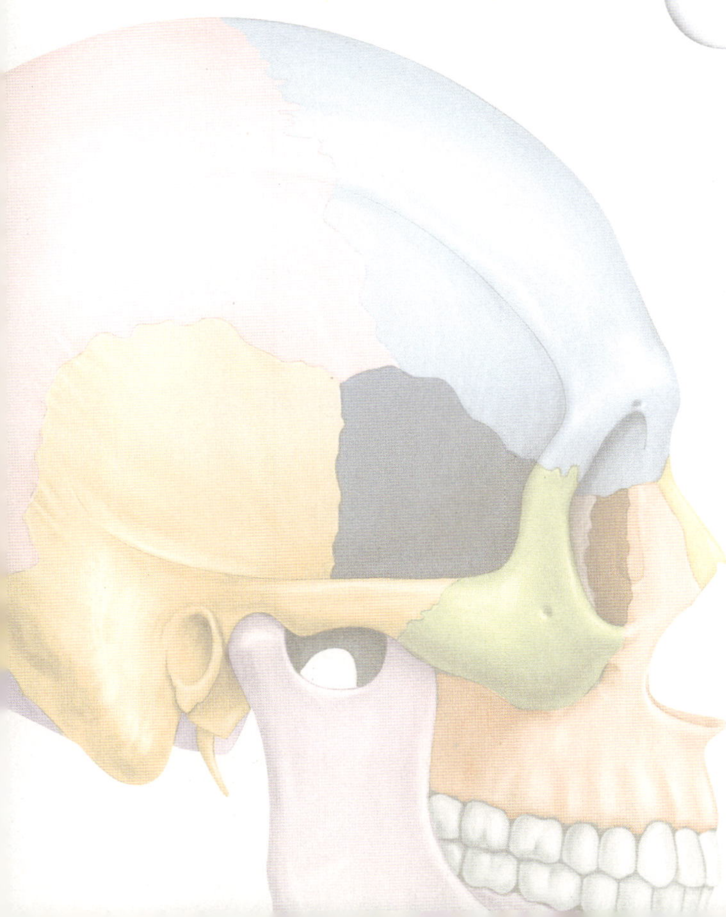

## Nasal bone

- 코뼈, 비골
- 구성 - 2개의 surface
  - 4개의 border

1. ext. surface
2. int. surface
   - groove for nasocilliary nerve

3. sup. border
   - F의 nasal notch에 끼임

4. inf. border
5. lat. border
   - M의 frontal process와 관절

6. Med. border
   - nasal crest
     - 양 nasal bone이 붙어 형성
     - nasal septum의 일부 형성

Articulation

- F,E,M,N

## Maxilla

- 위턱뼈, 상악골

· 구성 - body : 4개의 surface

- 4개의 process

## 1. Body

1) facial surface

· nasal notch - 내측의 큰 결손부

· ant. nasal spine

· infraorbital margin

· infraorbital foramen - 동명의 nerve와 vessel 통과

· canine fossa - canine teeth 뿌리 부분에 들어간 곳

· incisive fossa

2) infratemporal surface

· zygomatic process에 의해 facial surface와 분리

· alveolar foramina

- post. sup. alveolar vessel과 nerve 통과

· maxillary tuberosity

- med. pterygoid muscle

3) Orbital surface

· infraorbital groove - 동명의 canal을 거쳐 동명의 foramen으로 개구

· lacrimal notch - L의 hamulus가 끼임

4) Nasal surface

· maxillary hiatus

· lacrimal groove

· conchal crest

· pterygopalatine groove

## 2. Process

1) frontal process

· lat. surface

· med. surface - nasal cavity의 lat. wall 이룸

· sup. border - F와 관절

· ant. border - N과 관절

· post. border - L과 관절

2) zygomatic process

· Z의 maxillary process와 관절

3) alveolar process

· alveolar arch

· alveolar socket

· interalveolar septum

· intraalveolar septum

4) palatine process

· hard palatine의 앞 3/4 형성

· median palatine suture

· transverse palatine suture - Pala 와 관절

· nasal crest

· incisive foramen

### Articulation

· N,I,S,L,Pala, F,E,V,O,Z

## Palatine bone

· 입천정뼈, 구개골

· 구성 - horizontal part

- vertical part

- 3개의 process

### 1. Horizontal part

1) sup. surface

· nasal crest

2) inf. surface - post. 1/4 of hard palatine 형성

· greater palatine foramen - 앞쪽

· lesser palatine foramen - 뒤쪽

3) med. border

· nasal crest

· median palatine suture

4) ant. border

· transverse palatine suture M의 palatine process와 관절

5) post. border

· post. nasal spine

6) lat. border

## 2. Vertical part

1) Nasal surface

· ethmoidal crest - middle nasal concha와 관절

· conchal crest - inf. nasal concha와 관절

· 위 두 crest 사이에 middle nasal meatus

2) Maxillary surface

· pterygopalatine fossa - 후상측

· pterygopalatine groove - 후하측

3) ant. border

4) post. border - med. pterygoid plate와 관절

## 3. Pyramidal process

## 4. Orbital process

· 3개의 관절면과 2개의 비관절면으로 구성

1) maxillary surface

2) ethmoidal surface

3) sphenoidal surface

4) lat. surface - inf. orbital fissure 일부가 됨

5) orbital surface - floor of orbit fissure 일부가 됨

## 5. Sphenoidal process

1) sup. surface

· root of pterygoidal process & sphenoidal concha와 관절

2) med. surface

3) lat. surface

· ant. - pterygopalatine fossa 의 일부

· post. - med. pterygoid plate와 관절

4) ant. border

· sphenopalatine notch의 post. boundary 형성

5) post. border

· med. pterygoid plate와 관절

Young's Cartoon of Osteology

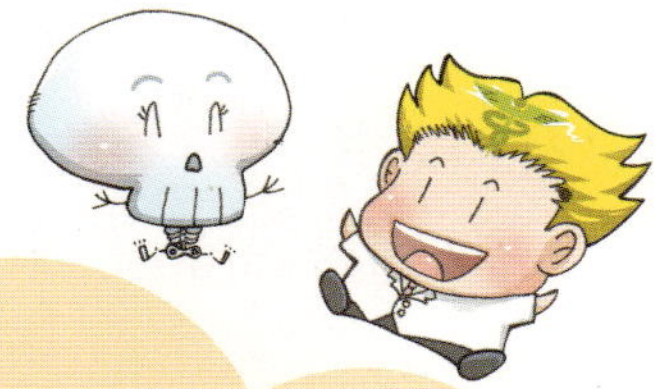

# Mandible
# Hyoid bone

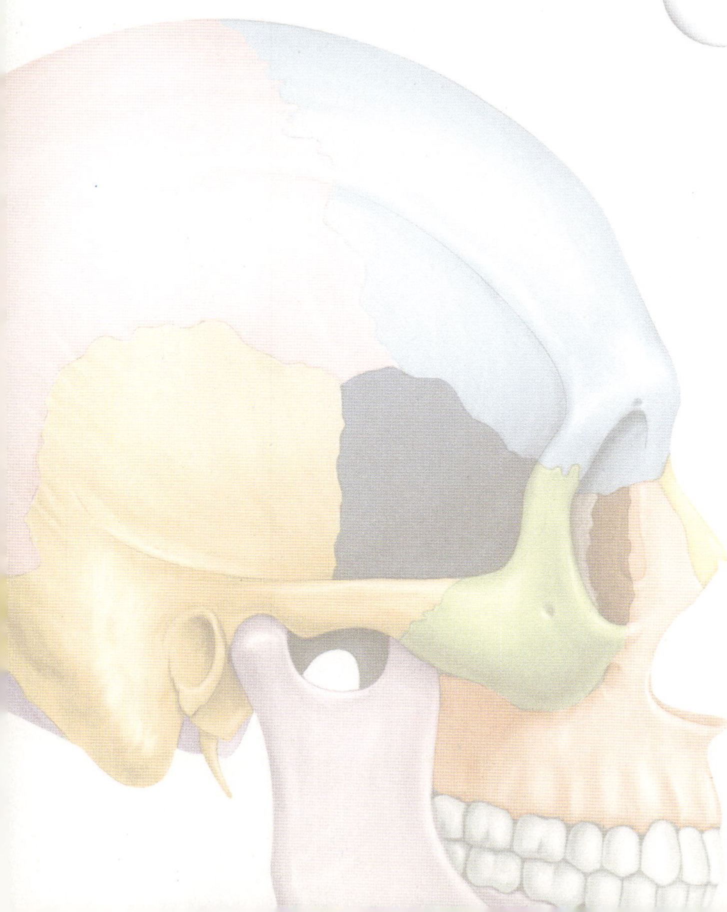

# Mandible

- 턱뼈, 하악골
- 구성 - body
  - 2개의 ramus

## 1. Body

1) Ext. surface
   - symphysis menti - 정중앙 융합 흔적
   - mental protuberance
   - mental tubercle
   - mental trigone
   - incisive fossa
   - mental foramen - 동명의 nerve와 vessel이 통과
   - oblique line
   - masseteric tuberosity - masseterm

2) Int. surface
   - mental spine - symphysis에 일치하여 4개 있음
     - sup. 2개 : spine for genioglossus m.
     - inf. 2개 : spine for geniohyoid m.
   - diagastric fossa - diagastric m.
   - mylohyoid line
   - fossa for sublingual gland
   - fossa for submandibular
   - pterygoid tuberosity - med. pterygoid m.

3) Sup. border
   - alveolar socket
   - interalveolar septum
   - intraalveolar septum

4) Inf. border
   - free border

## 2. Ramus

1) lat. surface

2) med. surface

- mandibular foramen
  - inf. alveolar vessel 과 nerve 가 들어온다
- mylohyoid groove
- mandibular lingula

3) sup. border

- coronoid process - ant.
- condylar process - post.
- mandibular notch

4) ant. border

5) post. border

6) inf. border

# Hyoid bone

- 다른 bone과 관절 안함(유일함)
- 구성 - body
  - greater & lesser cornu

## 골학 만화를 마무리 하며

2000년도 본과 1학년때 처음으로 이 작업을 시작했었고 3년만인 2002년도에 처음으로 이 책의 1판을 발간했었습니다. 그 당시 본과3학년 실습 중이었고 이 책 교정을 위해 부산에서 서울까지 7번의 왕복을 했고 택배로 10차례나 원고를 출판사와 주고받으면서 정신없는 시간을 거친 후 마침내 책이 출간되었을 때의 그 기쁨은 말로 표현할 수 없었었습니다.

저자라는 단어는 언제 들어도 기분 좋은 말이었습니다.

출간후 뿌듯함도 잠시 국시와 인턴 생활로 책출간은 제게는 추억의 한 조각이 되었습니다.

이후 다시 시간적 여유를 가지게 되면서 이 책에 대한 애착이 생기고 또한 많은 부족함들이 보이고 만화 그리기와 출판에 대한 비젼을 갖게 되어 제 2판 작업을 착수하게 되었습니다.

2판 작업 착수에 앞서 내용의 기초를 더 튼튼히 하기 위해 골학 관련 도서인 해부학책을 거의 다 구입하다 시피하여 공부했고 그림의 기초를 더욱 다지기 위해 만화 캐릭터 전문 학원에서 6개월간 뎃생부터 기초 도안과 내용 구상을 배웠습니다. 그리고 컴퓨터 그래픽 작업을 위해 포토샵 CS2, 페인터 9, 일러스트 CS2 를 배웠고 이를 통해 더욱 업그레이드 된 2판을 만들게 되었습니다.

뼈 그림 컷 하나를 그리기 위해 며칠을 작업한 날도 있었고 필요한 한 컷의 표본그림을 찾기 위해서 수많은 해부학책에 파묻혀 지내기도 했습니다. 또 원하는 비유나 표현을 생각해 내기 위해 며칠을 골똘히 그것만 생각하여 아이디어를 내기도 있었습니다. 그렇게 한 컷, 한 컷 그려갔던 것이 카툰은 191페이지 삽화는 91페이지 분량의 책이 완성이 되었습니다.

무식한 것이 용감하다고 본과 1학년 때 내 만화를 한번 책으로 내보고 싶다는 작은 소망 하나로 서울을 찾았던 제가 있었기에 그리고 당시 그 부족한 원고를 정성스럽게 책으로 만들기 위해 프로젝트를 맡아주셨던 현재 퍼시픽 북스 '이웅현' 사장님이 계셨기에 더 큰 미래를 꿈꾸고 만화로써 의학을 세상에 쉽게 알리고자 꿈을 꿀 수 있는 제가 있다고 생각합니다 그리고 만화 채색을 도와주셨던 부산 예술 대학교 졸업생이신 '공광식', '이현우' 씨, 삽화 작업때 식음을 전폐하다시피 하며 밤까지 작업을 도와준 대구 최고의 디자이너 '정진상' 군, 그 복잡한 삽화의 명칭을 주말을 반납하면서까지 타이핑해 준 '김태영' 군에게 감사의 뜻을 전합니다.

또한 전공의 지원을 위해 인사드리러 갔을 때 이 책에 관심과 격려를 아끼지 않으셨던 현고신대학교 복음병원 정형외과학교실 '장재호' 과장님께 깊은 감사를 드립니다. 그때 주셨던 귀한 용기로 이 길고 긴 작업을 마무리 지을 수 있었습니다.

이러한 많은 분들의 도움이 있었기에 1판과는 비교할 수 없을 정도의 양과 질을 갖춘 2판이 탄생할 수 있었다고 생각합니다.

저는 의학을 길을 가는 의사로써 그리고 부족하나 만화를 그리는 작가로써 만화의 잠재된 엄청난 가능성을 봅니다.

하나님께서 주신 의사라는 귀한 달란트를 세상 모든 사람들을 위해 아낌없이 쓰는 것이 저의 가장 중요한 사명이라 생각합니다. 그러기 위해서는 의사로써의 실력과 인격을 갖추기 위해 최선을 다해 노력을 해야 될 것이며, 또한 제가 가진 그림을 그리는 달란트를 통해서 아직은 의학이라 하면 어렵게 여기고 거리를 두는 많은 일반인과 잘못된 지식으로 위생적이지 못하고 건강한 삶을 살지 못하는 힘들고 가난한 나라 사람들에게 만화로써 의학적 지식을 전하고 교육하여 모두가 건강하고 행복한 삶을 살도록 하는 것이 저의 삶의 목표이자 꿈입니다.

제 인생에 있어 3년간의 인고의 시간 동안 함께 울고 웃어주었던 사랑하는 아버지, 어머니, 형, 형수님 그리고 무엇보다도 언제나 나를 믿고 사랑으로 기다리고 함께해준 사랑하는 아내 현 고신대학교 복음 병원 내과 전공의 '권혜정' 선생님에게 이 책을 받칩니다.

I love my Kosin University Gospel Hospital which belongs to God.
Thanks God for my talent.

나는 하나님이 주인이신 우리 고신 대학교 복음 병원을 사랑합니다.
그리고 내게 이러한 달란트를 주신 하나님께 감사드립니다.

내게 능력주시는 분으로 말미암아 내게는 모든 일을 할 힘이 있음을 믿습니다.
(빌립보 4:13)

# Young's Cartoon of Osteology

발행일 2010년 3월 22일
저 자 최 영
발행인 이 웅 현
발행처 퍼시픽북스
서울시 중구 예장동9번지 삼익파크빌 204호
Tel : 02)2272-7766(代) Fax : 02)2272-7166
E-mail : papu77@paran.com
ISBN 978-89-6130-239-5



**정가 40,000원**

PACIFIC BOOKS

Young's Cartoon of Osteology

Young's Cartoon of Osteology